中国县级医院眼科团队培训系列教程

中国县级医院眼科验光教程

主　　编　王宁利
分册主编　焦志毅
分册副主编　唐　萍　吕燕云　刘丽娟
编　　委（以姓氏笔画为序）
马　娜　王宁利　王艳霞　冯　祎　吕燕云
刘立洲　刘丽娟　李仕明　肖　华　吴　敏
辛贺京　张　阳　夏　强　郭　寅　唐　萍
傅　佳　焦志毅

人民卫生出版社

图书在版编目(CIP)数据

中国县级医院眼科验光教程 / 王宁利主编. —北京: 人民卫生出版社, 2017

中国县级医院眼科团队培训系列教程

ISBN 978-7-117-24456-5

Ⅰ. ①中… Ⅱ. ①王… Ⅲ. ①验光－技术培训－教材 Ⅳ. ①R778.2

中国版本图书馆 CIP 数据核字(2017)第 091530 号

人卫智网	www.ipmph.com	医学教育、学术、考试、健康，购书智慧智能综合服务平台
人卫官网	www.pmph.com	人卫官方资讯发布平台

中国县级医院眼科验光教程

主　　编：王宁利
出版发行：人民卫生出版社（中继线 010-59780011）
地　　址：北京市朝阳区潘家园南里 19 号
邮　　编：100021
E - mail：pmph @ pmph.com
购书热线：010-59787592　010-59787584　010-65264830
印　　刷：北京人卫印刷厂
经　　销：新华书店
开　　本：787 × 1092　1/16　　印张：17
字　　数：414 千字
版　　次：2017 年 8 月第 1 版　2017 年 8 月第 1 版第 1 次印刷
标准书号：ISBN 978-7-117-24456-5/R · 24457
定　　价：116.00 元
打击盗版举报电话：010-59787491　E-mail：WQ @ pmph.com
（凡属印装质量问题请与本社市场营销中心联系退换）

序

“十二五”期间，我国政府大力推进防盲治盲工作，基本形成了适合我国国情的眼病防治模式，重要致盲性眼病得到了有效遏制：如2015年我国百万人口白内障手术率超过1500，较“十一五”末期提高了56%。但是必须清醒地认识到我国人口众多、目前经济发展欠均衡，80%的视力残疾病人生活在农村地区，作为基层防盲治盲工作的主要实施者——县级医院，将面临着我国眼健康服务的大量工作。2015年国务院办公厅下发文件《关于推进分级诊疗制度建设的指导意见》，明确指出建立分级诊疗制度，合理配置医疗资源、促进医疗卫生服务均等化是深化医药卫生体制改革、建立中国特色基本医疗卫生制度的重要内容。如何扎实有序地推进眼科分级诊疗制度，关键问题在于解决目前基层医疗机构（尤其是县级医院）眼科服务能力弱、服务水平较低的现状，以“强基层”为重点完善分级诊疗服务体系。

“强基层”的第一要素是专业人才的培养，眼科学人才是眼健康服务的实践者，也是保证眼健康效果和质量的关键因素。因此，加强县级医院眼科医务工作者培训，建立由防盲管理人员、眼科医师、护士、验光师组成的眼科团队，发挥基层防盲主战场、基层医生防盲主力军的作用，切实提高县级医院眼科服务能力，真正实现眼科医疗服务的全覆盖、可及性、公平性和有效性。基于此，在国家卫生计生委的主导下，全国防盲技术指导组启动了“中国县级医院眼科团队培训项目”（Standardized Training to Elevate Eyecare in Rural China，China STEER），目标是通过对县级医院眼科团队的培训，加强县级医院眼科基本服务能力，从“输血帮扶模式”转变成建立“自身造血的模式”，形成可持续发展的模式，落实“十三五”时期精准扶贫理念、有序推进眼科分级诊疗制度。该项目得到国家卫生计生委、中华医学会眼科学分会、国际眼科理事会（ICO）、亚太眼科学分会的大力支持，经过两年的筹备，通过调研、资料收集、内容设计、撰写、图片制作、审核等过程，形成了适合中国县级眼科医生、护士培训，验光师培训、防盲管理者培训的系统教材和教程，为我们县级医院眼科团队培训提供了标准、规范的教材。

县级医院眼科团队培训全套教程共包括如下四个分册：《中国县级医院眼科诊疗技术教程》《中国县级医院眼科护理教程》《同仁眼科手术基础教程》及《中国县级医院眼科验光教程》。该系列教程基于眼科临床实践、突出常见眼病的适用性，归根于眼科医疗团队建设，避免知识陈旧及简单重复，强调启发性及创新意识、创新思维培养，让基层眼科医务工作者真正掌握常见眼病诊疗方法，促进眼科事业长远健康发展。本书每章后的思考题便于进行培训后效果的考核，使教程具有可推广性及可操作性，为加强中国县级医院眼科基本服务能力提供了教材保障。

中国县级医院眼科团队培训教程是我国眼科学教育史上的重要创举，非常有幸为该书作序，相信随着培训项目的顺利开展，将不负我国医疗卫生体系改革的使命和重任，为培养县级医院具有综合素质和发展潜能的眼科学人才做出更大的贡献。也希望各位眼科同道、防盲事业管理者不吝赐教，以便于这套教材能够与时俱进、不断完善。

国家卫生计生委医政管理局 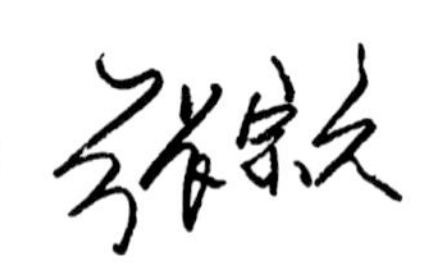

2016年8月2日于北京

前言

中国县级医院眼科团队培训系列教程（以下简称教程）中，《中国县级医院眼科验光教程》一书由同仁验光配镜中心（以下简称中心）组织编写。此书编撰之时，恰逢同仁制镜迎来110周年和北京同仁医院130周年华诞。教程系列编撰本身也彰显对历史的纪念和敬仰，更希望以此传承后人，启示来者。

中心组织了十几人的编写班子，从总经理、技术总监到分店专业和技术管理干部，都利用业余时间认真编撰。此书共分为六个章节，突出“以能力培养”为主的编写理念，将理论与实践有机结合，覆盖面广，实用性强。此书前三章从视光学基础到验光技术是眼镜验配人员应掌握的基本理论和技能，其中的操作步骤和注意事项，使检查规范化、标准化；第二章屈光学基础中的验配疑难问题和常见问题分析，可以使验光师从中得到启迪与借鉴，提高解决问题的能力。第四章角膜接触镜验配、第五章眼镜相关知识、第六章视光中心的标准化管理，可开拓眼镜验配人员的视野，掌握更全面的验配技术及管理知识。

此书编撰针对县级医院医护人员继续教育与专业培训，意在普及眼健康服务水平，重在防盲工作精准化实施。我们相信，县级医院的医护人员通过学习本书，会具有更全面的验配理念、更扎实的验配功底，为更多的视力残疾患者提供帮助。

精准扶贫、精准医疗、精准普及和提高县级医院眼健康服务，验光配镜技术既是不可缺少的培训内容，也需要科学有序的精准实施计划和步骤。在普及眼健康服务工作实施中，要坚持习总书记强调的“实事求是，因地制宜，分类指导，精准扶贫”方针。对834个贫困县医院，应精确识别各个单位的眼健康开展现状、教育培训到科到人、实地评估单位条件和帮扶内容、建立通畅的信息网络系统、实现精确的动态管理，真正做到扶起来、站得住、保绿色、可持续。

诚谢本书的各位编委：中心专业技术人员，北京市眼科研究所刘丽娟医生，北京同仁医院李仕明医生。他们在编撰统筹过程中精雕细琢、求索不懈、心力竭尽。因经验和水平有限，此书难免有疏漏不妥之处，恳请诸位同道多提宝贵意见。

焦志毅

2017年3月

目　　录

第一章　视光学基础

本章节要点：

- 掌握三棱镜的临床应用
- 掌握各种透镜的作用以及书写形式
- 掌握眼球壁及眼球内容物各部分的位置、组织结构及生理功能
- 掌握眼的光学特性
- 掌握调节的概念和作用机理
- 掌握聚散的概念
- 掌握调节和聚散的相互作用
- 了解光的传播定律
- 了解眼附属器的组成及各部分的解剖结构及其生理功能
- 了解视路与瞳孔反射通路的组成及特点
- 了解常见视力损害的眼病

第一节　几 何 光 学

在几何光学中，撇开光的波动性质，不考虑光与物质的相互作用，仅以光线的概念为基础，研究光在透明介质中的传播规律和现象。

一、光的传播

（一）光线与光束

1. 光线　几何光学以光线概念为基础，这种光线是无直径、无体积、有一定方向的几何线，用来表示光的传播方向。

2. 光束　是有一定关系的无数光线的集合。光束的分类如下：

（1）发散光束：由一发光点发出的一束光束，属同心光束，图 1-1-1A 所示。

（2）会聚光束：所有光线都会聚于一点的光束，属同心光束，图 1-1-1B 所示。

（3）平行光束：发光点或会聚点位于无穷远处，所有光线都互相平行，属同心光束，

图 1-1-1C 所示。

(4) 像散光束：其特点是光束会聚后既不相交于一点，又不互相平行，而是产生前后两条互相垂直但不相交的焦线，图 1-1-1D 所示。

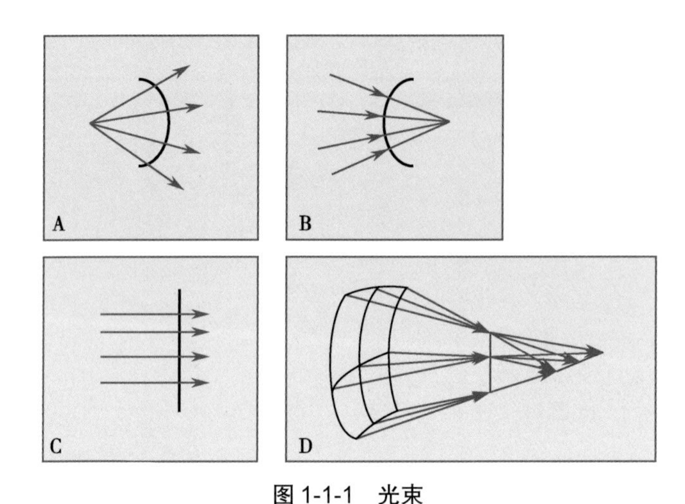

图 1-1-1 光束

各种光束的形态，A. 发散光束 B. 会聚光束 C. 平行光束 D. 像散光束

(二) 介质

光线能通过的任何空间、透明物质(如空气、气体、水、玻璃等)都被称为光的介质。大部分光的介质对光的传播在各个方向都相同，即为均匀介质。不同介质其折射率也不同，折射率高的介质折光能力强，但光速慢，称为光密介质；折射率低的介质折光能力弱，但光速快，称为光疏介质。即使同一介质，对不同波长的光也具有不同的折射率。

二、光的基本定律

(一) 光的直线传播定律

在均匀的介质中，光是沿直线传播的。该定律可以解释许多自然现象，例如影子的形成等。但需注意，若光在传播途中遇到直径与光波波长接近的小孔或狭隙时，将发生衍射现象而偏离直线。

(二) 光的独立传播定律

来自不同方向的光线在传播途中相遇时，彼此互不影响，仍朝各自的方向前进。例如，几个探照灯光束相交时，互不影响，各光束仍按原来的方向传播。需注意，该定律只适用于不同光源发出的光。

(三) 光的反射定律

当光线投射于两种均匀透明介质的光滑分界面时，其中一部分光线经分界面反射回到原来的介质，被称为反射光线；另一部分光线则通过分界面射入第二种介质，但发生偏折，改变原来的传播方向，被称为折射光线。光的反射和折射见图 1-1-2。

通过光线投射点与分界面垂直的直线被称为法线。入射光线、反射光线、折射光线与法线之间形成的夹角分别为入射角 I、反射角 I'' 和折射角 I'（图 1-1-2）。

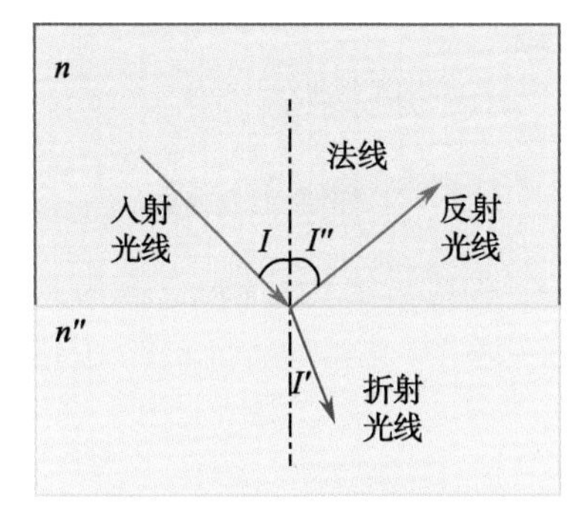

图 1-1-2　光的反射和折射

光于两种介质的分界面上发生反射和折射，通过光线投射点与分界面垂直的直线被称为法线，反射光线与入射光线在同一介质中，折射光线在另一介质内

光于两种介质的分界面上，发生反射和折射现象，进入第二介质的光线尚有部分转变为其他形式的能，这被称为光的吸收（内部吸收），被吸收的量与介质的厚度、色泽等有关。

光在反射时遵循反射定律：入射光线、反射光线和法线三者位于同一平面内，入射角（I）和反射角（I''）二者绝对值相等且符号相反，即入射光线和反射光线分别列于法线的两侧，其表达式为：

$$I = -I'' \qquad \text{（公式 1-1-1）}$$

（四）折射定律

入射光线、折射光线和分界面入射点处的法线三者位于同一平面内，入射角（I）和折射角（I'）的正弦值为常数，即为两种介质的折射率之比，其表达式为：

$$\sin I/\sin I' = n/n'' \qquad \text{（公式 1-1-2）}$$

式中，n 和 n'' 分别为两种介质的折射率。折射率是指光在真空中的传播速度与光在该介质中的传播速度之比率。

（五）光路可逆原理

沿着一定路径传播的一条光线，可沿同一条路径反向返回通过原发光点，光线传播的这种性质称为光路可逆原理。

光学符号规则如图 1-1-3 所示。假定光线从左向右传播：所有距离均自透镜量起，凡向左度量（与入射光线反向）为负，向右度量（与入射光线同向）为正；上下距离则自光轴量起，凡向下度量为负，向上为正；所有角度均自光线转向光轴度量，顺时针为负，逆时针为正。

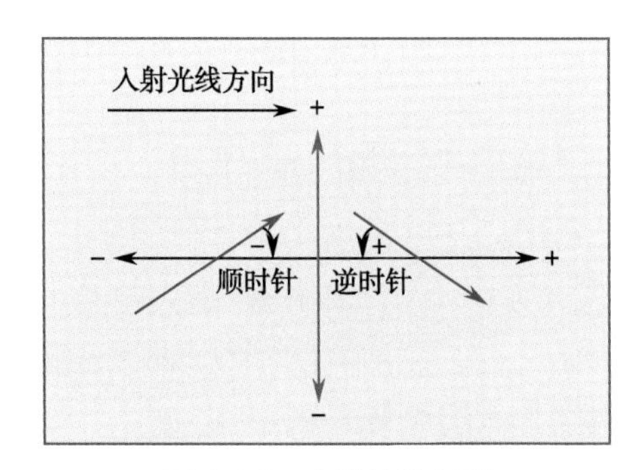

图 1-1-3　光学符号规则

光学符号规则在光学计算中有重要的作用

第二节　眼 镜 光 学

视光从业人员需要学习眼镜的相关知识，了解眼镜的基本概念和设计原理，才能更好地为病人服务。

一、三棱镜

（一）三棱镜的结构

三棱镜简称棱镜，是由玻璃透明体各平面相交而成的三角柱形体，一般所见的主切面为三角形，其结构有面、棱、顶角、底、底顶线等之分（图 1-2-1A）。

1. 屈光面　眼用棱镜大多很薄，因其两斜面为光线通过面，称为屈光面。

2. 棱（主棱）　棱是棱镜两个屈光面的交线，又称为顶。

3. 顶角　顶角是指两屈光面相交而成的角。

4. 底　与棱相对的一面称为底。

5. 主切面　垂直于主棱的切面为主切面。

6. 底顶线　底顶线是指通过顶且垂直于底的直线。

7. 偏向角　入射光线与出射光线的夹角称为三棱镜的偏向角（图 1-2-1B）。

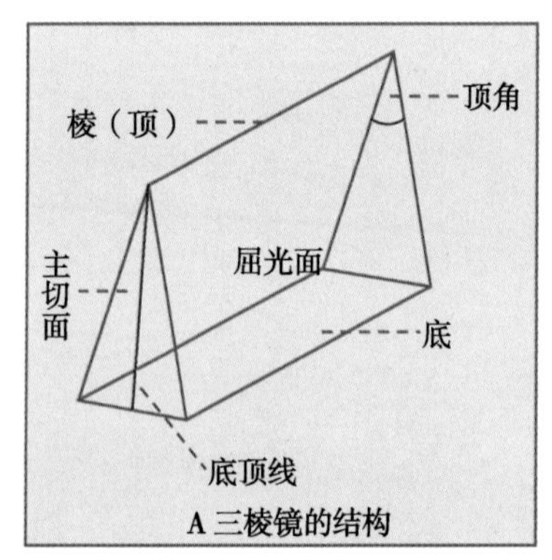

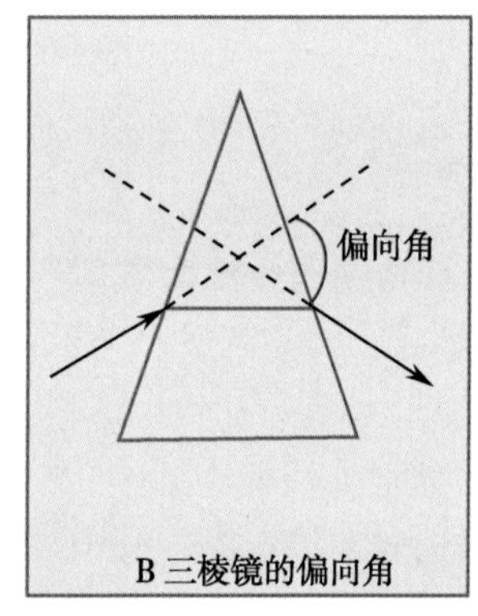

图 1-2-1　三棱镜

A. 三棱镜的结构图，棱、顶角、底、屈光面、底顶线、主切面　B. 三棱镜的偏向角图

（二）三棱镜的光学特性

1. 棱镜的折光性　入射光线通过棱镜时发生屈折偏斜，屈折后的光线折向其底部。棱镜虽改变光束行进方向，但不改变其聚散度，即无集合或分散光线的作用。如入射光线为平行光线，其出棱镜时亦呈平行；入射光线为发散光线，出棱镜时亦为发散。

2. 无聚焦能力，无焦点，所以不能成实像，其对影像的作用与平面镜相似，只能成虚像。

3. 通过三棱镜观察物体，发觉视物向尖端移位（图 1-2-2）。

4. 三棱镜是组成一切眼用球面透镜和柱面透镜的最基本的光学单元。正球面透镜是由底相对大小不同的三棱镜旋转所组成（图 1-2-3A）；负球面透镜是由顶相对的大小不同的三棱镜旋转组成（图 1-2-3B）。正柱面透镜是由底相

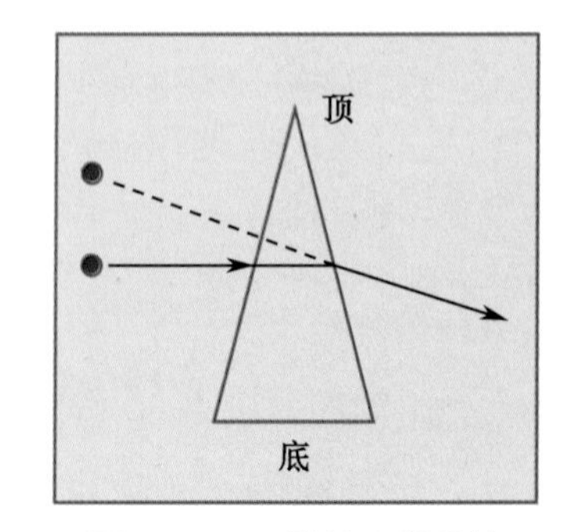

图 1-2-2　三棱镜光学特性

光线向基底偏折，视物向尖端位移

对大小不同的三棱镜单向排列组成；负柱面透镜是由顶相对的大小不同的三棱镜单向排列组成。

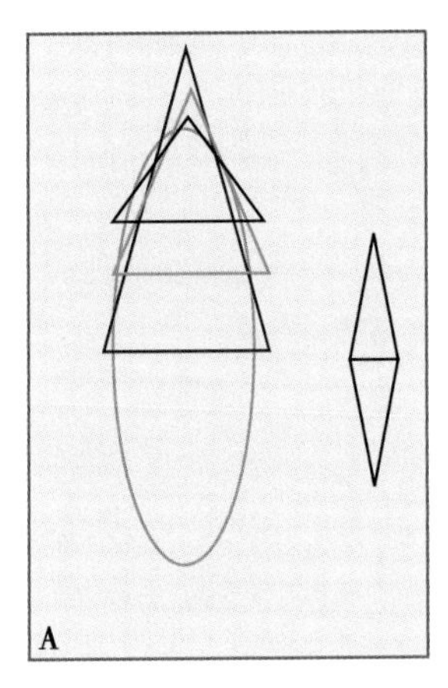

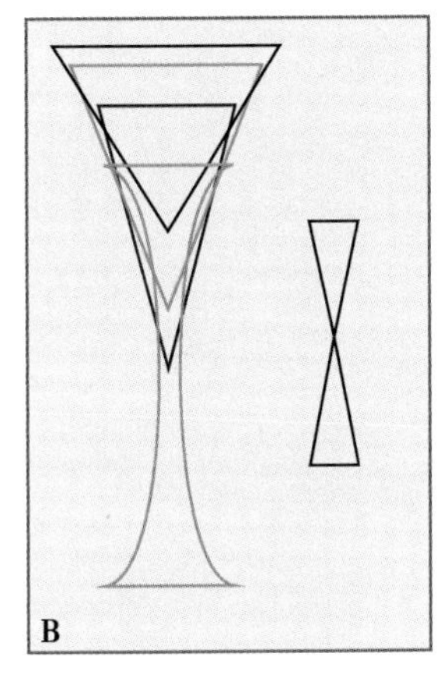

图 1-2-3　三棱镜光学组成

A. 底相对，大小不同的三棱镜旋转组成正球面透镜

B. 顶相对，大小不同的三棱镜旋转组成负球面透镜

（三）三棱镜屈光力的度量及底向标示法

1. 棱镜屈光力及度量单位　棱镜使光线产生偏向的能力称为棱镜屈光力（偏向力），该屈光力大小可由其偏向角（deviating angle，d）决定，故可直接用偏向角的度数来度量棱镜屈光力，但应用上很不方便，故很少使用。现介绍其他三种不同的度量单位：

（1）顶角度（apical angle，α）：依顶角大小来表示棱镜屈光力，如顶角为 5°，记为 5°α。顶角越小，屈光作用越弱；反之，屈光作用越强。眼科应用的棱镜中，顶角很少超过 15°，均属低度。但棱镜偏向程度不仅与顶角成正比，还与材料折射率有关，故顶角大小并不能正确表示棱镜屈光力的大小。

（2）棱镜度（裴氏定度，$^{\triangle}$）：由 C.F.Prentice 于 1888 年提出，$1^{\triangle}$屈光力是指通过棱镜的折射光线，在距棱镜 100 个长度单位距离处，产生与入射光方向 1 个长度单位的偏离，该棱镜屈光力即定为 $1^{\triangle}$。因长度单位习惯取 cm，所以通常将 $1^{\triangle}$表述为：棱镜使通过的光线在 1m 处产生偏离入射光方向 1cm 的偏移，该棱镜屈光力即定为 $1^{\triangle}$（图 1-2-4A）。棱镜度是偏向角（假设为 α）正切的 100 倍（$P^{\triangle}=100\times tg\alpha$）

（3）厘弧度（狄氏弧度，$^{\nabla}$）：由 Dennett 于 1891 年提出，1^{∇}屈光力是指通过棱镜的折射光线在 1m 为半径的圆周处，产生 1cm 圆弧的偏移，该棱镜屈光力即为 1^{∇}（图 1-2-4B）。这里 1cm 是指弧长，而在裴氏法中是指偏移的切线距离。在角度较小时，棱镜度与厘弧度两者极为接近；随着角度的增大，两者的差距逐渐增大。

厘弧度在理论上更为精确，但实际测量计算不方便。棱镜度虽不精确但使用方便，且眼科中使用的棱镜均为小顶角，棱镜度和厘弧度相差甚微，故镜片箱中棱镜仍习惯采用棱镜度。

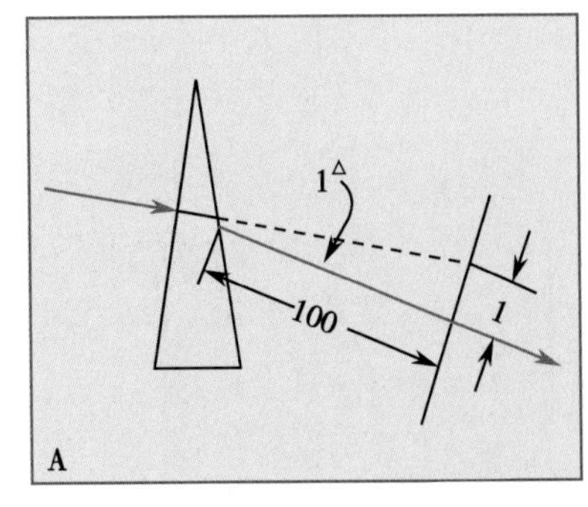

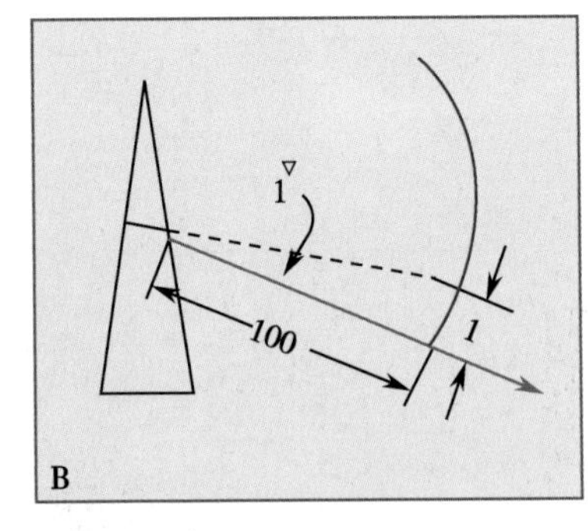

图 1-2-4 棱镜度与厘弧度

棱镜度与厘弧度的区别，一个是与入射方向偏离了 1cm 的单位距离，另一个是偏离了 1cm 圆弧的距离 A. 棱镜度 B. 厘弧度

2. 三棱镜底方向标示法 利用三棱镜矫正视力，主要是将视线折向顶角。但处方时，并不记录所需的偏折方向，而是记录棱镜底所在的方向，例如需将视线向上偏折，棱镜底应朝下；需将视线向内偏折，棱镜底应朝外。所以书写棱镜处方时，需记录棱镜度及棱镜底所在方向。一般有四个基本方向作为棱镜底的标示方位，即上、下、内、外，习惯写作：底朝上或 BU，底朝下或 BD，底朝内或 BI（基底在鼻侧），底朝外或 BO（基底在颞侧）。

临床上根据视力矫正的实际要求，有时候棱镜底应在倾斜方向。关于棱镜底的方向，现行标示法有四种，即老式英国标示法、新式英国标示法、360° 标示法及直角坐标底向标示法。

（1）老式英国标示法：这种方法是将眼的视线方向分为四个象限，即上内、上外、下内、下外，以标准标示法标出棱镜底的方向。依德国光学技术交流会的规定，不论左右眼，均以戴镜者水平向左侧为 0°，逆时针方向增度，正上方垂直方向为 90°，右侧水平方向为 180°，以此注明方位和度数。老式英国棱镜底方向标示法（图 1-2-5）。

（2）新式英国标示法：这种方法是将眼的视线分为上、下两半圆，仍以标准标示法表示倾斜方向。由于大家感觉老式标示法很笨拙，故在实用上才改用新式标示法。例如说上内方 60°，不如说上方 60° 简便。就教学方便而言，老式法反而较为理想（图 1-2-6）。

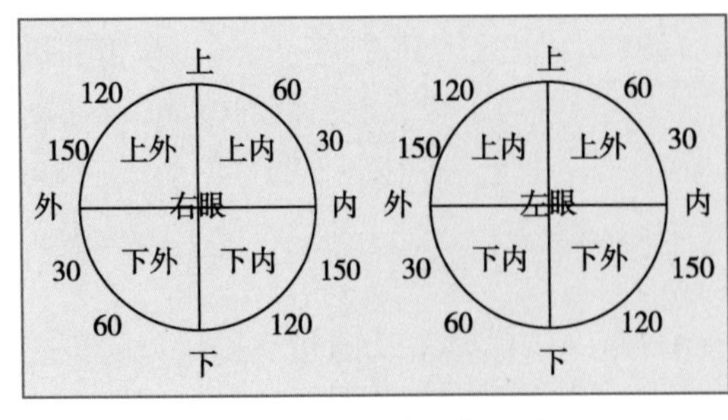

图 1-2-5 老式英国标示法

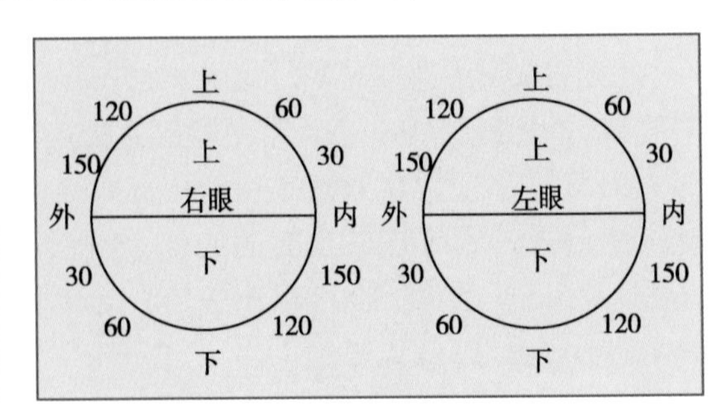

图 1-2-6 新式英国标示法

（3）360° 标示法：该标示法又称 360° 量角规法，如图 1-2-7 所示，标示时直接写出棱镜底实际方向角度值。

（4）直角坐标标示法：将总三棱镜度分解成水平及垂直方向，如三棱镜 $2^{\triangle}$（BU 及 BI）60°，可将其示为 $1.73^{\triangle}$BU 及 $1^{\triangle}$BI（图 1-2-8，图 1-2-9）。

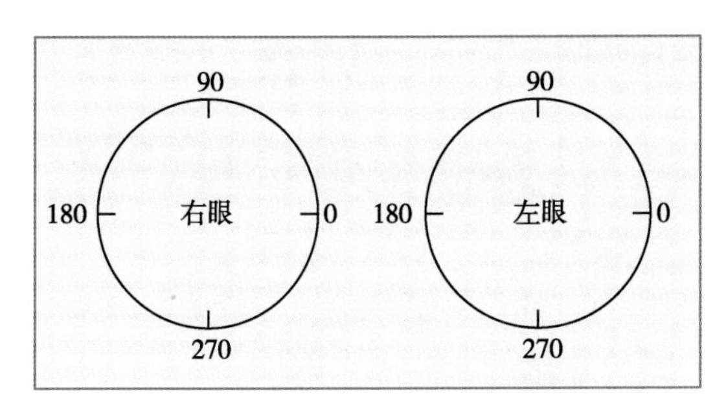

图 1-2-7　360° 标示法

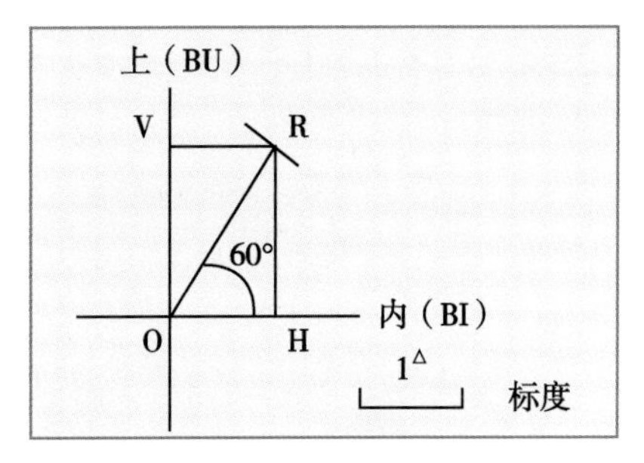

图 1-2-8　直角坐标标示法

方法：选用一适当比例尺，如 1cm 代表 1△，作 90° 及 180° 两垂直线，沿 60° 按比例量得 $OR=2^{\triangle}$。由 R 向垂直及水平方向作垂直线（RV 及 RH）。OV 代表棱镜作用的垂直成分，$OV=OR\times\sin 60°=1.73^{\triangle}$BU。$OH$ 代表棱镜作用的水平成分，$OH=OR\times\cos 60°=1^{\triangle}$BI。即（BU 及 BI）60°，可分解为 1.73△BU 和 1△BI

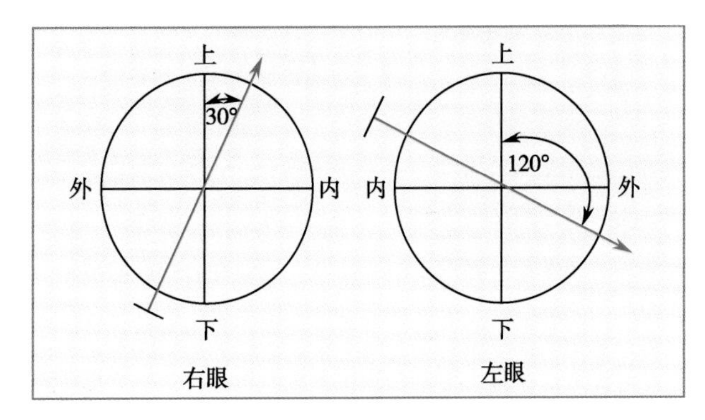

图 1-2-9　棱镜底顶线位置

老式英国标示法：右眼为 P△ 底下外 60°，左眼为 P△ 底上内 150°
新式英国标示法：右眼为 P△ 底下 60°，左眼为 P△ 底上 150°
360° 标示法：右眼为 P△ 底下 240°，左眼为 P△ 底 150°

3．三棱镜在眼科诊断与治疗的应用

（1）三棱镜的诊断作用

1）三棱镜中和斜视，测量偏斜角。三棱镜能使偏斜眼的视网膜物像落在黄斑部。一般常使用两种方法：

① Krimsky 试验：将三棱镜置于一眼前，底部与斜视方向相反，让病人注视手电筒旁的调节目标，用手电筒照射两眼，观察角膜映光，增加或减少三棱镜至两侧角膜映光位于瞳孔的中央（图 1-2-10）。三棱镜可放在任一眼前，但当测量第一斜视角和第二斜视角时，三棱镜不能任意放置。当一眼注视力差、盲或重度弱视，三棱镜放置在注视眼前测量斜视角，也称作改良的 Hirschberg 试验。

② 三棱镜与遮盖试验：三棱镜与遮盖试验一起应用可以准确测量斜视角，用于手术前斜视定量和手术结果观察（图 1-2-11）。

2）矫正眼镜对三棱镜测量的影响：矫正眼镜有周边三棱镜效应，因而测量斜视角时可产生误差。不管是内斜、外斜、还是上斜，远视眼镜降低了测量的斜视角，近视眼镜增加了测量的斜视角。

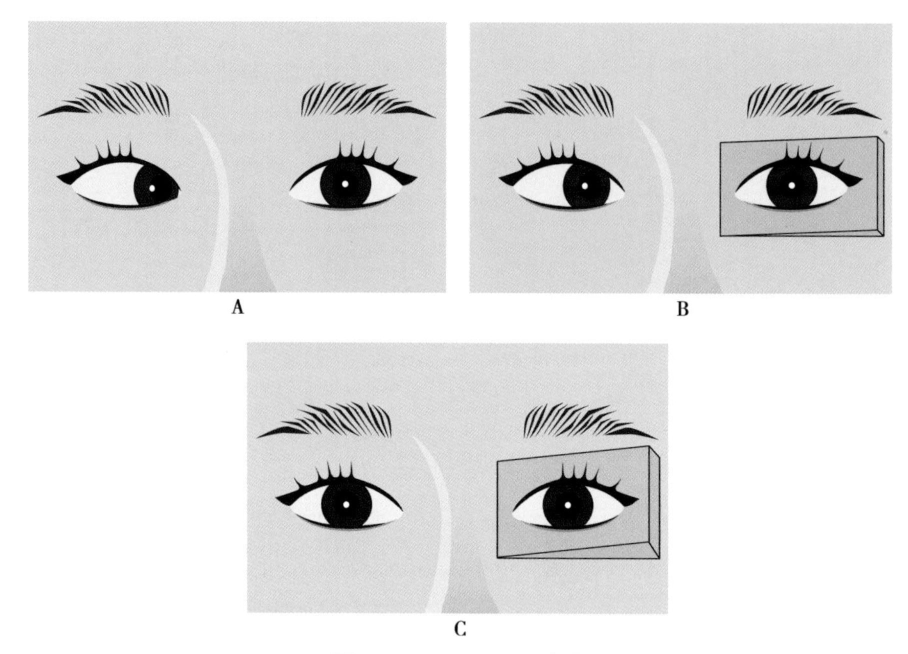

图 1-2-10 Krimsky 试验

A. 病人右眼内斜，将三棱镜底向外放置在左眼前，令病人注视前方视标 B. 将三棱镜底向外放置在左眼前，检查者增加或减少三棱镜 C. 两侧角膜映光位于瞳孔的中央

3）三棱镜诱发眼斜诊断弱视：用 $10^{\triangle}$～$15^{\triangle}$三棱镜诱发眼斜检查确定看近和看远的注视类型，来诊断弱视并确定弱视的程度。主要应用于不能获得视力的学龄前儿童。此方法可靠、简单、易行。注视目标为视力表中“E”字、儿童玩具等。检查时让患儿双眼注视视标，一眼前放置基底向下的 $15^{\triangle}$三棱镜，使双眼产生垂直分离。例如：放置在右眼前，如果右眼出现向上运动，持续注视 5 秒以上或者眨眼后仍能注视目标，右眼为持续注视。如果双眼均无向上的运动，则左眼为注视眼，遮盖左眼，强迫右眼注视，然后去掉遮盖，观察右眼的改变，右眼持续注视 5 秒以上或者眨眼后仍能注视目标，则右眼为持续注视。然后放置在左眼前重复同一步骤，如果双眼对这一试验的反应相同，双眼的视力相等。

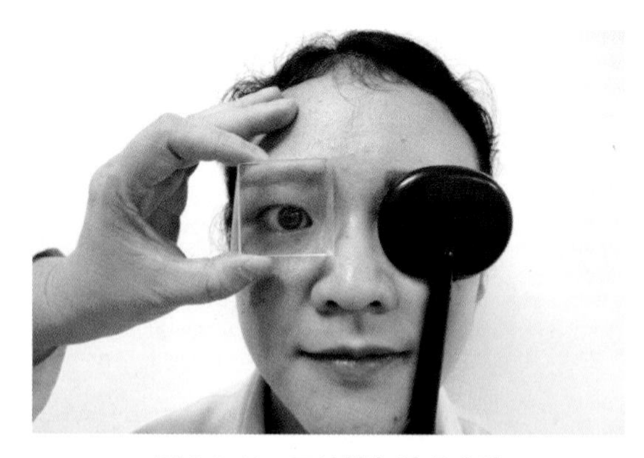

图 1-2-11 三棱镜与遮盖实验

病人一眼前放置三棱镜，用交替遮盖实验观察眼球移动情况，增加或减少三棱镜的量，直至眼球不动

4）基底向外 $4^{\triangle}$试验：在一眼前放置基底向外 $4^{\triangle}$的三棱镜，主要用于检查单眼注视综合征非主导眼黄斑区的小中心抑制盲点。在正常人，基底向外 $4^{\triangle}$诱发融合性集合。

5）测量融合范围：让病人注视调节性视标。首先不断增加基底向内的三棱镜度，直到病人报告出现复视，然后增加基底向外三棱镜，直到病人再次出现复视，这一范围为融合范围。

6）三棱镜适应实验：斜视手术前作三棱镜适应试验，以提高手术成功率。

7）确定视网膜对应：用三棱镜中和斜视角可确认异常视网膜对应。如果偏斜角中和后，病人有复视，提示有异常视网膜对应。

（2）三棱镜的治疗作用

1）矫正小角度共同性水平和垂直斜视：$<10^{\triangle}$三棱镜小角度共同性水平和垂直斜视手术时有过矫的危险，配戴三棱镜可取得好效果。

2）斜视术后欠矫或过矫的病人。

3）可用于减轻因融合范围小及隐斜引起的视疲劳病人。

4）可用于治疗先天性眼球震颤引起的轻度且中和带靠近原在位的病人。

5）可用于训练集合、手术后小角度共同性上斜视病人。

二、球面透镜

（一）球面透镜的结构和类别

1. 球面透镜的结构

（1）光学元件：是指任何用于光学方面的透明物质，对入射光线有某些作用，如反射、折射、吸收等。

（2）透镜：由两个折射面包围组成的光学元件，当两侧的边界同为球面的一部分，或一面为球面、另一面为平面（平面也可视为半径无限大的球面）时，则称为球面透镜，简称球镜，以“Sph”或“S”表示。当透镜中央部分与两球面半径相比非常小时，称为薄透镜，一般常用的镜片均为薄透镜。

（3）透镜的主光轴、光心：透镜前后两球面各有一球心（图 1-2-12），其连线 CC' 即透镜的主光轴或主轴，该轴与透镜前后面的交点 A、A' 分别为前后顶点。图中 O 点表示透镜的光学中心（光心），对薄透镜而言，其前后顶点可以看作是重合在 O 点上，即薄透镜的光心与前后顶点重合。

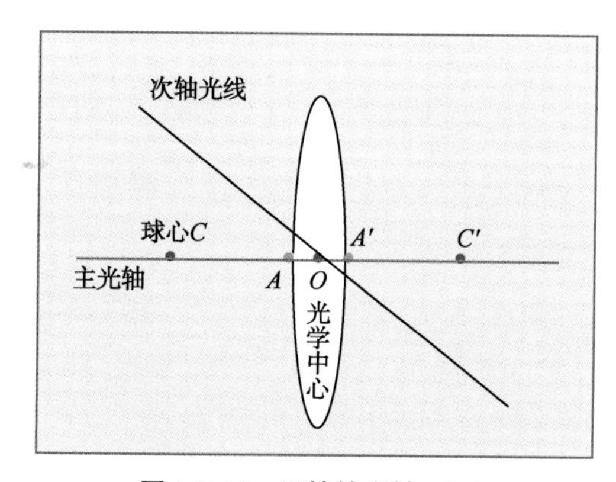

图 1-2-12　透镜的光轴、光心

2. 球面透镜的类别

（1）依球面透镜的表面曲率及对入射光线的作用分为凸透镜、凹透镜两类。

凸透镜：其中央部分较周边部分厚，对光线有会聚作用，故又称为会聚透镜或正透镜。

凹透镜：其中央部分较周边部分薄，对光线有发散（散开）作用，故又称为发散透镜或负透镜。

(2) 依球面透镜的切面形状分为六种类型(图 1-2-13)。

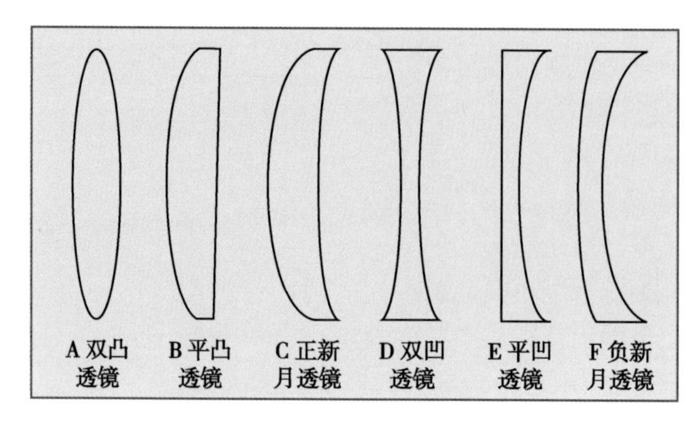

图 1-2-13 球面透镜的类型

(二) 眼镜球面透镜的光学特性

1. 具有屈折光线和聚焦的能力 沿透镜主轴投射(即与主轴平行)的平行光线,经凸透镜屈折后会聚于光轴上的一点,该点被称为焦点。因凸透镜所成的像为实像,故其焦点 F' 为实焦点(图 1-2-14)。平行光线经凹透镜屈折后即向外发散(图 1-2-15),将此发散光束反向延长的交点为其焦点,是虚焦点(并非光线的实际会聚点)。

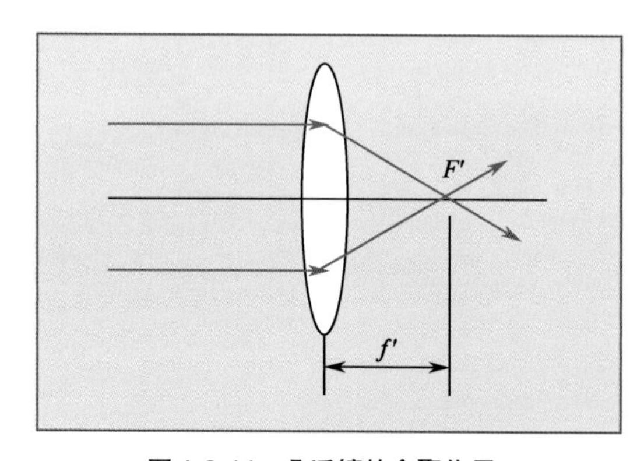

图 1-2-14 凸透镜的会聚作用

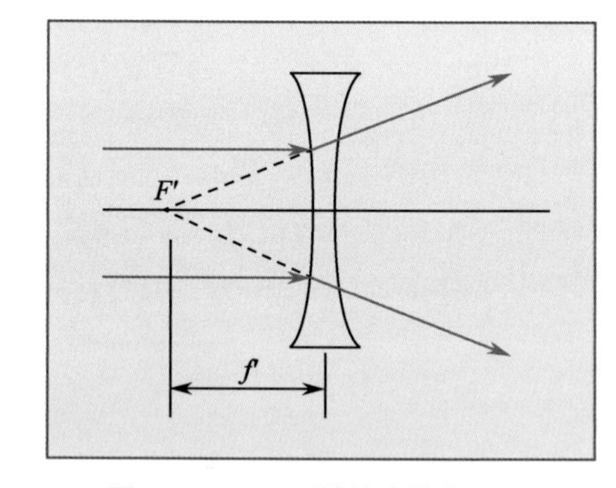

图 1-2-15 凹透镜的发散作用

所有光线均可由透镜两侧的界面进行投射,所以透镜两侧各有一焦点。在光源侧(物侧)的,被称为前焦点或第一焦点(用 F 表示);在像侧的,被称为后焦点或者第二焦点(用 F' 表示)。

2. 凡通过光心的次轴光线经透镜后不被屈折,仍依原来方向进行。

3. 透镜成像规则及成像公式

(1) 透镜成像规则

1) 凡与主轴平行投射光线,经凸透镜屈折后通过焦点;而经凹透镜屈折后发散,作其反向延长线通过焦点。

2) 凡通过焦点的投射光线屈折后,屈折光线与主轴平行。

3) 凡通过光心的光线不被屈折,仍依原来的方向进行。

（2）凸透镜成像特点

1）物体与所成的实像居于透镜两侧，物点与其相应的像点称为共轭焦点。就任何一组实物与实像而言，物象位置互换，其透镜效果相同，即共轭焦点有互换性（依共轭焦点关系，如是垂直于光轴的物平面，则存在一相应的垂直于光轴的像平面）。

2）实像必为倒立（图 1-2-16）。

3）物体位置与成像虚或实、倒或正、大或小有密切关系：物在两倍焦距外，呈缩小的实像；物在焦点外、两倍焦距内，呈放大的实像；物在焦点内，呈放大的虚像。

（3）凹透镜成像特点：无论物体安放于何位置，只能形成正立缩小的虚像，且与物体在透镜同侧（图 1-2-17）。

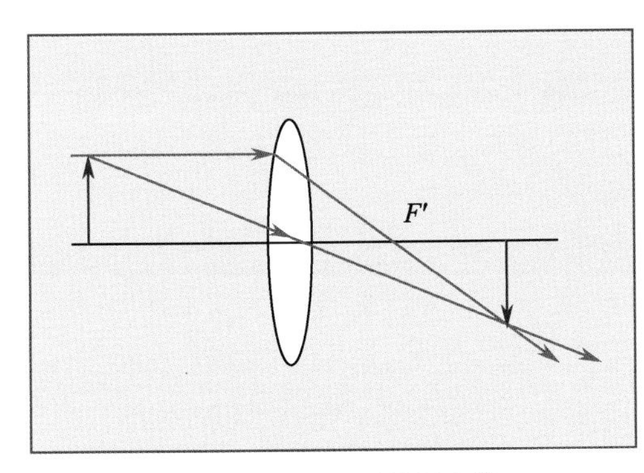

图 1-2-16　凸透镜呈实像

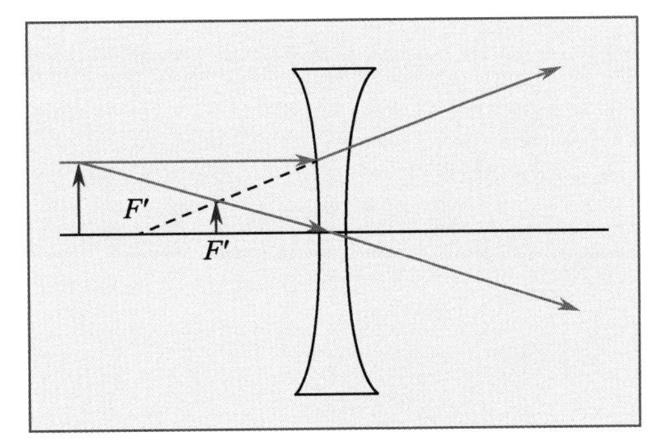

图 1-2-17　凹透镜呈虚像

（4）透镜成像公式：薄透镜置于空气中，设透镜折射率为 n，物体通过透镜的成像关系式为：

$$1/\text{像距} - 1/\text{物距} = 1/\text{焦距} \qquad \text{（公式 1-2-1）}$$

像距——像点到透镜的距离，单位：cm；

物距——物点到透镜的距离，单位：cm；

焦距——焦点到透镜的距离，单位：cm。

例：物距和像距分别是 90cm 和 45cm，那么该透镜的焦距是多少？

解：根据符号规则物距为 −90cm，像距为 45cm

根据高斯公式：　　$1/\text{像距} - 1/\text{物距} = 1/\text{焦距}$

$$1/45-(-1/90)=1/f$$

f=30cm，为正焦距，表示该透镜为正透镜

4. 球面透镜各子午线上屈光力相等　由于球面透镜各方向上曲率半径均相等，所以球面透镜各个子午线上屈折光线的能力相等。

5. 视觉像移　通过移动镜片观察目标也在移动的现象称为视觉像移，这为镜片定性提供了一种快速、简便的方法。

将凹透镜置眼前，通过镜面观察远处目标缩小，缓缓上下平移镜片时，所见目标也随之上下移动，镜片平移方向与目标移动方向一致，称为顺动。

将凸透镜置眼前，通过镜片观察远处目标放大，缓缓上下平移镜片时，将会发现目标逆镜片移动方向而动，称为逆动。

（三）球面透镜屈光力及计算

1. 球面透镜屈光力 透镜对光线聚散度改变的程度称为透镜的屈光力（或称透镜的焦度、光焦度、镜度，目前在有关配装眼镜的国家标准中采用“顶焦度”，但考虑教材统一，现仍袭用“屈光力”）。屈光度（diopter）是表示透镜屈光力大小的单位，符号为“D”，是国际通用的单位。实验证明，透镜的焦距越短，使光线发生偏折的能力越强，因此以焦距（f）的倒数表示透镜的屈光能力，即透镜的屈光力：

$$F=1/f \quad \text{（公式 1-2-2）}$$

式中 F——透镜的屈光力，单位：D；

f——透镜的焦距，单位：m。

依符号规则，凸透镜的焦距为正，屈光力也为正，故凸透镜也称为正透镜或正镜；凹透镜的焦距为负，屈光力也为负，故凹透镜也称负透镜或负镜。由于眼镜片的像侧焦距为从后顶点到像侧焦点的距离，故称为后顶焦距，眼镜片的屈光力称为后顶点屈光力（国家镜片标准中称为后顶焦度、顶焦度）。

2. 屈光力表示方法 屈光力单位为“D”，球面透镜屈光力要在“D”后面加上球面透镜的简称“S”，以缩写 DS（diopter of spherical power）表示。屈光度数通常以 1/4DS 为间距，如 ±0.25DS、±0.50DS、±0.75DS。若透镜的屈光度数为零，则记录为 0.00DS，表示平面透镜。在某些镜片箱中，屈光度数以 1/8DS 为间距，但表示为小数时，将第三位小数的“5”舍去，如 ±0.12DS、±0.37DS、±0.62DS、±0.87DS 等。但若两者相加时，仍然将舍去的“5”计算在内，如 0.12DS+0.12DS=0.25DS。在精确的顶焦度计上，球面透镜的屈光度值可以达到 0.01DS。

3. 球面透镜的面屈光力（面镜度） 球面透镜有两个界面，每个面使光束聚散度改变的程度称为该球面的面屈光力，通常称为面镜度。

设透镜前面屈光力为 F_1，前面曲率半径为 r_1，后面屈光力为 F_2，后面曲率半径为 r_2，透镜折射率为 n，置于空气中。

$$F_1=(n-1)/r_1 \quad \text{（公式 1-2-3）}$$
$$F_2=(1-n)/r_2$$

透镜制造公式：

$$F=(n-1)(1/r_1-1/r_2) \quad \text{（公式 1-2-4）}$$

薄透镜公式：

$$F=F_1+F_2 \quad \text{（公式 1-2-5）}$$

厚透镜公式：

$$F=F_1+F_2-(d/n)F_1F_2 \quad \text{（公式 1-2-6）}$$

眼用球面透镜的总屈光力等于该球面透镜的两面屈光力之和。

例：一薄平凸透镜，折射率为 1.62，屈光力为 +5.00D，试求磨制此曲面所需要的工具的半径。

解：已知 $n=1.62$，$F=+5.00\text{D}$

依公式：

$$F=(n-1)/r$$

可知：

$$r=(n-1)/F=(1.62-1)/5=0.124\text{m}=12.4\text{cm}$$

即磨制上述球面，需半径为12.4cm磨片工具。

三、柱面透镜

（一）柱面透镜的结构

柱面透镜是由圆柱体玻璃的一部分截制而成的，又称为柱镜，符号为cyl。

图1-2-18A所示为一圆柱透镜体。该圆柱是将直线*EF*围绕固定转动轴*AB*旋转而得到的，固定直线AB即为圆柱轴，图中表示该轴在垂直方向。

如沿此纵轴在圆柱体上切下来一部分（图1-2-18B）所示为凸柱面透镜，又称凸柱镜、正柱镜。

图1-2-18C所示为凹柱面透镜，等于从形成圆柱体的外模型取下来的一部分，又称凹柱镜、负柱镜。

柱镜是散光透镜中最简单的形式。

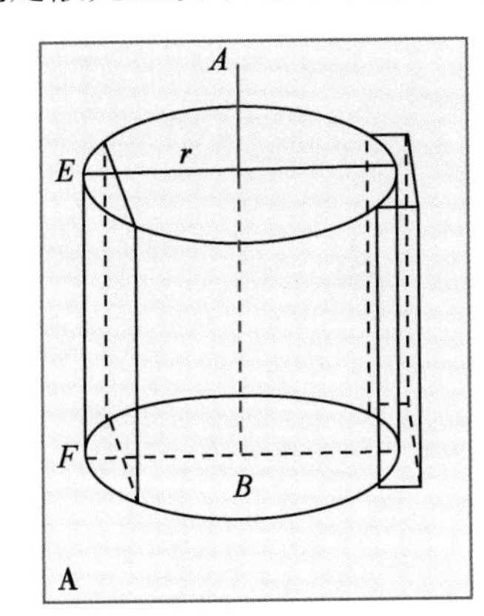

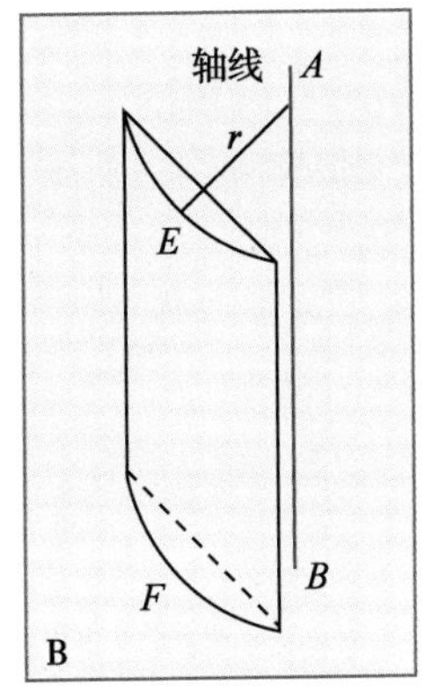

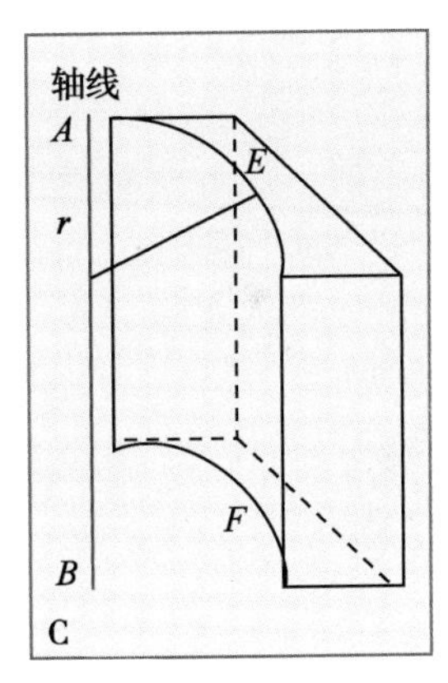

图1-2-18 柱面透镜

A. 圆柱透镜体 B. 凸柱面透镜 C. 凹柱面透镜

（二）柱面透镜的光线特性

1. 当投射光线沿柱面透镜轴的方向投射时，没有屈折作用，即不发生屈折，但若与轴成直角方向投射，则有会聚或分散光线的屈光性能。

2. 凡与柱面透镜轴成直角方向的平行投射光线，其屈折作用视凸柱镜或凹柱镜而异。

投于凸柱面透镜时，其屈折光线产生会聚，而整个平行光束自上而下有无数层面，故所成的像并非一点，而是自上而下无数焦点的连线，即成一焦线，该焦线与柱镜轴方向平行（图1-2-19）。若投于凹柱面透镜时，则光线散开，反向延长后形成与柱轴方向平行的虚焦线（图1-2-20）。

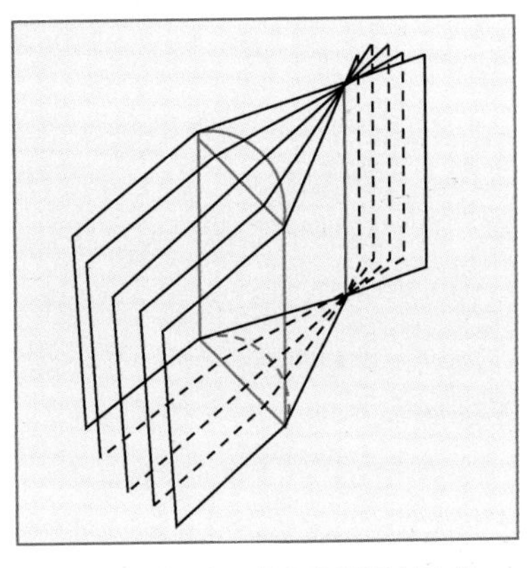

图1-2-19 凸柱面透镜的屈光

3. 柱面透镜各个子午线上屈光力不等，且按规律周期性变化。柱面透镜在与轴平行方向上屈光力等于零，与轴垂直方向上屈光力最大，其他方向上的屈光力即斜向屈光力与该方向和轴向的夹角有关。

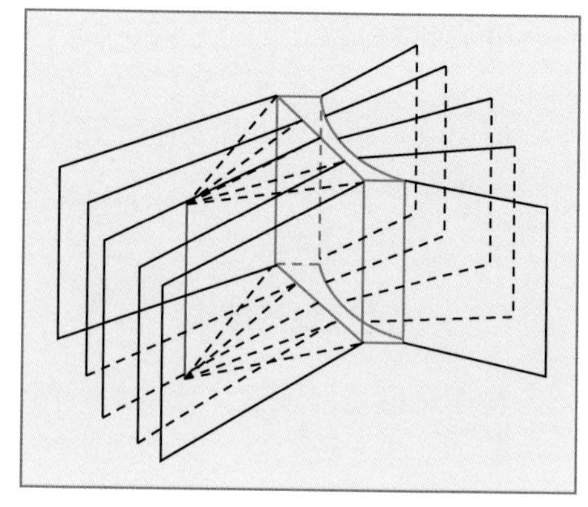

图 1-2-20 凹柱面透镜的屈光

柱面透镜的旋转试验即“剪刀运动”现象，就是由于柱面透镜各个子午线方向的屈光力不同所致，这是不同于球面透镜的成像性质，故可用于判别透镜是否为柱镜或是否有柱镜成分。

4. 柱面透镜的视觉像移 通过移动的镜片观察目标也在移动的现象称为视觉像移，可以快速对镜片定性，同时也是判定柱面透镜轴向的简易方法。

（三）柱面透镜的屈光力及轴向标示

1. 柱面透镜屈光力 柱面透镜沿轴向没有屈光力，与轴垂直的方向屈光力最大，此即为该柱面透镜的屈光力。单位仍是屈光度“D”，在“D”后面要加上柱面透镜（cylinder）的简称“C”，即以“DC”表示。

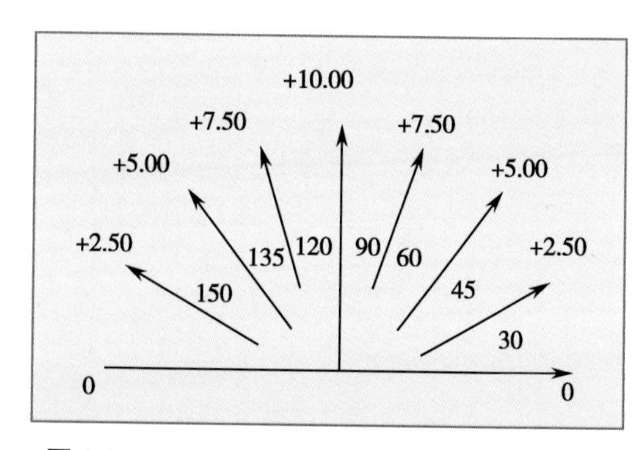

图 1-2-21 +10.00DC×180 在各斜向的屈光度

与柱面透镜轴向成 θ 角的斜子午线屈光力被称为斜向屈光力（图 1-2-21）（斜向镜度），其值应在零度与柱面透镜（最大）屈光度之间。推导，可由下式求得：

$$F_\theta=F\cdot\sin^2\theta \quad \text{（公式 1-2-7）}$$

式中 F——柱面透镜屈光力，单位：D；

θ——与柱面透镜轴所成角度；

F_θ——与柱面透镜轴成 θ 角的斜向屈光力，单位：D。

例：$F=-4.00$DC×180，求 30°、60° 方向的屈光力。

$$F_{30}=-4\times\sin^2 30°=-4\times1/4=-1.00\text{D}$$

$$F_{60}=-4\times\sin^2 60°=-4\times3/4=-3.00\text{D}$$

2. 柱面透镜的轴向标示 在书写柱面透镜屈光力时，必须同时注明轴的方向。关于轴向标示方法现介绍三种：鼻端轴向标示法、标准标示法（TABO）、太阳穴标示法。

（1）鼻端轴向标示法：在测定时要以两眼水平线的中央（鼻侧）点位基点（0 点），面向被检者左眼依顺时针方向、右眼依逆时针方向测定角度，并以此角度表示轴向（图 1-2-22）。

（2）标准标示法（TABO 法）：1929 年，在阿姆斯特丹国际会议（OCA）上通过一项对柱镜轴向标示的提案，为国际上广泛采用，即标准标示法，又称 TABO 法。

该标示法是设定观察者面对被检者，其右眼在观察者左边，而左眼在观察者右边（图 1-2-23），通过眼睛画一水平线表示零度轴（称为 180° 轴）。左右眼均从该水平线右侧为零度（标记时 0° 习惯用 180° 代替），沿逆时针方向标度数，直到左边的 180° 位置。然后由水平轴下方开始，由零逐渐增至原点的180°。右眼的原点（图右眼的*N*点）靠近内侧，而左眼的原点（图左眼的*T*点）则靠近外侧。在验光处方中，轴向角度的符号“°”通常可以省略。

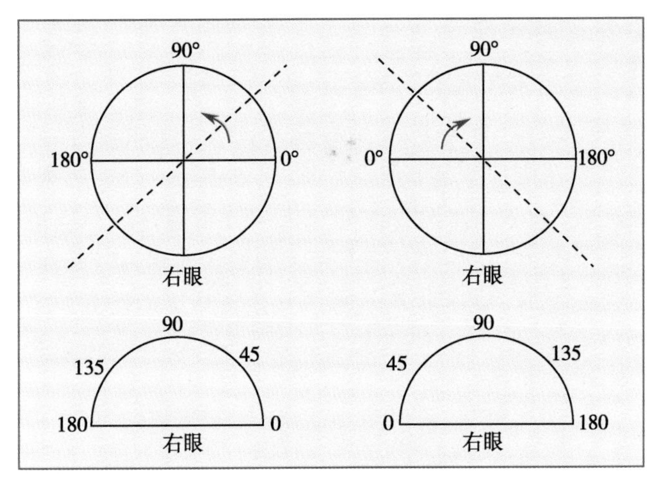

图 1-2-22　鼻端轴向标示法

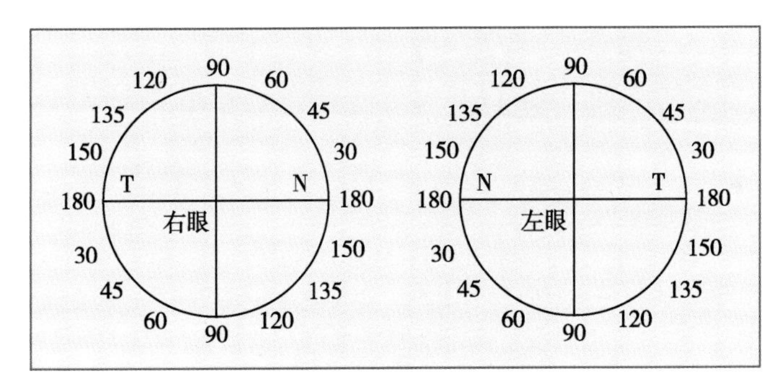

图 1-2-23　柱镜的标准轴向标示

（3）太阳穴标示法：此标示法自太阳穴开始（图 1-2-24）。

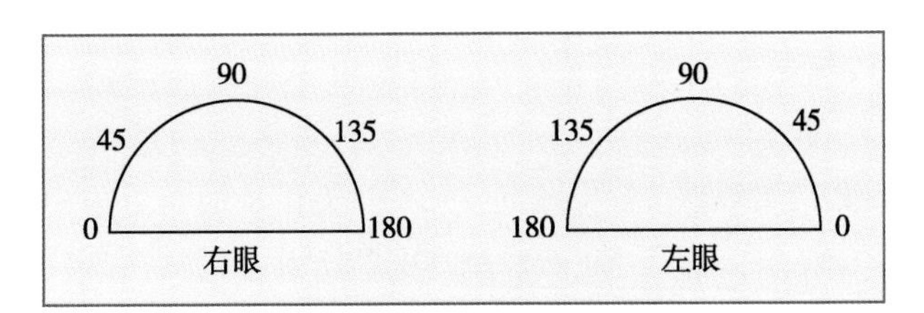

图 1-2-24　太阳穴标示法

四、球柱面透镜

（一）球柱面透镜的结构

球柱面透镜是指两个屈光力不等（且不等于零）而相互正交的透镜，相当于一个球面透镜与一个柱面透镜的组合。在临床上单纯性散光者，因其某一子午线不需矫正，故可以使用单纯柱镜矫正；而复性散光者，两个主子午线均为屈光不正状态，且屈光力不等，需使用球柱面透镜矫正。在眼科临床上又称复性散光镜片。

（二）球柱面透镜的光学特性

来自远处光轴上一发光点所发出的平行光束，通过球柱镜后将于透镜后不同距离处形成两条互相垂直的直线（图 1-2-25），F_2 为球柱镜垂直子午面屈光力，F_1 为其水平子午面屈光力，设 $F_1>F_2$，故平行光束通过水平切面，先形成一竖焦线；而通过垂直切面的光线，则在上述焦线的后方形成一水平焦线。这种来自一点的光束通过球柱面透镜后分别于不同距离处形成两条互相垂直的焦线，为像散光束，光束的横切面即为竖椭圆、横椭圆和最小弥散圆。著名的数学家 Sturm 曾于 1838 年对该像散光束性质深入研究，故又称为 Sturm 光锥，即史氏光锥。

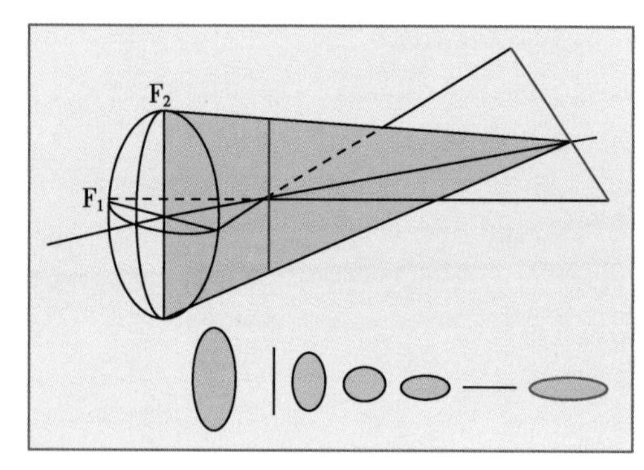

图 1-2-25 史氏光锥

平行光束通过球柱镜后将于透镜后不同距离处形成两条互相垂直的焦线，为像散光束，光束的横切面即为竖椭圆、横椭圆和最小弥散圆

（三）球柱面透镜的屈光力表示

由于薄透镜的屈光力等于前后两面屈光力之和，故球柱面透镜可有三种组合形式。

1. 正交柱面形式 球柱面透镜可分解为正交的两个柱镜，分属镜片前后两面。如：

$$+1.00DS/+2.00DC\times180=+1.00DC\times90/+3.00DC\times180$$

2. 球面加正柱面形式 透镜一面为球面，另一面为正柱面。处方书写形式如下：

$$+1.00DS/+2.00DC\times180$$

3. 球面加负柱面形式 透镜一面为球面，另一面为负柱面。处方书写形式如下：

$$+3.00DS/-2.00DC\times90$$

第三节 眼的解剖

眼睛是最重要的感觉器官，因为人们对外界信息的获取 80% 以上都来源于眼睛。作为眼视光从业人员，必须要掌握眼睛的解剖结构，了解眼睛的生理，才能更好地处理工作遇到的问题。

一、视觉器官

视觉器官包括眼球、视路和眼附属器三部分（图 1-3-1）。每一部分都有着重要的作用与功能。眼球的主要作用是将外界的光线折射到视网膜上，视路的主要作用是将眼获取的视觉信息传导到大脑的视觉中枢，而眼附属器的主要作用是对眼起保护和润滑的作用。视觉器官主要结构如下（图 1-3-2）：

- 视觉器官
  - 眼球
    - 眼球壁
      - 外层：角膜、巩膜
      - 中层：虹膜、睫状体、脉络膜
      - 内层：视网膜
    - 眼球内容物：房水、晶状体、玻璃体
  - 视路：视网膜→视神经→视交叉→视束→外侧膝状体→视放射→大脑枕叶视中枢
  - 眼附属器：眼睑、结膜、泪器、眼外肌、眼眶

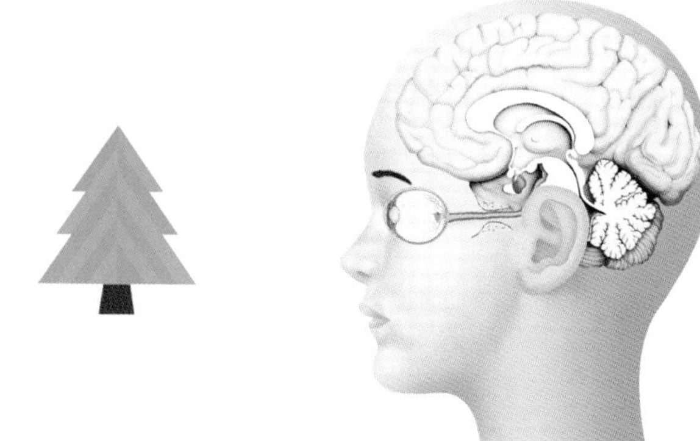

图 1-3-1　视觉

视觉实际上就是外界物体在眼底成像，经视路将视觉信息传导到大脑中枢处理的过程

二、眼球

（一）眼球发育

出生时眼球小而短，前后径约 17.5mm，水平径约 17.1mm，垂直径约 16.5mm。成人前后径 24mm，垂直径 23mm，水平径 23.5mm，突出度 12～14mm，两眼相差不超过 2mm。

眼轴：将眼球接收光线的最表层到感受光线“最里”的一层（即从角膜 - 晶状体 - 玻璃体 - 视网膜）的距离看成是物理中光学系统的一条中轴线（图 1-3-3）。

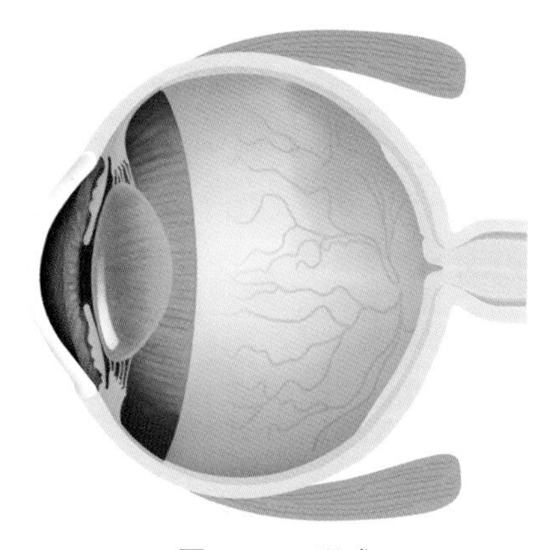

图 1-3-2　眼球

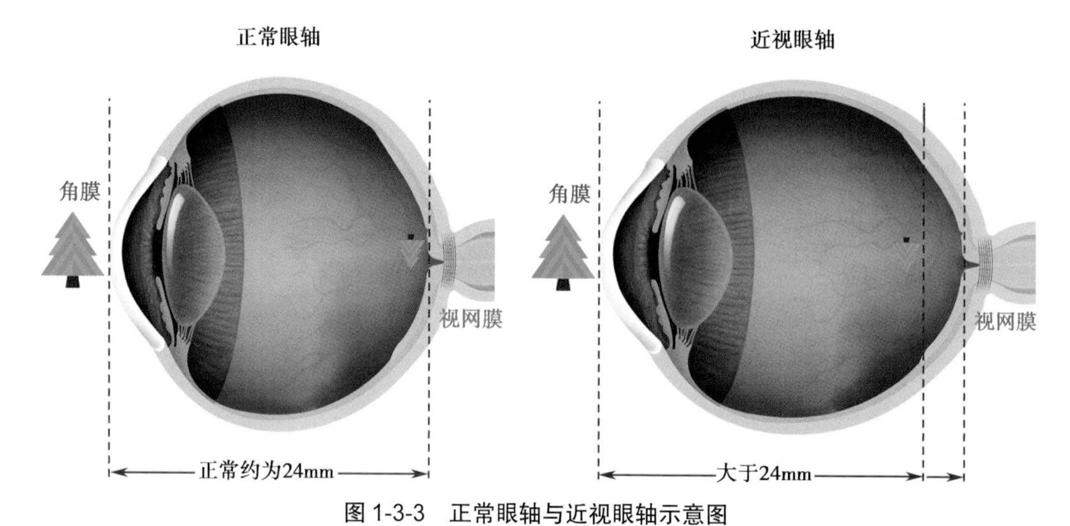

图 1-3-3 正常眼轴与近视眼轴示意图
正常眼轴长度一般约为 24mm。近视眼主要以轴性近视为主，即眼轴增长

（二）眼球壁（图 1-3-4）

1. 外层（角膜，巩膜） 由坚韧的纤维组织所组成，构成眼球完整的封闭外壁，起到保护眼内组织，维持眼球形状的作用；角膜位于前 1/6，巩膜位于后 5/6。

2. 中层 又称葡萄膜（色素膜，血管膜），包含虹膜、睫状体、脉络膜。

3. 内层为视网膜。

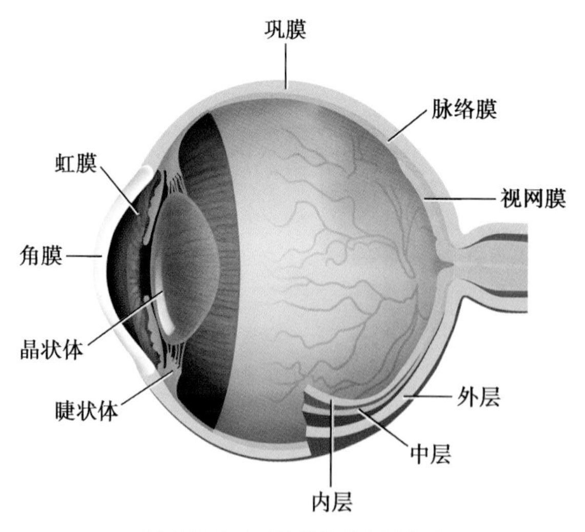

图 1-3-4 眼球壁解剖示意图

（三）眼球内容物

包括房水、晶状体、玻璃体[详见本节（五）、（九）、（十一）、（十二）]。

（四）屈光介质

包括角膜、房水、晶状体、玻璃体，是光线进入眼内到达视网膜的通路。屈光介质整体透明无血管。

（五）角膜

是屈光介质的重要组成部分，以前的研究认为角膜主要由五层结构组成（图 1-3-5）。

- 上皮细胞层：5～6 层鳞状上皮细胞，再生能力强，损伤后不留瘢痕。
- 前弹力层：抵抗力较弱，无再生能力。
- 基质层：由 200～250 层（层厚 2μm）的胶原纤维束薄板组成，损伤后不能再生。占角膜厚度的 90% 以上。
- 后弹力层：内皮细胞的基膜，抵抗能力强，可再生。
- 内皮细胞层：单层细胞构成，紧密连接，房水屏障，无再生能力。

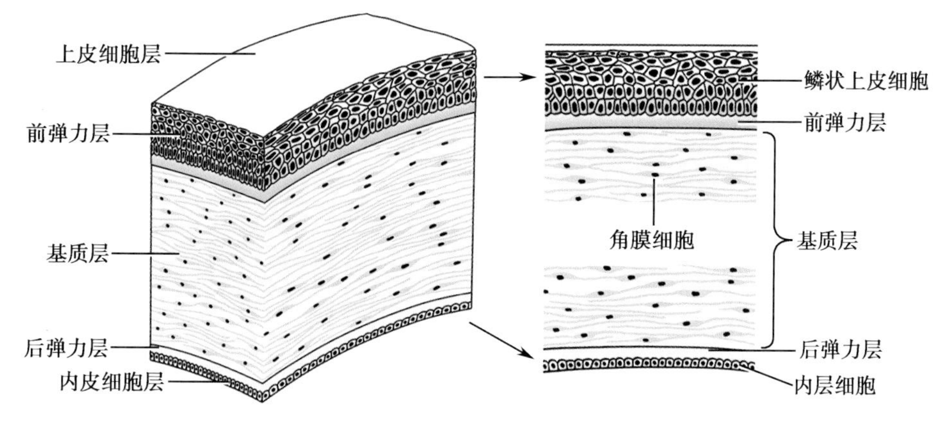

图 1-3-5　角膜结构示意图

2013 年，英国诺丁汉大学 Harminder S. Dua 教授发现角膜是由六层构成，在基质层与后弹力层之间还有一层，此层无细胞，厚约 10μm，由 I 型胶原构成，质地坚韧[1]。

1. 角膜的生理参数　角膜的屈光指数是 1.376；其横径 11.5～12mm，垂直径 10.5～11mm；中央部厚度 0.5～0.55mm，周边部 1.00mm；角膜的总屈光力 +43.00D（占全眼屈光力的 70%），前表面 +48.80D，后表面 −5.80D；角膜内皮细胞数一般约为 $2899/mm^2 \pm 410/mm^2$。

2. 角膜维持透明的机制　包括①光学区不含血管；②角膜基质胶原纤维排列整齐；③各层屈光指数相同；④正常的物质代谢。

3. 角膜主要生理功能　维持眼球的完整、保护眼内容物、透过光线并参与屈光、感知外界环境刺激、渗透作用。

4. 角巩膜缘　宽约为 1mm。为角巩膜移行处，灰白色半透明。是角膜与巩膜的移行区，其前界为角膜前弹力层止端，后缘为后弹力层止端。

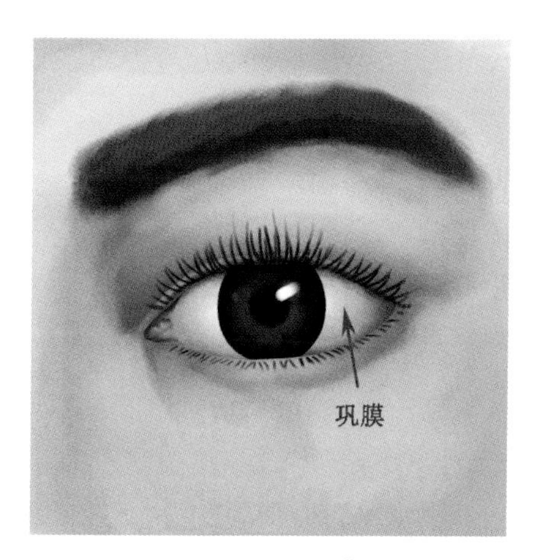

图 1-3-6　巩膜

（六）巩膜（图 1-3-6）

1. 巩膜　前与角膜缘、后与视神经硬膜鞘相连，主要由胶原纤维构成。

2. 主要生理功能　与角膜、结膜等共同构成眼内容物的外屏障，避光，眼外肌的附着点。

（七）虹膜

在葡萄膜最前部，介于前方与后方之间，后面由晶状体支托，根部与睫状体前缘相连。

1. 组织结构　主要分为两层。外层为虹膜基质层，内层为色素上皮层，其前面有瞳孔开大肌。

2. 生理功能　①参与构成血 - 房水屏障；②组织损伤修复；③协助形成前后房；④遮光功能。

3. 虹膜的间隔作用和其中圆孔——瞳孔，构成光学系统上的光栅装置（图 1-3-7）。

4. 前房角　角巩膜缘后面和虹膜根部与睫状体的前面构成的隐窝，是房水排出的主要通道（图 1-3-8）。

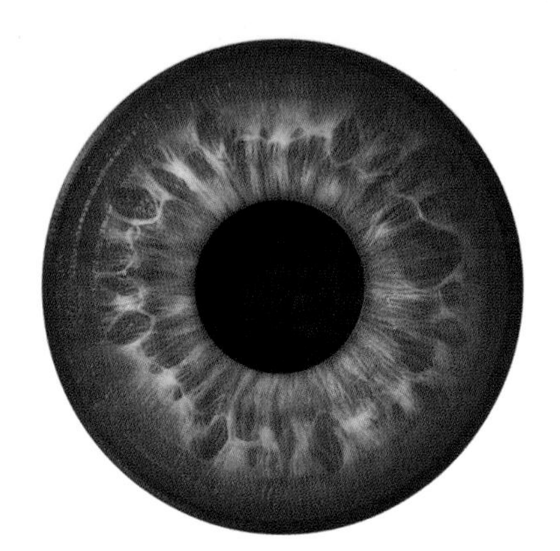

图 1-3-7　虹膜与瞳孔

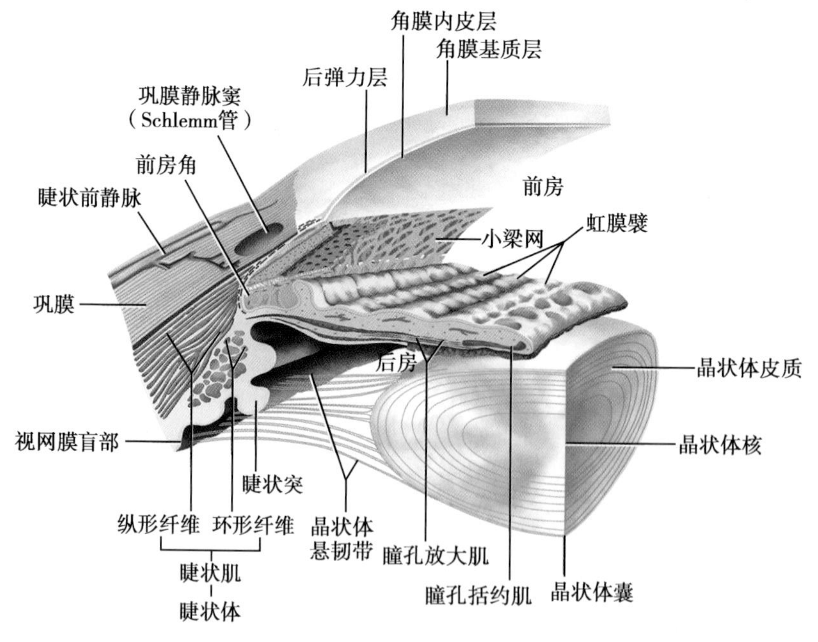

图 1-3-8　前房角结构示意图

（八）瞳孔

1. 作用　既可以调节入射到眼内光线的数量，又可以调节角膜、晶状体等屈光间质所致的球面差和色差，减少不规则光的影响，使成像更清晰。瞳孔的大小由瞳孔括约肌和瞳孔开大肌调节，受副交感神经和交感神经支配。瞳孔变化受各种因素的影响，例如：年龄、屈光状态、情绪以及疼痛等。瞳孔变化对临床有重要的指导意义。眼科医生可根据瞳孔的大小和对光反射的情况，来判断疾病的部位、性质。

2. 瞳孔直径　一般约为 2.5～4mm，双眼差<0.25mm。瞳孔直径大于 5mm 且散大呈持续性时称为瞳孔散大（图 1-3-9）。

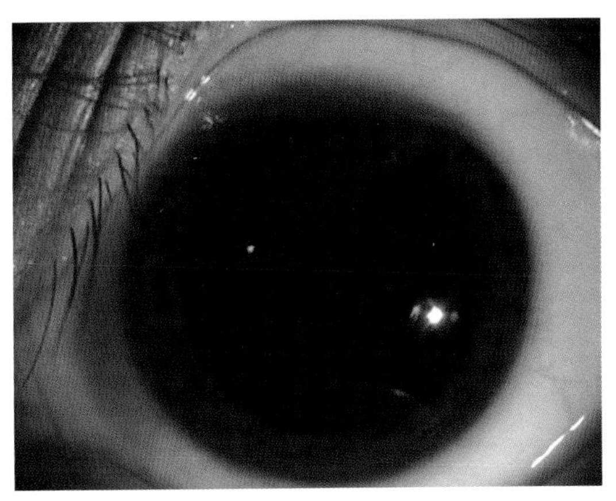

图 1-3-9　瞳孔散大

瞳孔因药物或其他外因散大，对光反射消失

（九）房水

1. 容积为 0.15～0.3ml，前房 0.2ml，后房 0.06ml，屈光指数 1.336。

2. 房水的产生与流出路径　①睫状突上皮产生→后房→瞳孔→前房→前房角→小梁网→ Schlemm 管→集液管和房水静脉（80%）；②从脉络膜上腔排出（20%）；③虹膜表面隐窝吸收（微量）（图 1-3-10）。

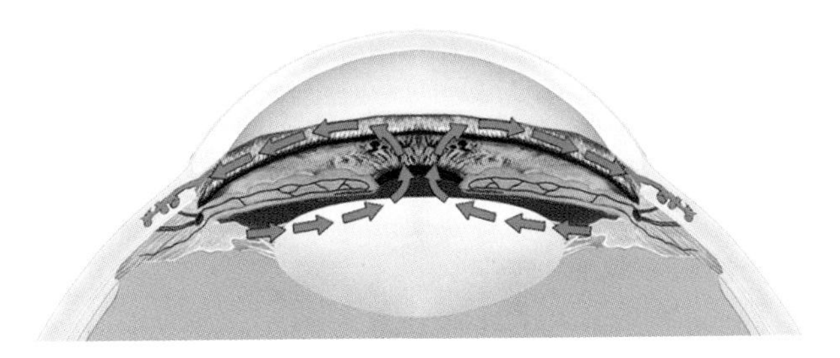

图 1-3-10　房水循环途径示意图

3. Schlemm 管　即巩膜静脉窦，是角巩膜缘深部的环形管道，向内与小梁网与前房角相通，为房水排出通道（图 1-3-8）。

4. 生理功能　①调节眼内压；②维持角膜和晶体的透明性；③为角膜提供部分氧，是角膜所需氧的重要来源之一；④房水中含有大量的葡萄糖，为角膜的能量代谢提供物质保证。

（十）睫状体

葡萄膜的中间部分，前接虹膜根部，后端与锯齿缘为界移行于脉络膜。

1. 睫状体由两部分组成，前 1/3 肥厚处为睫状冠，由 70～80 个睫状突组成，表面有无色素上皮和色素上皮细胞覆盖，具有分泌房水的功能；后 2/3 薄而扁平，为睫状体平坦部。晶状体悬韧带的纤维附着在睫状冠的睫状突间隙，当睫状肌收缩时，悬韧带松弛，晶状体依靠自身弹性回缩而变厚，产生眼调节（图 1-3-11）。

2. 最外层为前后走向的纵行纤维；中间层为斜行排列的放射纤维；内侧为环形纤维 Müller 肌，环形走向与角膜缘平行。

3. 生理功能　房水分泌（由无色素睫状上皮分泌，以维持眼压，提供营养代谢物质）；血 - 房水屏障；分泌黏多糖酸（这是玻璃体的主要成分之一）；睫状肌的调节功能；调节眼内压力：睫状肌收缩放松。

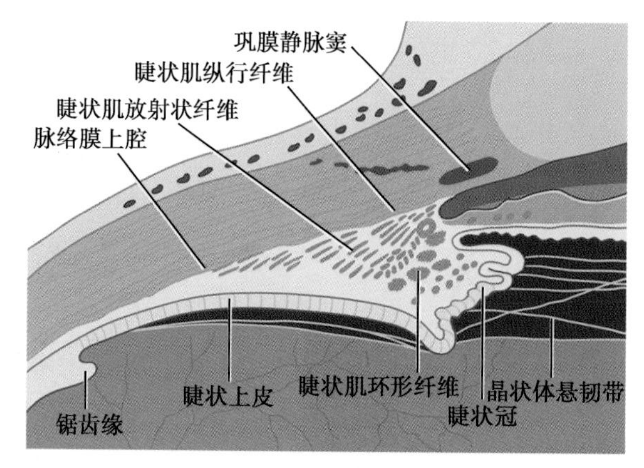

图 1-3-11 睫状体结构示意图

（十一）晶状体

直径 9mm，厚度 4mm；前曲率半径 10mm，后表面 6mm；屈光指数 1.44；总屈光力 +19D（占全眼屈光力的 1/3）。

1. 晶状体由四部分组成：①晶状体囊膜：包绕整个晶状体，可影响晶状体调节力；②晶状体上皮：晶状体代谢最活跃部分，具有终生持续分裂能力；白内障术后上皮细胞残留、增殖可致后发性白内障；③晶状体实质：由致密排列的晶状体纤维组成，紧密连接，排列规则保证了晶状体的透明性和光学特征；④晶状体悬韧带：连接晶状体赤道部与睫状体的纤维组织，固定并保持晶状体的正常位置（图 1-3-8）。

2. 屈光功能　晶状体相当于双凸透镜，使进入眼内的光线折射成像；当眼睛调节时，晶状体的变化主要体现在前表面曲率半径上。

3. 眼调节功能　由晶状体完成，随年龄增大，晶状体弹性下降，调节力降低；

4. 晶状体能滤过部分紫外线，起到保护视网膜作用。

（十二）玻璃体

玻璃体为无色透明胶质体，主要成分为水约占 98%。玻璃体不能再生，失去后其空间由房水填充。容积 4.5ml，屈光指数 1.336。

（十三）脉络膜

葡萄膜的最后面部分，位于视网膜和巩膜之间，是富含血管的棕色膜。平均厚度 0.25mm，脉络膜上腔间隙 10～35μm。具有营养视网膜与遮光作用。

（十四）视网膜

由内层的神经上皮和外层的色素上皮组成。前界为锯齿缘，后止于视盘，内侧玻璃体，外侧脉络膜。

1. 视盘　即视乳头，直径 1.5mm。C/D<0.3，两眼相差<0.2，>0.6 为异常。为橙红的圆形盘状结构，视神经、视网膜中央动静脉穿过。没有光感受器细胞，无视觉功能，在视野中表现为生理盲点。中央动、静脉自视盘穿出，动脉直径∶静脉直径 =2∶3。

2．黄斑　直径 2mm，是视网膜中央无血管的凹陷区，富含叶黄素，外观略黄。中心凹：中央锥细胞束（图 1-3-12）。

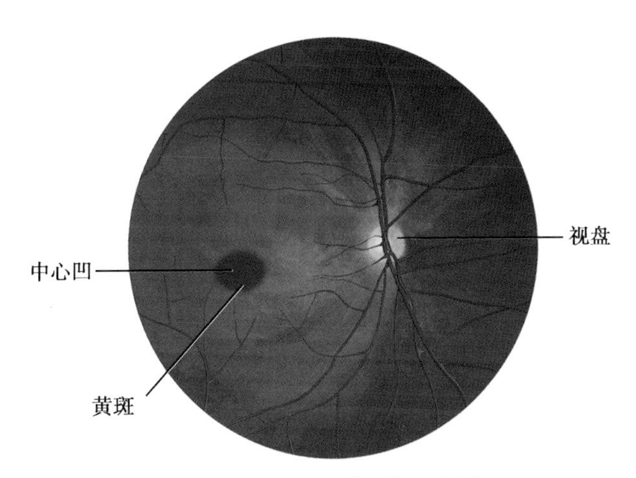

图 1-3-12　视网膜结构示意图

3．周边部视网膜　包括近周边部、中周边部、远周边部，从赤道部延伸到锯齿缘，这条带的宽度取决于眼球大小和屈光状态。

4．由外至内分 10 层　①色素上皮层；②视杆、视锥层；③外界膜；④外核层；⑤外丛状层；⑥内核层；⑦内丛状层；⑧神经节细胞层；⑨神经纤维层；⑩内界膜（图 1-3-13）。

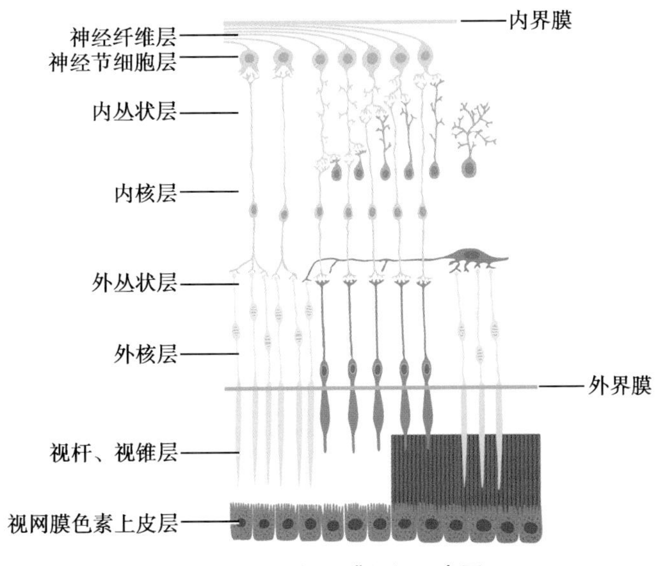

图 1-3-13　视网膜组织示意图

5．视网膜神经感觉层　主要由三级神经元构成，即光感受器、双极细胞、神经节细胞。第一级神经元为光感受器，分视锥细胞（司明视觉、色觉，主要分布在黄斑区，此区受损则可发生中心视力和色觉异常）和视杆细胞（司暗视觉，主要分布在视网膜周边部，视杆细胞功能障碍时可产生夜盲症）两种。第二级神经元与第三级神经元主要是传导神经冲动，即光线到达光感受器后，经化学变化产生光冲动，传至双极细胞（第二级神经元），再至神经节细胞（第三级神经元），然后经神经节细胞发出的神经纤维沿视路传达到大脑视中枢形成视觉。

三、视路

视路是视觉信息从视网膜光感受器开始，到大脑枕叶视中枢的传导路径，通常指从视神经开始→视交叉→视束→外侧膝状体→视放射→枕叶视中枢（图 1-3-14）。

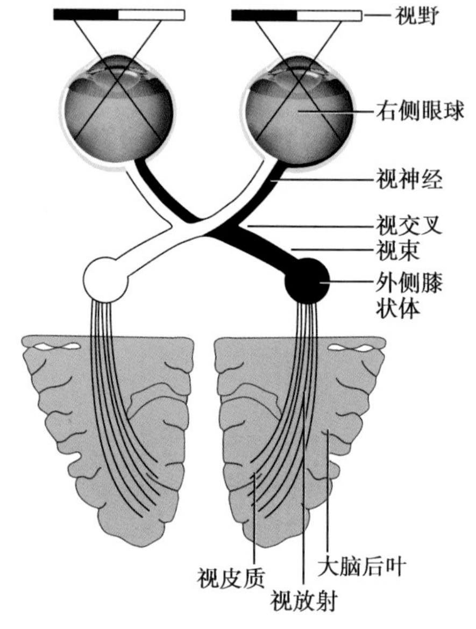

图 1-3-14　视路示意图

1. 瞳孔对光反射　光线照射一侧眼时，引起两侧瞳孔缩小的反射称为对光反射。光照侧的瞳孔缩小，称为直接对光反射，对侧的瞳孔缩小称为间接对光反射。

传入通路光反射纤维开始与视觉纤维伴行，在外侧膝状体前离开视束，经四叠体上丘臂，至中脑顶盖前核，在核内交换神经元，一部分纤维经中脑导水管到同侧 E-W 核，另一部分经后联合交叉到对侧 E-W 核。传出通路为两侧 E-W 核发出的纤维，至睫状神经节，交换神经元后，由节后纤维伴睫状短神经到眼球内瞳孔括约肌。

2. 视神经　全长 40～50mm（眼内段 1mm，眶内段 25～30mm，管内段 6～10mm，颅内段 10mm）。

四、眼附属器

（一）睫毛

上睑 100～150 根，下睑 50～75 根。睫毛的主要作用是：遮住眼睛避免强光照射，也可防止尘土落入眼内。它和眼睑一起对角膜、眼球进行保护的作用。

（二）睑裂

高约 8mm，上睑遮盖角膜 1～2mm（图 1-3-15）。

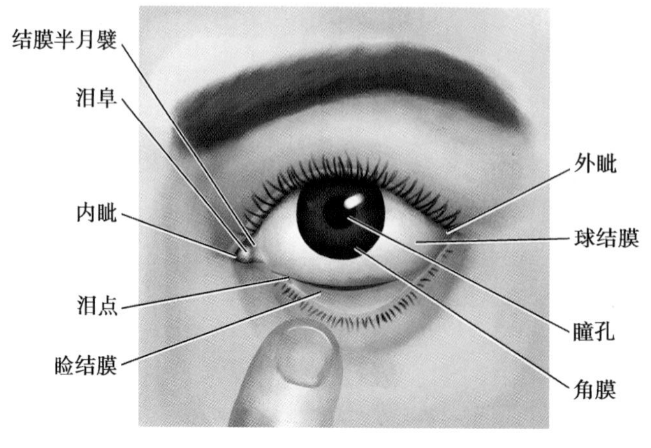

图 1-3-15　右眼前面观

上睑下垂指提上睑的肌肉——提上睑肌（动眼神经支配）和 Müller 平滑肌（交感神经支配）的功能不全或丧失，以致上睑呈部分或全部下垂。轻者遮盖部分瞳孔，严重者则全部瞳孔被遮盖，不仅有碍美观和影响视力，先天性者还可造成重度弱视。

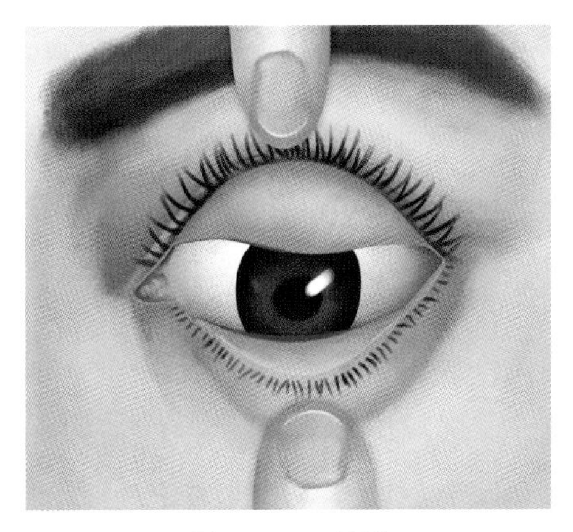

图 1-3-16　结膜

（三）结膜

1. 睑结膜覆盖睑板内面，与睑板紧密粘连，不能推动；球结膜覆盖于眼球前部巩膜表面，止于角巩膜缘，可推动；穹窿部结膜介于睑结膜和球结膜之间，呈环形，疏松，便于眼活动（图 1-3-16）。

2. 生理功能　分泌黏液湿润角膜和结膜，起保护作用；副泪腺分泌泪液。

（四）泪器（图 1-3-17）

主要由泪液分泌部和泪液排出部组成。

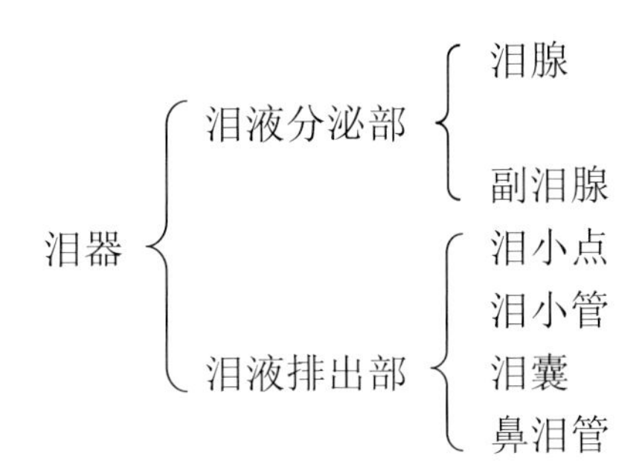

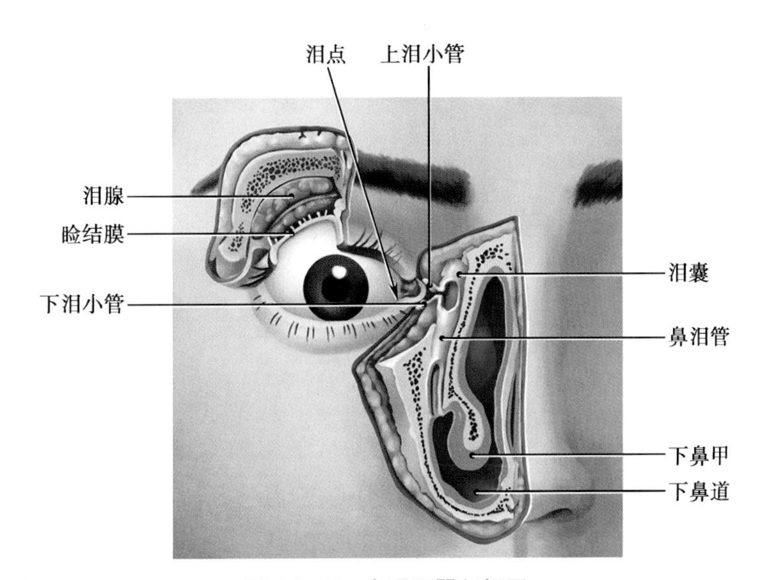

图 1-3-17　右眼泪器剖视图

泪液：日分泌量 0.9～2.2μl/min，屈光指数 1.336。泪膜厚度 7μm，泪液分泌试验正常为 10～15mm/5min，<10mm/5min 为低分泌，<5mm/5min 为干眼。泪膜破裂时间<10 秒为泪膜不稳定。泪膜包含三个相（phase），分别为黏液相、水液相和脂质相。泪膜外层覆盖脂质相，而水液相和黏液相相互溶解，逐渐形成一个浓度梯度，两者并不互相独立。

1. 黏液相　泪膜覆盖于角结膜上皮表面，主要由黏蛋白及混悬于水中的无机盐构成。黏液呈半固体状态，具有高度的亲水性，其亲水性有助于泪水的均匀分布。

2. 水液相　由水（约占 98.2%）、无机盐及溶解的有机物质如蛋白质、酶等组成。

3. 脂质相　包括相对厚的外层（非极性的脂质，如固醇脂、碳氢化合物和甘油三酯）和相对薄的内层（有极性，由磷脂组成）[2]。

（五）眼眶

深 4～5cm，容积 25～28ml。眶壁为四边棱锥形骨腔，由额骨、颧骨、蝶骨、筛骨、腭骨、上颌骨、泪骨七块颅骨组成（图 1-3-18）。

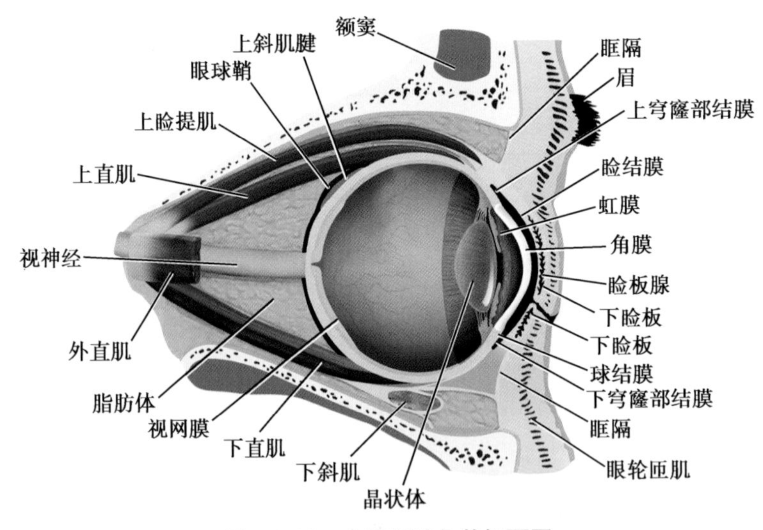

图 1-3-18　右眼眶腔矢状切面图

（六）眼外肌（图 1-3-19）

支配眼球运动的肌肉，两眼各有四条直肌，两条斜肌。①直肌：主要作用内、外、上、下运动。上下直肌与视轴呈 23°角，次要作用内、外旋。②斜肌：主要作用内、外旋运动。与视轴呈 51°角，次要作用上、下、外转（表 1-3-1）。

主动肌：每条眼外肌收缩必然产生一定方向的眼球运动
对抗肌：同一眼产生与主动肌相反方向运动的肌肉
协同肌：同一眼使眼球向相同方向运动的两条肌肉
配偶肌：两眼产生相同方向运动、互相合作的肌肉

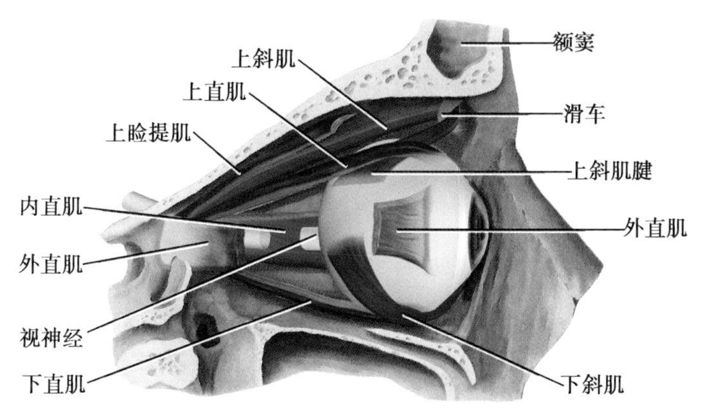

图 1-3-19　眼肌示意图

表 1-3-1　眼外肌作用与神经支配

眼外肌	主要作用	次要作用	神经支配
内直肌	内转	无	动眼神经
外直肌	外转	无	展神经
上直肌	上转	内转、内旋	动眼神经
下直肌	下转	内转、外旋	动眼神经
上斜肌	内旋	下转、外转	滑车神经
下斜肌	外旋	上转、外转	动眼神经

五、影响视力的常见眼病

（一）角膜瘢痕

1. 角膜瘢痕是许多角膜疾病的后遗症，对视觉质量的影响取决于瘢痕的大小与深浅，最重要的是与是否遮盖瞳孔有关。

2. 角膜云翳　浅层瘢痕性混浊薄如云雾状，透过混浊部分仍能看清后面的虹膜纹理。

3. 角膜斑翳　混浊较厚呈白色，仍可透见虹膜。

4. 角膜白斑　混浊很厚，呈瓷白色，不能透见虹膜（图 1-3-20）。

5. 角膜瘢痕对视力的影响一般不能通过验光配镜矫正。

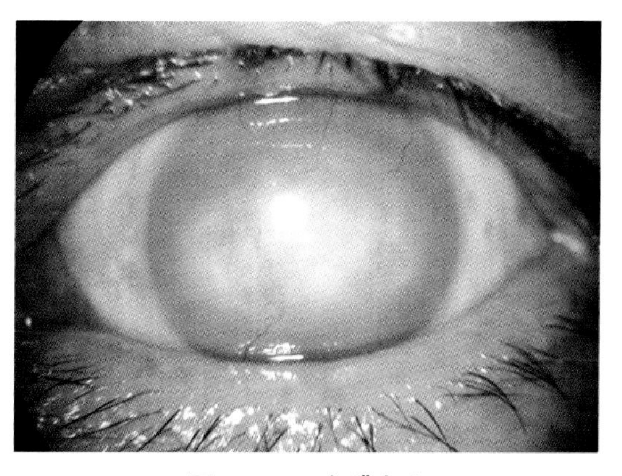

图 1-3-20　角膜白斑
角膜白斑是各种角膜病残留的局限性的白色混浊。白斑发生在瞳孔区，则严重损害视力

（二）白内障

晶状体的透光性降低而导致的视力下降（图 1-3-21）。

1. 临床表现为视力下降，对比敏感度下降，可能出现眩光、双眼复视、色觉改变等症状。

2. 核性白内障 可能由于晶状体核屈光指数的增加而产生屈光指数性近视。

3. 先天性白内障 是造成儿童视力低下或者弱视的重要原因，一旦确诊，应尽快进行手术摘除，防止形觉剥夺性弱视的发生。

（三）玻璃体混浊

各种炎症反应的物质进入玻璃体、玻璃体积血后的机化物质未能完全吸收、高度近视眼等都会导致玻璃体的混浊。排除眼底疾患的玻璃体混浊又称为“飞蚊症”，可见眼前黑色斑点漂浮游动，且随视线改变而移动。飞蚊症严重时应到眼科诊治（图 1-3-22）。

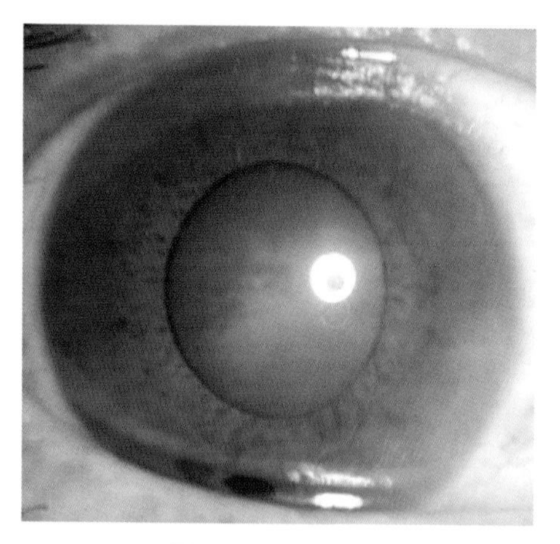

图 1-3-21 白内障

核性白内障晶状体混浊多从胚胎核开始，随时间增加逐渐向成年核发展。早期晶体核呈灰黄色，越近中央部颜色越深。其早期改变为屈光指数增加，病人主诉远视减轻或近视程度增加

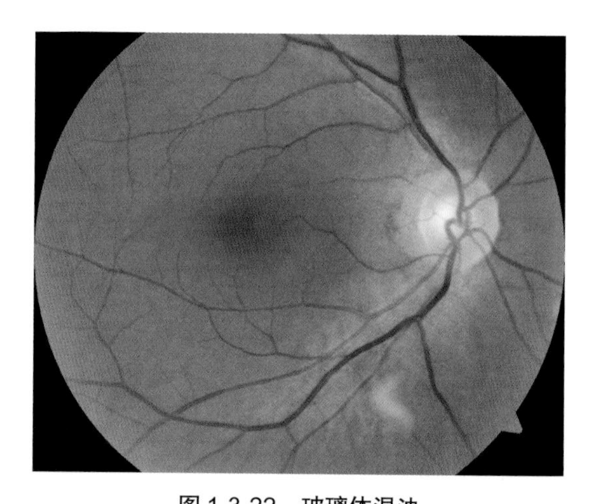

图 1-3-22 玻璃体混浊

玻璃体混浊眼底检查可发现细如灰尘或条絮、索块状的东西，它们飘浮不定；严重者不能窥见眼底甚至眼底无红光反射

（四）年龄相关性黄斑变性

1. 萎缩型 多发生于 50 岁以上老年人，进行性视网膜色素上皮萎缩导致视力进行性减退（图 1-3-23）。

2. 渗出型 单眼突然视力下降、视物变形或中心暗点（图 1-3-24）。

（五）视网膜脱离

视网膜神经上皮和色素上皮分离，高度近视、外伤、无晶状体眼、眼底出血易引发视网膜脱离。视力急剧下降且眼前有黑影遮挡（图 1-3-25）。

（六）视网膜色素变性

遗传性视网膜疾病，进行性视力下降和视野缺损、夜盲及特征性眼底改变。目前无有效治疗方式（图 1-3-26）。

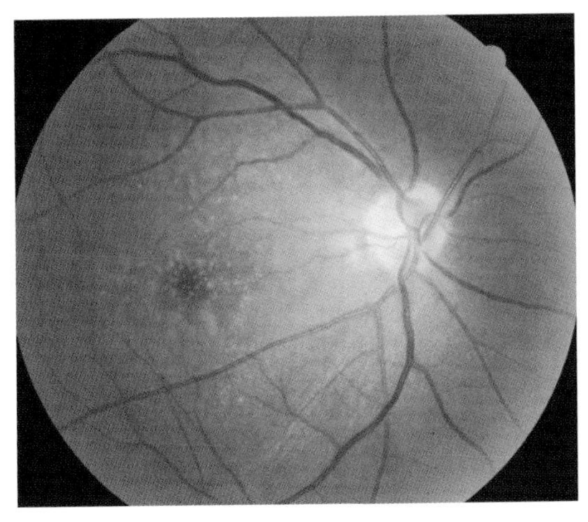

图 1-3-23　萎缩型黄斑变性

早期黄斑部有比较密集的硬性玻璃膜疣，疣的大小不一，有的相互融合成小片状，在玻璃膜疣之间，杂有点片状色素脱色斑成色素沉着，外观呈椒盐样；晚期黄斑部可见密集或融合的玻璃膜疣及大片浅灰色萎缩区，萎缩区边界变得清楚，其中心视力严重损害

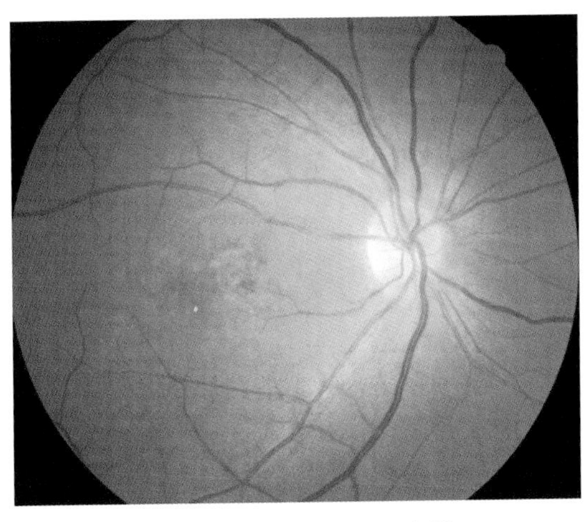

图 1-3-24　渗出型黄斑变性

渗出型黄斑变性特点是色素上皮层下有活跃的新生血管，从而引起一系列渗出、出血、瘢痕改变。晚期渗出和出血逐渐吸收并为瘢痕组织所替代。在瘢痕边缘处出现新的新生血管，再度经历渗出、出血、吸收、瘢痕的过程。如此反复，使瘢痕进一步扩大

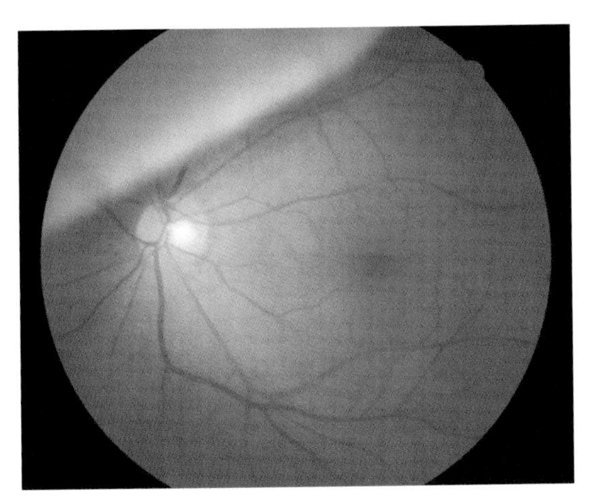

图 1-3-25　视网膜脱离

神经上皮层外为色素上皮层，两层之间存在着潜在的间隙，视网膜脱离是视网膜神经上皮层与色素上皮层的分离

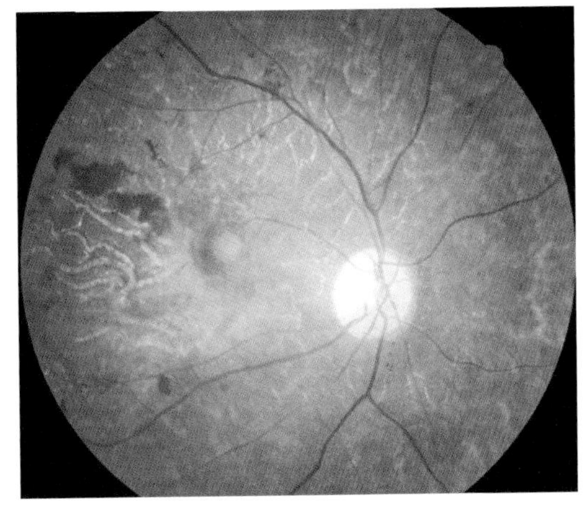

图 1-3-26　视网膜色素变性

视网膜色素变性特征性的眼底改变是视网膜色素上皮脱色素、视网膜色素上皮萎缩和色素迁移。早期出现视网膜细小的尘状色素沉着，后期有骨细胞样色素沉着和视网膜动脉血管狭窄的表现

（七）青光眼

以眼压升高、视神经损害和视野缺损为表现的疾病总称。有闭角型、开角型、先天性、继发性及皮质类固醇性青光眼。主要表现为进行性视功能损害，且损害具有不可逆的特点（图 1-3-27）。

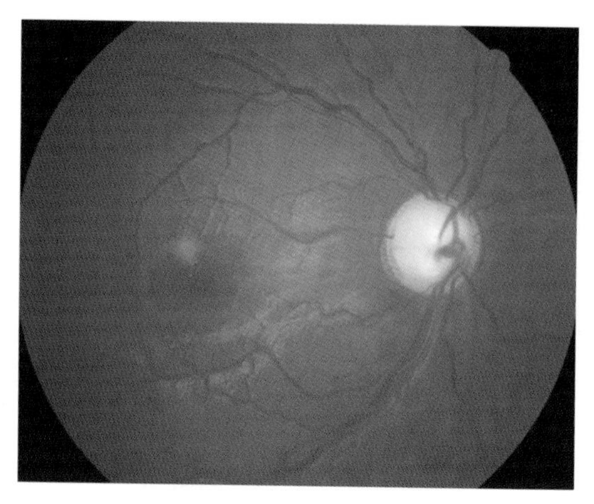

图 1-3-27 青光眼眼底改变

青光眼性视乳头改变常表现为病理性凹陷：图中视乳头凹陷扩大加深，杯盘比大于 0.6 或双眼差大于 0.2；视盘沿变薄，常伴有视盘沿的宽窄不均和切迹，表示视盘沿神经纤维数量减少；视盘血管改变，表现为视盘边缘出血，血管架空，视盘血管向鼻侧移位，血管呈屈膝状改变和视网膜中央动脉搏动

第四节 眼的光学特性

眼的屈光介质包括角膜、房水、晶状体、玻璃体，其中角膜与晶状体是最主要的屈光介质。从光学角度上讲，可以将眼睛的角膜和晶状体作为这个复合光学系统的两个子系统，其各个表面的中心近似位于光轴上。

一、角膜

角膜的前表面分隔着空气和角膜实质。角膜前表面的曲率半径约为 7.7mm，角膜实质的折射率为 1.376，角膜后表面与房水接触，曲率半径约为 6.8mm，房水折射率为 1.336。角膜为横椭圆形，竖直径约为 11mm，横径比竖直径大 1mm。由于角膜纵切面的曲率半径比横切面的曲率半径略小，因此 90% 的人有生理性散光，这是正常的，并不影响视力。角膜的折射力，通过公式可得：

$$角膜前表面折射力 \quad F_1=\frac{1.376-1}{7.7\times10^{-3}}=+48.83\text{D}$$

$$角膜后表面折射力 \quad F_2=\frac{1.336-1.376}{6.8\times10^{-3}}=-5.88\text{D}$$

若不考虑到厚度，整个角膜的屈光力大约为 +43D，占眼光学系统屈光力的 2/3 以上。

二、前房

前房充满房水，房水中 98% 是水分。前房深度为角膜后顶点至晶体前表面的距离。前房深度平均大约为 3.0mm。前房深度每减少 1mm，则眼的总屈光会增加约 1.4D 左右，前房加深，则眼的总屈光力会减少。在人工晶状体植入的计算中，前房深度的影响显得极为重要。

三、晶状体

晶状体形状类似双凸透镜，其前面离角膜前顶点约 3.6mm。晶状体纵切面的曲率半径略大于横切面的，可抵消角膜的生理散光。晶状体对进入眼内的光线有折射功能，而且能滤去部分紫外线，对视网膜有保护作用；眼的调节功能也主要靠晶状体来执行。晶状体的折射率也由外向内逐渐增大，皮质的折射率为 1.386，核的折射率约为 1.416。由于从外向内逐渐增加的折射率及表面曲率，使晶状体成为一个由周边向中央逐渐增加屈光力的正透镜。当无调节时，晶状体前表面的曲率为 10mm，后表面的曲率为 6mm，整个晶状体的屈光力约为 +21～+22D 之间（图 1-4-1）。当眼睛调节时，晶状体屈光力增加，主要是前表面曲率增大，最大时达 5.33mm，后表面曲率少许增加，最大时达 5.33mm（图 1-4-2）。正常状态下的晶状体，无论景物远近，都能通过调节作用，使外界物体在视网膜清晰成像。

晶状体前表面屈光力　$F_3 = \dfrac{1.416 - 1.336}{10 \times 10^{-3}} = +8.00\text{D}$

晶状体后表面屈光力　$F_4 = \dfrac{1.336 - 1.416}{-6 \times 10^{-3}} = +13.33\text{D}$

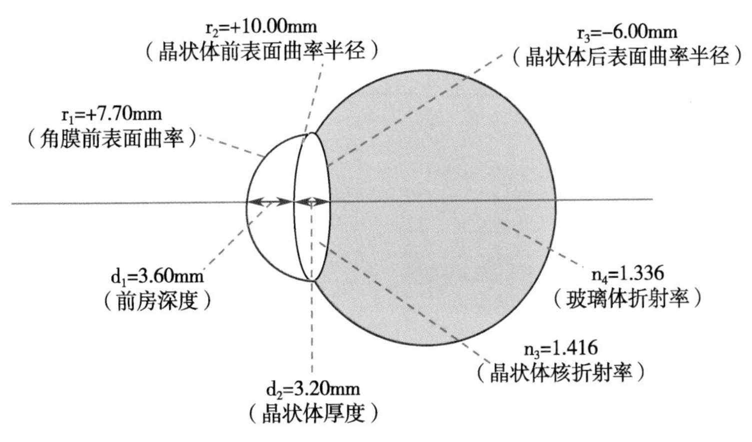

图 1-4-1　晶状体无调节状态

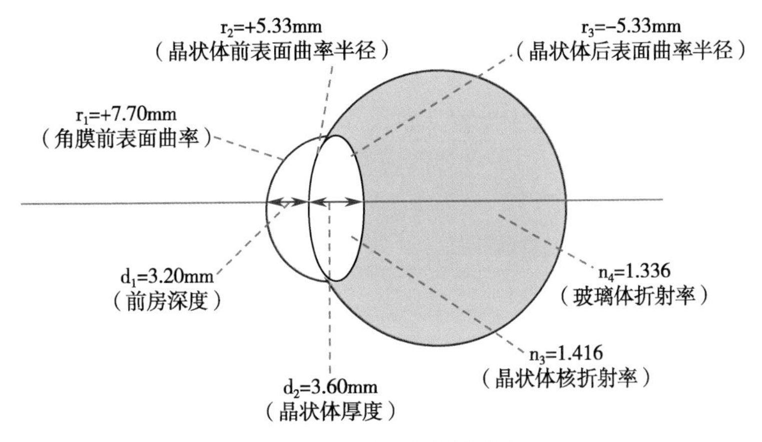

图 1-4-2　晶状体调节状态

四、模型眼、简化模型眼和简略眼

眼睛是一个复杂的光学系统，每个人其光学常数存在个体差异，为了便于研究，科学家进行了大量的数据统计，设计出模型眼，将眼的屈光系统当成一个透镜，这样正常眼的光学系统就被简化了，便于从理论上研究眼球的光学成像。其中采用最多的就是 Helmholtz 和 Gullstrand 的结果。

模型眼参数包括了角膜和晶状体的前后等各个折射面的参数，并且用比较精确的数据标示出眼球整体屈光状态的主点、节点和焦点，这样的模型眼称为精密模型眼。为了方便临床计算或使用，可以简化眼睛光学系统，其特征是分别使用单一曲面代表角膜和晶状体的整体效果，称为简化模型眼。为了使计算更为简便，还可将简化模型眼再进一步简化，例如 Emsley 简略眼（图 1-4-3）。此种光学模型将所有的光学折射面综合成单一折射面，此折射面于角膜后 1.67mm，分隔空气和折射率为 4/3 的媒质。折射面的屈光力取 +60.00D，所以，折射面的曲率半径（r）可由公式$F=\dfrac{n-1}{r}$计算得出：r=5.56mm，即曲率中心位于距离折射面顶点 5.56mm 处，形成此光学系统的单一节点。眼的前焦距（f）是 −16.67mm，而后焦点（f'）是 22.22mm。如果简略眼是正视眼，则眼轴长度为 22.22mm。

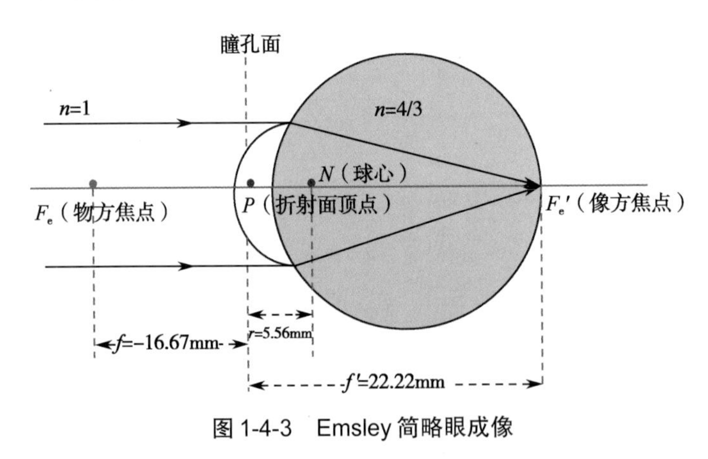

图 1-4-3　Emsley 简略眼成像

第五节　调节与聚散

调节（accommodation）和聚散（vergence）是维持正常视力和视觉功能的基本要素，正常的调节和聚散是保障清晰视觉和用眼舒适的前提。

一、调节

（一）调节的概念

在无任何屈光不正的情况下，平行光线通过眼的屈光介质后，聚集成一个焦点并落在视网膜黄斑中心凹。当正视眼欲看近物时，物体发出的散开光线聚焦在视网膜后时，眼睛通过改变晶状体的弯曲度从而改变自身的屈光力，使近距物体在视网膜上成像，称为调节。

（二）调节作用的机理

当眼注视近物时，睫状肌收缩，睫状环缩小，晶状体悬韧带松弛，晶状体靠自身弹性凸度加大使晶状体屈光力加大（图 1-5-1）。睫状肌是由自主神经系统控制的，同时接受交感神经和副交感神经的支配。

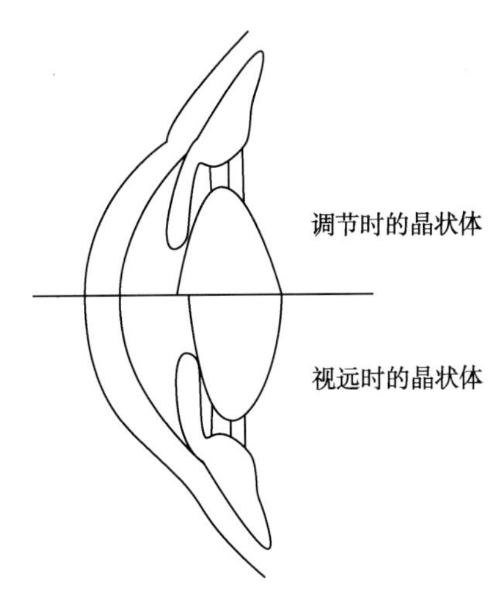

图 1-5-1 调节作用的机理

当眼在视远时，睫状肌放松，晶状体处于静止状态（即非调节状态）；当眼注视近物时，睫状肌收缩，睫状环缩短，晶状体悬韧带松弛，晶状体靠自身弹性凸度加大使晶状体屈光力加大

（三）调节的分类

1. 张力性调节（tonic accommodation，TA） 张力性调节是指人眼在无任何视觉刺激情况下的调节状态，亦称为暗调节或暗焦点。由于睫状肌处于生理性紧张状态，所以张力性调节并非为零，而是处于一定的张力范围，大部分人在1.50D左右。

2. 近感知性调节（proximal accommodation） 近感知性调节是因视标不断移近或观察视标的器械在眼的近处，而产生的调节反应。多出现在近距离工作或者近距离检查的时候，由于被检者了解或者看到眼前的工作情况和检查仪器而引起的调节反应，因此又称为器械性调节，它可能是引起视疲劳的因素之一。

3. 聚散性调节（convergence accommodation，CA） 聚散性调节是指由于人眼聚散改变而导致的调节反应的变化。

4. 反应性调节（reflex accommodation） 反应性调节是指当物象由于离焦等原因变“模糊”时，人眼为了获取并保持物象清晰而做出的调节反应改变。反应性调节是调节反应中最重要的部分，并且也是所占比例最大的一部分。

（四）调节的定量

1. 调节的刺激和调节的反应均以屈光度（单位为D）表示，即眼睛与视标的距离的倒数。

屈光度 =1/ 距离（m）。

如一正视者阅读40cm处目标，则此时所需调节力为1/0.4m=2.50D。

2. 调节幅度（AMP） 眼能产生的最大调节力。

调节远点：当调节完全放松时，与视网膜共轭的空间一点（眼在调节放松状态下所能看清的最远一点）。

调节近点：当充分调节时，与视网膜共轭的空间一点（眼在最大调节时所能看清的最近一点）。

调节幅度：调节远点和近点之间距离的屈光度表示形式。

AMP=1/ 近点距离（m）−1/ 远点距离（m）

如上式所示，若调节的远点位于光学无穷远处，则调节幅度等于调节近点即近点注视距离的倒数。

（五）临床常用的调节幅度检测方法：

1. 移远 / 移近法（图 1-5-2） 在被检者屈光不正完全矫正基础上，令其注视最佳近视力往上 1～2 行视标（例如：最佳近视力 1.0，令被检者注视 0.8 那行视标），将近视标匀速移近至被检者眼前，待其报告持续模糊时记录所在位置；然后将视标往被检者眼前移近一段距离，使其一直保持模糊，然后再移远，待其报告刚看清记录所在位置，将两次位置取平均值，即为调节近点。

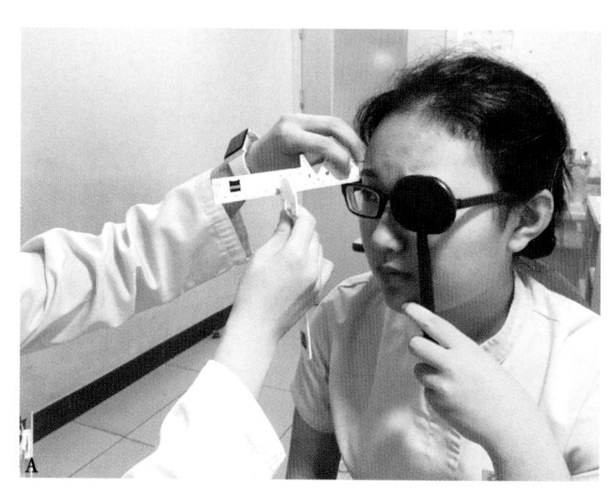
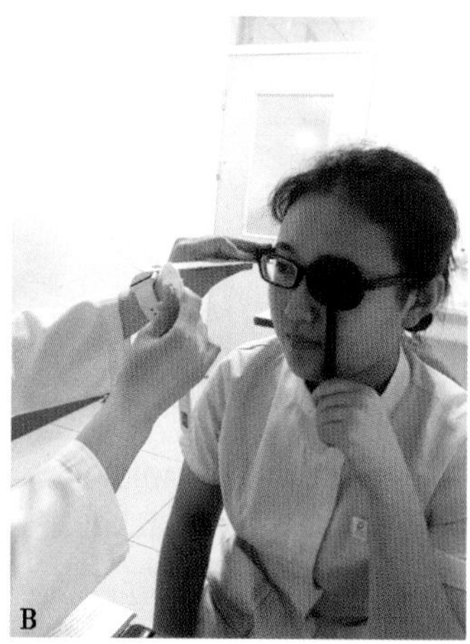

图 1-5-2 移近 / 移远法测量调节幅度

被检者遮盖一眼，注视最佳视力上 1～2 行的视标，并保持清晰，检查者将视标逐渐移向被检者眼前，当持续模糊时记录此时距离，然后向远移动，当清晰时记录此时距离，测量三次取平均值，换算成屈光度

2. 负镜法（图 1-5-3） 近用视标放置眼前 40cm 处，令被检者注视最佳近视力往上 1～2 行的视标。在被检者眼前匀速增加负镜（−0.25D 为单位）直至被检者报告不能看清视标。其调节幅度就是所加负镜值与工作距离（2.5D）的总和。

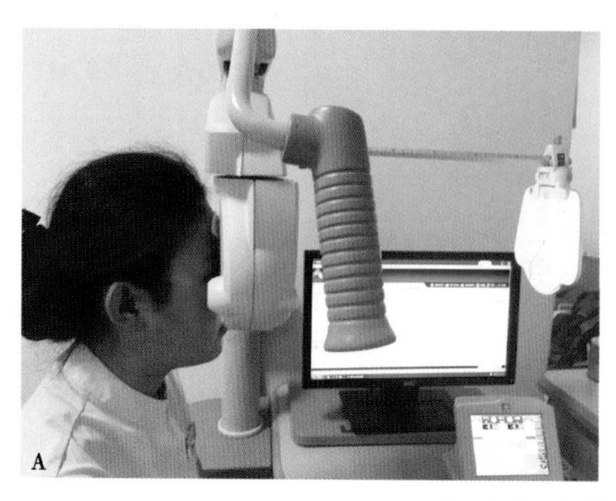
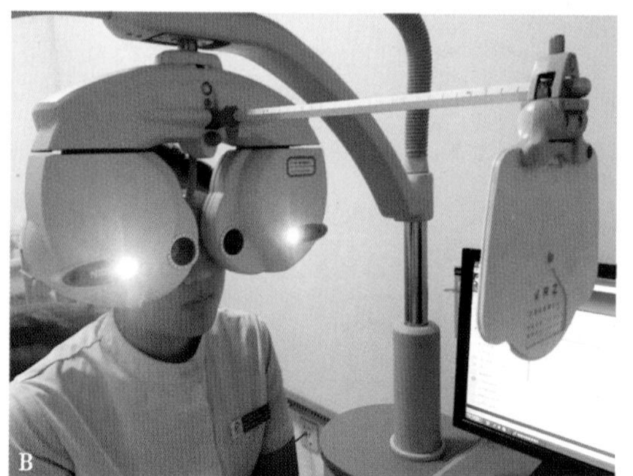

图 1-5-3 负镜法测量调节幅度

在被检者眼前增加负镜，指导被检者报告持续模糊，此时所增加的镜片与检查距离的调节需求量就是调节幅度值

注意：

由于负镜法中视标位置固定，增加负镜，视标会逐渐变小；而移近法，视标往眼前移动，逐渐增大，尤其双眼测量时，集合也增大，集合带动调节，所以两种方法测量结果会有差异。

（六）调节幅度的影响因素

1. 双眼与单眼测量　单眼测量时，限制因素是视网膜模糊像启动的调节；双眼测量时要考虑集合性调节。

2. 注视角度改变时，所测结果也会有差异。

3. 视标的尺寸　选择视标大时，所测值会偏高，视标小时，所测调节幅度会偏低。

4. 年龄　调节幅度随年龄增长而逐渐减小，因睫状肌逐渐变弱，晶状体逐渐硬化失去弹性。出生时调节力约为 15～25D，随着年龄的增长而减退，约 40～45 岁开始出现老视。

最大调节幅度 =25−0.4× 年龄

平均调节幅度 =18.5−0.3× 年龄

最小调节幅度 =15−0.25× 年龄

（七）调节对视功能的影响

调节因素会带来一定的问题，包括非老视型和老视型。

1. 非老视型调节功能障碍包括

（1）调节不足：表现为视觉疲劳，远距、近距视物模糊，偶有畏光流泪等，可伴有一系列非特异性全身症状，如头痛、脖子僵硬、全身乏力等。

（2）调节过度：表现为阅读时常常出现双重像，模糊像和视觉疲劳，并伴有一些眼部或全身的非特异性症状如头痛。

（3）调节灵敏度异常：表现为看近物后出现短时性近距和远距视力模糊。

（4）调节不能持久：表现为阅读初期视力正常，随着时间延长，视力下降，阅读变模糊。

2. 老视引起的调节功能障碍　表现为近视力减退。

二、聚散

（一）聚散的概念

即为集合（会聚或辐辏）和散开两个过程，为双眼相对于头的位置的双眼镜像运动。当双眼注视一个由远移近的物体时，两眼视轴向鼻侧会聚的现象称为集合（convergence）。当双眼所注视的物体由近处移向远处时，两眼视轴向颞侧发散的现象称为散开（divergence）。

聚散是由两对水平作用的眼外肌（双眼的内直肌和外直肌）协同作用引起的，它们分别受各侧的动眼神经和展神经支配。

（二）聚散的分类

1. 自主性集合、非自主性集合

自主性集合：它是视觉反射运动中唯一能用人的意志控制的功能，由大脑额叶司理。

非自主性集合：是一种视觉心理反射，它通过大脑枕叶知觉中枢建立的条件反射，其刺激是物像离开两眼黄斑部向相反的方向的运动。

2. 张力性聚散　在正常的情况下，人眼的休息眼位是一种散开的轻度的外斜位，为了注视远方的物体，需常用集合维持两眼视线的位置即生理眼位，也就是解剖静止位到生理静止位之间的部分称为张力性集合。

3. 调节性聚散　当注视有限距离目标时，伴随调节引起的相应的集合，才能看清物体并保持两者的协调一致，称为调节性聚散。

4. 近感知性聚散　由于感知物体在近处而发生的集合现象，为心理性的因素引起。

5. 融像性聚散　是对视网膜分离的像的反应而产生的双眼向外或向内的运动，融像性聚散的产生是试图消除复像，产生双眼视觉。

（三）聚散的参数

1. 聚散　一般以棱镜度（$^{\triangle}$）为单位，1$^{\triangle}$即为光线通过1m远处的距离产生1cm的垂直偏离（图1-5-4）。例如，一病人瞳距60mm，注视离双眼1m远处的中央某一点，则每只眼向内转3$^{\triangle}$（1m偏离3cm），双眼集合即为6$^{\triangle}$。

2. 集合需求计算的公式

集合需求＝瞳距（cm）/ 注视距离（m）（瞳距为双眼瞳孔中心的距离，注视距离为视标到双眼转动中心连线的垂直距离）

通常认为转动中心位于角膜顶点后14mm或镜架平面后27mm。综合验光仪上近距离阅读杆的刻度是以镜架平面为零点，集合刺激的计算则要加上27mm。如当近距离阅读杆的读数是40cm时，计算时需加上2.7cm（镜面至眼球转动中心的距离），如病人的瞳距是64mm，则每只眼所需的集合为3.2/0.427=7.49$^{\triangle}$，约为7.50$^{\triangle}$，双眼约为15$^{\triangle}$（图1-5-5）。

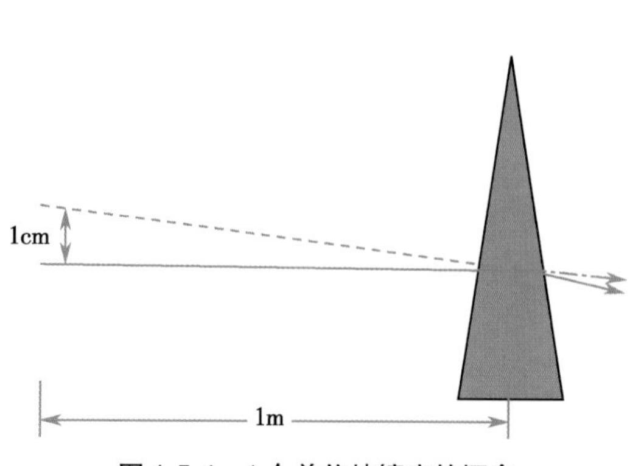

图1-5-4　1个单位棱镜度的概念

1$^{\triangle}$即为光线通过1m远处的距离产生1cm的垂直偏离

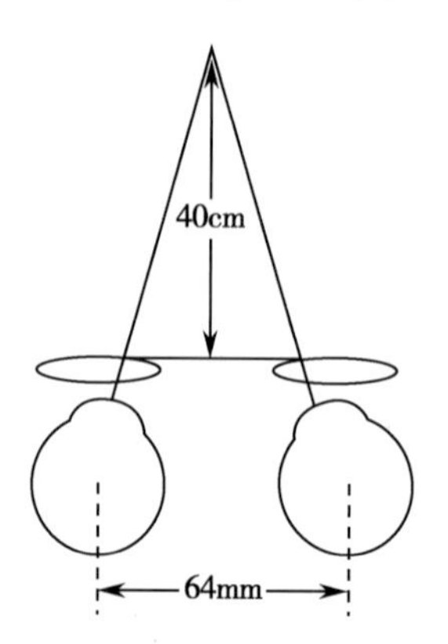

图1-5-5　双眼集合后棱镜度计算示意图

如当近距离阅读杆的读数是40cm时，计算时需加上2.7cm，如病人的瞳距是64mm，则每只眼所需的集合为3.2/0.427=7.49$^{\triangle}$，约为7.50$^{\triangle}$，双眼约为15$^{\triangle}$

3. 集合近点（NPC） 视近时集合作用随物体距离变近加大，当到一定距离时物体再近则眼球突然向外转，并有复视，此点为集合近点（在集合近点时移近视标，视标由1个变成2个）。

三、调节与聚散的相互作用

当眼调节在松弛状态下注视远处物体时，两眼的视轴是平行的，当要看清近处物体时，眼不但调节，而且要集合，两眼的视轴要转向被注视物体，这样才能使双眼物像落在视网膜黄斑中心凹，经过视中枢合二为一，形成双眼单视（图1-5-6）。

调节越大集合也越大，调节和集合是一个联动的过程。在正常情况下眼球运动与调节始终保持一致，并具有生理性联动。

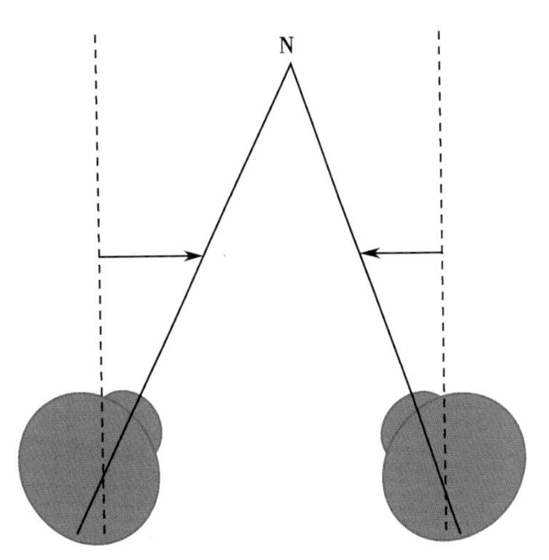

图1-5-6 调节和集合的协同作用
当眼调节在松弛状态下注视远处物体时，两眼的视轴是平行的，当要看清近处物体时，眼不但调节，而且要集合，两眼的视轴要转向被注视物体，这样才能使双眼物像落在视网膜黄斑中心凹，经过视中枢合二为一，形成双眼单视

中枢神经系统提供了神经支配作用于调节，同时这一部分神经支配也作用于集合，这称为调节性集合（accommodative convergence，AC）。调节性集合与调节的比值（AC/A）来表示调节和集合的协调关系。临床上以AC/A比作为诊断和处理双眼视异常的重要依据。AC/A比平均为4/1，当比值较低时，表示过多地使用调节，但集合量不够；当比值较高时，表示双眼对一个给定的固视点集合过强。高度远视者为了看清物体必须大量使用调节，这样便会过多的刺激集合而产生内斜视，由此引起的内斜视需要配戴足够的正镜片，很快得以矫正。相反，高度近视者对眼前近物看得很清楚，但是却发现要同时用双眼看清这一点却很吃力，原因是此时双眼不需要使用调节，但由于集合不足难以得到舒适的融合。

虽然他们之间存在着极为密切的联动关系，但为了适应某些生理病理的需要，还要具有一定程度的单独运动范围。例如当两眼注视一个目标时，在眼前加上一个凸的或凹的球面透镜，就可以单独使用调节作用矫正镜片的光学效用，使两眼仍能够继续很清楚地注视同一目标。这就是把集合固定不动，使调节分开运动的例子。反之用一个三棱镜放在眼前，由于眼肌的补偿作用，两眼仍能够继续很清楚的注视同一目标，这就是把调节固定不动，使集合分开运动的例子。再有老年人晶状体硬化和用睫状肌麻痹后，视物不清，但集合仍可单独存在，仍有单一视。调节与集合两者在一定范围内分开运动的表现，对于视物是非常有益的。如屈光不正调节与集合的不对应在一定范围内可以存在，但超出范围后，相比调节，集合需被放弃，因为清楚的物象比保持双眼单视更为重要，所以终会使一眼偏斜，成为斜视。

四、临床常见的聚散功能异常与处理

（一）散开过度

1. 症状与体征 高AC/A比率，看远时大度数外隐斜，看近时正常或者小的隐斜。这类病人在看远时，视疲劳现象更重，看近时无视疲劳现象。检查发现 AC/A 较高，远距离正融像性集合偏低。

2. 处理　首先考虑进行视觉训练，增加正融像性集合。其次考虑使用远距离底朝内棱镜和增加负镜，最后才考虑手术治疗。

（二）集合不足

1. 症状与体征　低 AC/A 比率，看远时隐斜在正常范围，看近出现较大度数的外隐斜。这类病人在看近时视疲劳明显，严重时甚至出现复视。检查可以发现 AC/A 偏低，近距离正融像性集合偏低，集合近点后退。

2. 处理　首先考虑进行视觉训练，然后才考虑近距离底朝内棱镜或者增加近距离的负镜度数。集合不足伴有屈光不正病人的矫正原则：近视考虑足矫甚至稍微过矫，远视考虑足矫甚至稍微欠矫。此类型病人，切不可配戴渐进多焦点镜片，由于本身看近时外隐斜就比较大，再加上由于正镜附加的外在因素，减少了本来就应该有的调节性集合，最后将导致看近外隐斜增加，视疲劳加重的现象。

（三）集合过度

1. 症状与体征　高 AC/A 比率，看远时小度数隐斜，看近时大度数内隐斜。这类病人经常表现出看书、看电脑时候头痛，甚至主诉复视。检查可以发现梯度性 AC/A 比较高，看近负融像性聚散偏低。

2. 处理　首选的处理办法是近距离正镜附加，其次才是视觉训练。视觉训练的目的是增强病人的近距离负融像聚散功能，最后两者都不能改善才要手术治疗。此类病人一般不考虑棱镜治疗。集合过度的屈光不正病人矫正原则：近视可以考虑稍微欠矫，远视考虑稍微过矫。以避免镜片因素导致的调节增加，引起调节性集合，促进集合过度症状。

（四）散开不足

1. 症状与体征　低 AC/A 比率，散开不足的特点是看远较大的内隐斜，近眼位正常或者小的隐斜。梯度性 AC/A 偏低，看远的负融像性聚散值偏低，远聚散灵敏度减弱。症状有看远时表现出来的头痛、复视和头晕等。

2. 处理　近视考虑足矫，切不可以过矫，远视考虑足矫，切不可以欠矫。以避免镜片因素导致的调节增加，增加调节性集合，促进集合过度症状。

五、隐斜与融像性聚散度

（一）隐斜

所谓隐斜是指当双眼同时注视眼前某一目标时，两眼的视轴都通过该目标，即双眼中心凹注视；当其中一眼被遮盖时，被遮盖眼的视轴产生偏离，不再通过对侧眼视轴所通过的目标，当遮盖去除时，又恢复了双眼中心凹注视。

（二）隐斜形成的原因

1. 屈光不正 因为调节与集合的密切关系，若远视眼未矫正，过量的调节会引起眼球过量的内转，因此远视眼常表现为内隐斜，而未矫正的近视眼在视近时，由于调节低于集合，故对内转的冲动减少，常表现为外隐斜。

2. 解剖学因素 眼肌附着点异常或节制韧带的错位均会导致隐斜。

3. 神经源性 当集合运动的神经支配异常时，也会产生隐斜。

虽然临床上经常可见外隐斜与内隐斜的病人，他们的双眼都能进行融像，但使用的是不同类型融像聚散度来满足的。外隐斜的病人通常通过集合将其隐斜的眼位移到双眼单视的眼位，而内隐斜的病人则通过散开将其隐斜的会聚眼位移到双眼单视的眼位上，两者都使用了融像性聚散度，但是类型不同。通过在被检者眼前增加底朝外的棱镜可以测量病人双眼的会聚能力，即正融像性聚散度；在病人眼前加底朝内的棱镜可以测量其双眼外转或发散的能力，称为负融像性聚散度。每一个人的融像性聚散度都有一定的储备能力，当我们的储备能力不足时就会表现出双眼视觉的异常。

第六节 视力表与视力检查

视力表是验光检查的重要工具，验光师需要根据病人视力表现情况来判断病人的屈光矫正状况。因此，验光师要了解视力表设计的原理，掌握视力检查的正确方法。

一、视力

基本概念

视力即视觉分辨力，就是眼睛所能分辨的外界二物点间最小距离的能力，通常以视角来衡量。

1. 视角 是外界物体两点通过节点在眼前形成的夹角。此角与物体大小成正比，与距离成反比（图 1-6-1）。

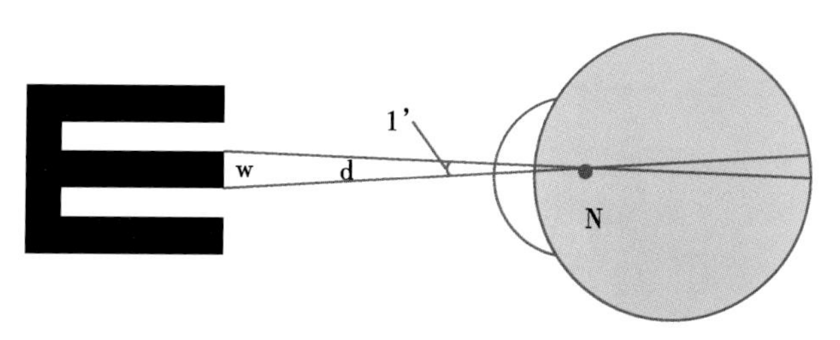

图 1-6-1 1’视角

外界物体两端通过眼节点的夹角称为视角。1’视角的高度相当于 3 个视锥细胞的直径

（1）视力是视角的倒数。视力 =1/ 视角，视角为 1’ 则视力为 1/1’ =1.0，视角为 10’ 时视力为 1/10’ =0.1。视力表上字列的笔画或每一间距均为 1’ 视角，E 字整体构成 5’ 视角。

（2）正常眼的分辨力是 1’ 视角，相当于视网膜上 4.96μm 的高度。中心凹处的视锥细胞直径仅 1～1.5um。要想分辨出两个点，必须有视网膜上 2 个视细胞（锥细胞）兴奋，且中间要被一个不兴奋的锥细胞隔开。

2. 视力检查法 分为远视力与近视力两种。

（1）远视力检查法（图 1-6-2）。检查距离由视力表类型决定，我国一般为 5m。

1）将视力表悬挂在光线充足的墙壁上，或装有照明设备的镜框内。视线与 1.0 行平行。

2）检查距离为 5m，被检者先遮盖一眼，嘱其自上而下辨认 E 字缺口，直至不能辨认为止。然后根据字列旁边的数字读出其视力。

3）如果被检者在 5m 处不能分辨 0.1，可嘱其前移，直至辨清分止，其视力为 0.1× 距离（m）/5。例如距离 3m 处能辨清 0.1 的字列，则其视力为 0.1×3/5=0.06。

4）如被检者 1m 处仍分不清 0.1 大字，则用辨认手指数检查，记录：指数 / 距离。不能分辨指数者则测定手动 / 距离。如不见手动者可在暗室内检查光感 / 距离。并测定光定位 / 米。无光感者可记录为“0”（图 1-6-3）。

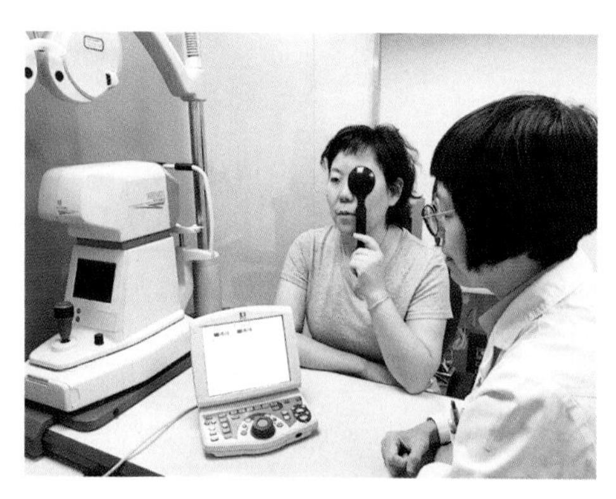

图 1-6-2 远视力检查

被检者遮盖一眼，努力辨认远视力表上的视标，直到不能辨认为止，检查者根据被检者的辨认情况记录远视力

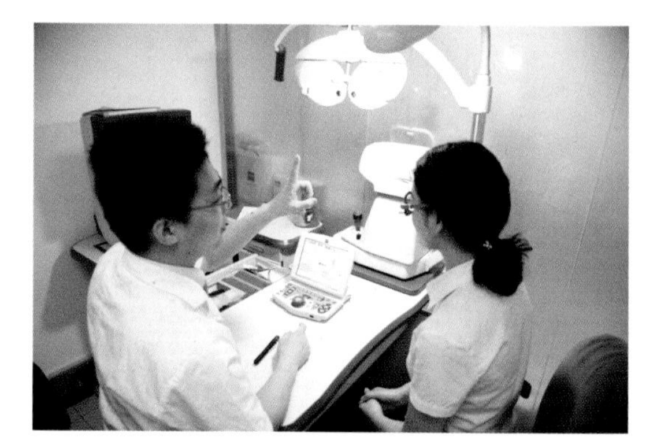

图 1-6-3 指数视力

若被检者移近视标仍然不能辨认最大的视标，则使用指数测试。测试距离可从 33cm 开始。先以手指个数让被检者辨认，若能辨认，则增加距离直至看不清，若不能辨认，则向被检者眼前移动直至看清

（2）近视力检查法（图 1-6-4）：远视力和近视力对照检查，对初步判断屈光不正种类及老视眼尤为重要。根据近视力表的设计距离放在受检查者眼前，Jaeger 视力表放置在 33cm 处，Snellen 视力表放置在眼前 40cm 处。检查方法与远视力相同。但近视眼喜近；老视者需将视力表远移，故可让被检查者自行改变距离，可记录近视力 / 距离。

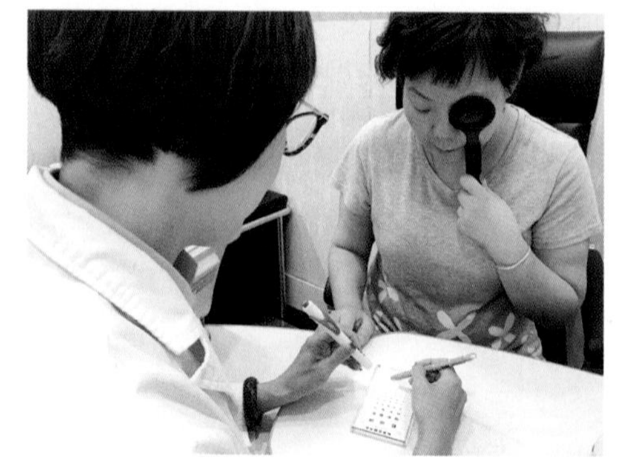

图 1-6-4 近视力检查

二、常用视力表

（一）标准对数视力表

目前我国卫生部统一规定使用缪天荣教授设计的对数视力表（图 1-6-5），采用 5 分记录

法，以 5.0 作为正常视力。其增率为$\sqrt[10]{10}$ =1.2 589 254，确定 1’ 视角为正常视力的标准，视标从小到大，每行增 1.2589 倍，视标可以远近移动而不影响测值，便于临床应用和研究时的统计。

（二）Snellen 视力表

Snellen 视力测试是一种测量“最小阅读力”形式的视力测量方法。经典的 Snellen 分数表达法为最小分辨角的倒数，根据 1’ 视角的最小分辨率设计。Snellen 有七个不同的尺寸，最大尺寸水平只有一个字母，每一个水平的视标数目逐渐增至最小尺寸的八个。视标大小换算成英尺为：200，100，70，50，40，30，20（换算成米为：60，30，21，15，12，9，6）（图 1-6-6）。

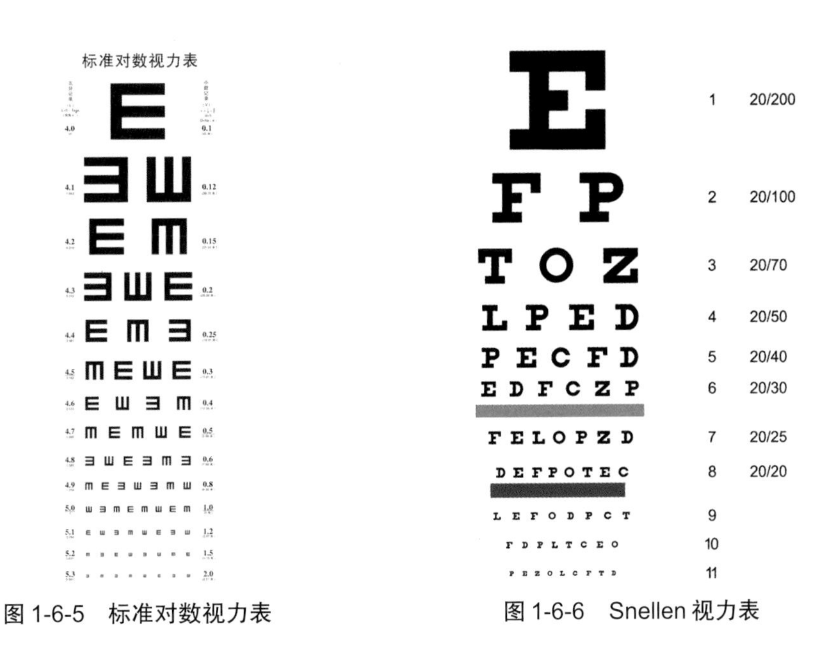

图 1-6-5　标准对数视力表

图 1-6-6　Snellen 视力表

（三）Bailey-Lovie 视力表

Bailey 和 Lovie（1976 年）为视力表的设计制定了一系列原则，目前临床常用的 EDTRS 视力表其设计就是基于 Bailey-Lovie 视力表的原理：①各行比例恒定；②每行字母数相等；③字母间距与行间距与字母大小成比例；④各行视标具有相同（相似）的可变性（图 1-6-7）。

（四）图形视力表

对于学龄前儿童、文盲被测者适用，分远用和近用两种。图形设计尺寸与 E 视标相同（图 1-6-8）。

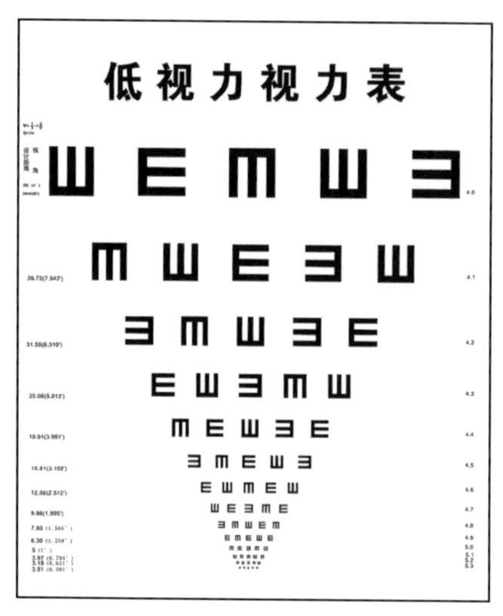

图 1-6-7 EDTRS 视力表

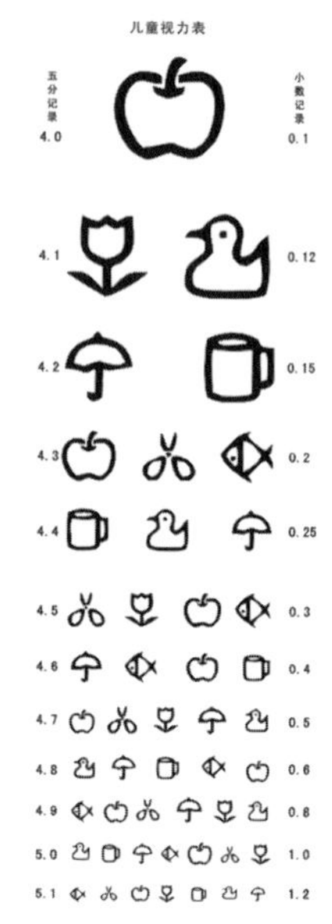

图 1-6-8 图形视力表

三、影响视力的因素

（一）眼的高阶像差

人眼作为一个重要的光学系统除具有像散等像差外，还具有不规则的高阶像差，如球差，彗差等。

1. 球差（对称的像差）（图 1-6-9） 亦称球面像差。轴上物点发出的光束，经光学系统以后，与光轴呈不同角度的光线交光轴于不同位置，因此，在像面上形成一个圆形弥散斑，这就是球差。一般是以实际光线在像方与光轴的交点相对于近轴光线与光轴交点（即高斯像点）的轴向距离来度量它。对于单色光而言，球差是轴上点成像时唯一存在的像差。轴外点成像时，存在许多种像差，球差只是其中的一种。除特殊情况外，一般而言，单个球面透镜不能校正球差，正透镜产生负球差，负透镜产生正球差。对一定位置的物点而言，当保持透镜的孔径和焦距不变时，球差的大小随透镜的形状而异。因此，以适当形状的正、负透镜组合成的双透镜组或双胶合镜组是可能消球差的一种简单结构。

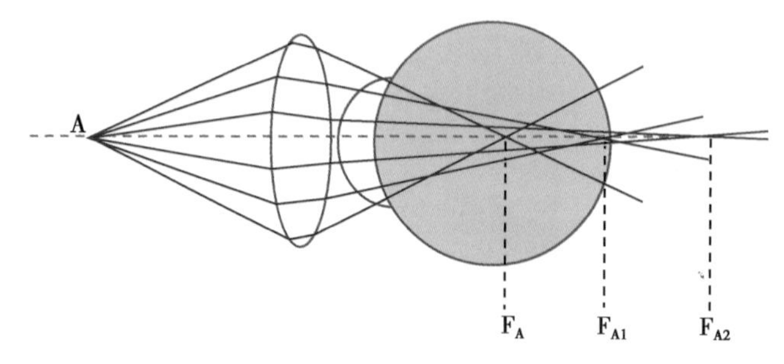

图 1-6-9 球差

轴上物点发出的光束，经光学系统以后，与光轴呈不同角度的光线交光轴于不同位置（F_A、F_{A1}、F_{A2}），因此，在像面上形成一个圆形弥散斑，而不是一个像点

2. 彗差(不对称的像差)(图 1-6-10)　光轴外的某一物点向镜头发出一束平行光线，经光学系统后，在像平面上会形成不对称的弥散光斑，这种弥散光斑的形状呈彗星形，即由中心到边缘拖着一个由粗到细的尾巴，其首端明亮、清晰，尾端宽大、暗淡、模糊。这种轴外光束引起的像差称为彗差。彗差的大小是以它所形成的弥散光斑的不对称程度来表示。彗差的大小既与孔径有关，也与视场有关。与球差一样，可采取适当收小光孔的办法来减少彗差对成像的影响。

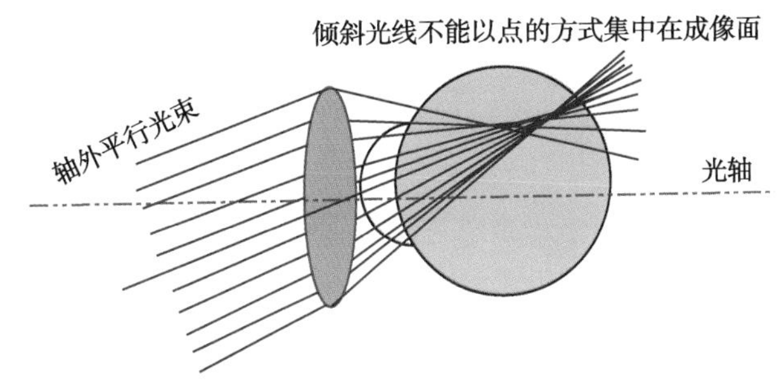

图 1-6-10　彗差

彗差属轴外点的单色像差，由位于主光轴外的物点发出的平行光束经光学系统折射后，在理想平面处不能形成清晰点，而是形成拖着尾巴的彗星形光斑

(二) 针孔效应及其对视力的影响(图 1-6-11)

在被测者的眼前添加针孔镜片，通过针孔来辨认视标，会增加焦深和减少视网膜模糊斑大小，从而提高视力。当被测者的视力低于正常是由于屈光不正没有矫正引起(视网膜与视路都是正常的)，针孔镜则可以通过减少轴外光线对屈光状态的影响，从而提高被测者的视力。

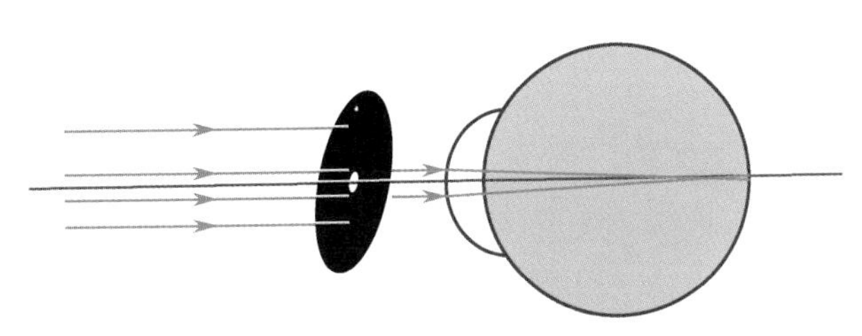

图 1-6-11　针孔效应

在眼前加小孔镜时，相当于在眼前放置了光阑，阻挡轴外光线的进入，增加景深，减小弥散斑

(傅　佳　吴　敏　马　娜　唐　萍)

思考题

1. 透过三棱镜发现物体移位，物体向哪个方向移位，为什么？
2. 衡量棱镜屈光力的厘弧度与棱镜度实际应用中哪种更方便，为什么？
3. 三岁幼儿不会查视力，可以使用三棱镜诊断是否存在单眼弱视吗？
4. 透过凸面镜观察物体都是放大的正立实像，对吗？

5. 凹透镜的焦距为 0.1m，透镜屈光力是多少？

6. −1.00DS/+2.00DC×180 另外两种球柱面透镜表示方式？

7. 巩膜是眼屈光介质的一部分对吗？眼屈光介质包括哪些？

8. 简述屈光介质对眼睛屈光力的影响。

9. 某病人突然出现色觉异常可能是视锥细胞还是视杆细胞的问题，会是视网膜周边区还是黄斑区受损？

10. 照射右眼时，右眼瞳孔缩小而左眼瞳孔放大，请根据解剖学进行分析问题部位？

11. 晶状体调节状态下有哪些参数发生改变？

12. 角膜的横直径大于纵径多少？

13. 调节作用的机理是什么？

14. 调节的分类有哪些？

15. 正视眼阅读 33cm 处目标时需要的调节力是多大？未戴镜矫正的近视 1.00D 的病人，阅读 33cm 处目标时需要的调节力是多大？

16. 病人瞳距 60mm，注视离双眼 1m 远的物体，则每只眼向内转 2^{Δ}，问该病人双眼的聚合力为多少？

17. 为什么高度远视儿童容易出现内斜视，应如何处理？

18. 临床上常见的聚散功能异常的种类有哪些？

19. 针孔镜片机制是什么？

参考文献

1. Dua HS, Faraj LA, Said DG et al. Human corneal anatomy redefined: a novel pre-Descemet's layer (Dua's layer). Ophthalmology, 2013, 120(9): 1778-1785
2. 王时力，顾扬顺．泪膜的结构及功能研究进展．浙江医学．2006，28(12)：1053-1056
3. 宋慧琴．国家职业资格培训教程眼镜验光员(基础知识)．北京：中国劳动社会保障出版社，2009
4. 刘祖国．眼科学基础．北京：人民卫生出版社，2004
5. 瞿佳．眼视光学理论和方法．北京：人民卫生出版社，2011
6. 王光霁．双眼视觉学．北京：人民卫生出版社，2004
7. 葛坚．眼科学．北京：人民卫生出版社，2010
8. 王宁利．同仁视光与配镜实用技术．北京：人民军医出版社，2013

第二章　屈光学基础

本章节要点：

- 掌握屈光不正的概念及分类
- 掌握不同类型屈光不正矫正的适宜方式
- 掌握屈光不正不同类型的矫正原则
- 了解青少年近视的防控
- 了解视力的概念及其影响因素

第一节　屈光不正

眼睛在正常的屈光状态下，外界物体能够清晰地成像在视网膜上。但是，当我们眼睛在不使用调节时，平行光线通过眼的屈光作用后，如果不能在视网膜上成清晰的像，或者在视网膜前或视网膜后成像则称为屈光不正。它包括：近视、远视、散光、老视四种情况。

一、屈光不正的概念

（一）眼屈光状态

1. 正视眼　调节静止时，平行光线通过眼的屈光系统折射后，能聚焦在视网膜黄斑中心凹处形成清晰像的眼。

2. 非正视眼　调节静止时，平行光线通过眼的屈光系统折射后，不能聚焦在视网膜黄斑中心凹处形成清晰像的眼（图 2-1-1）。

3. 近视　调节静止时，平行光线通过眼的屈光系统折射后，聚焦在视网膜黄斑中心凹之前的屈光状态。

4. 远视　调节静止时，平行光线通过眼的屈光系统折射后，聚焦在视网膜黄斑中心凹之后的屈光状态。

5. 散光　由于眼球屈光系统各径线的屈光力不同，平行光线不能在眼内聚焦形成焦点，而是形成两条焦线和最小弥散斑的屈光状态。

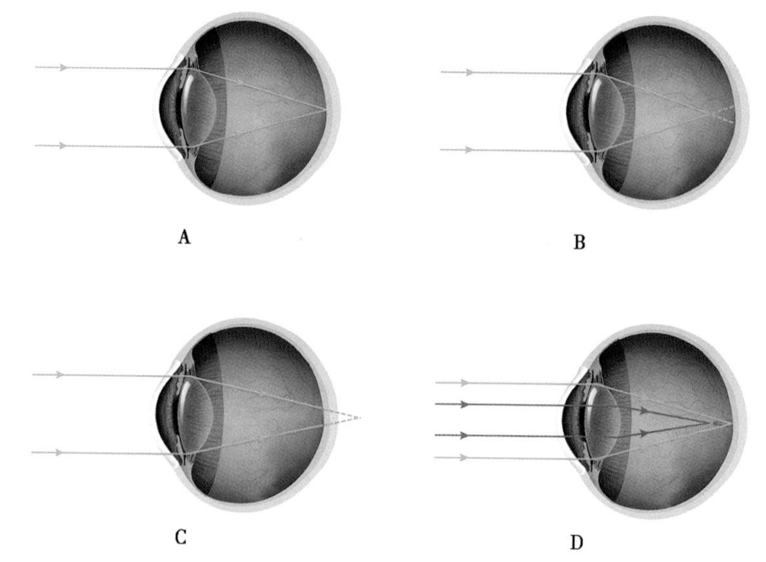

图 2-1-1 眼的屈光不正

A. 正视眼：平行光线进入眼内，聚焦在视网膜上 B. 近视眼：平行光线进入眼内，聚焦在视网膜前 C. 散光眼：平行光线进入眼内，在视网膜上形成两条焦线 D. 远视眼：平行光线进入眼内，聚焦在视网膜后

（二）非正视眼的视物表现

在不动用眼睛本身调节的前提下，近视病人接触到的光线聚焦在视网膜的前面，而非正好是视网膜上，以视近清而视远模糊为主要表现；远视病人接触到的平行光线聚焦在视网膜的后面，因而在视网膜上所形成的像是模糊不清的，为了看清不同距离的物体，要不停地动用眼的调节力量；平行光线经眼的屈光系统屈折后，由于屈光系统两条主子午线的屈光力量不同，不能在视网膜上形成焦点而形成两条焦线导致散光的出现，散光眼视物有重影的感觉。临床上散光按照不同的分类方法分为规则散光和不规则散光或顺规散光、逆规散光和斜轴散光。低度散光者，远近视力一般正常，但在精细目力工作时易出现视疲劳，高度散光者常出现视物模糊或视物眯眼。

二、屈光不正的分类

（一）近视眼（myopia）的分类

1. 按屈光成分分类（图 2-1-2）

（1）轴性近视眼：由于眼的前后径（即眼轴）过长引起。

（2）曲率性近视眼：由于角膜或晶状体表面弯曲度过强引起。

（3）指数性近视眼：由于屈光介质的屈折指数过高引起。另外，晶状体前移位也可引起近视。

2. 按近视的程度分类

（1）−3.00D 以内者，称之为低度近视眼。

（2）−3.00～−6.00D 者，称之为中度近视眼。

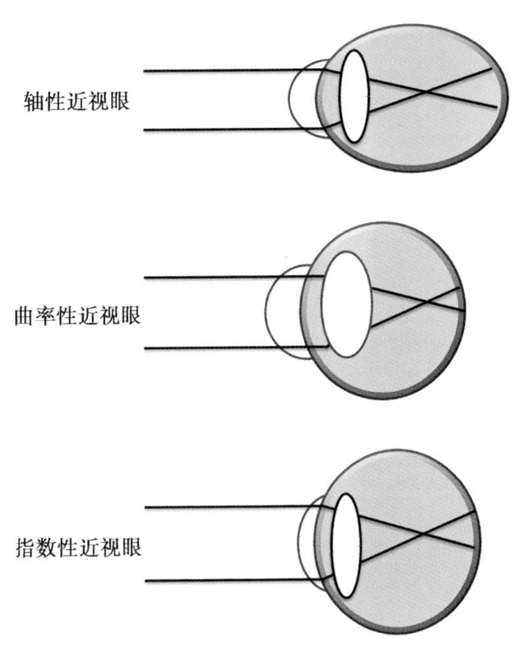

图 2-1-2　近视眼的分类

轴性近视眼是由于眼轴过长导致平行光线不能在视网膜聚焦；曲率性近视眼是由于角膜、晶状体的弯曲度过强导致平行光线聚焦在视网膜前；角膜、晶状体、房水、玻璃体等屈光介质的屈折指数过高，也会导致平行光线不能在视网膜上聚焦

（3）-6.00D 以上者，称之为高度近视眼。

（4）-10.00D 以上者，称之为超高度近视眼。

3. 按病程进展和病理变化分类

（1）单纯性近视眼：人类眼球的发育由出生后的轴长 18mm 到 10 岁左右即发育到 23mm，到 20 岁左右即稳定于 24mm。大多数近视眼的度数在 -6.00D 以内，则成为单纯性近视眼，用合适的镜片即可以矫正到正常。

（2）病理性近视眼：如 20 岁以后眼球仍在发展，并有病理性变化者则称之为进行性或病理性近视眼，这种近视眼除视力减低外，还伴有其他的眼部并发症（图 2-1-3）。

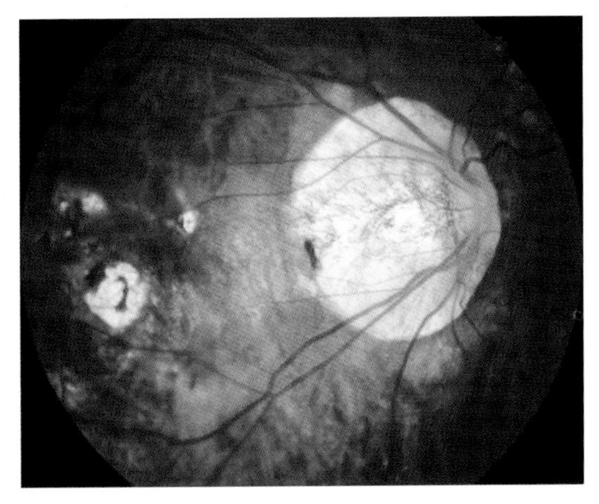

图 2-1-3　病理性近视眼

病理性近视眼是以屈光度进行性增加，眼轴不断增长，眼内容和脉络膜组织进行性损害引起视觉功能障碍为特征的眼病。病理性近视眼导致的眼底病变已成为首位不可逆性致盲眼病，常见的并发症有视网膜变性裂孔和脱离、黄斑出血、后巩膜葡萄肿，白内障、青光眼等

4. 按是否由动态屈光（即调节作用）参与分类

（1）假性近视：由睫状肌痉挛造成的，如用睫状肌麻痹剂散瞳后检查，近视度数消失，呈现为正视或远视。

（2）真性近视：即用睫状肌麻痹剂散瞳后检查，近视屈光度未降低，或降低度数 <0.50D。

（3）混合性近视：即用睫状肌麻痹剂散瞳后检查，近视屈光度明显降低，但未恢复为正视。

（二）远视眼（hypermetropia）的分类（图 2-1-4）

1. 轴性远视眼　是指眼前后轴较短，称为轴性远视眼。婴幼儿由于眼轴较短，表现为远视眼，随着年龄增长，眼轴逐渐加长，变为正视。在病理情况下，如先天小眼球或眼眶肿瘤、眼眶炎性肿块、视网膜脱落等均会使眼的前后轴变短。

2. 曲率性远视眼　是指屈光间质的表面曲率较小，称为曲率性远视眼。角膜和晶状体可以发生曲率性改变，特别是角膜，角膜的曲率半径每增加 1mm，可产生 6D 的远视，在这种曲率性远视眼中，几乎均有不同程度散光的存在，这是由于角膜很少能保持球形的缘故。常见于先天性平角膜和角膜病或外伤所致的屈光指数变低的情况。

3. 指数性远视眼　是指晶状体的屈光效力减弱，称为指数性远视眼，这种改变常见于年老时的生理改变和糖尿病在治疗中引起的病理性改变。另外，晶状体后脱位和晶状体缺失，也会形成远视眼。

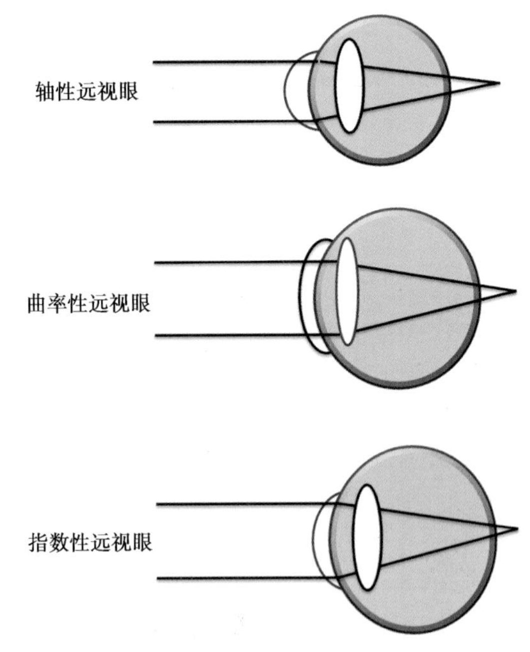

图 2-1-4　远视眼的分类

轴性远视眼是由于眼轴过短导致平行光线不能在视网膜聚焦；曲率性远视眼是由于角膜、晶状体的弯曲度较平坦导致平行光线聚焦在视网膜后；角膜、晶状体、房水、玻璃体等屈光介质的屈折指数过低，也会导致平行光线在视网膜后聚焦

（三）散光眼（astigmatism）的分类

1. 按屈光成分分类

（1）曲率性散光眼：多由于角膜曲率异常所致。常为先天的不规则性散光，如角膜疾病引起的圆锥角膜、角膜周边变性、角膜炎症、溃疡等。另外，晶状体曲率异常也可以引起散

光，白内障或眼肌手术后，或眼睑肿物压迫也可引起散光，但均为低度数。

（2）指数性散光眼：常很轻微，多见于晶状体各部分的屈光指数不一致。

2. 按子午线弯曲度规则与否分类

（1）不规则性散光眼：眼睛各子午线的弯曲度不一致，在视网膜上不能形成物像，这类散光不能用镜片矫正。如轻度角膜浑浊（外伤、炎症）、初期白内障及圆锥角膜等。

（2）规则性散光眼：两个主子午线互成直角，能够接受镜片矫正的散光，规则散光分为五类（图 2-1-5）。

① 单纯远视散光：当眼不调节时，平行光线入眼后，经过一条子午线所成的像在视网膜上，经过另一条子午线所成的像在视网膜后边。

② 单纯近视散光：当眼不调节时，平行光线入眼后，经一条子午线所成的像在视网膜上，经另一条子午线所成的像在视网膜前边。

③ 复性远视散光：当眼不调节时，平行光线入眼后，经过两条子午线所成的像都在视网膜的后边。

④ 复性近视散光：当眼不用调节时，平行光线入眼后，经过两条子午线所成的像都在视网膜前边。

⑤ 混合散光：当眼不用调节时，平行光线入眼后，经一条子午线所成的像在视网膜的前边，经另一条子午线所成的像在视网膜后边。

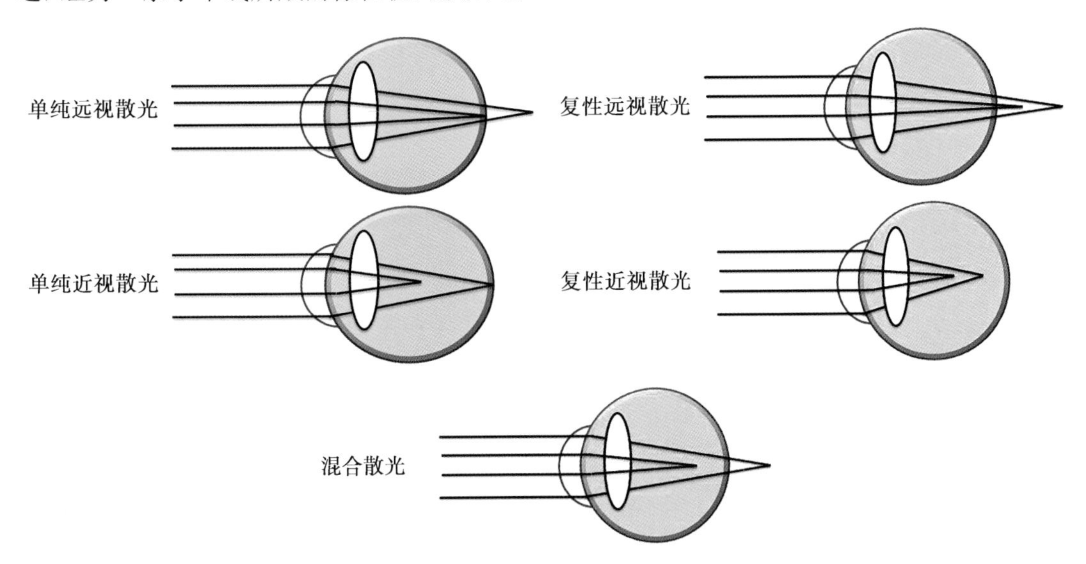

图 2-1-5　规则散光分类

规则散光根据两条焦线在视网膜的位置一般分为五类。当有一条焦线落在视网膜上则成为单纯性散光；当两条焦线均没有落在视网膜上，而是在视网膜的同侧，称为复性散光；当一条焦线落在视网膜前，一条焦线落在视网膜后，称为混合性散光

3. 按照散光的轴向分类（图 2-1-6）

（1）顺规散光：当屈光力强的子午面在 90°±30° 方向时的散光称为顺规散光。

（2）逆规散光：当屈光力强的子午面在 180°±30° 方向时的散光称为逆规散光。

（3）斜轴散光：当屈光力强的子午面在 30°～60° 及 120°～150° 方向时的散光称为斜轴散光。

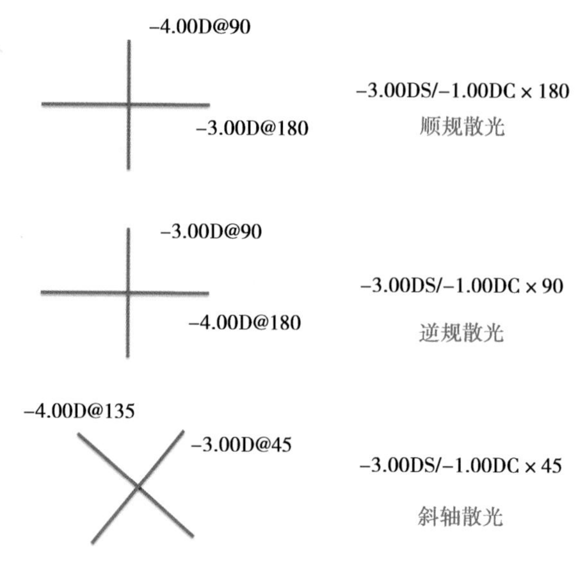

图 2-1-6　散光轴向分类

散光按轴向分类，一般看眼睛的屈光强主子午面所在位置。强主子午面在垂直方向左右 30° 则为顺规散光，在水平方向左右 30° 即为逆规散光，其余轴向斜轴散光

（四）双眼屈光参差（anisometropia）及分类

如果双眼的屈光度数不相对称，大于等于 1.00D 时，则称之为屈光参差。一般认为低于 1.00D 的屈光参差属于生理性的，屈光参差多数是先天性的，但外伤和炎症也可引起屈光参差。屈光参差可以表现为多种多类，可以是一眼正视，另一眼为远视、近视或散光，或者两眼都有屈光不正，其分类有以下五种：

1. 单纯远（近）视屈光参差是指一眼正视，另一眼为远视或近视者。
2. 复性远（近）视屈光参差是指两眼都是远视或近视，其度数不等者。
3. 混合性屈光参差是指一眼远视，另一眼为近视者。
4. 单纯散光性屈光参差是指一眼为正视，另一眼为散光者。
5. 复性散光性屈光参差是指两眼散光度数不等者。

三、根据远近视力初步判断屈光不正的状态

结合远近视力和调节可以对一个人的屈光状态做出以下几种判断：

1. 远视力≥1.0，近视力≥1.0，被检查者为正视或轻度远视。正视不难理解，需要说明的是轻度远视。轻度远视者可以轻松地看清楚远处，也可通过一定的调节看清楚近处物体，但前提是所动用的调节在其调节能力范围之内。

2. 远视力≤1.0，近视力≥1.0，被检查者为近视、假性近视或调节性近视。假性近视和调节性近视均为调节未放松情况下的屈光状态，多见于调节力较强的青少年。

3. 远视力≥1.0，近视力≤1.0，被检查者为远视或老视。远视在不同年龄的人群中所表现的度数不同，如果是青少年，由于调节力较强，多为中度远视；如果为中年，调节力有所

下降，表现为轻度远视。老视眼的调节力下降，看近时调节无法满足所需，因此近视力下降。

4. 远视力≤1.0，近视力≤1.0，被检查者为远视、老视合并近视或散光。此种视力组合说明眼的调节力不足以同时弥补看远和看近时的屈光不正，在青少年由于调节力强，应为高度远视；在中年人为中高度远视；老视合并近视也无法同时满足看远和看近；散光由于是形成两条不同的焦线，因此在远近视力上都无法通过调节获得正常。

第二节　屈光不正的矫正

随着社会的快速发展，人们需要越来越多、越来越快地获取大量的信息。这使得人们更加倚重良好的视力。因此，对于造成视力不良的屈光不正的矫正就显得尤为重要。

一、屈光不正类型的判别

在矫正屈光不正时，首先要判别屈光不正的类型(近视、远视、散光)。在验光前都应先对眼部进行健康检查，排除影响视力的眼部器质性疾病，如角膜炎，圆锥角膜，白内障，青光眼，眼底病等。如果有眼部疾病则需转诊眼科医生治疗。

在排除眼部疾病后，可以通过客观屈光检查方法来初步判断屈光不正的类型。客观屈光检查方法包括：①带状光/点状光检影；②角膜曲率计；③自动电脑验光仪等。通过这些方法均可判断出屈光不正的类型。但是这仅仅是屈光不正矫正的初步检查，接下来必须根据客观检查的结果进行进一步的主观检查。在结合了客观检查和主观检查结果的基础上，充分考虑屈光不正者的用眼习惯和双眼视的情况来选择最为适宜的屈光矫正的方式。

不同类型屈光不正的矫正：

1. 近视　表现为远视力下降而近视力正常，用凹透镜进行矫正(图 2-2-1)。

2. 远视　表现为远、近视力均下降，用凸透镜进行矫正(图 2-2-2)。

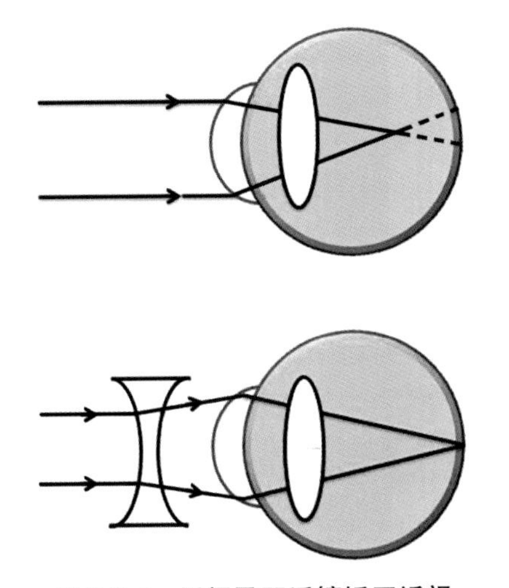

图 2-2-1　近视及凹透镜矫正近视

平行光线进入近视眼内聚焦在视网膜前，需眼前配戴凹透镜将光线发散后进入眼内，才能在视网膜上聚焦

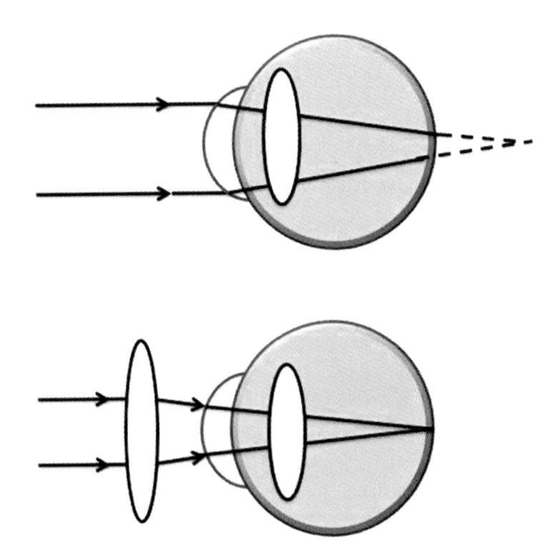

图 2-2-2　远视及凸透镜矫正远视

平行光线进入近视眼内聚焦在视网膜后，需眼前配戴凸透镜将光线聚集后进入眼内，才能在视网膜上聚焦

3. 散光 表现为远、近视力均下降，并且视物重影，用柱镜进行矫正（图2-2-3）。

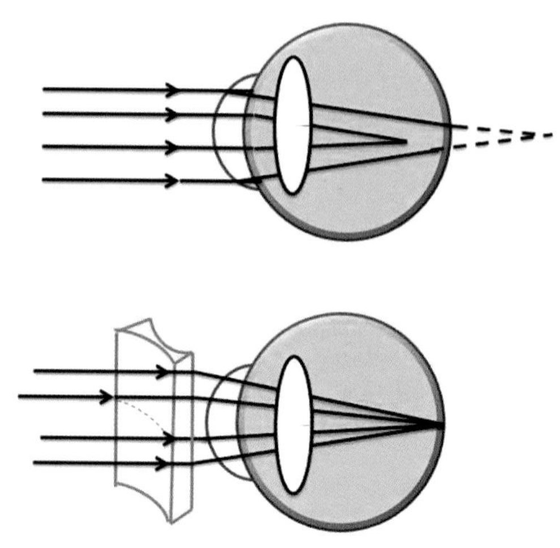

图2-2-3 散光及圆柱镜矫正散光

平行光线进入散光眼内不能聚焦在视网膜上，而是形成两条焦线，需眼前配戴圆柱透镜将两条焦线都聚焦在视网膜上，才能看清物体

二、屈光不正的矫正方式

目前，对于屈光不正矫正主要有以下几种方式：框架眼镜、角膜接触镜、角膜塑形镜、屈光手术，虽然都可矫正屈光不正，但各自有优缺点（表2-2-1）。

表2-2-1 不同屈光矫正方法比较

矫正方法	优点	缺点	适应人群
框架眼镜	安全、有效、经济，可随屈光度改变而更换眼镜	对于高度近视、屈光参差、大散光和混合散光的病人矫正效果不理想；存在视野缩小、易受外伤、眼镜变形等问题，并会因镜片更换不及时引起近视度数加深	发育中的青少年近视病人，并应该半年复查一次，定期更换镜片
角膜接触镜	美观，对于高度近视、屈光参差的病人矫正效果好于框架眼镜	其对验配、护理要求较高，需定期复查、定期更换镜片，否则会使角膜形成新生血管，结膜充血、结膜炎、角膜上皮损伤及角膜感染、溃疡，严重者可导致失明	不适合工作环境不佳的近视病人，青少年近视病人应在医生的监控下使用
人工晶状体植入	分前置和后置两种，超高度数矫正效果优于角膜屈光手术	晶状体植入后，睫状肌调节能力丧失，有青光眼等并发症风险	适用于超高度数或无法做角膜手术的病人、白内障病人
角膜屈光手术	摘掉眼镜方便快捷，矫正效果好，适应证广	一次性手术费用贵，有一定手术风险	适合18岁以上想摘掉眼镜并有能力负担手术费用的近视病人

（一）框架眼镜

是将镜片安装在镜架上，戴在眼前用于提高视力，是矫正屈光不正的常用方法。优点是方便，安全，经济。

可根据使用需求选择镜片，其功能分类为：

1. 单光镜片　只有单一屈光度的镜片为单光镜片，用于矫正近视，远视及散光。

2. 双焦点镜片（又称双光镜片）　将两个不同屈光度的镜片放在一只镜片上，分上下两部分，上部分为远用光区，下部分为近用光区（图 2-2-4）。远近光区有明显的分界线。现在随着渐进多焦镜片的产生，已很少人使用双光镜片了。

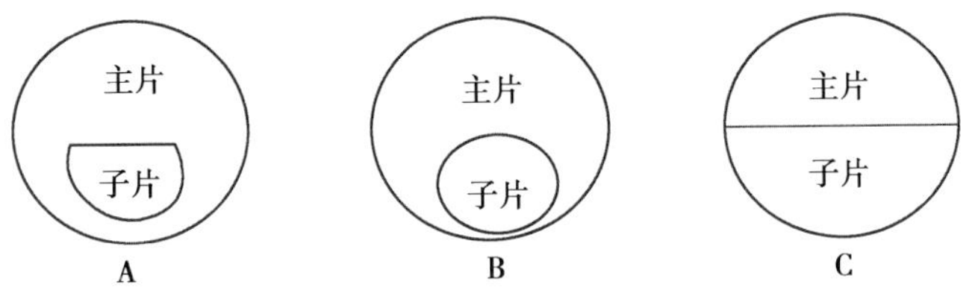

图 2-2-4　双光镜的种类

双光镜的种类一般根据子片的形状来分。A. 子片上面的顶是平的，为平顶双光镜　B. 子片上面的顶是圆形的，称为圆顶双光镜　C. 如果为追求有更大的视近区，则采用一线型双光镜，此镜片是由两个度数不同的镜片对接而成，优点是没有像跳现象，也称为 E 型双光镜

3. 渐进多焦镜片　多为树脂镜片。镜片有视远区、两边的变形散光区、中间的渐变区和视近区（图 2-2-5），各区间无明显分界线，外观跟普通单光镜片一样，比较美观。用于矫正老视病人及用于青少年的近视防控镜片的中下部两侧有像差区，视野较窄，近用区较小。被检者初次戴用由于渐进区及像差区的存在，会有头晕不适现象，需要一段时间适应。

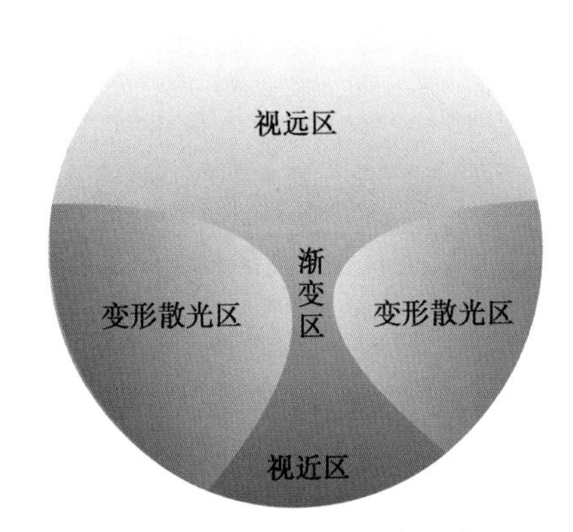

图 2-2-5　渐进多焦镜片设计图

渐进多焦点镜片可以同时满足看远、中、近距离的需求，但周边区由于有像差的存在，视物变形，需要适应

4. 周边离焦镜片　采用周边离焦控制技术，保证整个视网膜成像的舒适性和清晰度，特别是克服了传统近视眼镜的周边远视性离焦效应（图 2-2-6），达到控制眼轴增长，延缓近视加深，防止眼球变形的目的。周边离焦控制镜，先后经过悉尼近视研究院、中山眼科中心、广州视光研究所等单位临床观察，可有效控制 30%～87% 学生近视发生、发展，平均有效率在 80% 以上[2]。

（二）角膜接触镜

屈光不正病人也可以通过角膜接触镜矫正（图 2-2-7）。角膜接触镜（contact lens）是通过模拟角膜前表面形态制成的置于角膜表面泪液层上的微小镜片。戴入后不易被人发现，俗称隐形眼镜。角膜接触镜由于其覆盖角膜表面，镜眼距可忽略不计，且随眼球一起运动，没有镜框阻碍，其视野要比戴用框镜大，像差小，棱镜效应小，有利于双眼单视；相比框架眼镜外观更美观，运动更为方便，对于高度近视，高度远视，屈光参差的病人角膜接触镜的优势更明显。病人戴用角膜接触镜一般用于光学矫正、美容、职业需求等目的。

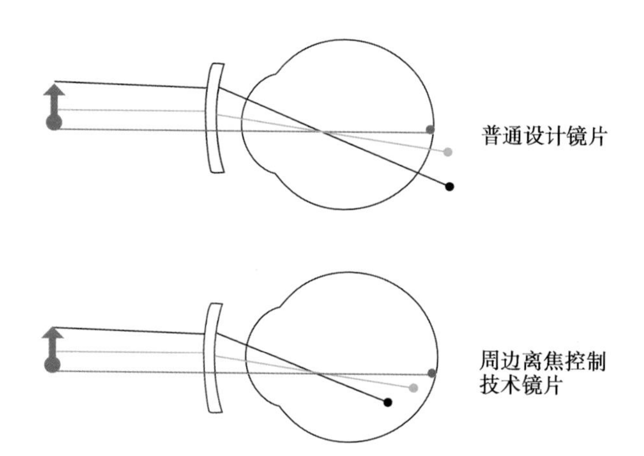

图 2-2-6 周边离焦控制镜片

近视眼配戴普通设计镜片，由于周边度数高存在远视性离焦，容易造成眼睛疲劳，眼轴增长，而周边离焦控制镜片减少周边远视性离焦，形成近视性离焦，控制眼轴增长，达到减缓近视发展的目的

角膜接触镜光学矫正主要体现为：

1. 近视 基本没有度数方面的限制，但一般是指 -1.00DS 以上的近视。高度近视病人戴用角膜接触镜会比框架眼镜更为美观，更能体现出角膜接触镜在光学成像方面的优势。

2. 远视 基本没有度数方面的限制，但是一般情况下低度远视且远视力较好时可不考虑接触镜。高度远视角膜接触镜是较好的选择。

3. 散光 对散光的度数、性质基本没有限制。低度数（<-2.00DC）、规则性散光可考虑选用软性散光角膜接触镜即环曲面软性角膜接触镜（Toric SCL）；高度数（≥-2.00DC）或不规则散光可考虑选用透气性硬性角膜接触镜（rigid gas permeable contact lens，RGPCL）。

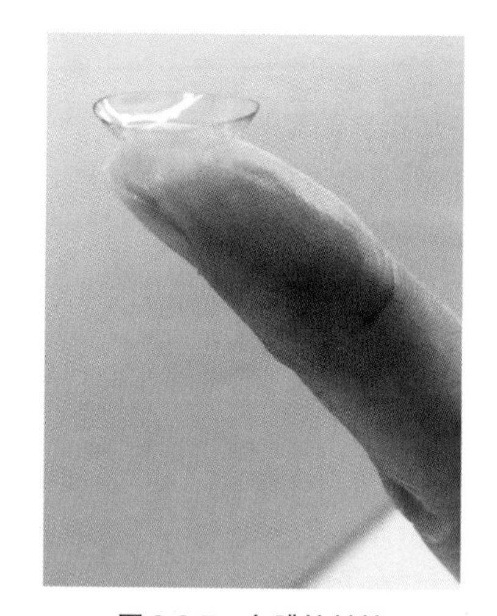

图 2-2-7 角膜接触镜

角膜接触镜是配戴在眼内的镜片，镜片直径较小。由于它属于国家规定的三类医疗器械，为保障眼部健康，必须遵照医嘱，定期复查

4. 屈光参差 当双眼相差大于 ±2D 以上时，普通的框架眼镜由于双眼视网膜成像大小相差较明显，大脑不能融像，而角膜接触镜由于没有镜眼距，使得双眼视网膜成像大小接近，从而不影响大脑融像。

5. 无晶状体眼 特别是单眼白内障晶状体摘除术后未植入人工晶状体时，实际上是人为的屈光参差，戴用角膜接触镜像差小，棱镜效应小，有利于双眼单视。

6. 圆锥角膜 表现为高度数的不规则散光，可使用 RGPCL、软性角膜接触镜 + 硬性角膜接触镜（SCL+RGP，Piggyback lens）或巩膜镜等方法获得良好的矫正视力。

7. 角膜瘢痕 外伤，角膜炎后的角膜瘢痕引起的不规则散光可戴用 RGP 获得较好的矫正视力。

（三）手术的矫治

1. 施行于角膜的手术　一般是指对角膜进行屈光改造的手术。传统的屈光矫正手术是运用准分子激光对角膜进行切削，包括PRK/LASIK/LASEK/Epi-LASIK等；随着医疗科技的进步，后来出现了一种用来制作角膜瓣的飞秒激光设备，代替了手术过程中的手工制作角膜瓣程序，这种方式被称为"普通飞秒"；目前又有了"全飞秒激光手术"，手术全程中不需要制作掀开式角膜瓣，而是用全飞秒激光在角膜内部通过二次深度不同的层间爆破，将要切削的角膜基质完整塑形，然后通过一个2～4mm的微小切口取出，完成手术。通常医生会综合评估病人的眼部状况后决定采用何种手术方式。

但以下人群不适合进行近视眼手术：

1）未满18岁的青年：由于18周岁以下的青年正处于身体生长期，眼睛屈光度不稳定，若盲目接受手术，一两年后视力极有可能回退。

2）近视度数不稳定：两年内屈光度数变化超过0.75D。

3）有其他严重眼病及眼科手术史。

4）有糖尿病、胶原性疾病以及疤痕性体质。

2. 施行于晶状体的手术

1）晶状体摘除、人工晶状体植入：白内障摘除与人工晶状体植入。对有白内障的病人，可将混浊的晶状体摘除，再将人工晶状体植入，起到矫正近视的作用。

2）透明晶状体摘除、人工晶状体植入：将透明的晶状体摘除植入或不植入人工晶状体用于矫正屈光不正的一种手术方法。将病人晶状体摘除后，病人将丧失调节的功能，看近需戴近用眼镜或放入可调节的人工晶状体。

3）有晶状体眼的人工晶状体植入：在角膜和晶状体之间植入一个人工晶状体，用于矫正屈光不正。优点是保留了晶状体，保留了病人的调节的能力。

三、框架眼镜、角膜接触镜与视功能

角膜接触镜直接配戴在角膜前，由于镜眼距等因素的改变，导致除屈光度与框架眼镜不同外，调节以及集合等视功能与框架眼镜也有区别。

1. 调节　由于角膜接触镜离眼的主点距离近，可以忽略不计，因此配戴角膜接触镜时视近需要付出的调节量与正视眼基本相同；而框架眼镜由于距离角膜顶点有一定的距离（一般为12mm），因此近物至角膜处的会聚程度不同于正视眼。通过相关公式可以计算出角膜接触镜与框架眼镜的调节[1]。由计算可以得出，近视眼病人戴框架眼镜的调节需求要小于角膜接触镜。

$$A_{cl}=-V=-\frac{1}{S} \quad \text{（公式 2-2-1）}$$

$$A_{g}=\frac{1}{S(1-2dP)} \quad \text{（公式 2-2-2）}$$

A_{cl}——角膜接触镜所需调节（单位：D）

A_{g}——框架眼镜所需调节（单位：D）

S——近物至角膜顶点的距离（单位：m）

d——框架眼镜与角膜顶点的距离（单位：m）

P——框架眼镜屈光力（单位：D）

2．集合　由于角膜接触镜随眼球而转动，故视近时的调节需求与正视眼相同，而戴框架眼镜视近时，由于眼球内转，视线偏离眼镜光学中心，产生棱镜效果，从而改变了集合需求[1]。

框架眼镜产生的棱镜效应可由以下公式计算得出：

$$L = \frac{ieP}{2S} \qquad \text{（公式 2-2-3）}$$

i——瞳距（单位：cm）

e——眼镜至眼转动中心距离（单位：m）

P——框架眼镜的屈光力（单位：D）

S——近物至眼镜的距离（单位：m）

当近物位于双眼正前方时，两眼视线通过透镜的偏心处距离相等，故总的棱镜效果 L_T 为：

$$L_T = \frac{ie(P_R + P_L)}{2S} \qquad \text{（公式 2-2-4）}$$

其中，P_R——右眼框架眼镜度数（单位：D）

P_L——左眼框架眼镜度数（单位：D）

总之，对于近视眼病人而言，配戴角膜接触镜，其调节、集合的需求均会增加；而远视眼病人配戴角膜接触镜，其调节、集合需求均减少。

3．接触镜的放大率　角膜接触镜由于与眼球入瞳中心的距离很小，约为 3mm，其放大率很小。随着近视的增加，角膜接触镜矫正后的像比等量框架眼镜矫正的视网膜像逐渐增大，有益于视力的提高。

4．视野　当眼睛处于转动状态时，其视野取决于眼的旋转中心与镜片边缘连线缩成的角度和镜片的类型。近视眼配戴框架眼镜，可能会产生“环形复像区”，而远视眼配戴框架眼镜可能会产生“环形盲区”，但配戴角膜接触镜，由于眼睛与眼镜同步转动，这两种现象就不会产生。

四、屈光不正框架配镜的矫正原则

屈光不正病人进行处方配镜有一定的原则可依[2]。在遵循原则的前提下，需要全面考虑被检者的眼位、屈光度、双眼视觉功能状况、年龄等因素，综合考虑，为被检者开具一个个性化处方。

（一）远视眼的处理及配镜原则

1．如果没有斜视、平常工作没有视疲劳症状，远视力正常，可以不配镜。若有斜视，视疲劳任何一种症状，都应配镜。

2．儿童在 7 岁以前，如散瞳验光度数在 +2.00D 以内，视力良好，无不适症状，属生理性远视，不需配镜矫正。但有弱视或内斜视需要矫正。

3．7～18 岁青少年，由于学习紧张，即使有较小度数远视，若出现视疲劳症状也应散瞳验光配镜矫正。

4．对于幼儿及青少年远视病人，一般使用 1% 阿托品眼膏散瞳验光。验光处方应从散瞳验光结果中减去 +1.00D 至 +2.00D，以适应睫状肌的张力，但对于内斜视和内隐斜的应给

予全矫或减去 +0.50D 配镜。

5. 对于成年人来说，若有轻度远视，工作及生活中没有视疲劳症状，正常视力不影响，可以不矫正，但随着年龄的增长，调节逐渐减弱，近距离工作症状出现，即使度数低，也应矫正配镜。

6. 远视眼配镜应是获得最佳视力的最高度数矫正。

（二）近视眼的处理及配镜原则

1. 青少年首次配镜应经散瞳验光确定真性近视后，方可配戴近视眼镜。

2. 配镜时应取最好视力最低近视度数矫正。

3. 对于高度近视初次配镜者，若不能全部矫正，应先低度矫正，适应后再全部矫正。

4. 若双眼屈光度数相差 2.50D 以上，试戴后无不适可配戴框架眼镜，若感觉头晕不适，可建议配戴角膜接触镜。

（三）散光眼的处理及配镜原则

1. 散光眼配镜原则不要过矫，宁低勿高。顺规散光可低矫，逆规散光要足矫。

2. 单纯散光小于或等于 0.25D 时，可不予配镜。被检者有近视或远视，即使仅有 0.25D 散光，若有症状或影响视力时也要配镜。散光度数、轴位的确定一定要取决于主观验光，主观验光一定要有检影。电脑验光结果可以作为客观依据。

3. 当遇到高度散光病人戴镜不适时，一种方法是先低度矫正，待适应后再逐渐加深直至全部矫正；另一种方法是按等价球面度计算。例如：−3.00D/−4.00D×180，若病人试戴头晕，可按等价球面度计算配成 −3.50/−3.00×180。

4. 有斜视的散光者，应以散瞳检影为准，应全部矫正。但要根据实际情况而定，有高度散光者可酌情减去 1/4～1/3 的柱镜。

5. 若有不规则散光者，可配戴角膜接触镜或手术矫治。

第三节 青少年近视防控

近视虽然不是眼病，但是高度近视可引起眼部一系列的并发症而致盲，如视网膜劈裂、黄斑变性、脉络膜新生血管等。北京同仁医院、北京市眼科研究所徐亮教授主持的“北京眼病研究（Beijing Eye Study，BES）”证实[3]：高度近视引起的相关性眼底病变已经成为 40 岁以上国人首位不可逆性致盲性眼病。此外有研究表明[4]，儿童时期由于各种眼病或屈光原因导致的视力低下，不仅影响儿童的视力发育，而且影响儿童的认知能力和智力发育。因此，在儿童视觉发育期，对其屈光状态进行监控，将有利于近视的早期发现和眼底病变早期预防，同时也利于儿童的学习进步和智力发育。近视以及相关眼底病变是一个十分严重的公共卫生问题，青少年近视防控具有重大的社会意义。

一、近视的流行病学研究

我国是近视高发的国家，近视患病率居世界前列。在过去 20 年间，北京市中小学生近视患病率升高至 57%，居全国首位。我国高中生高度近视的患病率达到了 10%～20%，大学生和研究生分别达到了 18% 和 23%。据研究估计，到 2020 年，中国 5 岁以上人口的近视患病率将增长到51%左右，患病人口将达7亿。据全球数据统计[5]，到2050年世界上将有47.58亿人口患有不同程度的近视，覆盖全球一半的人口(49.8%)，而其中9.38亿人属于高度近视，占世界人口的9.8%。近视影响了我国青少年身体健康发育，多年来各级政府部门与社会各界力量为此做出了卓越的努力，但因为生活环境、学业压力与科技局限等各因素的影响，青少年近视患病率依然在攀升。

(一) 近视的患病率

我国一些研究者也对近视发病率进行了流行病学调查(图2-3-1)。何明光[6]等在广州城区的调查显示，近视患病率在5岁、10岁和15岁儿童的患病率分别为5.7%、30.1%和78.4%；在广东省阳西农村地区的调查显示[7]，13岁、15岁和17岁青少年患病率分别为36.8%、43.0%和53.9%。赵家良[8]等在北京顺义地区的调查显示5岁儿童近视患病率几乎为零，而到15岁则上升为男性36.7%、女性55.0%。2012年郭秀花[9]等在北京地区调查了近15 000名学龄儿童，近视患病率在7岁、10岁、15岁和18岁青少年分别为21.4%、48.5%、74.7%和83.6%。我国高中生高度近视的患病率达到了10%～20%，大学生和研究生分别达到了18%和23%[10]。

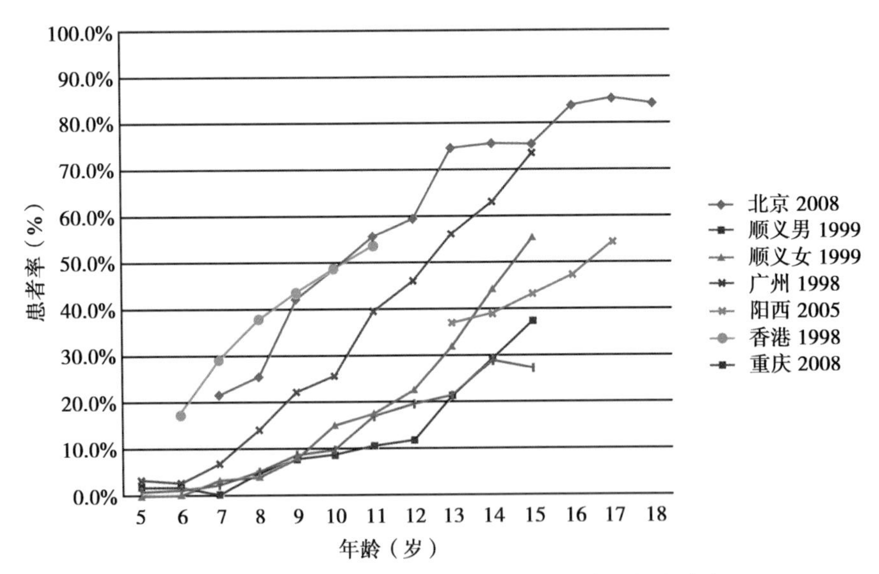

图2-3-1 不同时期、地区学龄儿童各年龄段近视患病率

近十年来，学龄儿童的近视眼患病率大幅度增高，城市化是近视眼形成的高危因素，近视眼的高发年龄段逐渐前移

(二) 近视的遗传学说

Ashton(1985)发表了关于家族近视复发的综合性数据[11]。父母为近视的子女近视发病率更高[12]。当父母都不是近视、其中一人为近视或都是近视时，子女发生近视的比率分别为10%～11%、16%～25%、33%～46%。在1988年Teikari等以单卵双胞胎为对象进行研究，得到了单卵双胞胎即使生活在不同的环境近视发展程度也非常相似的结果，这可以证实遗传上的假设[13]。何明光教授组织的“广州双生子研究(Guangzhou Twin Eye Study)”

是确定复杂性状遗传学基础的重要成果，估算了屈光度、眼轴长度、视盘形态等的遗传度，证实了其遗传易感性以及受遗传作用影响的程度[14-16]。国际屈光不正和近视合作联盟(Consortium for Refractive Error and Myopia，CREAM)开展的全基因相关性 meta 分析[17]共纳入了 27 个欧洲研究的 37 382 名研究对象和 5 个亚洲队列 8376 名研究对象，发现了 24 个高危 SNP 位点(图 2-3-2)。此外，多巴胺(Dopamine)参与眼球增长的神经传导物质的活性分析、激素对巩膜伸缩性及结构的作用、对调节系统遗传因子的研究也证实了近视的形成原因是遗传因素的假设[18]。另外，近视眼的发病与种族也有关系，黄种人的近视眼发病率最高，白种人其次，黑种人最低。在新加坡对近视人种的研究发现，华人近视发病率最高[19]。

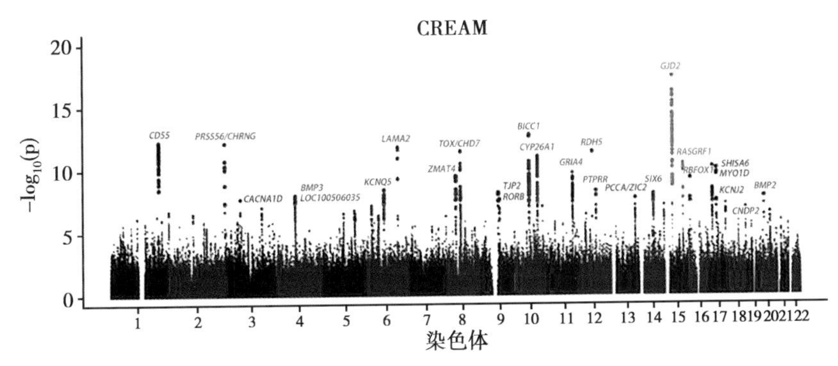

图 2-3-2 全基因组扫描发现的 24 个近视高危 SNP

(三)近视的环境学说

1. 近距离工作 据 1996 年 Mutti 的研究，大部分人在 6 岁左右时眼球发育成熟，在进入小学前近视发病率只有 2%～6%。而 15 岁儿童在学校生活中发生近视的比率达到 15%，由此 Mutti 提出了近距离视物的增加导致近视形成的主张[20]。并且，Mutti 调查发现学习成绩好的学生近视发病率高的结果，更加强调了近视的形成原因是环境因素的假设。而对爱斯基摩人教育程度的研究发现，受教育程度低的爱斯基摩老人近视发生率几乎为 0%，但受教育程度高的年轻爱斯基摩人的近视发生率却很高[21]。这一研究也很好地说明近视在很大程度上受环境因素影响。近几年有关近视的流行病学调查均发现近距离活动是近视发生、发展的重要原因。

2. 户外活动时间 有学者认为青少年近视眼的发病与其户外活动时间的长短有关[22、23]。许多研究发现，户外活动多的孩子近视发生率要低；在成年人中，户外活动对近视的发生同样会起到保护作用。户外活动时间与屈光度、眼轴长度、视盘旁萎缩弧的关系密切，通过长时间的随访观察，户外活动不仅可以降低近视发病，同时还延缓眼轴增长[24]。目前推测户外活动预防近视的机制，一个是强光照射使瞳孔缩小，导致景深增加，模糊减少(特别是由于离焦性而导致的模糊被减少)，抑制了近视的发生；第二可能是阳光刺激多巴胺递质的产生，而多巴胺可以抑制眼轴的增长。

3. 视觉环境 光照强度、周期、波长、频率均与近视的发生发展相关，一定强度的明亮光具有对近视眼发展的保护作用，且在一定范围内随着光照强度的升高，这种近视保护作用逐渐增强。而过强光导致一定程度的形觉剥夺或调节过度，可能是近视眼发展的机制之一[25,26]。偏离人眼接受的最佳光照参数范围能够引起眼球发育异常和近视的发生发展。但光照各属性参数并不是与近视眼的发生发展存在简单的线性相关，而是存在某种程度或范围的最佳适应。另外阅读目标字体大小、清晰度、对比度、阅读目标的颜色（与波长相关）也会对视觉造成影响。

4. 营养因素 研究发现高糖类食物可能会引起近视的发生。原因可能与糖分摄入过多使血液呈酸性，易造成血钙减少，降低眼球壁的韧性，眼轴容易增长，导致近视发生与发展。

二、青少年近视的预防

预防近视的发生以及控制单纯性近视发展为病理性近视是青少年近视防控工作的两个重要方向。通过研究发现，近视的发生受环境和遗传两大因素的影响。目前针对近视的预防，主要是从改变环境因素入手。

（一）对环境因素的控制

近几年的国内外大规模流行病调查表明，近距离用眼、视野范围拥挤和光线昏暗等与近视发生相关，而户外活动与近视患病率的降低有关。因此，增加儿童青少年的户外活动时间、多接触阳光、增加室内照明的亮度、减少近距离用眼的时间和适当间隔休息等理应有益于降低近视的发生发展。

1. 定期检查视力 视力是衡量屈光状态改变的最为直接的方法。发现视力下降时应及时到医院进行进一步检查。另外，初发近视的青少年要进行散瞳验光，并且每6～12个月进行定期复查。

2. 科学用眼 阅读时书本与眼的距离最好保持在30～35cm。走路或乘车时不要看书，由于行车颠簸，很容易引起视觉疲劳。阅读的时间、姿势、照明情况都是影响视力的重要因素。如果光线过强瞳孔缩小，带动调节增强，睫状肌痉挛容易假性近视；光线过弱时，为使视网膜获得比较清晰的像，必然会缩短书写距离。如果走路和车上看书，颠簸时手和身体不停晃动，眼睛与书的距离不断变化，眼睛一直处于强调节和集合的状态下，容易疲劳。家长要限制少年儿童看手机、平板电脑的时间。

3. 户外活动 户外活动能对近视起到一定的预防作用，已经得到研究证实。每天保证2小时的户外活动可以有效控制近视的发生。户外活动使身体得到锻炼，眼肌得到放松，同时在阳光的照射下，可以促使体内更多地分泌多巴胺，使眼轴的增长得到控制。

4. 健康的饮食 预防近视的方法之一是要健康饮食。目前的饮食结构已经很丰富，家长不用担心孩子营养不良，反而应对青少年限制油炸食品和甜食的摄入，做到均衡饮食，不挑食。

5. 保证充足的睡眠 睡眠过少，用眼过多，眼睛不能得到充足地休息，眼肌不能得到有效的放松，长期处于视疲劳状态，容易导致近视的发生发展。

（二）眼保健操

眼保健操可以迫使青少年学生暂时停止学习，是一种通过按摩眼周穴位的简易方法，可让眼睛放松休息。在我国已经推广实施30余年（图2-3-3）。然而，其预防近视的实际效果尚有待科学论证。

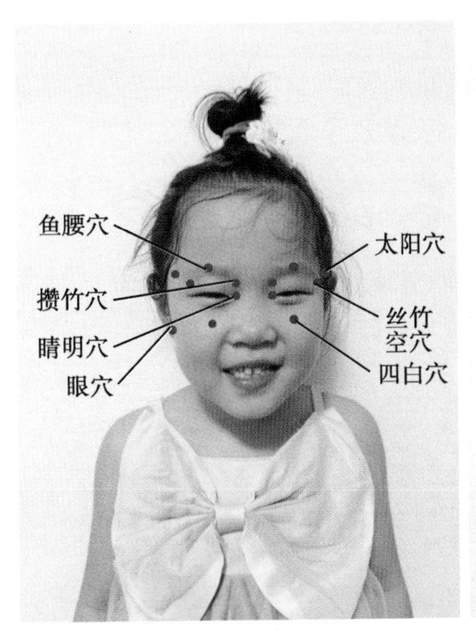

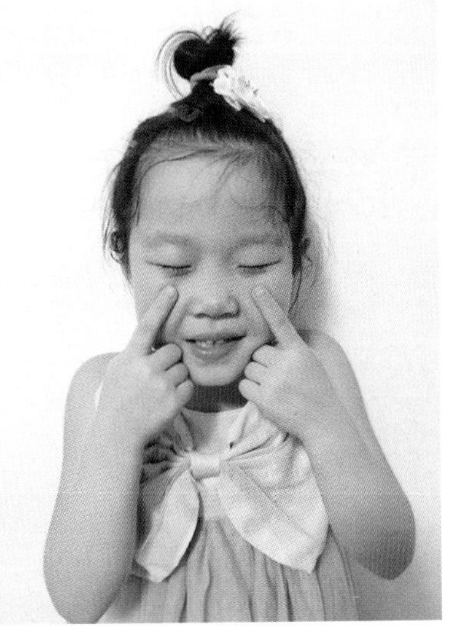

图 2-3-3　眼保健操

眼保健操通过对穴位的按摩，达到促进头部、眼周血液循环、放松肌肉、缓解疲劳的目的

（三）配戴低度凸透镜

此外，也曾有人提出让青少年读书时配戴低度凸透镜来预防近视。通过配戴凸透镜减少青少年视近时眼部的调节，避免长时间视近造成调节的疲劳。该方法在理论上有一定的作用，也有临床试验结果表明效果明显，但配戴低度凸透镜并不适合所有人群，而且有导致外隐斜的风险，因此需慎重采用。对于外隐斜的儿童尤其不适合。

（四）其他方法

对于目前市场上充斥的各种近视防治方法，如气功、磁疗、按摩、针灸，以及各式各样的近视治疗仪等，由于其实际功效和安全性尚未经过严格的临床验证，因此并不适合推广应用。

三、青少年近视的防控

面对近视患病率逐渐增高的严峻形势，青少年近视防控是一直是近视研究的热点、重点。

（一）青少年近视防控的研究

目前近视眼防控的研究主要集中在以下几个方面，包括：户外活动、阿托品、角膜塑形镜对近视的控制效果以及近视预警指标的筛选。

1. 户外活动　如前所述，国内外大量流行病学调查显示，户外活动可以降低近视患病率、延缓屈光度发展以及眼轴增长，并且该作用有明确的分子生物学机制支持。一项为期两年的队列研究显示每天户外活动时间超过 3 小时的儿童眼轴增长 0.15mm，而不足 3 小时的儿童眼轴增长 0.27mm[24]。一项随机对照的干预实验发现，每天增加 40 分钟的户外活动时间，学龄儿童3年近视累计发病率由39.5%降低到30.4%[27]。另一项实验发现通过鼓励儿童课间增加户外活动，同样可以降低近视的发病率[28]。户外活动更适合群体干预，简便易推行，其作用需要更多的干预实验来进行验证，对其作用机制还需要进行更深入的研究。

2. 阿托品　使用阿托品干预近视进展可以追溯到19世纪，时至今日，对这种古老药物的研究一直没有中断过。近十几年，对不同浓度阿托品对近视的控制效果进行了大量的研究[29,30]，相对来说，浓度越高的阿托品控制效果越好，但在停药后，使用较高浓度阿托品的儿童近视发展较快，即有明显的反弹作用。近期的研究表明，0.01%阿托品具有近视控制效果好以及停药后反弹作用小的优点，是比较理想的药物浓度[31]。但目前大陆还没有相关药品问世，因此对于药物的适应证、作用机制、不良反应还需进一步的研究。

3. 角膜塑形镜　角膜塑形镜，俗称OK镜，是通过改变角膜的形态来矫治屈光不正的一种医疗器具，可阻止近视眼度数增加。大量研究表明，角膜塑形镜在控制近视进展、延缓眼轴增长方面具有非常好的效果，是青少年近视防控不可缺少的重要手段[32-34]。随着镜片材料以及加工工艺的进步，塑形镜的配戴效果以及安全性有了非常大的提高。但由于角膜塑形镜的并发症及屈光回退的问题，临床上对其应用还有较大的争议。另外，角膜塑形镜配适人群的选择、特殊镜片的使用以及安全配戴的监控还值得我们思考。

4. 近视预警指标的筛选　近视干预手段有很多种，每种都有相应的适合人群。从寻找近视早期预警指标入手，筛选出近视发生的高危人群，并针对性地实施有效的早期干预手段，才能大大降低近视眼患病率及其带来的经济负担。研究发现，周边屈光度、视盘旁萎缩弧、豹纹状眼底、倾斜视盘等指标与近视屈光度等关系密切[35-37]，因此某些指标的早期改变可以预示近视的发生，并通过统计学方法建立基于这一指标的近视预警模型，从而能够进行针对性的防控。

（二）青少年近视矫治的注意事项

1. 治疗时机　屈光不正的治疗时机非常重要，尤其是近视，绝大多数在学龄儿童和青少年时期发生。一旦发现，应及时矫正，给予散瞳验光和配镜。对于第一次就诊的或7岁之前的儿童，应给予阿托品眼膏对睫状肌进行强力放松，一天使用两次，连续使用三天，否则容易导致验光度数不准确。

对于远视和散光，如果是导致儿童弱视的主要原因，应当首先矫正这些远视和散光，以促进视觉发育的快速恢复，同时配合弱视的相关治疗措施。

2. 健康教育　各种屈光不正的矫正都不困难，但在实际生活中各种屈光不正的矫正比例仍然不高。这和人群对屈光不正引起视觉损害的认识和重视程度不够有关，需要对各种人群进行不同方式的健康教育。尤其是学龄儿童和青少年儿童，发生近视的比例越来越高，近视的度数也越来越高，需要从正规的教育（如幼儿园）一开始即加强预防和治疗近视的宣教。

3. 转诊和随访　屈光不正中的病理性近视或高度近视容易引起视网膜变性、视网膜裂孔、视网膜脱落和黄斑变性等眼底并发症，一旦发现应及时转诊到具备治疗资质的上级医院。对于其他可能的并发症如开角型青光眼、白内障等，也应积极的观察治疗。

对于屈光不正中的普通近视（也称学校性近视），常发生于青少年，应加强给予矫正措施后的随访，保证至少半年一次。当发现进展较快或合并其他问题时，应及时治疗或转诊。

4. 睫状肌麻痹验光　少年儿童由于调节力较强，在进行验光检查时，一般需要进行睫状肌麻痹，避免调节痉挛的影响，使验光结果更准确。因为药物对瞳孔有散大作用，又称为散瞳验光。散瞳验光的目的是通过药物麻痹睫状肌从而达到放松调节。散瞳属于医疗行为，因此散瞳验光应该是眼科医生根据病人的年龄、既往戴镜史、眼位以及眼疾情况等开具。

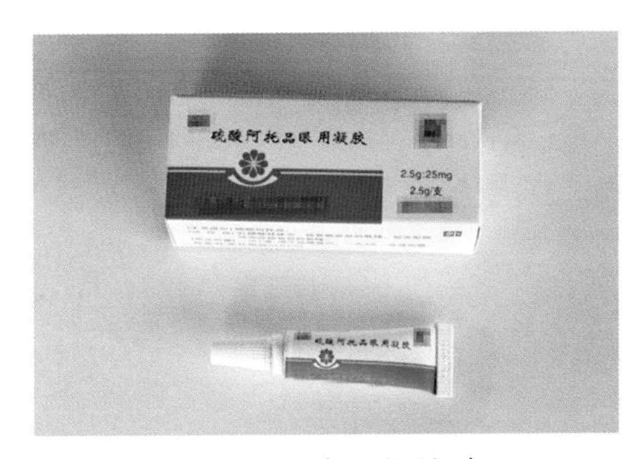

图 2-3-4　阿托品眼用凝胶

（1）目前常用的散瞳剂

1）1% 硫酸阿托品眼用凝胶（图 2-3-4）：一般每天 2 次，连续 3 天，第 4 天验光。必要时可连续用药 5 天。瞳孔一般 3 周左右恢复正常。

2）盐酸环喷托酯滴眼液（赛飞杰）（图 2-3-5）：成人：一次 1 滴，必要时 5 分钟后再用一次；儿童：一次 1 滴，必要时 10 分钟后再用一次。点药后，为减少全身吸收，建议压迫泪囊 2～3 分钟。滴药后通常 6～24 小时内调节作用完全恢复，某些病人散瞳后恢复需几天的时间。

3）复方托吡卡胺滴眼液（美多丽）（图 2-3-6）：一般应用每 5 分钟一次，连续滴用 4 次，20 分钟后验光。瞳孔 6～8 小时恢复正常。

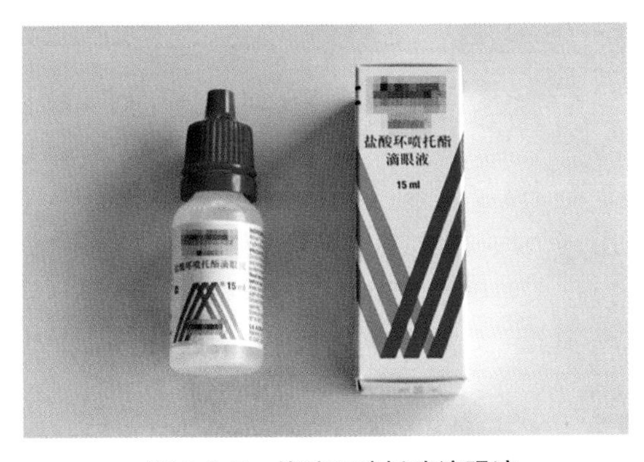

图 2-3-5　盐酸环喷托酯滴眼液

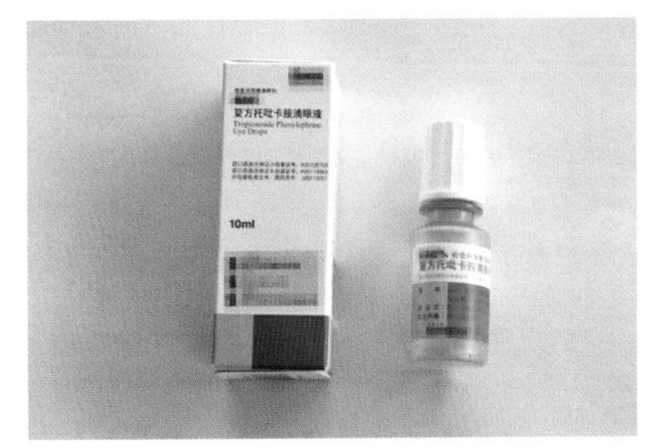

图 2-3-6　复方托吡卡胺滴眼液

（2）如何使用散瞳剂：临床研究表明，在睫状肌麻痹效果方面，阿托品要优于或等于盐酸环喷托酯滴眼液，复方托吡卡胺滴眼液睫状肌麻痹效果最弱[38-40]，因此在选择散瞳剂上，要综合考虑病人的年龄、屈光状态、眼位等因素，其中，年龄不是使用何种药物的绝对因素，具体还需医生根据诊断需要选择（表 2-3-1）。

表 2-3-1　三种睫状肌麻痹剂的使用

药品	年龄	屈光状态	眼位	其他
阿托品	<7 岁	远视、大散光	各种类型的斜视	度数低、矫正视力差
盐酸环喷托酯滴眼液	>7 岁	近视、远视	非斜视	
复方托吡卡胺滴眼液	≥12 岁	近视		

第四节 屈光不正矫正中的疑难问题处理

验光的目的就是要给被检者提供一副戴上清晰舒适、阅读持久的眼镜处方。但因每个人存在着个体差异，适应能力、身体状况等不同，因此在戴镜过程中会出现一些问题。如何避免这些问题的出现，或者出现问题后能找到原因，解决这些问题，这就要求验光师对眼科学、心理学、光学、屈光学等专业知识和技能有比较全面的掌握。

工作中经常会遇到戴镜者的抱怨，例如：视物变形、眼疼、视疲劳等各种症状。这就需要从三方面查找原因，一是眼镜本身的问题，二是戴镜者本身的问题，三就是验光师的处方的问题。

一、眼镜本身问题

配镜者因所配眼镜不适找回，要求解决，首先要将眼镜进行检查，并从以下几面对眼镜进行检查。

（一）处方核对

1. 球镜度、散光度与轴位是否与处方一致，不一致是否超出配装眼镜国家标准。
2. 瞳距是否超标。
3. 两镜片的水平超差和垂直互差是否在国标允许范围内。如果新眼镜超出国标范围，应重新制作。

（二）与旧眼镜比较

1. 球镜、柱镜以及轴向是否与旧眼镜相差较大。
2. 眼镜片的面弯是否与旧镜片差别较大。
3. 新旧眼镜镜框的材质及大小区别是否较大。
4. 旧眼镜是否变形较厉害。
5. 新镜片的折射率、材质、镜片设计与旧眼镜是否有差别。

如被检者旧镜配戴多年，且眼镜变形，可与其说明，建议适应。如新旧镜片在材质、工艺和折射率方面的差异造成不适，可向被检者解释，若被检者愿意适应，可先适应一段时间，如果不愿意，尽量选择与旧眼镜相似的镜架、镜片。

（三）老视眼镜

老视眼镜应同时核对双眼的近附加度是否一致，如果不一致，需查验验光师当时的处方。渐进多焦点眼镜或双光镜应查验单眼瞳高和单眼瞳距。

二、戴镜者自身问题

在验光中，有些人通常戴镜后视力已是正常或接近正常，但仍感觉不清楚，看东西有重影、眼酸、眼胀、眼疼、流泪、眼干等等一些症状。它并非是眼病，而是眼或全身器质性因素与精神（心理）因素相互交织在一起的综合征，也就是视疲劳。

（一）视疲劳原因有四点：

1. 眼的因素（屈光、调节和集合）。

2. 外界环境因素（光、声、化学物质刺激）。

3. 内在环境因素（全身性疾病、生活节奏失调）。

4. 精神（心理）因素（紧张、忧郁、性格、人际关系）。

在验光前接待问诊中，如果主诉有视疲劳问题，应在验光中注意和他们多沟通，仔细询问，取得病人的信赖与合作，帮助他们解除精神上的压力，为他们进行双眼视觉功能检查，找到视觉不适症状的主要原因，让他们满意而归。

（二）双眼视觉功能异常

工作中，双眼视觉不适症状主要由以下几个方面造成，验光师应该根据原因，有针对性地帮助被检者，改善他们的视觉不适症状。

1. 调节功能异常　病人经常会有主诉视力不稳定、远视力正常而近视力异常、视远视近均模糊，远近转换聚焦困难，短时间看近易出现视疲劳症状、长时间看近易出现视疲劳症状，近距离阅读时文字有移动感，注意力下降，近距离阅读或工作后眼胀痛，阅读困难，有疲劳嗜睡感，眼干涩及畏光等。

主要原因：

（1）调节功能不足：体征：调节幅度值降低（<正常年龄最小调节幅度2.00D）；负相对调节（NRA）值正常；正相对调节（PRA）值降低；调节灵活度（单眼）值降低（−2.00D镜片通过困难）；调节反应（FCC）值>+0.25D。

（2）调节功能滞后：体征：调节幅度值正常；负相对调节（NRA）值正常；正相对调节（PRA）值降低；调节灵活度（单眼）值降低（−2.00D镜片通过困难）；调节反应（FCC）值>+0.75D。

（3）调节功能过度：体征：调节幅度值增高（>正常年龄平均调节幅度的2.00D）；负相对调节（NRA）值降低；正相对调节（PRA）值正常；调节灵活度（单眼）值降低（+2.00D通过困难）；调节反应（FCC）值< +0.75D。

（4）调节功能超前：体征：调节幅度值正常；负相对调节（NRA）值降低；正相对调节（PRA）值正常；调节灵活度（单眼）值降低（+2.00D通过困难）；调节反应（FCC）值<+0.25D。

（5）调节灵活度异常：体征：调节幅度值正常；负相对调节（NRA）值降低；正相对调节（PRA）值降低；调节灵活度（单眼）值降低（±2.00D镜片通过困难）；调节反应（FCC）值正常。

2. 集合功能异常　病人经常会有主诉视远或视近均可出现复视症状，视近时有重影、模糊、聚焦困难，阅读时文字有跳动感、无法集中注意力，眼部有牵拉感及眼部紧张感，聚焦过度，阅读时将书本放置较近处，眼球酸胀、眼周围痛及晚上额部疼痛感，视远时重影、模糊、头痛，驾驶障碍及广场恐怖感等。

主要原因：

（1）集合功能不足：体征：近眼位为外隐斜，大于远眼位4$^{\triangle}$；AC/A值<3；集合近点（NPC）值变远，>6cm；近处正融像性集合（PRV）值减低；近处负融像性集合（NRV）值正常；

聚散灵活度中BO值下降；不符合S法则。

（2）集合功能过度：体征：近眼位为内隐斜，大于远眼位 $3^{\triangle}$；AC/A值>7；集合近点（NPC）值变近，近鼻尖部；近处正融像性集合（PRV）值正常；近处负融像性集合（NRV）值降低；聚散灵活度中BI值下降；不符合1∶1法则。

（3）散开功能不足：体征：远眼位为内隐斜，大于近眼位 $8^{\triangle}$～$10^{\triangle}$；AC/A值<3；远处正融像性集合（PRV）值正常；远处负融像性集合（NRV）值降低；聚散灵活度中BI值下降；不符合1∶1法则。

（4）散开功能过度：体征：远眼位为外隐斜，大于近眼位 $10^{\triangle}$～$15^{\triangle}$；AC/A值异常；远处正融像性集合（PRV）值降低；远处负融像性集合（NRV）值正常；聚散灵活度中BO值下降；不符合S法则。

3. 融像问题

（1）双眼检查Worth 4点，视远、视近时出现以下异常症状：

1）注视时只能看见两个点（红点）时，说明左眼抑制。

2）注视时只能看见三个点（绿点）时，说明右眼抑制。

3）注视时能看见五个点（两个红点和三个绿点）时，说明复视。

a. 绿点在红点左侧，说明内隐斜；

b. 绿点在红点右侧，说明外隐斜；

c. 绿点在红点上边，说明右上隐斜；

d. 绿点在红点下边，说明左上隐斜；

e. 可能有水平和垂直状态的混合隐斜。

（2）在正负相对集合检查中，不符合Sheard以及1∶1法则。

三、验光处方的问题

验光师如何为被检者开具处方，这是一门艺术。同一位被检者，不同的验光师可能会有不同的处方，如何开具最适合被检者的处方，保障其配戴清晰舒适，需要考虑以下几个因素：

（一）验光时要参考旧处方

验光时参考旧处方是非常重要的。有些人由于长期戴旧眼镜，对于旧眼镜的处方已经很适应，习惯了。即使新处方是正确的，旧处方有不足，那么我们在给予处方是也要尽量接近旧处方，遇到差距较大时，变化也要尽量小，不要一步到位，要循序渐进，逐步矫正到位，年纪越大适应期越长，变动要越小。

例：×××，男，31岁，旧眼镜已配戴5年，近来觉视力下降来查。

旧眼镜：OD：−2.25DS/−0.75DC×180=0.6^{-}

OS：−2.50DS/−0.50DC×165=0.6^{-}

PD 64mm

主观验光：OD：−3.25DS/−1.00DC×180=1.2

OS：−3.25DS/−1.50DC×170=1.2

处方：OD：−3.25DS/−1.00DC×180=1.2

OS：−3.25DS/−1.50DC×170=1.2

试镜后感觉良好开方。但是配新镜后，自述看近不清，且左眼胀痛感。

病例分析：

(1) 旧镜已戴5年，低矫状态看近调节付出少，配足后需要付出调节较多，感觉看近模糊。

(2) 旧镜散光有0.50DC，新镜散光增加1.00DC，且散光轴变化。

病例处理：考虑被检者旧镜情况，且以近距离工作较多，双眼各降 −0.50DS，左眼散光减低 −0.75DC，换算成等价球面度，最后处方。新度数配戴后无不适。

（二）双眼平衡问题

验光时，有些人只注意裸眼视力好坏，而不注意双眼的平衡。双眼平衡的目的是使双眼的调节等同起来，这样双眼调节更容易放松，验光准确度高。

例：×××，女，8岁，自述在外新配一副眼镜，戴镜后左眼视近不清。

旧眼镜：OD：+1.00DS/+0.50DC×90=1.0

OS：平光/1.0

散瞳验光：OD：+2.75DS/+0.50DC×90=1.0

OS：+1.75DS/+1.00DC×90=1.0

复验后处方：OD：+1.00DS/+0.50DC×90=1.0

OS：+0.25DS/+0.50DC×90=1.0

戴镜后感觉双眼良好，视力平衡。

（三）散光在验光中处理

散光在配镜过程中，比近视和远视都较难处理，有些人在验光中有散光，但在试镜中不容易适应，要相对降低散光，甚至放弃散光度数。否则看物体容易引起距离、大小、形状的改变，走路地面高或低、有坡度，头痛恶心。散光之所以难适应原因有很多，首先每个人的适应能力不一样，存在着个体差异，对适应的理解和耐心也不同。其次散光存在轴位问题，垂直、水平轴位比斜向容易适应，散光越大，边缘像差越大，轴位的偏差造成的不适应症状越厉害。还有配戴旧镜时间越长，适应散光镜时间也越长，年龄越小越好适应，随着年龄的递增，适应散光能力越来越差。新眼镜由于材质、基弧、形状和旧镜相比均会发生变化，因此也需要适应过程。

验光师在工作中要耐心细致地做好解释工作，把利弊给病人讲清楚，让他们试戴时做好心理准备，以免有些人对眼镜的期望值过高，遇到不适应时从心理上就不接受。

例：×××，男，12岁，旧眼镜视物不清，欲重新配镜。

旧眼镜：OD：−2.00DS/+2.50DC×90=0.5^{+}

OS：−2.25DS/+1.75DC×90=0.5

散瞳验光：OD：−3.50DS/+4.00DC×85=1.0

OS：−4.00DS/+3.50DC×90=1.0

复验：OD：−3.00DS/+3.50DC×90=1.0

OS：−3.50DS/+3.00DC×90=1.0

试戴后觉视物变形厉害，头晕，双眼散光各降0.50DC，近视降低0.25DS后觉好转。

处方：OD：−2.75DS/+3.00DC×90=0.8

OS：−3.25DS/+2.50C×90=0.8

嘱咐病人先配此镜，慢慢适应3个月后，再加深度数重新配镜。

（四）低度数远视及散光的处理

对于低度数远视及散光的被检者没有不适症状，可以不予配镜，但一旦有不适症状，就需要进行处理。

例：某26岁女士，自诉近来看近时间长后眼睛累、疼痛。职业为钻石切割师。

裸眼视力：远视力 OD：1.2 OS：1.2

近视力 OD：0.8 OS：0.8

主观验光：OD：+0.75DS=1.2

OS：+0.50DS/+0.25DC×175=1.2

此人工作为近距离，且眼睛的屈光状态为远视，因此看近时付出调节较多。长时间超负荷的调节，导致工作后出现不适症状，所以给予处方配镜，配镜后症状消失，感觉良好。

四、验光中常见问题的处理

如何提高验光配镜的质量，是许多验光师关注的问题。为被检者开具处方的过程，实际上是为被检者进行诊断的过程，验光师要将医疗思维贯穿在整个检查过程中。运用医疗的思维、手段和方法，对病人眼部健康及视觉功能状态进行客观评估，从而得出确切诊断，并提出恰当矫正方式。

（一）近视儿童配镜及处理

在工作中，经常会遇到近视儿童验光配镜后会出现视近不清，−1.00DS以下近视要不要配镜，家长很纠结，验光师很犹豫，还有青少年度数增长较快等问题。针对这些问题，下面进行分析。

1. 近视儿童配镜后看近不清

原因：若儿童新配眼镜，远视力≥1.0，近视力<0.8，一般是调节功能不好，大多为调节不足。可能会出现的近用眼位有：

（1）集合力量足够，可维持正常眼位。

（2）集合力量不够，最终放弃集合，造成外斜眼位。

（3）集合力量过足，造成内斜。根据视功能检查结果会得出集合过足的结论（实际上不是真正的集合过足）。

处理：向家长解释清楚，可增加调节训练，帮助其改善看近症状。

例：×××，女，10岁。主诉：视远不清一年多，未配戴过眼镜。

裸眼视力：远视力 OD：0.1 OS：0.2

近视力 OD：0.8 OS：0.8

散瞳验光：OD：−3.50DS=1.0

OS：−3.50DS=1.0

复验度数与散瞳相同，处方配镜。

配镜一周复诊，自诉视近不清，且眼睛疼痛。

检查内容：戴镜视力 R 1.0 L 1.0

双眼视觉功能检查

	Worth 4点	立体视 Stereo	调节反应 FCC	调节幅度 AMP	集合近点 NPC	负相对调节 NRA	正相对调节 PRA	调节灵活度 Flipper
OD				8.00D		+2.25D	−0.50D	2cpm
OS				8.00D		+2.25D	−0.25D	2cpm
OU	4	60″	+1D	10.00D	4.5cm/9.5cm	+2.25D	−0.50D	5cpm（−2.00D 困难）

	远距离水平隐斜 DLP	近距离水平隐斜 NLP	调节性集合/调节		负融像性集合 NRV	正融像性集合 PRV
			AC/A+1.00D	AC/A −1.00D		
OU	0.5exo	2.75eso	1.25eso	7.75eso	近 15/32/9	近 21/38/20

分析和处理：

（1）调节功能不足，近用眼位内隐斜。

（2）当配戴 Add+1.75DS 渐进多焦点镜片时，要增加视觉训练。

（3）若不配戴渐进多焦点镜片，则应在戴镜 1 个月后，再次检查视功能，若调节功能仍不足，要增加视觉功能训练。

2. ≤−1.00DS 是否配镜问题

（1）裸眼视力≤0.7，散瞳验光出现有三种情况：①轻度远视；②轻度近视；③正视。视功能检查调节超前，此种情况，患儿视力不好，是由于调节力过强造成的，一般不予配镜，结合视觉训练，提升裸眼视力。

（2）裸眼视力≤0.7，显然验光≤−0.75DS。视功能检查结果正常，或调节功能超前，可暂不配镜，先进行视觉训练提升裸眼视力。若调节功能滞后，需要配镜，并适当增加视觉功能训练。

3. 青少年近视增长较快 建议配戴 RGP 或角膜塑形镜。轴性高度近视配戴框镜周边离焦现象明显，会导致巩膜适应性增长，眼轴延长；RGP 或角膜塑形镜可改变角膜形态，且提高视网膜成像质量，控制近视发展。

例 1：×××，女，10 岁。主诉：上课看黑板觉不清，看近时眼累，症状已有 2 年，曾进行验光发现有 −1.00D，家长带其来检查。

裸眼视力：远视力 OD：0.5 OS：0.5⁻

近视力 OD：1.0 OS：1.0

复方托吡卡胺滴眼液散瞳验光：OD：+0.50DS=1.0

OS：+0.50DS=1.0

复验：裸眼视力 OD：0.6 OS：0.5

验光 OD：−0.75DS=1.0

OS：−0.75DS=1.0

视功能检查：

FCC：−0.50D

NRA：+1.50D PRA：−2.50D

Flipper：OD：5cpm OS：4cpm OU：6cpm （+2.00D 困难）

用翻转拍练习 20 分钟，裸眼视力检测可以到达 0.8。

分析和处理：

（1）此患儿为假性近视，不用配眼镜。

（2）患儿视力不好主要是由于眼的调节能力过强造成。

（3）散瞳验光。

（4）选择视觉训练的方法，来改善自身调节能力的问题，使得裸眼视力提高到正常状态。

例 2：×××，男，11 岁，主诉：视远、视近均模糊，视近时间长后眼睛胀痛，干涩。

裸眼视力：OD：0.5 OS：0.4

复方托吡卡胺滴眼液散瞳验光：OD：−0.75DS=1.0

OS：−0.75DS=1.0

复验：OD：−0.75DS=1.0

OS：−0.75DS=1.0

视功能检查结果：

FCC：+1.00D

NRA：+2.50D PRA：−0.50D （视标 20/40）

Flipper：OD：1cpm OS：2cpm OU：1cpm （−2.00D 困难）

AMP：OD：8.33D OS：8.33D OU：8.33D

分析及处理：

（1）裸眼视力只有 0.5，在双眼视网膜上会产生模糊的像，易导致近视加深。

（2）调节功能不足，调节滞后。

（3）配镜 + 视觉训练。

（二）屈光参差配镜

广义上的屈光参差即为两眼屈光状态不同就叫做屈光参差，包括两眼屈光性质或屈光度数不同。双眼屈光度每相差 0.50D，视网膜像大小相差 1%，相差超过 5% 则无法维持双眼单视。一般在为屈光参差病人配镜时要考虑其适应能力和融像能力（图 2-4-1）。

例 1：×××，男，11 岁。主诉：从 5 岁起坚持戴镜，现欲配新眼镜。

裸眼视力：OD：0.1 OS：0.05

主观验光：OD：−2.00DS/−1.75DC×5=1.0

OS：−5.00DS/−1.25DC×170=1.0

双眼视觉功能检查：

Worth 4 dot：4

Stereo：Normal

不等像视：3.5%

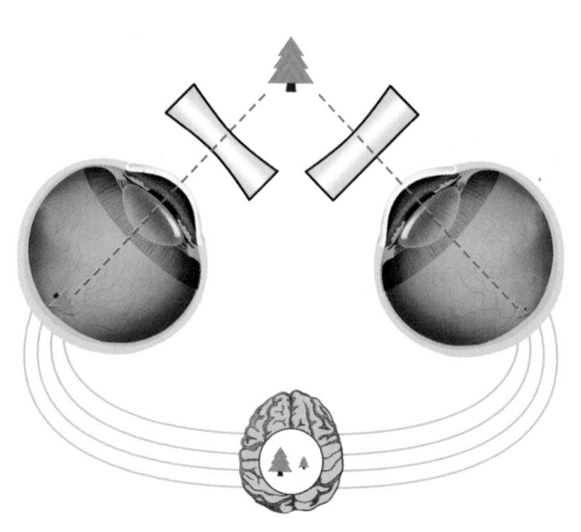

图 2-4-1 双眼屈光参差融像

由于双眼屈光度相差 2.00D 以上，在视网膜形成的像差别超过 5%，大脑不能将两眼的像融合成一个

AMP：OD：12.50D　OS：12.00D　OU：14.00D

NPC：6cm/9cm

NRA：OD：+2.25D　OS：+2.25D　OU：+2.50D

PRA：OD：−4.25D　OS：−4.00D　OU：−4.75D

分析和处理：

（1）虽然双眼屈光相差3.00D，但不等像视<5%，且试镜无不适。

（2）因从小戴镜，融像功能、立体视功能正常，双眼的调节功能没有显著差别，按验光处方配镜。

例2：×××，女，14岁。主诉：左眼近视，戴镜3年，每年度数都在增长

既往戴镜史 2011

OD：平光/1.2

OD：−1.50DS=1.0$^+$

2013

OD：平光/1.2

OS：−2.25DS=1.0$^+$

2014

OD：−0.50DS=1.0$^+$

OS：−3.50DS=1.0$^+$

双眼视觉功能检查：

主导眼：L

Worth 4 dot：4

Stereo：Normal

不等像视：3.5%

AMP：OD：13D　OS：10D

NPC：6cm/9cm

NRA：OD：+2.25D　OS：+1.75D

PRA：OD：−4.25D　OS：−1.00D

Facility：OD：10cpm　OS：3cpm（−2.00D通过困难）

分析及处理：

（1）病人左眼为主导眼，调节功能不足。

（2）病人双眼调节不同步，双眼在视网膜呈像清晰度不同，导致左眼度数增长较快。

（3）全矫配镜，配合大小字母表、双面镜训练（左眼多练习5分钟）。

2015年7月戴镜 OD：−0.75DS=1.0$^+$

OS：−3.75DS=1.0$^+$

屈光参差病人配镜应兼顾视力、双眼视和双眼物像不等所带来的不适三方面的因素。屈光参差较高时，高度数眼的全矫正，可能引起视力干扰及不适，若不能耐受，可先降低度数，分步增加，要尽量保证其双眼视正常。同时可考虑隐形眼镜来增加成像品质，减轻不等像。大部分屈光参差病人，会出现双眼调节储备不同，双眼调节速度存在明显差异。可通过视觉训练改善差眼的调节，使度数增长减慢。

（三）远视散光配镜问题

1. 低度远视散光的儿童如果视力欠佳，应先进行显然验光然后再散瞳，比较两次结果：若散瞳前球镜为低度近视，散瞳后为远视，则应在大瞳孔下直接处方配镜，让其在瞳孔散开时戴镜，缓解调节紧张状态。

2. 儿童矫正视力不佳的散光眼，原则上必须及时配给足度准轴的散光矫正眼镜，以防发生弱视。如已发生弱视，足度准轴矫正也更有利于视力康复。

3. 儿童矫正视力较好的散光眼，如为顺规散光，在不影响矫正视力的情况下，可适当在复验时给予适度的欠矫。

例 1：×××，女，8 岁。主诉：学校体检时发现视力不好。

裸眼视力：OD：0.6　OS：0.5

1% 阿托品散瞳验光：OD：+1.50DS/+1.50DC×85=1.2

OS：+1.75DS/+1.75DC×70=1.2

复验：裸眼视力　OD：0.6　OS：0.5

验光　OD：−0.75DS/+1.50DC×85=1.2^-

OS：−0.50DS/+1.75DC×70=1.2^-

处方：OD：+1.50DC×85=0.7

OS：+0.25DS/+1.75DC×70=0.7

例 2：×××，男，7 岁。主诉：2 年前诊断为弱视，一直戴镜

裸眼视力：OD：0.4　OS：0.4

1% 阿托品散瞳验光：OD：+1.00DS/+2.75DC×110=0.8

OS：+1.00DS/+3.00DC×70=0.8

复验处方：OD：+2.75DC×110=0.8

OS：+3.00DC×70=0.8

（四）混合散光配镜问题

儿童散瞳后表现为混合散光状态下，如何处方是许多验光师感觉头痛的问题。要不要保留其生理性调节，保留多少为宜，矫正视力不提高如何处理等。实际上，在处方时关键要看最小弥散圆的位置。

1. 混合型散光的离焦性质可以按最小弥散圆与视网膜的关系来判断（即用等效球镜度来表达混合散光的性质是近视性还是远视性）。

2. 睫状肌麻痹下验光表现为近视性（即等效球镜为负）可不考虑保留生理性调节；睫状肌麻痹下验光表现为远视性（即等效球镜为正），可考虑保留生理性调节，但保留的远视度数不应超过等效球镜值。

3. 当散光量≥3.00D 时，保留一定调节，睫状肌麻痹直接处方[41]。

例 3：×××，男，5 岁，幼儿园体检视力不好。

裸眼视力：OD：0.3　OS：0.3

1% 阿托品散瞳验光：OD：−1.50DS/+3.00DC×95=1.0

OS：−1.25DS/+3.25DC×85=1.0

眼位：远近正位

裸眼视力：OD：0.3 OS：0.3

1% 阿托品散瞳验光：OD：−1.50DS/+3.00DC×95=1.0

OS：−1.25DS/+3.25DC×85=1.0

如何处方：有以下 3 个结果

（1）OD：−1.25DS/+2.50DC×95=1.0

OS：−1.00DS/+2.75DC×85=1.0

（2）OD：−3.00DC×5=1.0

OS：+0.50DS/−2.75DC×175=1.0

（3）OD：−1.75DS/+3.00DC×95=1.0

OS：−1.50DS/+3.255DC×85=1.0

分析：

（1）此患儿右眼等价球面度为 0，左眼为 +0.375DS，由于等效球镜度 - 生理性远视量 <0，可以考虑为此患儿保留 +0.25～+0.50D 的调节量。

（2）此病例可处方 OD：−1.25DS/+2.50DC×95=1.0

OS：−1.00DS/+2.75DC×85=1.0

（王艳霞 郭 寅 李仕明 唐 萍）

思考题

1. 什么是屈光不正？屈光不正可以分为几种类型？
2. 屈光不正的矫正方法有哪些？他们的适应证和矫正特点是什么？
3. 近视的配镜原则？
4. 近视形成的环境学说中包括哪几个因素。
5. 简述青少年近视矫治的四方面内容
6. 简述光照对近视的作用

参考文献

1. 吕帆．角膜接触镜学．北京：人民卫生出版社，2004
2. 王宁利．同仁视光与配镜实用技术．北京：人民军医出版社，2013
3. Xu L，Wang Y，Li Y，et al. Causes of blindness and visual impairment in urban and rural areas in Beijing：the Bejing Eye Study. Ophthalmology，2006，113（7）：1134.e1-11
4. Ong SY，Ikram MK，Haaland BA，et al. Myopia and cognitive dysfunction：the Singapore malay eye study. Invest Ophthalmol Vis Sci，2013，54（1）：799-803
5. Holden BA，Fricke TR，Wilson DA，et al. Golbal prevalence of myopia and high myopia and temporal trends from 2000 through 2050. Ophthalmology，2016，123（5）：1036-1042
6. He M，Zeng J，Liu Y，et al. Refractive error and visual impairment in urban children in southern china. Invest Ophthalmol Vis Sci，2004，45（3）：793-799

7. He M, Huang W, Zheng Y, et al. Refractive error and visual impairment in school children in rural southern China. Ophthalmology, 2007, 114(2): 374-382
8. Zhao J, Pan X, Sui R, et al. Refractive Error Study in Children: results from Shunyi District, China. Am J Ophthalmol, 2000, 129(4): 427-435
9. You QS, Wu LJ, Duan JL, et al. Factors associated with myopia in school children in China: the Beijingchildhood eye study. PLoS One, 2012, 7(12): e52668
10. Sun J, Zhou J, Zhao P, et al. High prevalence of myopia and high myopia in 5060 Chinese university students in Shanghai. Invest Ophthalmol Vis Sci, 2012, 53(12): 7504-7509
11. Ashton GC. Segregation analysis of ocular refraction and myopia. Hum Hered, 1985, 35(4): 232-239
12. Ashton GC. Nearwork, school achievement and myopia. J Biosoc Sci, 1985, 17(2): 223-233
13. Teikari JM, Kaprio J, Koskenvuo MK, et al. Heritability estimate for refractive errors-a population-based sample of adult twins. Genet Epidemiol, 1988, 5(3): 171-181
14. Xiang F, He M, Morgan IG. Annual changes in refractive errors and ocular componentsbefore and after the onset of myopia in Chines children. Ophthalmology, 2012, 119(7): 1478-1484
15. Shen P, Ding X, Zheng Y, et al. Contribution of genetic and environmental effects on lens thickness: the Guangzhou Twin Eye Study. Invest Ophthalmol Vis Sci, 2012, 53(4): 1758-1763
16. He M, Liu B, Huang W, et al. Heritability of optic disc and cup measured by the Heidelberg Retinal Tomography in Chinese: the Guangzhou twin eye study. Invest Ophthalmol Vis Sci, 2008, 49(4): 1350-1355
17. Verhoeven VJ, Hysi PG, Wojciechowski R, et al. Genome-wide meta-analyses of multiancestry cohorts identify multiple new susceptibility loci for refractive error and myopia. Nat Genet, 2013, 45(2): 712
18. Huang F, Yan T, Shi F, et al. Activation of dopamine D2 receptor is critical for the development fo form-deprivation myopia in the C57BL/6 mouse. Invest Ophthalmol Vis Sci, 2014, 55(9): 5537-5544
19. Pan CW, Chen Q, Sheng X, et al. Ethnic variations in myopia and ocular biometry among adults in a rural in China: the Yunnan minority eye studies. Invest Ophthalmol Vis Sci, 2015, 56(5): 3235-3241
20. Mutti DO, Mitchell GL, Moeschberger ML, et al. Parental myopia, near work, school achievement, and children's refractive error. Invest Ophthalmol Vis Sci, 2002, 43: 3633-3640
21. Van Rens GH, Arkell SM. Refractive errors and axial length among Alaskan Eskimos. Acta Ophthalmol, 1991, 69(1): 27-32
22. Rose KA, Morgan IG, Ip J, et al. outdoor activity reduces the prevalence of myopia in children. Ophthalmology, 2008, 115(8): 1279-1285
23. Guo Y, Liu LJ, Xu L, et al. outdoor activity and myopia among primary students in rural and urban regions of Beijing. Ophthalmology, 2013, 120(2): 277-283
24. Guo Y, Liu LJ, Xu L, et al. Myopic shift and outdoor activity among primary school children: one-year follow-up study in Beijing. Plos one, 2013, 8(9): e75260
25. Galvis V, Tello A, Parra MM. Light levels and the development of deprivation myopia. Invest Ophthalmol Vis Sci, 2016, 57(3): 824
26. Read SA, Collins MJ, Vencent SJ. Light exposure and eye growth in childhood. Invest Ophthalmol Vis Sci, 2015, 56(11): 6779-6787
27. He MG, Xiang F, Zeng Y, et al. Effect of time spent outdoors at school on the development of myopia

among children in China：A randomized clinical trial. JAMA，2015，314（11）：1142-1148

28. Wu PC，Tsai CL，Wu HL，et al. Outdoor activity during class recess reduces myopia onset and progression in school children. Ophthalmology，2013，120（5）：1080-1085
29. Chua WH，Balakrishnan V，Chan YH，et al. Atropine for the treatment of childhood myopia. Ophthalmology，2006，113：2285-22
30. Tong L，Huang XL，Koh AL，et al. Atropine for the treatment ofchildhood myopia：effect on myopia progression after cessation of atropine. Ophthalmology，2009，116：572-579
31. Chia A，Lu QS，Tan D. Five-year clinical trial on atropine for the treatment of myopia 2：myopia control with atropine 0.01% eyedrops. Ophthalmology，2016，123（2）：391-399
32. Fan L，Jun J，Jia Q，et al. Clinical study of orthokeratology inyoung myopic adolescents. Int Contact Lens Clin，1999，26：113-116
33. He M，Du Y，Liu Q，et al. Effects of orthokeratology on the progression of low to moderate myopia in Chinese children. BMC Opthalmol，2016，16（1）：126
34. Kang P，Swarbrick H. New perspective on myopia control with orthokeratology. Optom Vis Sci，2016，93（5）：497-503
35. Guo Y，Liu LJ，Xu L，et al. Parapapillary beta zone in primary school children in Beijing：associations with outdoor activity. Invest Ophthalmol Vis Sci，2014，55（2）：918-925
36. Guo Y，Liu LJ，Xu L，et al. Optic Disc Ovality in Primary School Children in Beijing. Invest Ophthalmol Vis Sci，2015，56（8）：4547-4553
37. Verkicharia PK，Suheimat M，Schmid KL，et al. Peripheral refraction，peripheral eye length，and retinal shape in myopia. Optom Vis Sci，2016，93（9）：1072-1078
38. 夏红玉，许江涛，马艳玲，等. 阿托品散瞳后检影验光与电脑验光比较分析. 国际眼科杂志，2012，12（11）：2032-2033
39. 余琦，邵寅. 盐酸环喷托酯滴眼液与阿托品眼膏在儿童验光中的比较. 中国斜视与小儿眼科杂志，2014，22（2）：22-27
40. 洪慧，解芊，付智勇. 美多丽 -P 在近视儿童散瞳验光中的应用价值医学临床研究. 医学临床研究，2007，24（8）：1283-1287.
41. 梅颖，唐志萍. 视光医生门诊笔记. 北京：人民卫生出版社. 2017.

第三章 验光技术

本章节要点：

- 掌握老视的发病机制
- 掌握临床老视的检查和验配方法
- 掌握临床老视的矫正方式
- 掌握低视力病人验光方法
- 掌握瞳距尺测量的方法
- 掌握瞳距仪测量的方法
- 学会检影验光，掌握检影影动的要素
- 了解电脑验光仪的原理及使用方法

验光检查是视光学检查的基本内容之一。验光的过程实际上是运用心理物理的技能去解决病人屈光问题的过程。验光的目的：一是为眼病诊断，排除屈光不正，明确影响视功能的眼病，以期有效治疗；二是为矫治屈光不正，通过验光给屈光不正者开出有效处方作为配镜矫治的依据。临床上将验光分为客观验光（objective refraction）和主观验光（subjective refraction）两部分。客观验光是检查者根据被检眼的眼底反光和影动特征以及对其他屈光要素的测量，来判断其屈光不正的方法。目前常采用电脑验光（auto-refraction）、检影验光（retino-refraction）两种方式。主观验光需要被检者的主观配合，检查者通过在被检眼前加减镜片时根据被检者的视力应答情况，来判断其屈光不正的状态及度数。目前常用镜片箱插片或综合验光仪检查两种方式。

第一节 电脑验光

电脑验光仪是验光师用来进行验光的客观检查手段，是屈光检查技术和电子计算机技术相结合的产物。由于使用简单、快捷已成为验光师不可或缺的检查设备。随着对电脑验光仪的进一步研发，许多厂家的验光仪不仅能提供验光数据，还可提供角膜地形图、眼部生物参数测量等，并可将数据进行远程传输，极大地方便了验光师的使用。

一、电脑验光仪的设计原理

电脑验光仪（图 3-1-1）是目前最常用的验光设备，不同的电脑验光仪采用的设计原理不同。无论哪种原理，均由放松调节和固视系统、定位系统、移动光斑系统以及测量系统组成，通过这些系统的协同作用，才能使仪器中设置的图片在被检者眼底形成清晰的像，从而检测出被检眼的屈光不正状态。电脑验光仪的设计原理有以下三个。

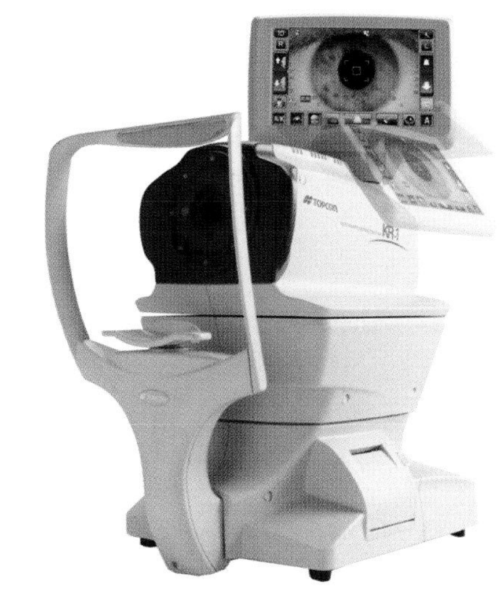

图 3-1-1　电脑验光仪

电脑验光仪一般由测量头、颌托、额靠以及显示屏和操作杆组成。使用时，检查者可根据显示屏观察病人瞳孔中心注视点，然后调节操作杆，使聚焦清晰后开始测量

（一）谢纳（Scheiner）原理

Scheiner 设计了一个小盘（图 3-1-2），将两束红外光线经过 Scheiner 盘射入被检眼内，若被检眼为正视眼，则可在视网膜形成单一的像，若在视网膜前后成像，均为双像，此时，电脑中的电动机带动光学镜片组移动位置，改变入射光的聚散度，使被检眼视网膜上获得清晰的像。

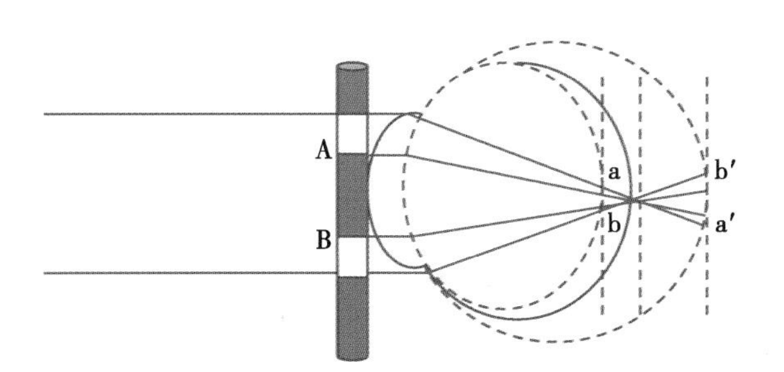

图 3-1-2　谢纳原理

Scheiner 设计了一个圆盘，圆盘为不透明的薄片，上面有两个直径为 1.00mm 的小孔 A、B 两者之间间隔 2～4mm，两束红外光线经 Scheiner 圆盘，若被检眼为正视眼，则在视网膜上成一个单像，若为屈光不正，就会在视网膜前后形成两个像

（二）焦度计原理

根据牛顿理论，通过在被检眼的眼前放置屈光不正所需补偿的度数与电机中可移动的透镜的位移量呈线性关系，从而达到在被检眼视网膜上形成清晰的像（图 3-1-3）。

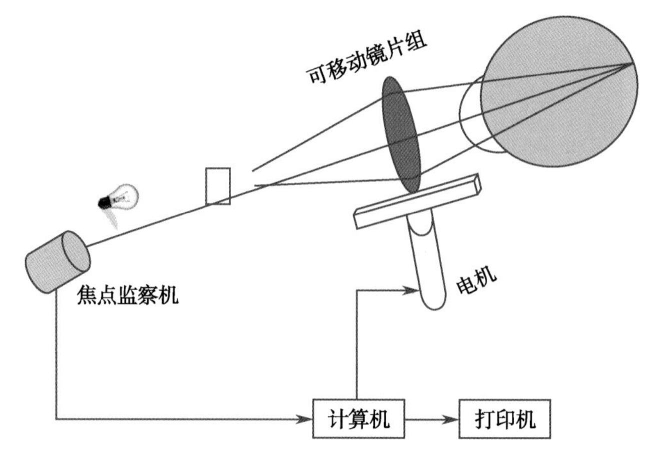

图 3-1-3 焦度计原理

当被检眼为屈光不正眼时，计算机系统通过计算出移动透镜的位移量，将此命令传达给电机，电机带动可移动镜片前后移动，让物体成像在视网膜上

（三）检影镜原理

根据被检眼眼底影动情况来判断屈光不正的性质，然后通过跟踪调整装置和光信号装置来调整补偿透镜的位置，使物体在视网膜上清晰成像（图 3-1-4）。

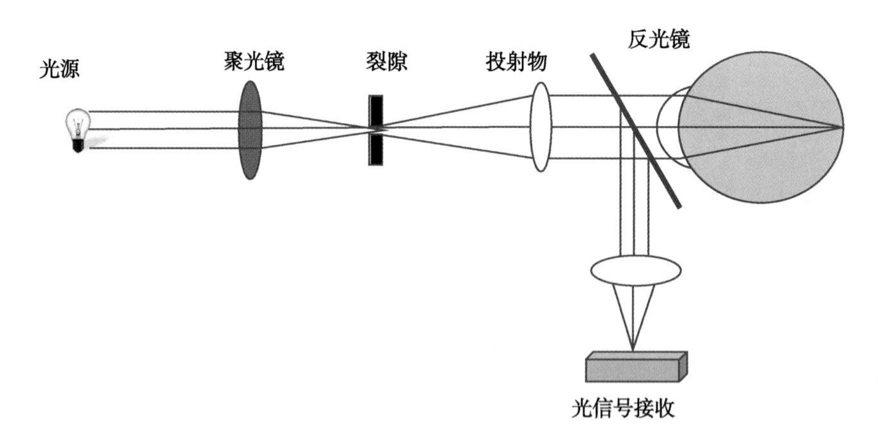

图 3-1-4 检影镜原理

当被检眼存在屈光不正时，光信号接收器中的视网膜反射像不能重合，跟踪调整装置调整了裂隙前后位置，从而获得清晰重合的像

二、电脑验光仪的操作

（一）准备

1. 用酒精棉擦拭仪器额托处。
2. 调整座椅高度和仪器的高度，使被检者坐姿舒适。

3. 设置好测量内容与参数值(例如：球镜度增量、柱镜度增量、柱镜符号、轴向增量、角膜曲率等)。

4. 请被检者下颌置于仪器的颌托上，额头往前顶住仪器的额靠处。

(二) 操作步骤(图 3-1-5)

1. 请被检者注视仪器内的图案，尽量放松，不要频繁眨眼。

2. 检查者按照先右后左的原则，操作定位杆，调整仪器的焦距至像点聚焦最清晰(图 3-1-6)，此时被检眼瞳孔应位于视屏中央。检查者按测量钮进行测量。

3. 一般测量右眼 3 次后，再测量左眼。

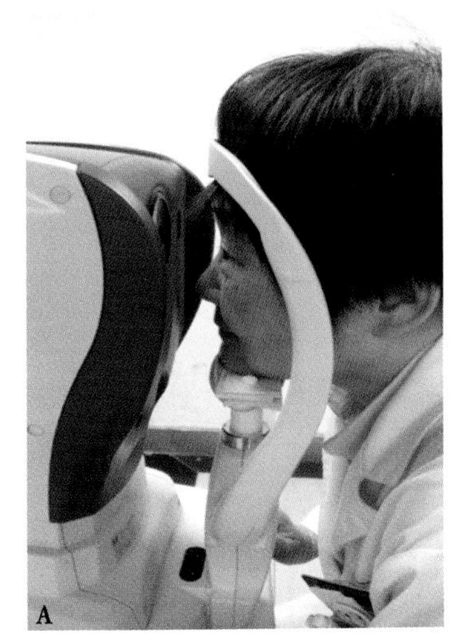

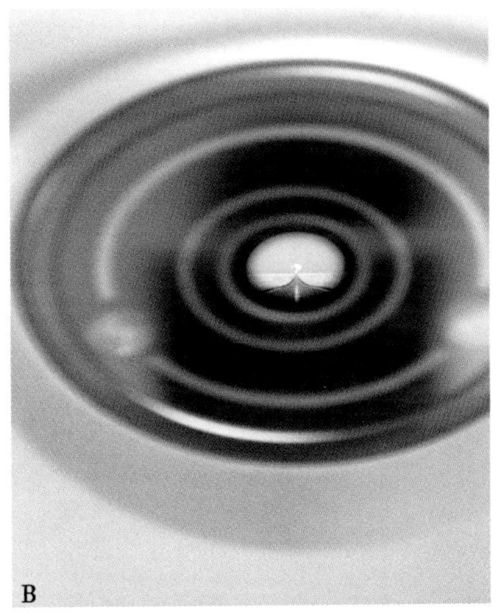

图 3-1-5 操作电脑验光仪

被检者将下颌置于电脑验光仪的颌托上，前额顶住仪器的额靠处，注视电脑验光仪内的视标，检查者找准瞳孔位置，调整好焦距后开始测量，一般测量三次，取平均值

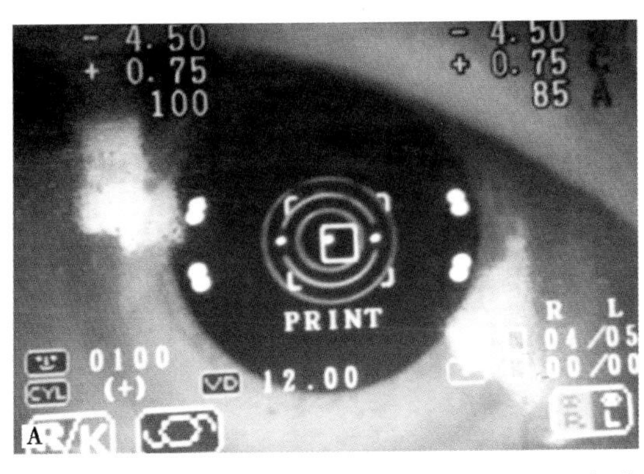

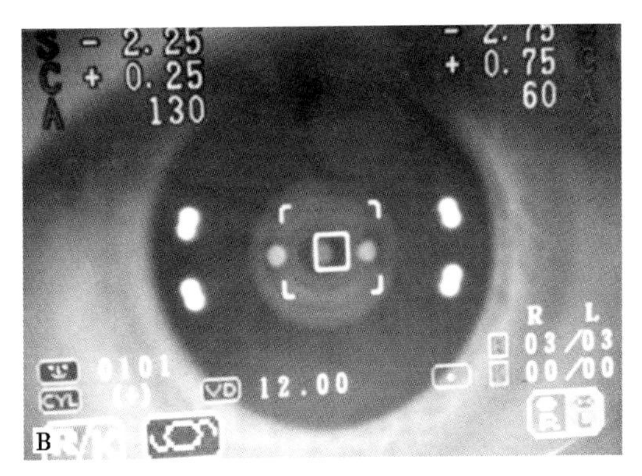

图 3-1-6 电脑验光仪对焦状态

A. 对焦准确 B. 对焦不准确

4. 测量结束后将结果打印出来。

5. 当3次结果变化大时可多测量几次。

（三）打印结果分析（图3-1-7）

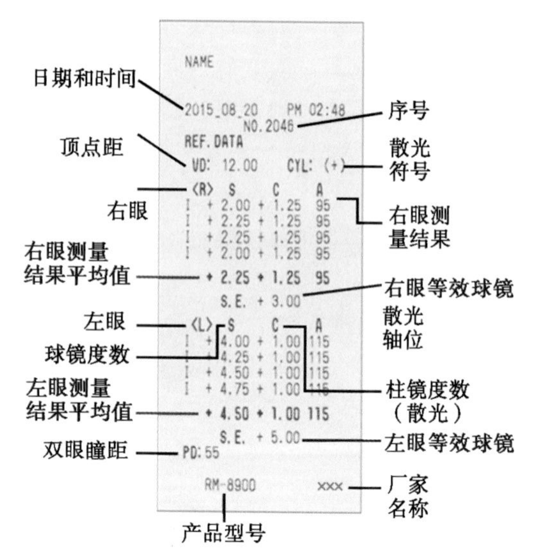

图3-1-7 电脑验光仪数据打印单

1. VD（vertex distance） 顶点距，又称镜眼距、镜角距。眼镜片后表面中心到角膜顶点的距离。

2. PD（pupil distance） 瞳距，即左右眼瞳孔中心两点间的距离。

3. S（sphere） 球镜，即近视或远视度数。

4. C（cylinder） 柱镜，即散光的度数。

5. A（axis） 轴位，即散光轴的方向。

注意

1. 电脑验光仪所给出的数据仅做参考，不能直接用作处方（由于器械性调节存在的缘故，一般电脑验光仪测量结果近视会偏深、远视偏浅）。

2. 由于仪器的品牌、规格、型号繁多，采用的原理不同，使用前请参阅说明书，按照要求程序规范操作。

（四）特殊符号说明

1. E或ERROR 测量数据的可信度小于70%。原因：不规则散光，白内障或眨眼造成。

2. AAA 被检眼移动眼位或瞳孔过小而无法测定。

3. OOO或OUT 被检眼屈光度超出检测范围。

（五）电脑验光仪使用注意事项

1. 电脑验光仪必须每年进行年检，以确保结果的可靠性。

2. 电脑验光仪避免放置在靠窗户处。

3. 无特殊情况避免经常搬动仪器。

4. 颌托和头靠（图3-1-8）应在每人使用后进行消毒。

5. 每日使用前要清洁仪器，使用后要遮盖防尘罩（图3-1-9）。

6. 打印纸出现红边时提示打印纸即将用完，请及时更换（图3-1-10）。

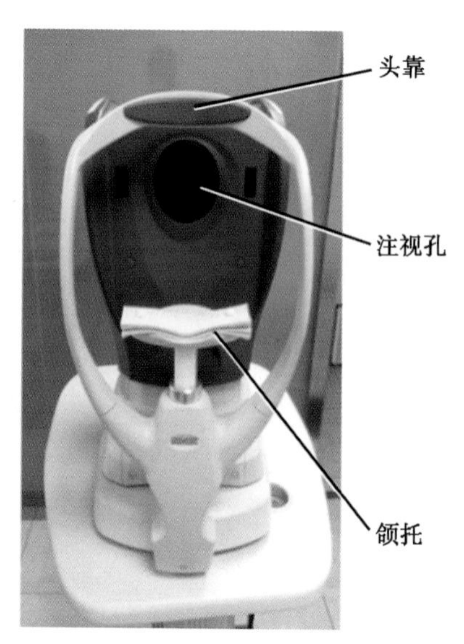

图3-1-8 电脑验光仪支架结构

被检者下巴放在颌托处，额头顶住头靠处，通过注视孔注视里面的视标

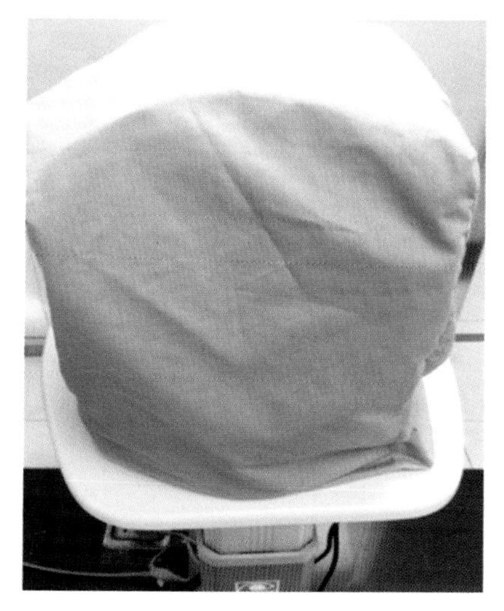

图 3-1-9 电脑验光仪遮盖防尘罩

电脑验光仪每天使用结束后要遮盖防尘罩，避免灰尘等进入，影响仪器的精确度

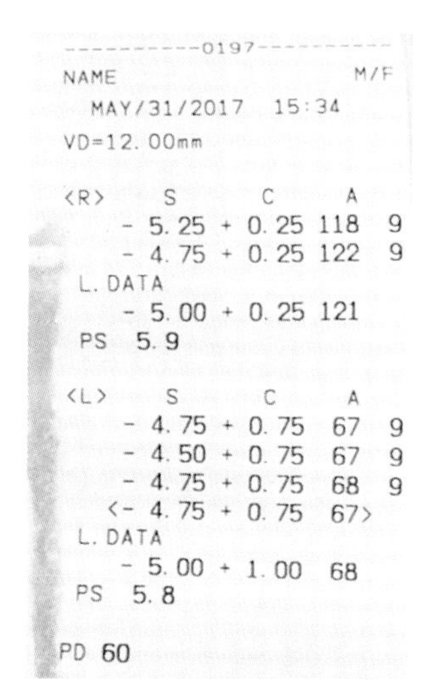

图 3-1-10 带有红边的打印纸

当电脑验光仪的打印纸出现红边时，提示打印纸即将使用完，应该及时更换打印纸

三、电脑验光仪的验光特点

（一）电脑验光仪对调节的控制

市场上电脑验光仪的品牌有很多，它们大多是采用红外线光源及自动雾视装置达到放松眼调节的目的，采用光电技术及自动控制技术检查屈光度。为防止在检查时，由于病人注视内部光标刺激了调节，导致近视结果偏高和远视度数偏低出现，电脑验光仪通过采用自动雾视装置，使病人刚开始看到的是一个雾视光标，这样理论上病人的调节就会放松。但由于近感知性调节的存在，测量的结果还是会存在一定误差。

（二）电脑验光仪测量结果的准确性

许多研究发现，电脑验光仪虽然在近视、远视以及散光度数上存在偏差，但是在散光轴的测量结果非常准确。建议验光师在验光时，初查可以将电脑验光仪的散光轴作为起始测量的依据。

第二节 检影验光

检影验光（图 3-2-1）是检查者利用检影镜照亮被检眼，观察被检眼眼底视网膜的反射光，由于反射光通过眼的屈光介质时受折射率的影响其聚散度会发生改变，可通过反射光的变化来判断被检眼的屈光状态和屈光力。还可通过反射光来判断眼球屈光介质的规则性和混浊程度。

检影镜根据投射光斑的不同，分为点状光检影镜（spot retinoscopes）和带状光检影镜（streak retinoscopes）两类（图 3-2-2）。

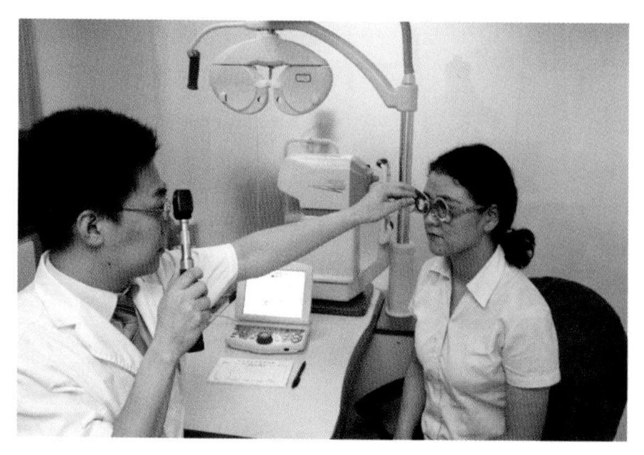

图 3-2-1 检影验光

将室内光线调暗，病人配戴与瞳距相符的试镜架，双眼注视远处视标，检查者手持检影镜，将光线投射到病人眼内并移动检影镜，观察病人眼底反光的情况，从而判断检查眼的性质和光度，通过在眼前增减镜片，直到被检眼反射光充满瞳孔，各方向无影动

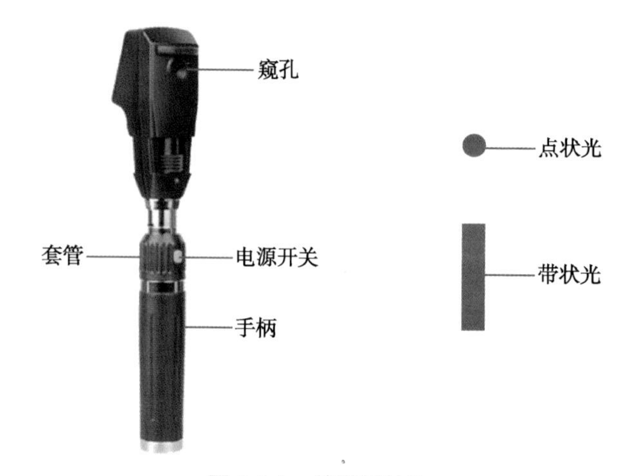

图 3-2-2 检影镜结构

点状光检影镜投射到检查眼的光是点状的，观察影动比较方便和准确，而带状光投射到检查眼的光是呈带状，便于确定散光的轴向

精通检影验光法能够在验光过程中节约时间、得到正确的结果、减少给被检者带来的痛苦。作为一种客观的检查方法，检影法在某些方面无可替代，对于沟通困难的智障人士、不能言语和配合欠佳的婴幼儿以及表达不清的老年人来说，检影法是判断他们屈光问题的最佳选择。

一、检影验光原理

检影的目的实际上是寻找被检者的远点，并且将远点调整到无穷远处。所以，首先是要了解远点的概念。

（一）远点

远点是当眼处于非调节状态（静息状态）时，与视网膜黄斑中心凹发生共轭关系的物空间物点的位置。当调节放松时在物空间与眼底视网膜黄斑共轭的一点。在检影时，可以利用共轭点的可逆性，通过检影镜照亮视网膜，找到与黄斑共轭的远点，有了远点的位置就可以得出眼球光学系统的屈光力。根据光路可逆原理，此时可以将视网膜看做是一个光源。如果用平行光线照亮视网膜，那么根据眼的屈光不正类型不同，反射回来的光线也会不同。

1. 正视眼反射回来的光线是平行光线。正视眼是当调节放松时，来自无穷远的光线聚焦于视网膜黄斑，黄斑与无穷远处共轭，正视眼的远点就在无穷远处，反射光线自然是平行光线。

2. 近视眼反射回来的光线为会聚光线。近视眼由于屈光力较高，当调节放松时，来自无穷远的光线聚焦于视网膜前方，视网膜与无穷远以内的一点共轭，远点就位于无穷远与眼球之间的某一位置。

3. 远视眼反射回来的光线为发散光线。远视眼由于屈光力较弱，当调节放松时，来自无穷远的光线聚焦于视网膜后方，视网膜与无穷远以外的一点共轭，远点就位于眼后的某一位置。

4. 散光眼当眼球折射面的子午线具有不同的曲率半径时，就会有两个远点出现，具有两个远点的眼就是散光眼。

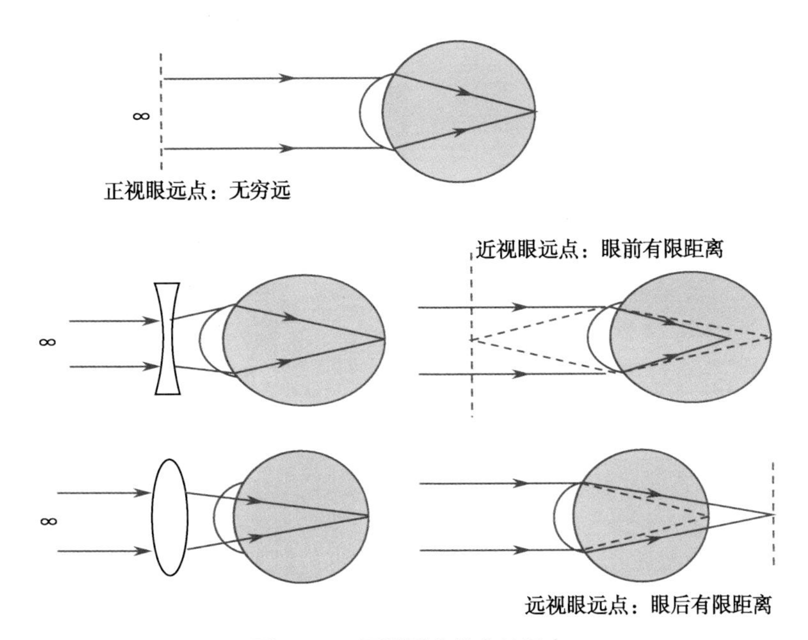

图 3-2-3 不同屈光状态的远点

正视眼的远点在无穷远处；近视眼的远点在眼前有限距离；远视眼的远点在眼后有限距离

欲将远点移至无穷远处，近视眼需要负透镜来实现，远视眼需要正透镜来实现，散光眼需要环曲面透镜来实现。检影时，检查者手持检影镜将光斑投射到被检者眼底，并沿一定方向来回或上下移动检影镜，通过窥孔观察光斑移动方向并判断被检眼的远点（far point）是在检查者眼平面、眼前还是眼后（图 3-2-3），根据判断的结果在被检眼前放置具有一定屈光力的镜片，当放置的镜片使被检眼的眼底反光恰好聚焦在检查者眼平面时，就可以获得被检眼的屈光不正度数。

（二）影动

通过检影镜的窥孔，可以看到在被检者瞳孔中形成的红色反射光。如果移动检影镜，会发现反射光随之移动。反射光移动的方向是由远点和检查者眼睛之间的位置关系决定的，即远点是位于检查者眼前还是眼后。

1. 顺动　远点在检查者眼后，即视网膜反射光线以未交叉的形式入窥孔，会观察到反射光带与检影镜的光带同方向移动，即为顺动（with motion）；

2. 逆动　远点在检查者眼前，则反射光线经过远点且发散，即反射光交叉后进入窥孔，反射光与检影镜移动方向相反，即为逆动（against motion）；

3. 不动（中和）　当反射光充满瞳孔，无带状影光，也无顺动或逆动，被检眼的视网膜与检查者眼睛共轭，此时即为中和点（neutralization），又称反转点（图 3-2-4）。

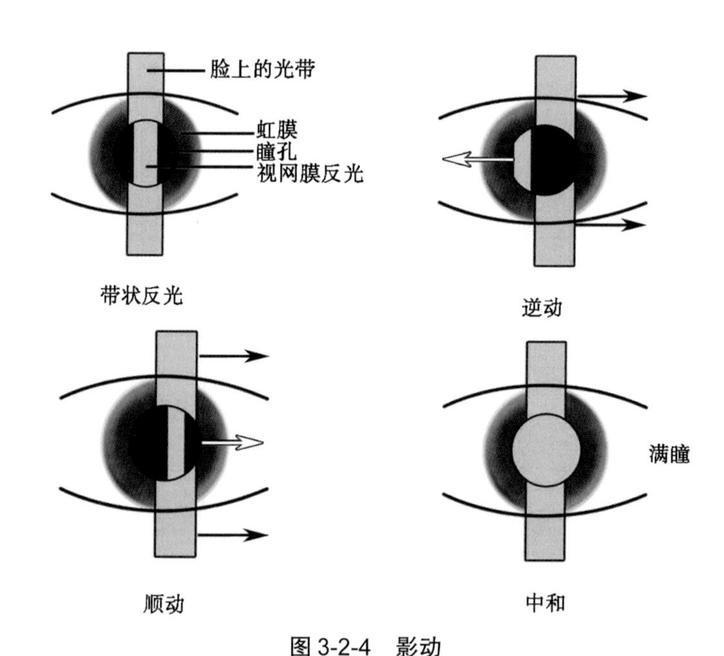

图 3-2-4　影动

逆动是被检眼反射光移动的方向与检影镜移动方向相反；顺动是被检眼反射光移动方向与检影镜移动方向相同；中和是反射光充满瞳孔，没有移动

（三）影动的要素

在检影验光中，有四个需要注意的要素，即影动的方向、速度、亮度和宽度。技术精湛的验光师，通过这四要素能瞬间判断出被检者的屈光状态以及屈光力大小。

1. 方向　观察检影镜光带移动方向与视网膜反射光是否一致，顺动需要通过正透镜中和，逆动需要通过负透镜中和。

2. 速度　远离远点时，影动最慢，逐渐接近远点时，影动变快，达到中和时瞳孔充满影光，看不到影动，即屈光力越大影动越慢，屈光力越小影动越快。

3. 亮度　远离远点时，反射光较暗，逐渐接近远点时，反射光变亮，即屈光力越大亮度越暗，屈光力越小亮度越亮。

4. 宽度　远离远点时，瞳孔内的反光带比较窄，逐渐接近远点时，反光带变宽，达到中和点时，瞳孔满圆。实际上中和点不是一个点，是一个"区"。该区的大小取决于被检者瞳孔的大小。

注意事项

检影中有时会出现特殊的影动，例如："剪动"，即影动的中央部分是顺动，而周边是逆动。常见于圆锥角膜、不规则散光等，此时要以中央部分的影动为参考。

（四）寻找中和点

检影是找到被检者的远点，而检影验光的过程实际上就是寻找中和点的过程。前面提到中和点是一个区，是顺动转逆动或逆动转顺动的转折区。刚开始进行检影者，找中和点比较困难，有时还差一点接近中和，而有时中和已经过了，如何判别刚好到达中和点，可以从以下三个方法入手：

1. 改变套管位置　套管位置的改变实际上是改变检影镜里聚光灯的位置，导致检影镜里的出射光线性质发生改变，随之影动方向就会改变。当达到中和时，影动是不动，若没有达到中和，光线会由原来的顺动变为逆动，或逆动变为顺动。

2. 过矫法　在检影达到中和点，继续增加镜片中和，直到出现相反影动，退回一点即为中和点。例如，在被检者眼前加镜片 −2.00D 试镜片感觉达到中和，则继续以 −0.25D 为步长增加镜片，直到再增加 −0.50D 出现顺动，则退回 −0.25D，中和镜片为 −2.25D。

3. 移动法　当检影疑为中和时，检查者可以将身体向前移动一点，减少检影镜至被检眼距离，应出现顺动；再将身体向后移一点，增加工作距离，应出现逆动。证明已找到中和点。如果不是这种情况，那么此时增加的度数没有达到中和。

（五）工作镜及工作距离

原理上在无穷远处检影时效果最好，但在实际工作中却无法实现。因此需要在眼前放置一定度数的工作镜。模拟在无穷远处检影的状态。工作镜的焦距与检影距离一致。例如：检查者与被检者之间的距离为 50cm，距离的聚散度为 2D，则在被检眼前所加的工作镜为 +2.00D。

合适的工作距离有利于检影。距离太近（如 33cm）检影，虽然利于观察反射光，但是距离较近，造成的聚散度偏大，若检影距离稍偏差几厘米，检影结果误差会较大；而且工作距离太近，中和区就会比较小，可能会导致增大判断的误差；距离太远（如 1.5m），反射光偏暗，不利于观察影动，而且在被检者眼前增减镜片时，检查者需要不断地站起和坐下，无形中延长检影时间。比较适宜的检影距离，验光师如果是女士的话可以选择 67cm 检影，是男士可以选择 1m 检影。这样的距离更换镜片方便（约一臂之长），反射光适宜，聚散度合适，距离长短也便于把握。

二、检影过程中误差的控制

检影过程中，以下两点要引起重视：
1. 验光师应双眼睁开。用右眼检查被检者右眼，用左眼检查被检者左眼。
2. 被检者应双眼同时睁开注视远处大视标，避免遮挡。

1. 建议初学者平时练习双眼都能检影。如果验光师只采用优势眼检影，易遮挡被检者，使其无法注视远处的视标，调节不能放松，导致检影结果出现误差。在检影过程中要求验光师保持双眼自然睁开，不要眯眼，只用一眼检影，长时间会造成疲劳。

2. 要求被检者双眼睁开。研究发现双眼同时注视视标调节更容易放松。在检影时，被检者的视线有可能没有精确地位于视轴上，即出现检影误差。检影时若偏离视轴10°以外就会导致明显的结果误差。所以在检影过程中，要求被检者双眼自然睁开，注视远处的大视标，不要注视检影镜灯光或验光师。在整个检影过程中，被检者应该保持眼部放松和注视稳定状态。

3. 雾视或睫状肌麻痹检影验光。在小瞳检影时，某些调节异常的被检者，没有处于放松的状态（多见于假性近视、低度远视），调节的产生会对结果造成影响，导致验光结果偏负。针对此类被检者，应该采取雾视或睫状肌麻痹的方式。雾视是指在双眼前增加正透镜，人为地将屈光处于低度近视状态（要造成1.50D左右的近视效果），使成像在视网膜前，诱发调节机制，使调节放松。某些特殊情况的被检者需要睫状肌麻痹验光，例如：首次验光的儿童、有内斜的远视儿童或其他复杂性屈光不正的被检者。

4. 检影时一定要保留右眼的检影结果，再进行左眼的检影。左眼检影结束后，还要再次对右眼复核，以确保右眼的调节已经得到完全放松。

三、检影验光的操作步骤

（一）准备

1. 将室内光线调暗。
2. 请被检者摘掉眼镜，调整座椅高度使其眼睛与检查者的眼睛在同一水平线上。
3. 选择适合被检者瞳距的试镜架。如果使用综合验光仪检影，则需调整综合验光仪，放置合适的瞳距和工作镜。用酒精棉将试镜架或综合验光仪与被检者接触部位消毒。
4. 出示远视力表0.05视标并叠加红绿背景；如果低视力病人看不清0.05视标，请病人注视远处能看清的物体。
5. 被检者双眼处于开放状态，要求其双眼自然睁开并注视远处视标。
6. 告知被检者发现视线被遮挡时要及时报告。
7. 检查者采取惯用的检影距离并保持不变。

（二）操作步骤（以带状光检影镜为例）

1. 检查者一手持检影镜，大拇指放在套管处，用大拇指来旋转套管，通过大拇指转动套管来改变投射光带的方向；用右眼检影时，右手举起检影镜靠近右眼眉弓处，用左眼检影时，左手举起检影镜靠近左眼眉弓处（图 3-2-5）。

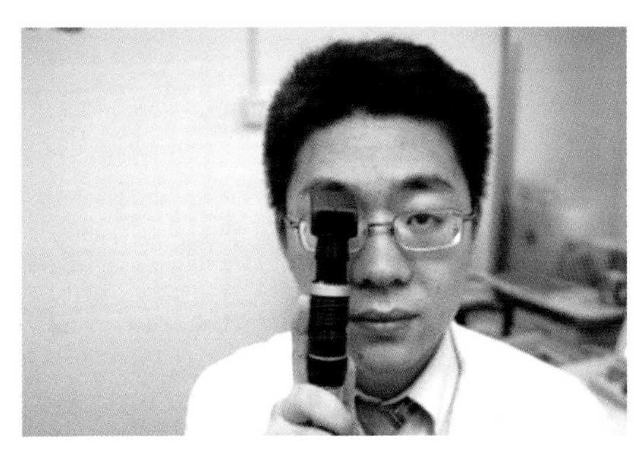

图 3-2-5 验光师手持检影镜

检影验光时，验光师检查病人右眼，手持检影镜放置靠近右眼眉弓处，大拇指放置在套管处，旋转套管，改变投射光方向

2. 360°旋转带状检影镜的套管，观察反光影有无破裂现象、有无宽度变化现象，以及有无歪斜现象，帮助检查者判断被检者屈光不正的性质。

（1）瞳孔中的反光影与瞳孔外的光带投照影是连续的（即没有破裂现象），则反光影是球光；瞳孔中的反光影与瞳孔外的光带投照影不连续的（即有破裂现象）（图 3-2-6），则反光影是散光。

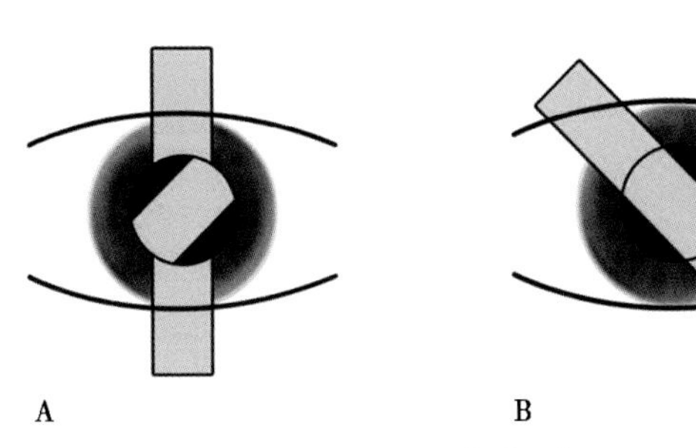

图 3-2-6 破裂现象

A. 光带不在主子午线上——散光 B. 光带在主子午线上——球光

（2）旋转套管 360°后，若反光影是球光，瞳孔中的影像宽度在各个子午线上保持不变；若反光影是散光，瞳孔中的影像宽度在不同子午线上将发生变化（图 3-2-7）。

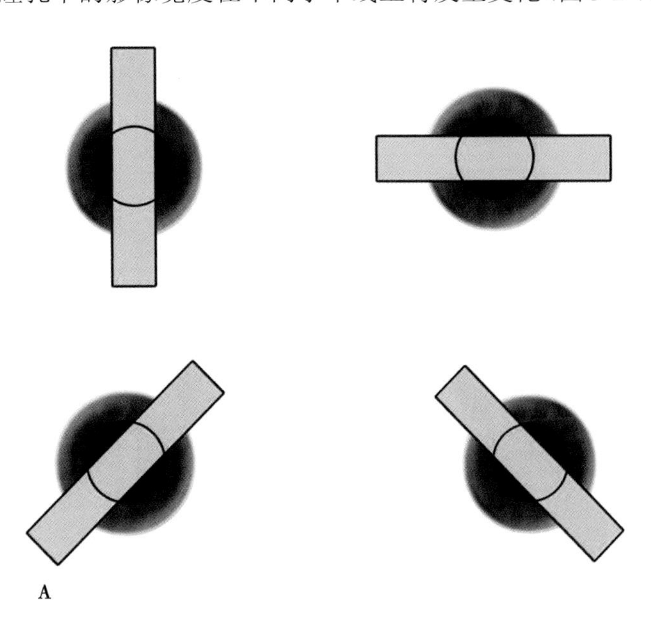

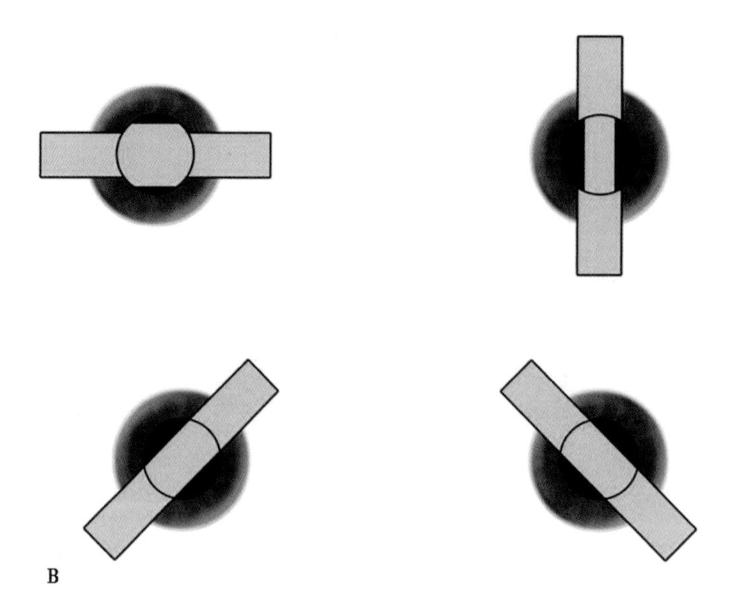

图 3-2-7 通过宽度变化现象来判别和确定散光眼的主子午线
A. 在所有子午线上光带粗细相同→球性屈光不正 B. 在垂直方向与其他方向子午线粗细不同→散光性屈光不正

（3）如果被检者有散光，检影镜光带在散光的两条主子午线上移动，瞳孔中的反光影与瞳孔外的光带透照影会平行移动；如果光带未在散光的主子午线上移动，瞳孔中的反光影将与瞳孔外的光带透照影的移动方向不一致（歪斜现象）。此时，旋转套管，让瞳孔中的反光影与瞳孔外的光带透照影平行移动，然后将检影镜光带变成最窄，观察此时光带所在试镜架或综合验光仪上的位置，即为散光的两条主子午线之一所在的轴位（图 3-2-8）。

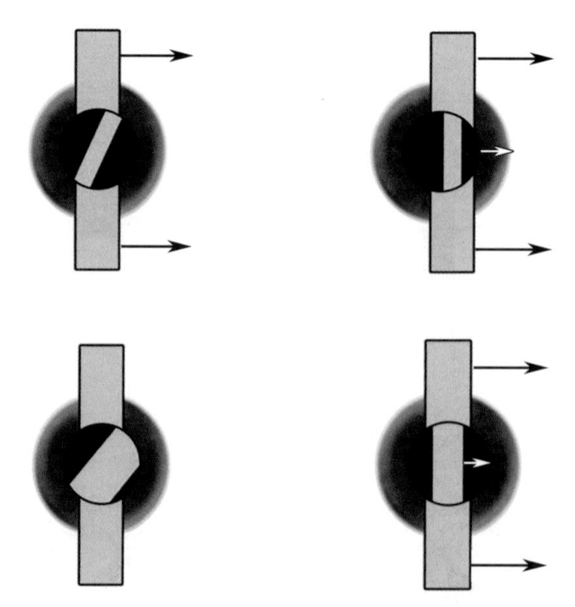

图 3-2-8 利用歪斜现象确定散光的主子午线
使用带状光检影时，当瞳孔中的反光影与入射光方向不一致，可旋转套管，使两条光带平行，从而确定散光轴向

3. 根据所观察到的影动方向，在被检眼前加合适的矫正镜片，直到影动变为中和为止。顺动加正透镜，逆动加负透镜。

4. 如果反光影是散光，首先要通过步骤2确定两条主要的子午线，然后分别中和两个子午线上的屈光不正。其中一条子午线需用球镜去中和，而另一条子午线要用柱镜去中和。

（1）当检影达到中和时，可以通过改变套管的位置（平面镜位置或凹面镜位置）判断是否真正中和。在真正中和的条件下，不管套管在何位置，观察各个子午线上都是中和的，如果某些子午线上没有达到中和状态，说明没有真正中和，那么必须做出相应的调整。

（2）如果在综合验光仪上预先设定了工作镜，则检影时所加的中和镜片度数即为最后的检影结果。如果没有加工作镜，则需要对最终结果进行换算，即在中和镜片的度数上减去工作镜。

例如，工作距离为1米检影时，工作镜则为+1.00D，检影中和度数为−3.50D，则最终结果为（−3.50D）−（+1.00D）=−4.50D。

（3）将最终结果置于被检者双眼前，分别检查检影后单眼的视力情况，并加以记录。

5. 记录

（1）分别记录每只眼的矫正度数。

（2）分别记录每只眼的矫正视力。

四、部分眼病检影验光时的注意事项

（一）角膜屈光手术后

做过角膜屈光手术的病人进行验光，电脑验光值往往与实际屈光状态有较大的差距，因此不能以电脑验光值作为参考，而应参考检影验光值，但是由于角膜中央切削变得平坦，检影时中央区影动和周边影动不同，需要排除周边影动的影响。

（二）白内障术后无晶状体眼

由于无晶状体眼睛的屈光状态呈高度远视，因此检影时可先在病人眼前放置+10.00D镜片，以便看清影动，再按检影法找到中和点，确定屈光度。无晶状体眼丧失调节功能，看近视需近附加+3.00D左右。

（三）马方综合征病人

马方综合征病人的眼部表现主要有晶状体状脱位或半脱位、高度近视、白内障、视网膜脱离、虹膜震颤等。验光时应以检影为主，主要关注瞳孔中央区影动。

（四）圆锥角膜病人

圆锥角膜病人由于角膜的前突减薄，出现不规则散光。病变初期检影验光可检出散光，或可观察到剪动现象，此时关注角膜中央区影动进行中和。严重时，检影可观察到有油滴样异常影动，不规则，无法中和。电脑验光初期可显示屈光度和角膜曲率，严重时电脑验光屈光度往往偏高或不显示，可通过角膜地形图数值进行插片配合裂隙片验光。

第三节 主观验光

主观验光是根据搜集到的客观资料，在被检者眼前放置不同光度的镜片，让被检者比较不同镜片所带来的视觉差异，帮助检查者找到最佳视力矫正度数的验光方法。与客观验光不同，主观验光需要被检者的配合，十分依赖被检者的主观反应，受检查环境、被检者的情绪、过往的经历、对事物的敏感程度以及视觉感知经验的影响，因此主观验光的结果有时并不代表被检眼的真实屈光状态。主观验光常常分为两个部分：即单眼的主观验光和双眼平衡。目前常见的主观验光有插片验光法和综合验光仪主观验光法。

一、插片验光法操作步骤

插片验光法是主观验光法中的主要方法之一（图 3-3-1），因其使用简单方便，只需要试镜架和镜片箱以及视力表即可完成检查，是最为常见的验光方法。检查时将镜片放置在被检者的眼前，按照被检者主观应答增减镜片，从而测出适合的矫正镜片。但插片验光法在检查过程中要注意放松调节，否则测出的结果可能会不准。

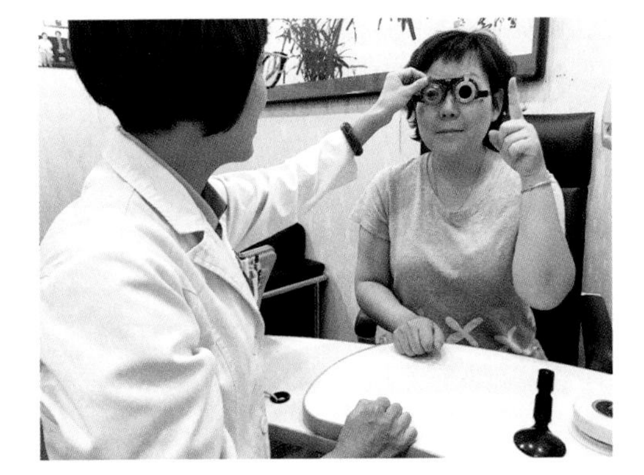

图 3-3-1 插片验光

验光师将镜片直接放置在被检者的试镜架上，让被检者注视远处视力表，并指出相应视力的视标开口方向，根据被检者的应答情况，增减镜片

在插片法验光中，习惯上先查右眼再测左眼。

（一）准备

1. 测量被检者的瞳距。
2. 将适合的试镜架用酒精棉球擦拭干净。
3. 被检者戴试镜架。
4. 用黑片遮盖左眼。

（二）验光

1. 按客观验光（电脑验光＋检影验光）的结果，在被检者的试镜架上放上相应的镜片，准备主观验光开始。
2. 为了让被检者调节放松，保证验光的准确，先在原屈光度的基础上进行雾视，雾视时以视力为标准，当单眼达到 0.2 双眼达到 0.3 时，停止增加正镜，让被检者放松 5～10 分钟。
3. 然后逐渐降低正镜片的度数，一次减去 +0.25Ds，直到取得最好的视力。其中近视眼取最好视力的最低度数；远视眼取最好视力的最高度数。
4. 用交叉柱镜分别调整散光的轴向及度数。注意等效球镜：每减去 0.50D 的散光要增加 0.25D 的球镜。
5. 测定出球镜度数。
6. 同样遮盖右眼，左眼按 2～6 步骤检测出结果。

7. 去掉黑片，双眼同时注视，进行双眼平衡测试。双眼平衡测试需在双眼矫正视力相差不大的基础上进行。双眼平衡测试法在插片法中最简单的方法是遮盖法，我们以投影视力表为例：

（1）双眼打开后，同时注视视力表。

（2）取其最好视力的上一行视标，投影视力表中可以用单行视标。

（3）用黑片交替遮盖左、右眼，反复几次，并询问哪一只眼看得清楚。

（4）在其清楚的眼前加 +0.25D，再次用黑片交替遮盖左、右眼，并反复几次询问哪一只眼看得清楚。

（5）直到被检者感觉一样清楚，若不能一样清晰则以优势眼清晰为主。

（三）记录

1. 分别记录左右眼的屈光度数。
2. 记录矫正视力。

二、散光表验光

当我们在客观检查中没有发现散光，而被检者的矫正视力不能达到 1.0 时，或者采用客观验光散光值时矫正视力不理想的情况下，可以运用散光表来验证散光的方向和度数。步骤如下：

1. 去掉检查中所加的散光，对被检眼进行雾视，使视力在 0.5 左右。

2. 出示散光视力表（图 3-3-2）。

3. 让被检者说出感觉到几点钟方向的线条最黑、最清晰。若感觉所有的线条一样清晰或模糊，则结束散光表检查。

4. 若被检者感觉某点钟的线条最黑最清晰，则散光的轴向就为所看到清晰的钟点乘以 30°（例如：被检者报告 2 点钟和 8 点钟所在的线条清晰，那么轴向为 30°×2=60°）。

5. 若是有两条线感觉一样清晰或一样黑，则选择这两条线中间的线条作为轴向。（例如：若 3 点钟与 9 点钟所在的线条与 4 点钟和 10 点钟所在的线条一样清晰，则选择 3.5 所在的线条，即 30°×3.5=105° 作为轴向。）

6. 定好轴向后，增加 −0.25D 散光，询问被检者觉得哪条线最黑、最清晰。

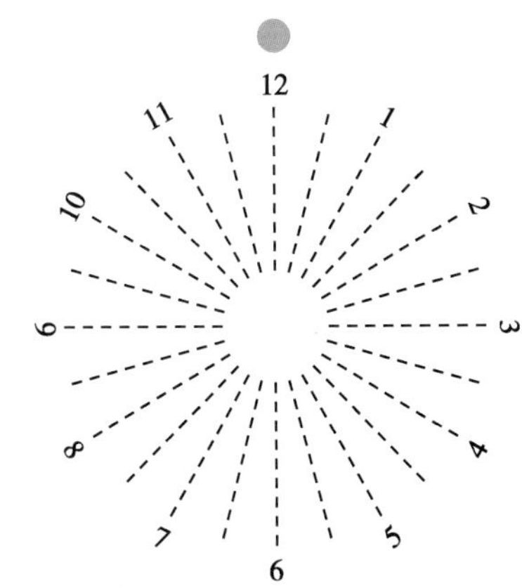

图 3-3-2 散光视力表

散光表在 5m 距离检查时，相当于 2 视角，所以裸眼远视力 0.5 以上可清晰分辨。散光表测散光是根据 Strum 光锥原理，散光眼所看到的某一方向的线条是清楚还是模糊，是由散光的轴向和程度而定。例如，看到 3 点钟方向清晰，说明被检者水平方向上的子午线屈光力强，其散光轴位在垂直方向上

7. 若被检者回答仍有线条觉得不清晰，则重复步骤 6，直到被检者回答一样清晰为止。

三、红绿实验

由于眼睛有色像差，白色光是由红、橙、黄、绿、青、蓝、紫七种颜色的光混合而成的复

合光，各种颜色光的波长、折射率不同，故白色光经过较密介质后会发生色散。由于红光的波长长，进入眼内后成像在视网膜后，而绿光的波长短，进入眼内后，成像在视网膜前，而介于两者之间的黄光成像在视网膜上，因此可以利用红绿视标来判定矫正球镜的终点（图 3-3-3）。正视眼的绿视标成像与红视标成像恰在视网膜两侧，因此会感觉两者一样清晰。

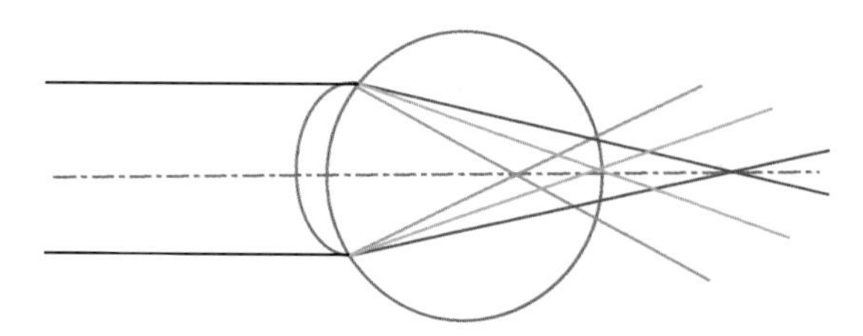

图 3-3-3 红绿实验原理

自然光线进入眼内后，屈光介质对光产生折射作用，红光由于波长长，成像在视网膜后，而绿光波长短成像于视网膜前，而介于两者之间的黄光成像在视网膜上。若被检者觉得红绿色里的视标一样清晰（黄光在视网膜上），则说明被检者屈光不正矫正完全。若觉得红色里的视标清楚，说明视网膜靠近红光（黄光在视网膜前），则近视欠矫、远视过矫。若绿色里的视标清晰，则视网膜更靠近绿光（黄光在视网膜后），说明近视过矫、远视欠矫

红绿实验一般应用于屈光检查初步结束后，用来判定所加球镜是否过矫还是欠矫。方法如下：

1. 出示红绿视标（图 3-3-4）。若被检者视力达到 1.0 可直接显示红绿视标，若不能达到 1.0，则选择被检者最好视力的上一、两行视标，然后用红绿覆盖。

2. 让被检者先看绿颜色里的视标，然后看红颜色里的视标，最后再看绿颜色里的视标，然后说出他感觉哪个颜色里的视标比较清晰（而不是比较亮、比较黑），或者是否一样清晰。若被检者有色觉障碍，可以让他说出是左边的视标清晰还是右边的视标清晰。

3. 若被检者说出红色视标清晰，则在验光结果上增加 −0.25DS，若绿颜色里的视标清晰，则增加 +0.25DS。

4. 重复步骤 2 和 3，直到被检者感觉一样清晰，若不一样清晰则第一次红绿试验以绿色视标清晰为止。

5. 去掉红绿视标，检查被检者矫正视力。

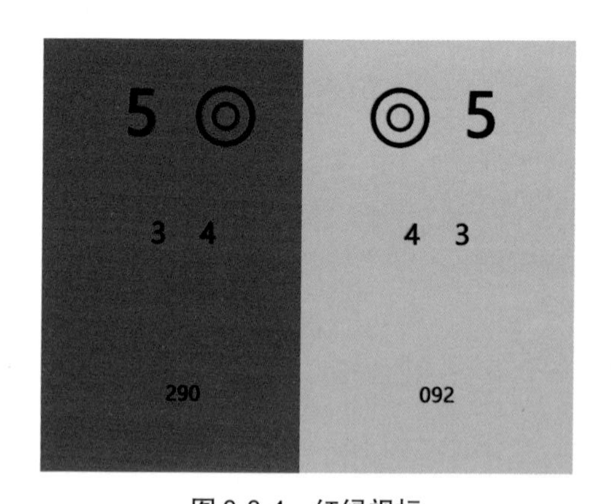

图 3-3-4 红绿视标

红绿颜色里的视标从大到小，适合不同视力被检者的测试需求

注意：

在这项检查中，某些被检者对某种颜色有偏好，会一直感觉一种颜色的视标清晰，若球镜的追加超过 0.75D，则说明此项检查的可靠性较差，应该放弃对被检者进行红绿实验。

四、交叉柱镜

（一）交叉柱镜组成

交叉柱镜（cross cylinder lens）是由两个轴向互相垂直，而度数相同符号相反的柱镜组成。我们通常使用的是 0.25D 以及 0.50D 的交叉柱镜。交叉柱镜的手柄与交叉柱镜的正轴和负轴的夹角均成 45°（图 3-3-5）。一般红点代表负柱镜的轴向，白点代表正柱镜的轴向。在使用交叉柱镜时一般先验证散光的轴向，然后验证散光的度数。但使用交叉柱镜必须满足一个前提，就是像散光束的最小弥散圆必须落在视网膜上。因此在使用交叉柱镜前，应充分矫正屈光不正，并且使用红绿实验验证。

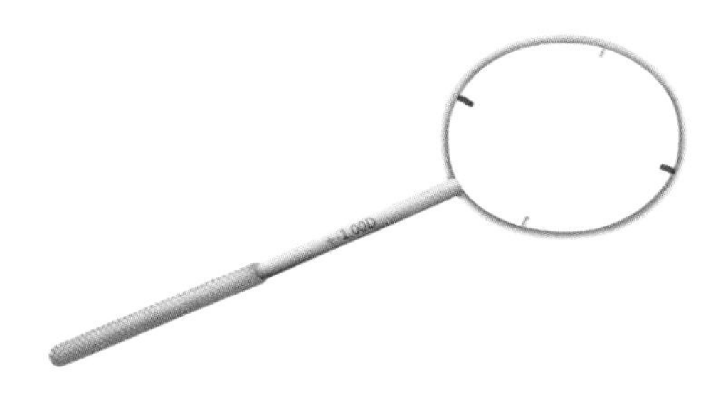

图 3-3-5 交叉柱镜

交叉柱镜常用于散光的检查，尤其是精确散光的度数和轴位。由符号相反度数相同的两个柱镜按轴位互相垂直叠合而成，实际上就是一个正负等焦量相同的混合镜片。以手柄为中心翻转，翻转前后可产生两个混合性散光镜度

（二）交叉柱镜的使用步骤

1. 选择被检者最好矫正视力的上 1～2 行视标作为注视视标，也可选择圆点视标（图 3-3-6）。

2. 将交叉柱镜的手柄置于初测柱镜的轴向位置。检查者反转交叉柱镜，告诉被检者将有两个镜片放置在他的眼前，让他比较哪一个清晰，还是一样清晰。

3. 若被检者称某一面比较清晰，则将柱镜的轴向往此面交叉柱镜的同号轴方向移动，也就是若柱镜为正镜，则轴向往清楚那一面的白点方向移动，若是负柱镜，则向清楚那一面的红点方向移动。一般采用“进 10 退 5”的原则，即是移动以 10° 为单位，调整后，再翻转交叉柱镜让被检者比较，若发现调过了，再退回时以 5° 为单位。

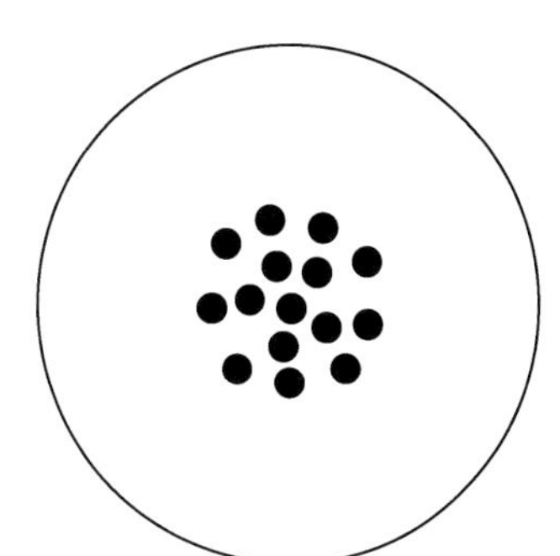

图 3-3-6 圆点视标

此视标主要配合交叉柱镜使用。由于反转交叉柱镜，会出现一面圆点清晰，另一面圆点相对模糊，检查者通过被检者应答，可增减散光轴位和度数

例如：初测柱镜为负柱镜，轴向在 165°。当被检者感觉某一面清晰时，此时红点在手柄下方，则将散光轴从 165° 移到 175°，手柄放置在 175° 上，然后再反转手柄，被检者感觉某一面清晰，此时，红点在手柄上方，则轴向退回 5°，从 175° 退到 170°。

4. 重复步骤 3，直到被检者感觉两面一样清晰。

5. 当轴向确定后，开始度数的确定。将交叉柱镜的红点或白点与前面交叉柱镜确定好的柱镜的轴重合。告诉被检者将有两个镜片置于眼前，比较哪一面清晰，还是一样清晰。

6. 若被检者称某一面比较清晰，则要增加或减少散光度数。也就是若所加初测柱镜为

正镜，而被检者感觉当白点与轴重合时清楚，就要增加正柱镜的度数，若是红点与轴重合时清楚，则要减少正柱镜的度数。

7. 重复步骤6，直到被检者感觉两面一样清晰。

五、综合验光仪验光

目前国际上公认的、标准的验光设备是综合验光仪(phoropter)，它又称为屈光组合镜，就是将各种测试镜片组合在一起。综合验光仪不仅被用于验光，也用于双眼视功能的检测。目前，市场上的综合验光仪分为手动和自动两种(图3-3-7)，虽然外观上看不一样，但是构成原理和部件都是一样的。

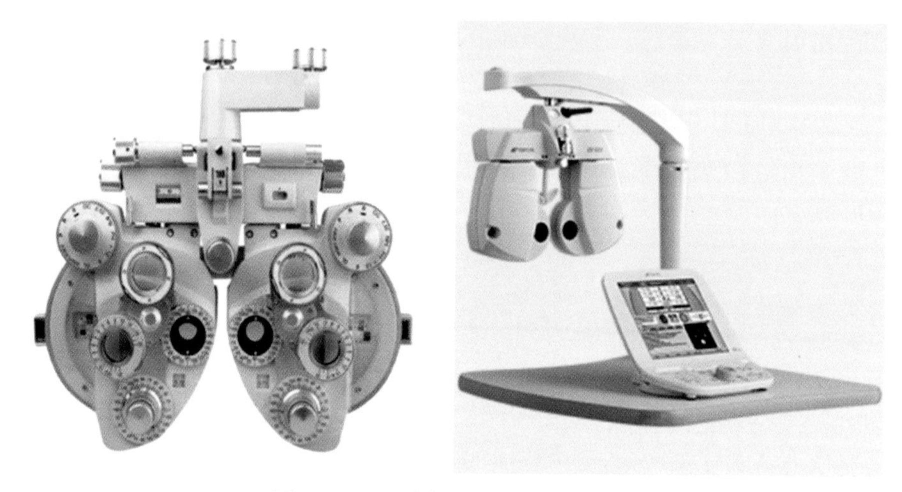

图3-3-7 手动与自动综合验光仪

综合验光仪将普通镜片箱内几乎所有的镜片都装入了它的转轮系统中，在临床操作上提供了比使用试镜架插片验光更有效、更快捷的镜片转换可能，适合于进行复杂的主观验光。不仅具有屈光不正的检查功能，还可以对眼外肌功能进行定量检查。常用综合验光仪有手动和自动两类。相对于手动综合验光仪，自动综合验光仪可有效减少验光师的工作强度，还可跟电脑验光仪、视标投影仪联机，根据视光检查项目直接匹配所需要的辅助镜片和检查视标，使用更方便、快捷

(一) 手动综合验光仪的组成和结构

综合验光仪一般由四部分组成：镜片调控部分、附属镜片部分、辅助设备部分以及调整部件。

1. 镜片调控(lens control) 又分为球镜调控和负柱镜调控两部分(图3-3-8)。

(1) 球镜调控：综合验光仪中两侧分别有两个球镜调控转轮，小的为球镜粗调转轮，以+3.00D的级距变化，大的为微调控轮，以+0.25D的级距变化。两组转轮加在一起，可以提供从+20.00D到−20.00D(以+0.25D的级距变化)的球镜范围。总度数可从球镜视窗中读出。

(2) 负柱镜调控：负柱镜镜片安装在一个旋转轮上，转动柱镜调控转轮可以改变柱镜度数和轴向。柱镜由两个旋转钮来控制，即柱镜度数旋转钮和柱镜轴向旋转钮；柱镜刻度显示柱镜度数，柱镜轴向由旋转钮的箭头所指位置。

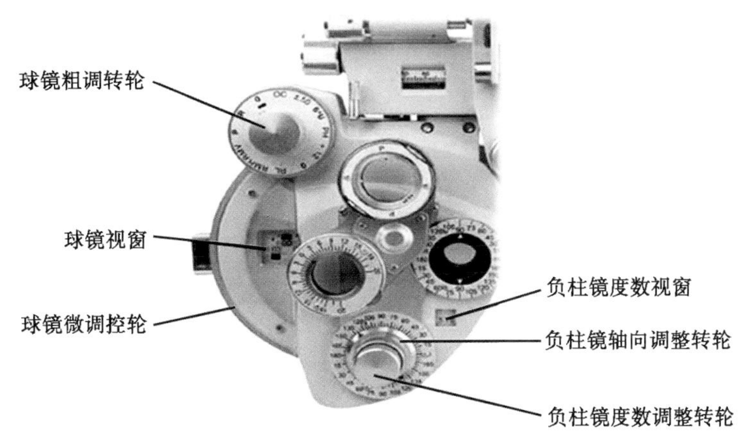

图 3-3-8 综合验光仪镜片调控部分

2. 附属镜片(auxiliary lens knob/aperture control)(图 3-3-9) 附属镜片有以下几种:

(1) O(open):无任何镜片。

(2) OC(occluded or BL, blank):遮盖片,表示被检眼完全被遮盖。

(3) R(retinoscopy lens aperture):若加入此镜片表示为了抵消检影验光工作距离所产生的相应屈光力,一般的综合验光仪为 +1.50D,也有的是 +2.00D,使用前需注意厂家的说明书。

(4) ±0.50D:为 ±0.50D 的交叉柱镜,用于测量调节超前或调节滞后。

(5) PH(pinholes):针孔镜,用于排除被检眼非屈光不正性视力不良。

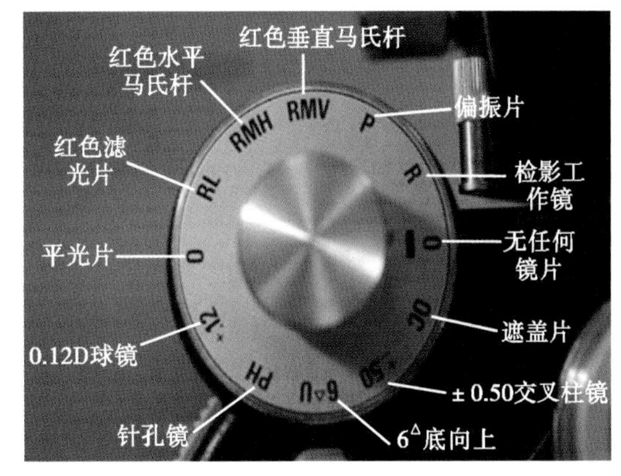

图 3-3-9 综合验光仪附属镜片部分

(6) RL(red lens):红色滤光片,配合另一眼绿色滤光片,用于检测双眼同时视功能、融合功能及隐斜等。

(7) RMH/RMV(Maddox rod):红色水平方向和垂直方向的 Maddox 杆,用于检测隐斜。

(8) P(polaroid):偏振片,一般是 P135° 和 P45° 两片,用于检测立体视或双眼平衡、影像不等固视差异及斜视等。

(9) 10I:底朝内的 10△棱镜度。

(10) 6U:底朝上的 6△棱镜度。

3. 辅助设备(ancillary units) 综合验光仪有 2～3 组辅助镜片,可以根据需要旋转至视孔前(图 3-3-10)。

(1) Jackson 交叉柱镜(Jackson cross cylinders):交叉柱镜上红点表示负柱镜的轴向,白点表示正柱镜的轴向,手柄位于偏离柱镜轴 45° 处。

(2) Risely 棱镜:棱镜转轮或 Risely 棱镜上有标记,指明棱镜底的位置和棱镜度数,当 0 刻度在水平子午线时,箭头所指为底朝上或底朝下;当 0 刻度在垂直子午线时,箭头朝内为底朝内,反之底朝外。

（3）Maddox 杆：有些综合验光仪将 Maddox 杆与附属镜片装在一起，有些综合验光仪将其装在光圈空位置处。

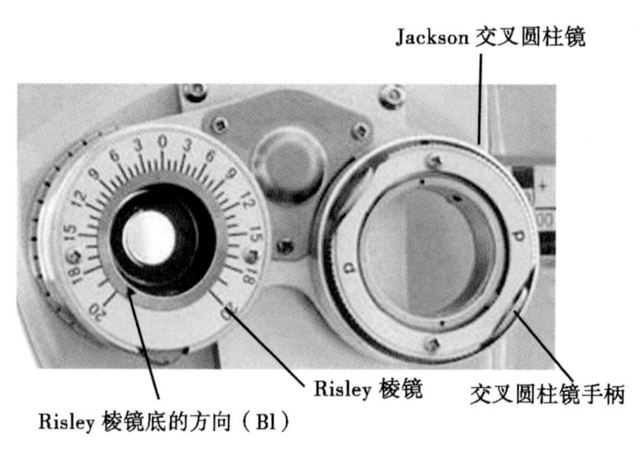

图 3-3-10 综合验光仪辅助设备

4．调整部件 为适应被检者，综合验光仪还装有一些调整部件，包括：瞳距旋钮、水平调整旋钮、后顶点距离调整旋钮、集合擎控制等（图 3-3-11）。

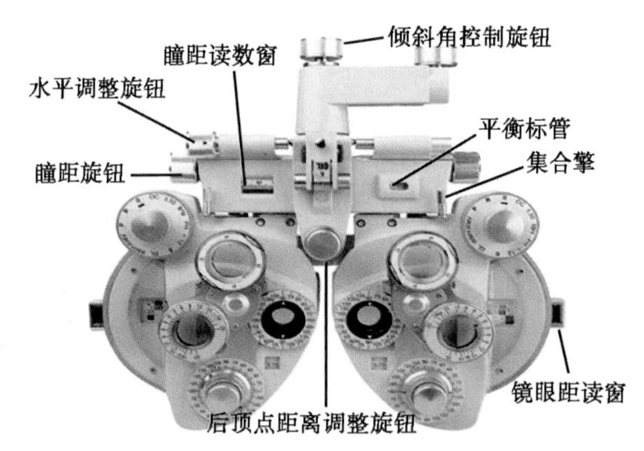

图 3-3-11 综合验光仪调整部件

（1）瞳距旋钮：保证镜片的光学中心位于瞳孔中央。

（2）水平调整旋钮：使综合验光仪保持水平位置。通常将平衡标管中的气泡调至正中央，使验光盘整体处于水平位，特别在散光检测时非常重要。

（3）后顶点距离调整旋钮：调整被测者角膜顶点与验光镜片之间的距离，模拟实际镜眼距离。检查时嘱被测者额部紧靠额托处，检查者从镜眼距读窗观察被测眼角膜顶点的位置。调整后顶点距离调整旋钮，使角膜顶点与三角所对直线相切，最长的直线表示为标准镜眼距 13.75mm，其余各线每条相隔 2mm。

（4）集合擎：在进行近距离检查时，将两侧集合擎往中间靠拢，瞳距会从远用瞳距转换成近用瞳距。

（5）倾斜角控制：使综合验光仪有一定的倾斜度，使之模拟眼镜架的前倾角。

（二）综合验光仪验光

1. 准备

（1）被检者坐在检查椅上，摘掉原眼镜。

（2）调整座椅高度，使被检者眼睛高度与检查者眼睛高度齐平。

（3）将综合验光仪与被检者接触的部位用酒精消毒。

（4）将综合验光仪放置在被检者眼前，调整瞳距、倾斜角、水平、镜眼距和验光头的高度，使被检者双眼位于视孔中心。

（5）检查优势眼。请被检者注视视力表最大视标，然后将双手伸直，两手的拇指和示指围成三角形，将视标放置在中间，然后依次闭上左右眼，看哪只眼睛看到的视标位置与双眼看到的位置相近，相近的眼即为优势眼。

（6）要求被检者在检影过程中双眼睁开，注视前方最大视标。

2. 使用综合验光仪进行主观验光　综合验光仪可以让被检者对验光的每一微小变化做出反应。验光过程分为两部分：单眼分别验光和双眼平衡的检查。

（1）单眼远距离主观验光：单眼主觉验光分为三个阶段：先找到初步有效的球镜矫正度数，称为“初步 MPMVA”（最大正镜化的最佳矫正视力，maximum plus to maximum visual acuity）；然后用交叉柱镜确定柱镜的轴向和度数（初步柱镜度数已经通过电脑验光或检影验光获得）；确定最后的球镜度数，称为“再次 MPMVA”。

1）初步 MPMVA：MPMVA 意味着对被检者使用尽可能高的正度数镜片或尽可能低的负度数镜片，来获得最佳矫正视力。单眼 MPMVA 的主要目的是控制被检者的调节，最常使用的方法是“雾视”。比较理想的“雾视”视力降至 0.2，双眼 0.3。在给予被检者雾视镜片后，在雾视的基础上，以 −0.25D 为基础逐渐增加镜片，视力逐渐提高，达到最佳视力后，利用红绿试验结束初步 MPMVA，此时红绿不能得到完全一样的结果时，可绿稍清楚（详见插片法和红绿实验）。

2）交叉柱镜确定散光：确定柱镜简单而标准的方法就是使用 Jackson 交叉柱镜（JCC，Jackson cross cylinder）。一般综合验光仪上的交叉柱镜为 ±0.25D，主子午线用红白点表示，红点表示负柱镜的轴，白点表示正柱镜的轴，两轴之间为平光等同镜，将交叉柱镜的手柄或手轮设计在平光度数的子午线上，JCC 的两条主子午线可以快速转换。

a. JCC 第一步是确定柱镜的轴向。具体步骤参见本章第三节交叉柱镜的使用。由于综合验光仪的柱镜一般设为负柱镜，因此在使用 JCC 检查时，轴向的调整总是朝着红点的方向移动，也称为“追红点”。

b. JCC 第二步是确定柱镜度数，具体方法参见本章第三节交叉柱镜的使用。

3）再次 MPMVA：再次 MPMVA 的操作步骤与初次 MPMVA 相同，只是终点的标准不一样。初次 MPMVA 是利用雾视方法控制调节，再次 MPMVA 时要考虑被检者的景深因素，因此终点的确认变得比较困难。一般有两种方法来确定检查的终点。

a. 采取红绿实验：此时不能完全一样清晰时，可红稍微清楚。

b. 若被检者比较合作，在视力达到 1.0 后，每增加 −0.25D，询问被检者“视标是变清楚了，还是变黑、变小了”，若回答“视标变黑、变小”，则停止增加镜片，退 −0.25D。

4）右眼完成验光后，遮盖右眼，左眼去遮盖，左眼验光步骤与右眼相同。

（2）双眼调节平衡　双眼调节平衡的目的是将“双眼的调节刺激等同起来”。这样才能达到双眼视物舒适，在老视验光中尤为重要。双眼平衡企图通过双眼的视觉均衡进一步将调节反应降为零。由于器械性调节的存在，以及单眼验光不容易将调节降为零，因此当有调节存在或双眼调节存在差异时，进行双眼平衡将有助于减少或消除这种潜在的误差。

> 注意：
> 双眼平衡只能用于双眼视力均已在单眼验光中达到同等清晰的情况下进行。

使用综合验光仪让双眼同时注视不同的视标，使整个系统更容易放松调节。方法如下：

1）双眼去遮盖同时雾视，雾视的标准度数为 +0.75D（必要时可增加雾视度数）。将雾视的视力降至 0.8 以下，但不能低于 0.5。若低于 0.5 则表示雾视度数太大，被检者无法对双眼平衡所需的心理物理做出精确的判断，从而会放弃放松调节的企图。

2）选择单行视标。

3）用垂直棱镜将双眼分离，即打破融像功能。使用综合验光仪上的 Risley 棱镜，分别在右眼前放上 3△～4△BU，左眼上放上 3△～4△BD，这样被检者能看到双像，左右眼各看到一个图像。像为上下两行相同的视标（图 3-3-12）。

4）让被检者比较上下两行视标，哪一行比较清楚或比较模糊，在比较清楚的眼前加雾视镜，直到两眼同样模糊。在此过程中必须保持两种状况：双眼均能看清视标以及双眼一直处于雾视状态。

5）双眼平衡的终点：是双眼看视标具有同样的清晰度，此时调节为零，到达该点后，将棱镜去除，进行双眼的 MPMVA，即双眼同时去雾视镜到达验光终点，其步骤同单眼的 MPMVA，只是双眼同时进行。

0.6　左眼所见

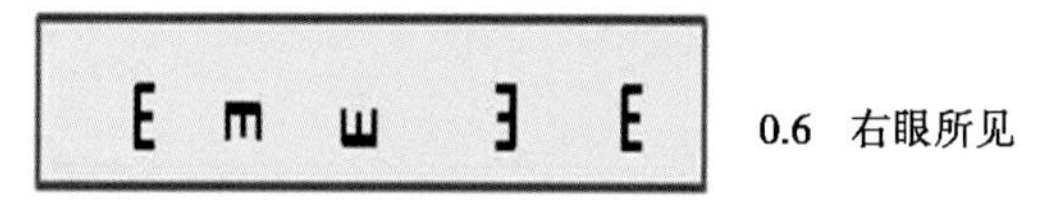

0.6　右眼所见

图 3-3-12　Risley 棱镜分离后左右眼所见到的视标
通过 Risley 棱镜将视标像可以分离成上下两行，右眼前加 BU 棱镜，视标像移向下方，左眼前加 BD 棱镜，视标像移向上方，双眼一起看时就可看到上下两行视标

六、视光门诊验光流程

（一）问诊

问诊对视光检查非常重要，有经验的验光师通过问诊就能对病人的眼部情况作出大概的判断，根据初步印象开具检查内容，使检查更有针对性，节约病人的时间，迈出与病人良好沟通的第一步。问诊至少应该包含以下内容：

1. 被检者的不适症状以及持续时间。
2. 被检者对视力的需求，是解决看近还是看远，或者两者兼顾。

3. 被检者对旧眼镜的评价，是满意还是不满意。

4. 被检者的既往眼病史和全身病史。

（二）视光初步检查

了解眼睛的基本状况，包括隐斜、斜视，眼球运动、融合功能、立体视、色觉及眼部神经传导功能的检查等内容。

（三）眼科检查

眼科检查的目的是排除眼部疾病，决定病人是否需要睫状肌麻痹验光和能否进行睫状肌麻痹。少年儿童由于调节力较强，在进行验光检查时，一般需要进行睫状肌麻痹，避免调节痉挛的影响，使验光结果更准确。因为药物对瞳孔有散大作用，又称为散瞳验光。散瞳验光的目的是通过药物麻痹睫状肌从而达到放松调节。对于部分低视力病人来说，由于屈光介质混浊，瞳孔散大后可通过不同的角度寻找混浊屈光介质的透明缝隙，评估视网膜反光的性质，从而确定屈光状态。散瞳属于医疗行为，因此散瞳验光应该是眼科医生根据病人的年龄、调节、既往戴镜史、眼位以及眼疾（图 3-3-13）情况等开具。

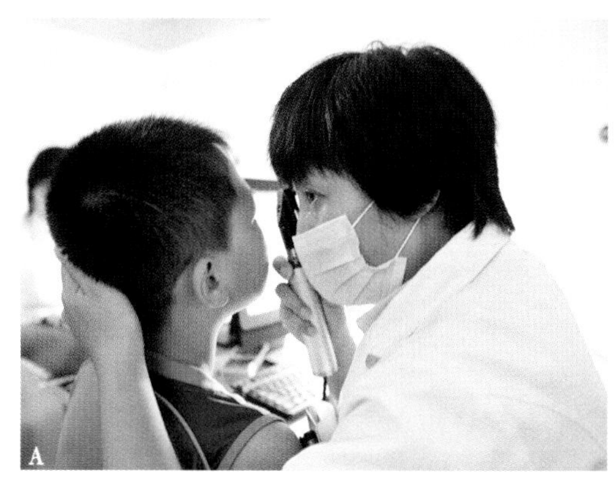

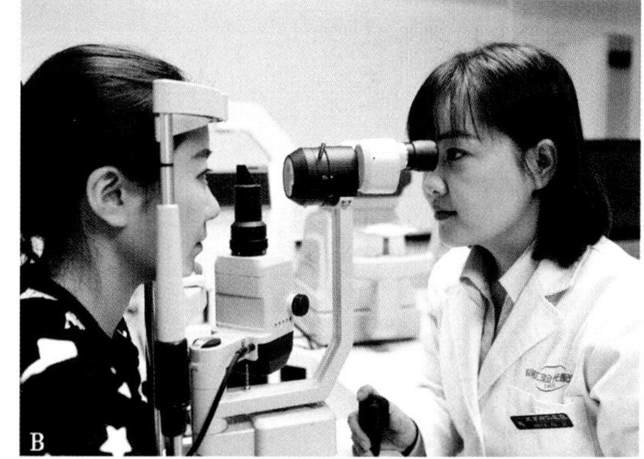

图 3-3-13 眼部检查

验光前需对被检者进行眼部检查，以排除影响视力的眼疾，指导验光师验光以及向被检者开具个性化配镜处方

（四）瞳距测量

瞳距是两眼瞳孔几何中心的水平距离，是眼镜处方中最为重要的参数（图 3-3-14）。瞳距如果测量不准将会影响戴镜的舒适性，时间久了会对眼睛健康造成危害（瞳距测量详见本章第六节）。

（五）验光

一般先做客观验光（电脑验光或检影验光），再做主观验光（图 3-3-15）。如需要睫状肌麻痹验光也建议先进行主观验光后再进行睫状肌麻痹，这样方便判断被检者调节状况。验光后分别记录结果。部分散瞳验光者建议待瞳孔恢复后进行复验。用 1% 阿托品眼膏散瞳者瞳孔 3～4 周后复验；用盐酸环喷托酯滴眼液散瞳者，一般瞳孔需要 3 天恢复；用复方托吡卡胺滴眼液者 1 天后复验。

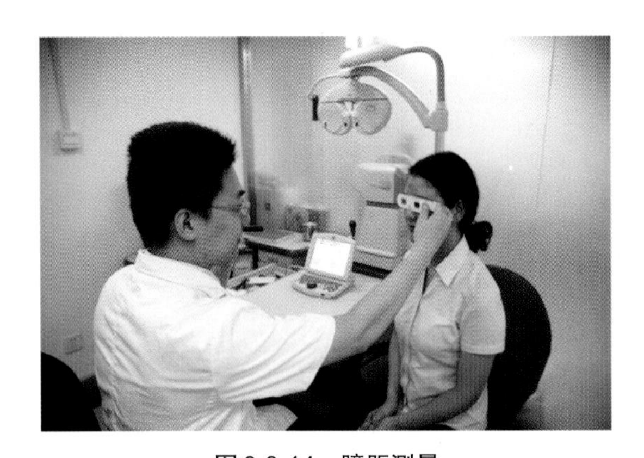

图 3-3-14 瞳距测量

验光师根据被检者的配镜需求，采用直尺为被检者测量瞳距

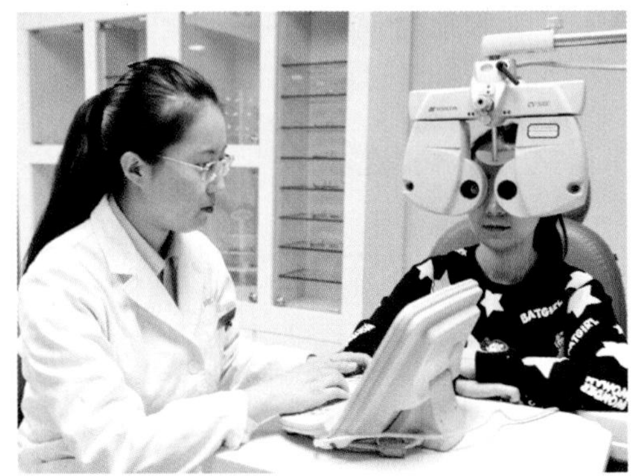

图 3-3-15 验光检查

使用综合验光仪为被检者进行主观验光，测出最好视力的最佳度数

（六）双眼视觉功能检查

对有视觉不适症状的被检者应进行双眼视觉功能检查，找到不适原因。

（七）试戴调整

复验或显然验光后，需要进行度数试戴体验，也就是将拟配的眼镜度数放在试镜架上由被检者配戴，并作主观认定。试镜时检查者要提示被检者注意可能会出现的问题。例如：是否头晕、眼胀、疲劳、眼痛、物体是否变形、倾斜、远用及近用是否清晰、戴镜是否持久等。根据被检者的回答或提出的问题，做出及时的调整，直到被检者满意为止。

（八）开具处方

验光师应参考被检者对旧眼镜以及试戴镜的评价，必要时要考虑其双眼视觉功能，不要片面追求单眼视力，要考虑双眼的协同工作。根据前面的检查结果，为被检者推荐最适合的眼镜处方。

第四节 老视验光

老视是一种生理现象，不是病理状态，也不属于屈光不正，是人们步入中老年后必然出现的视觉问题。随着年龄增长，眼调节能力逐渐下降，从而引起病人出现视近困难等症状，以至在近距离工作时，必须在其屈光不正矫正的基础上附加凸透镜才能有清晰的近视力，这种现象称为老视（presbyopia）。人们通常称之为“老花”或“老花眼”（图 3-4-1）。

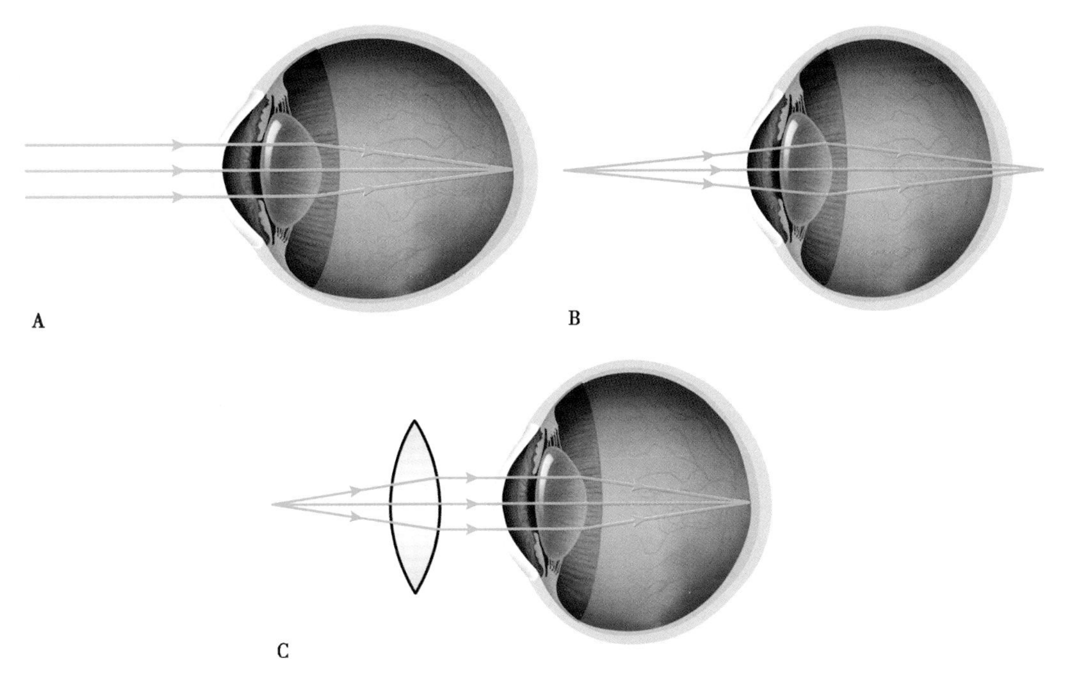

图 3-4-1　老视眼视近的补偿

A. 屈光正常的老视眼看远时不需要调节，外界景物成像在视网膜上　B. 看近时由于调节力下降，焦点在视网膜后，视近模糊　C. 在眼前戴上一定度数的凸透镜，通过凸透镜"补偿"调节，近处景物成像在视网膜上

一、年龄与调节

老视的实质是眼的调节能力的减退，年龄则是影响调节力的一个最主要的因素。调节即视近物，此时眼球屈光力增加，需通过睫状肌的收缩、悬韧带松弛和晶状体的塑形、变凸来实现。晶状体在一生中都在生长，赤道区的上皮细胞不断形成新纤维，向晶状体两侧添加新的皮质，并把老纤维挤向核区（图 3-4-2）。于是随着年龄的增加，晶状体囊弹性逐渐减退，晶状体逐渐坚实硬化，失去可塑性；睫状肌功能也逐渐变弱，导致调节功能逐渐减弱，随年龄增加而呈现绝对性下降，这一变化贯穿人的一生。

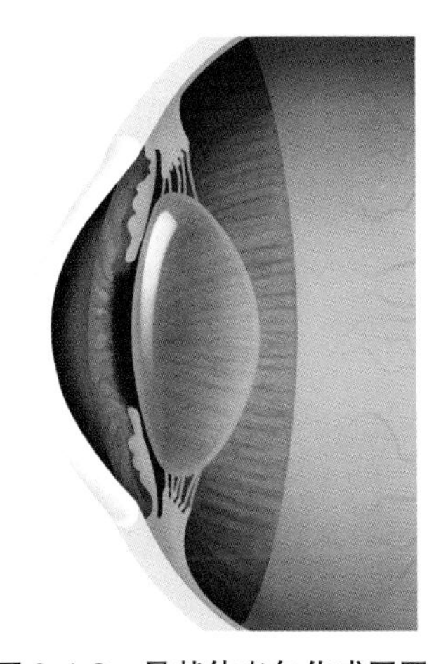

图 3-4-2　晶状体老年化成因图

随着年龄的增加，晶状体密度逐渐增加，弹性逐渐下降，变得越来越僵硬导致调节能力呈绝对性下降

在人生早期，人眼的调节力很大，约为 15.00～25.00D，随着年龄的增大，调节力也逐渐下降，每年大约减少 0.25～0.40D，到 40 岁左右，眼的调节力已不足以舒适地完成近距离工作，"老花"开始出现，到了 50 岁左右，调节力更低，大部分人需要进行老视矫正（图 3-4-3）。

Hofstetter 通过统计学分析，发现调节力与年龄呈线性关系，提出了年龄与老视关系的经验公式：

最小调节幅度 =15−0.25× 年龄（临床上最常引用）

平均调节幅度 =18.5−0.30× 年龄

最大调节幅度 =25−0.40× 年龄

例如：10岁，其最小调节幅度为15−10×0.25=12.25D，其平均调节幅度为18.5−10×0.3=15.50D，最大调节幅度=25−10×0.4=21.00D。

老视的出现是由于眼调节不足所造成的。当人们视近时所付出的调节力小于其调节幅度一半或以下时，才感觉舒适并能持久注视，若所需调节力大于调节幅度的一半时，则很可能就会出现老视症状。

例如：某人的习惯阅读距离是40cm，阅读时需要的调节力为2.50D（调节刺激等于阅读距离的倒数），若要舒适阅读，必须拥有两倍于所需调节力以上的调节幅度（即5.00D），则不容易出现疲劳症状，若调节幅度下降到5.00D以下，则可能出现老视症状。

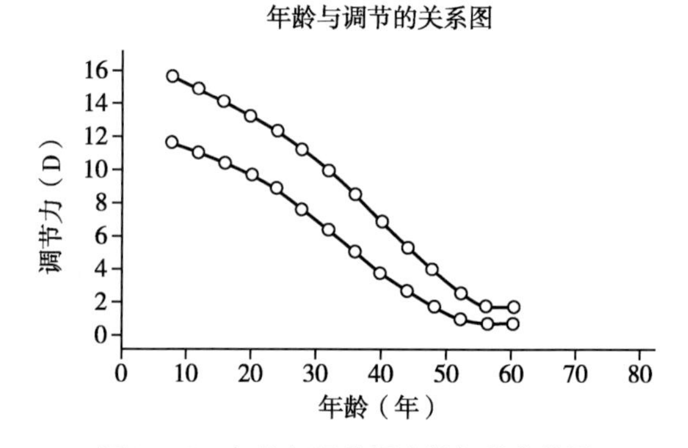

图3-4-3 年龄与调节幅度的相关曲线图

青少年时，调节力约为14.0D，其近点在7cm处。随着年龄增长，近点逐渐后退，36岁时已经退到14cm，其调节力为7.0D。到45岁时近点退到25cm，调节力只有4.0D。60岁时大约只保持1.0D的调节

二、影响老视发生发展的其他因素

处于同一年龄段的人，老视的发生也会在有的人中早一些、有的人中晚一些，这说明除了调节幅度外，老视的发生和发展还与其他因素有关。

（一）屈光不正

远视眼较近视眼在视近时需要更大的调节力，特别是在屈光不正未进行矫正时。无论是配戴框架眼镜还是接触镜进行矫正，远视眼比近视眼出现老视更早。戴角膜接触镜的近视者比戴普通框架眼镜者出现老视要早；刚好相反，远视配戴接触镜者老视症状出现的会晚一些。近视者配戴框架眼镜后，由于矫正镜片离角膜顶点存在一定距离，负透镜的棱镜效应减少了同样阅读距离的调节需求，因此近视者戴框架眼镜比戴隐形眼镜付出调节要少。所有的屈光不正眼均可出现老视。各种屈光不正眼出现老视的程度不一样。

（二）用眼习惯

调节需求直接与近工作距离及近工作量有关，工作距离越近则其调节需求越大。因此，长时间从事近距离精细工作者老视出现得较早，发展也较快。

（三）身高

个子高则相应地手臂更长，可以把阅读物放的更远，以提供更大的工作距离，也是一种减少调节需求的方法，因此高个子者出现老视症状要晚一些。

（四）地理位置

由于温度对晶状体的影响，生活在气温较高地区者会较早出现老视症状。如生活在赤道附近的人就比较早出现老视症状，而且老视进展也较其他地区快。

（五）药物影响

服用胰岛素、抗焦虑药、抗忧郁药、抗精神病药、抗组胺药、抗痉挛药和利尿药等的病人，由于药物对睫状肌的作用，会导致验光结果出现偏差。

（六）其他

近距离工作时的照明条件和全身健康状况等，如照明调节不足、身体健康状况不良均可能增加0.50D左右的老视。

三、老视的临床表现

老视者的不适感觉因人而异，与个人基础屈光状态、用眼习惯、职业及爱好等因素有关。

（一）视近困难

病人逐渐发现在日常工作距离阅读时，看不清楚小字体，会不自觉地将头后仰或者把书报拿到更远的地方，因为这样所需的调节力变小，字体容易看清，而且阅读距离随着年龄的增加而增加。

（二）视近不能持久，易疲劳

因为调节力减退，病人要在接近双眼调节极限的状态下近距离工作，所以不能持久；同时由于调节集合的联动效应，过度调节会引起过度的集合，故看近时易串行，字迹成双，最后无法阅读。某些病人甚至会出现眼胀、流泪以及头痛等视疲劳症状。

（三）喜欢在强照明下阅读或工作

因为足够的光线既增加了书本背景与文字之间的对比度，又能使病人瞳孔缩小，以减少像差和加大焦深，从而提高视力。

四、老视检测

老视验配的第一步应进行屈光不正检查，即进行规范的验光程序，准确验光并完全矫正屈光不正是老视验配成功的开端，因此，检查者必须建立这个观念，并首先掌握规范的验光程序。

在完全屈光矫正的基础上再进行近附加的测量，包括试验性近附加和精确近附加的确定。检查时需在标准工作距离和在双眼同时视的状态下进行。临床一般通过调节幅度（AMP）测量、融像性交叉柱镜（FCC）测量或根据病人年龄和屈光不正状况进行推测来确定试验性近附加；然后在以上初步阅读附加基础上通过负相对调节 / 正相对调节（NRA/PRA）来获得精确近附加。在精确近附加的基础上，还要根据配戴者的身材和个体需求，如习惯阅读距离，习惯阅读字体，以及试戴情况进行调整，最后确定处方。

（一）试验性近附加的确定

获得试验性近附加的方法主要有以下三种：

1. 测量调节幅度（amplitude，AMP） 根据“保留一半原则”确定初步近附加。临床上比较常用的获得调节幅度的方法主要有以下两种：

（1）移近 / 移远法：包括单眼测试和双眼测试两种，在老视验配中，更常用的是单眼测试，通常先测右眼，再测左眼（图 3-4-4）。

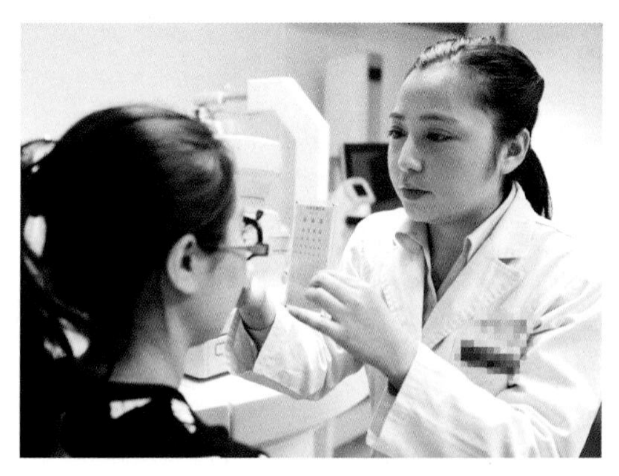

图 3-4-4 移近法测调节幅度

病人戴完全远矫正眼镜，验光师手持近用视标距离 40cm，让被检者注视最好近视力的上一行视标，然后将视标移向病人，直到病人报告视标持续模糊，测量此时视标到病人眼镜平面距离，然后将视标移远，直至视标变清晰。重复三次取平均值，然后换算成屈光力为调节幅度

步骤

① 让被检者一眼注视视标（近距最好视力的上一行视标），保持视标清晰。

② 然后缓慢将视标从眼前 40cm 移近被检者，直至被检者报告所注视的视标出现持续模糊为止。

③ 测量视标到眼镜平面的距离为移近法的终点。

④ 要求被检者仍注视该视标，检查者将视力表继续移近被检者使得视标模糊，然后缓慢移远，直到被检者报告视标再次变为清晰为止。

⑤ 测量近距离视力表离眼镜平面的距离为移远法的终点，分别换算成屈光度并取平均值即为测量的结果。

⑥ 记录检查结果。

根据调节幅度测量结果，计算试验性近附加。例如：测出病人调节幅度为 2.00D，病人习惯视近距离为 33cm，则实验性近附加 Add=3.00D−1/2×2.00D=2.00D（为视近清晰舒适持久，需保留调节幅度的一半）。

（2）负镜法：注视目标离被检眼的距离不变，在被检眼前额外加入负镜，被检眼要看清目标，必须多使用与负镜等量的调节力来抵消负镜的作用，保持物像聚焦在视网膜上。例如（图 3-4-5），注视目标离人眼的距离为 33cm，人眼为了看清目标已使用 3.00D 的调节力，额外加入 −1.00DS 的负镜后，人眼要看清目标，必须多使用 +1.00D 的调节力，来抵消负镜的作用，保持物像聚焦在视网膜上，因此该眼共使用了 4.00D 的调节力。

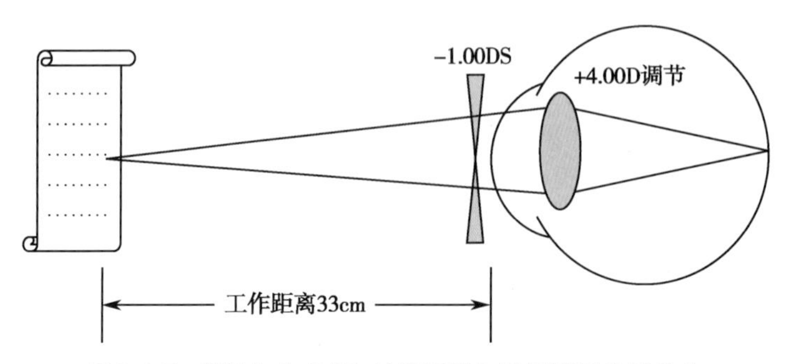

图 3-4-5 额外加入负镜，被检眼需多使用等量的调节力

步骤

① 被检者在屈光不正完全矫正的基础上进行。

② 给予充足的阅读照明。

③ 双眼分别进行检查，通常先测右眼，再测左眼。

④ 综合验光仪调至近距离检查状态，将近距离视力表固定在眼前 40cm 处。

⑤ 让被检者一眼注视视标（近距最好视力的上一行视标），保持视标清晰，并要求其在视标首次出现持续模糊时立即报告。

⑥ 逐步在被检者眼前增加负度数镜片，每次增加 −0.25DS，并不断询问被检者视标是否清晰，直至被检者报告视标出现持续模糊为止，退回前一片，记录所增加的负镜片的总屈光度。

⑦ 近距视力表放在眼前 40cm 处，因此计算调节幅度时应该加上负镜片总度数的绝对值加上工作距离的屈光度（2.50D）。例如：负镜法测出值为 2.50D，则调节幅度为 AMP=2.50D+2.50D=5.00D。

⑧ 同样步骤测量左眼。

（3）根据 Donder 调节幅度推算（表 3-4-1）：Donder 通过大量人员的临床测量结果，列出了不同年龄组的调节幅度情况，可以供验光师参考。从表中的调节幅度数据可以大致地推知，不同年龄组所需的阅读附加的范围。

表 3-4-1 Donder 调节幅度推算表

年龄（岁）	调节幅度 /D	年龄（岁）	调节幅度 /D
10	14.00	45	3.50
15	12.00	50	2.50
20	10.00	55	1.75
25	8.50	60	1.00
30	7.00	65	0.50
35	5.50	70	0.25
40	4.50	75	0.00

2. 以年龄和屈光不正状况为依据，直接推测试验性近附加度数　在原有屈光不正矫正的基础上，根据被检者年龄和屈光不正状况（表 3-4-2），双眼同时添加所选的近附加度数，然后要求被检者对阅读卡进行阅读。根据清晰度或舒适与否，可适当增加或减少阅读附加度数。

表 3-4-2 年龄和屈光不正状况确定初步近附加度数的参考值表

年龄（岁）	近附加 （近视 / 低度远视 / 高度远视）
38～43	+0.00/+0.75/+1.25
44～49	+0.75/+1.25/+1.75
50～56	+1.25/+1.75/+2.25
57～62	+1.75/+2.25/+2.50
大于 63	+2.25/+2.50/+2.50

3．融合性交叉柱镜（fused cross cylinder，FCC）测量 即通过测量被检者的调节滞后情况来确定其所需的试验近附加度数。融合性交叉柱镜测量法也是通过使用 JCC 来完成的（图 3-4-6）。FCC 视标为两组相互垂直的直线。检查时，在被检者眼前加上 ±0.50D 的交叉柱镜，将负柱镜的轴位（红点）置于 90°的方向上，视网膜上的像就会由于附加了交叉柱镜而从原来的一个焦点变成两条相互垂直的焦线。并且由于固定了交叉柱镜方向，所以水平焦线在视网膜前面 0.50D，而垂直焦线在视网膜后面 0.50D。

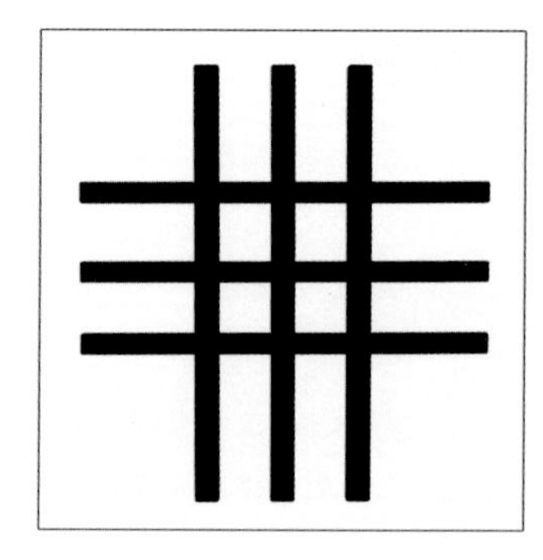

图 3-4-6 FCC 视标

此视标是由两组相互垂直的直线构成，检查时在被检者眼前放置融像性交叉柱镜，此时在病人眼内形成前后两条焦线，由于负柱镜轴放置在 90°的方向，水平焦线在视网膜前，垂直焦线在视网膜后

当被检者注视眼前 FCC 视标时，如果调节反应等于调节刺激，最小弥散斑落在视网膜上，则看到水平和垂直的两条线条一样清晰（图 3-4-7）；相反，如被检者的调节能力不足，那么，最小弥散斑就不能聚集在视网膜上，而是在视网膜后，从而感觉到横线比竖线清晰一些，这时逐渐在被检者眼前增加正镜，使整个光锥前移，直至最小弥散斑聚集在视网膜上，也就是被检者报告“横竖一样清”，那么，所加的正镜就是所需的初步近附加。这种方法比较适合老视初发的人群（图 3-4-8）。

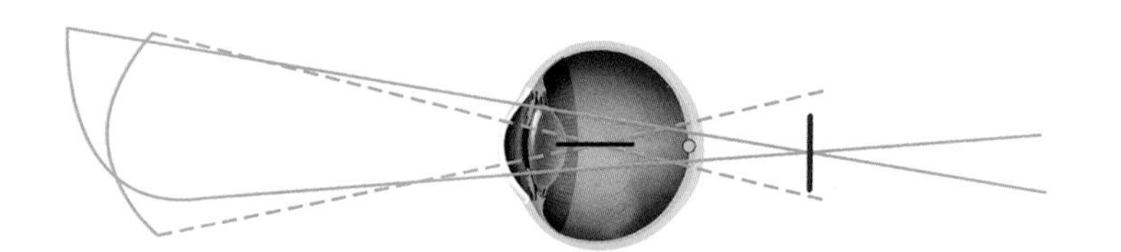

图 3-4-7 融合交叉柱镜 ±0.50DC 在视网膜上的成像图

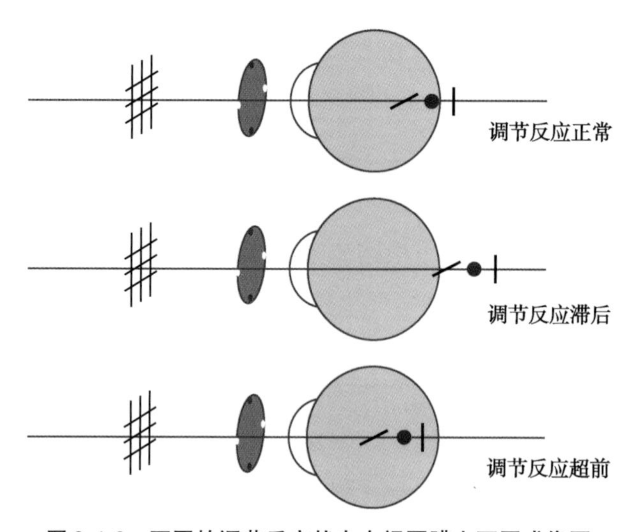

图 3-4-8 不同的调节反应状态在视网膜上不同成像图

眼前加上 ±0.50DC 交叉柱镜，视网膜上的像变成两条相互垂直的焦线，水平焦线在视网膜前面 0.50D，垂直焦线在视网膜后面 0.50D。调节反应正常者，觉两条焦线一样清晰，调节反应滞后者觉横线清晰，调节反应超前者觉竖线清晰

步骤

① 将 FCC 视标固定在眼前 40cm 处，双眼同时进行检查，环境保持昏暗使被检者景深减少，从而增加检测准确度。

② 在被检者眼前加上 ±0.50D 的交叉柱镜，并规定负柱镜的轴在 90°，并询问 FCC 视标中水平线和垂直线的清晰情况。

③ 如被检者报告垂直线条比横线条清，则减少照明。

④ 减低照明被检者仍然报告垂直线条较清，则翻转 JJC 后再比较，如被检者仍报告垂直线较清，则诊断其为“垂直偏好”；如被检者报告水平线较清，则诊断其为调节超前。

⑤ 一开始被检者就报告水平线条清晰或两组线条一样清晰，则在被检者双眼前同时以 +0.25D 的级率增加镜片度数，直至被检者报告垂直线条清晰（图 3-4-9）；然后，双眼再同时减少正度数，直至被检者报告水平和垂直线一样清；如没有报告一样清，则保留水平线清时的最后正度数作为终点。

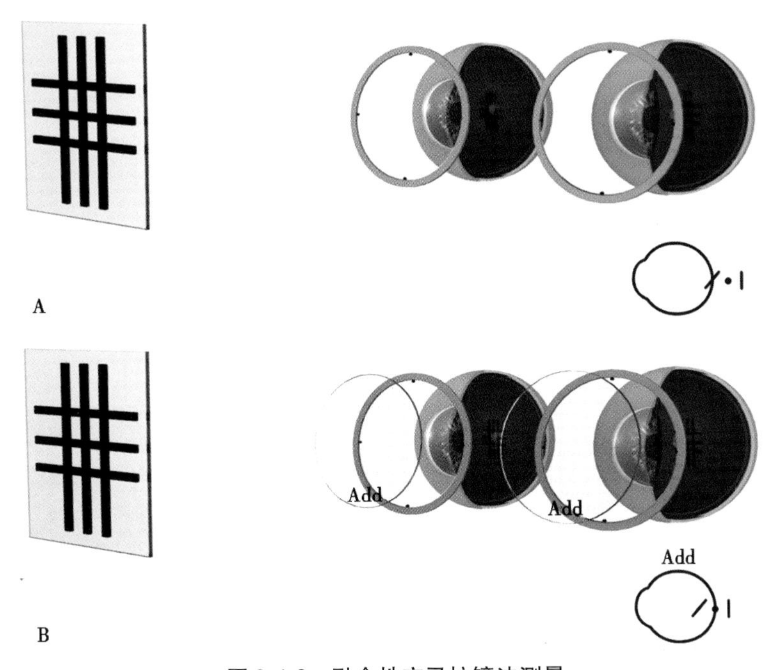

图 3-4-9 融合性交叉柱镜法测量

A. 老视眼眼前放置 ±0.50D 融合性交叉柱镜，注视 40cm 处 FCC 视标，被检者会感觉水平线清楚 B. 老视眼眼前同时以 +0.25D 的级率增加镜片度数后，直至被检者报告水平和垂直线一样清，记录前一个增加的度数

（二）精确近附加的确定

负相对调节 / 正相对调节（negative relative accommodation，NRA/positive relative accommodation，PRA）是指在集合相对稳定的状态下，双眼同时增减调节的能力。在试验性近附加的基础上，通过测量负相对调节 / 正相对调节获得精确近附加，将负相对调节和正相对调节检测结果相加后除以 2，所获度数加入到原试验性近附加的结果中，即为精确

近附加度数。

$$ADD=(NRA+PRA)/2+\text{试验性近附加度数}$$

步骤

① 综合验光仪上放置被检者先前测量得到的试验性近附加度数。

② 在充足照明环境，将近距离视力表（图 3-4-10）放置在眼前 40cm 处，让被检者注视最好视力的上一行视标。

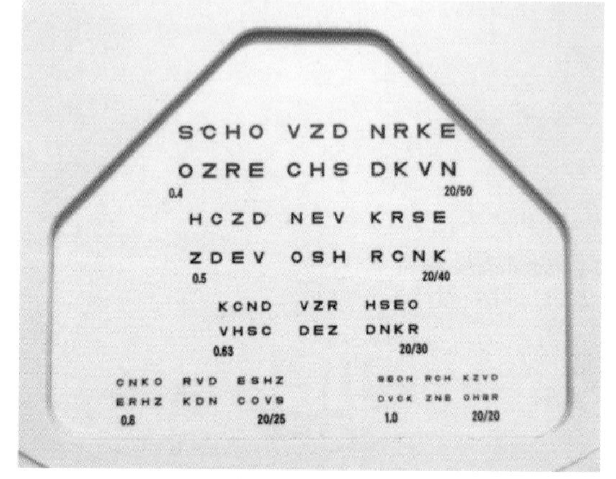

图 3-4-10 近距离视力表

③ 先进行 NRA 测量，即双眼前同时以 +0.25D 的级率增加正片度数，直至被检者报告视标出现持续模糊，退回前一片，记录在初始状态下所加正镜的度数为 NRA 检查结果（图 3-4-11）。

④ 再将度数重新调整到原先的试验性近附加度数，让被检者注视相同的视标并确认视标是清晰的。

⑤ 进行 PRA 测量，即双眼前同时以 −0.25D 的级率增加负片度数，直至被检者报告视标出现持续模糊，退回前一片，记录在初始状态下所加负镜的度数为 PRA 检查结果。

⑥ 精确近附加度数，ADD=（NRA+PRA）/2+ 试验性近附加度数。

⑦ 但在实际的验配过程中，还要根据被检者的个人具体情况，在该基础上进行调整以确定最后的处方。

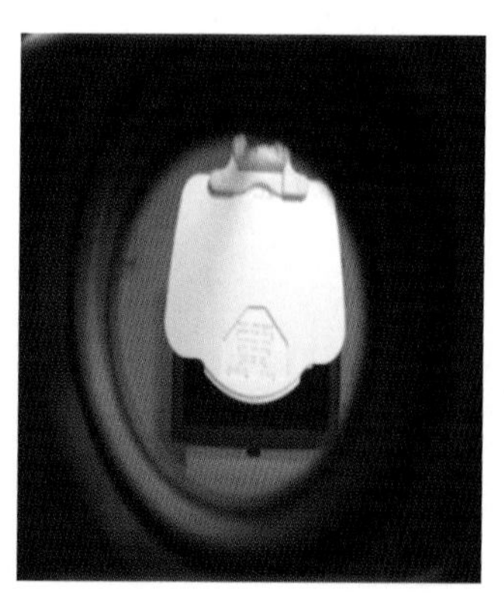

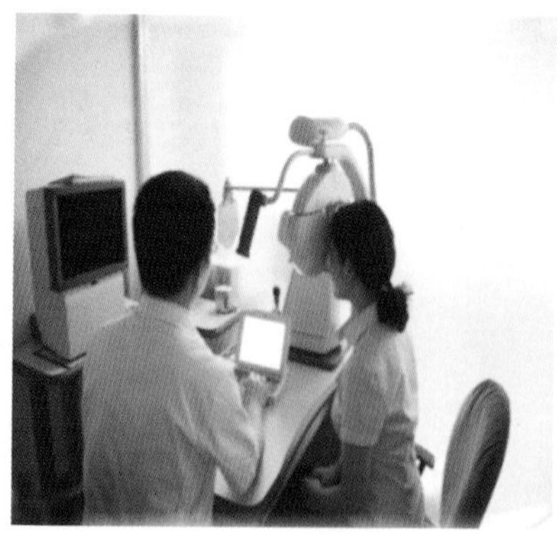

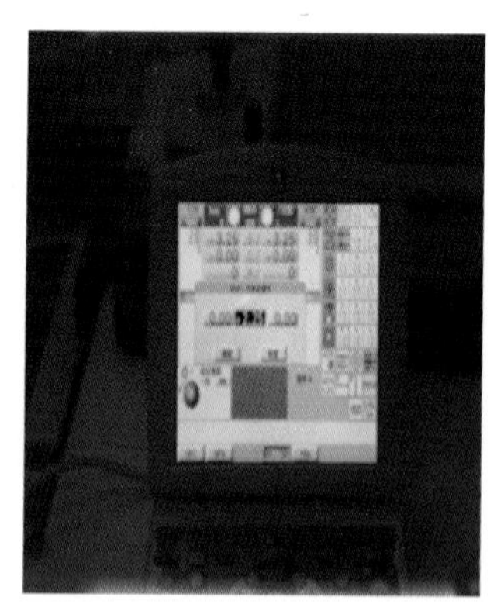

图 3-4-11 负相对调节 / 正相对调节检查（NRA/PRA）

将近用视力表放置在 40cm 处，让被检者注视最佳近视力上一行视标，进行 NRA/PRA 检查。检查 NRA 时加正镜度数，检查 PRA 时加负镜度数

（三）老视处方确定

老视的验光，先进行看远的完全矫正，在此基础上再加上试验性近附加，然后通过 NRA/PRA 检查精确近附加，确定处方还需要进行最后的试戴，因为每个人的视物习惯不

同，手臂长短不同，视近距离不同（前面的近距离检查均以 40cm 为标准），所以还需进行个性化的调整。

步骤

① 被检者配戴初步确定的近用度数。

② 请被检者将阅读材料放置于习惯的位置。

③ 检查者将阅读材料先移远，直到被检者报告持续模糊；然后将阅读材料移向被检者，直到报告持续模糊。

④ 以被检者的习惯阅读位置为标准，比较移远和移近的距离。

⑤ 根据比较结果，进行近附加的调整（表 3-4-3）。

表 3-4-3 近附加调整结果分析[1]

检查结果	指导意义及处理方法
若移远距离 > 移近距离	则近附加不足，增加正球镜
若移远距离 < 移近距离	则近附加过多，减少正球镜
若移远距离 = 移近距离	则近附加正好

五、老视的矫正

老视的矫正方式有很多，检查者可根据配戴者自身的用眼习惯进行推荐。例如，近距离工作少，偶尔使用，可推荐单光眼镜；如果想远近都要兼顾，可推荐双光或渐进多焦点镜片；若配戴者习惯配戴角膜接触镜，还可以进行角膜接触镜的老视验配；若是不喜欢戴镜可以推荐被检者考虑手术。

（一）框架眼镜

配戴框架透镜以补偿调节力的不足，是最经典有效的矫正老视的方法，根据镜片的设计不同，框架眼镜又分为单光镜、双光镜和渐进多焦点三种基本类型。

1. 单光镜 老视用单光镜（图 3-4-12）即单焦点透镜，其优点是价格相对便宜、对验配及镜片生产加工的要求相对较低，缺点是只可用于近距离工作使用，故使用性上欠方便，一般适宜于正视，同时视远、视近切换频率低的老视者使用。

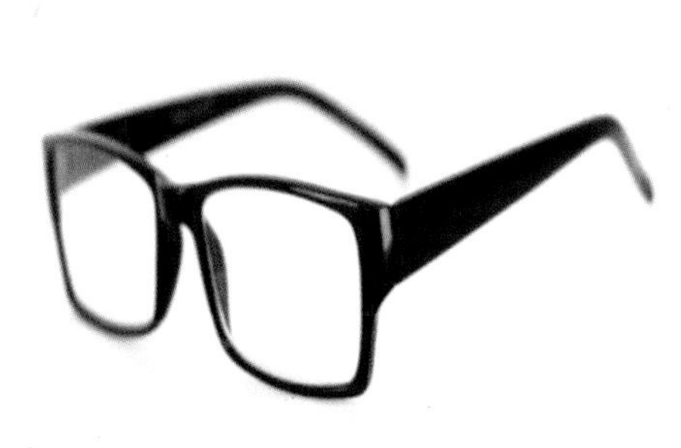

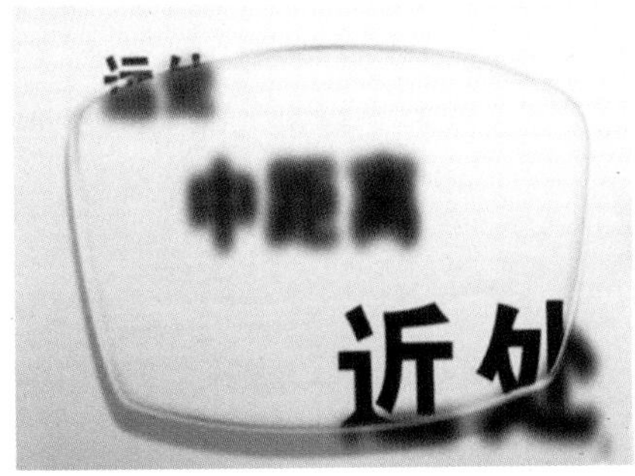

图 3-4-12 单光眼镜

老视单光镜片一般只能用于看近距离，看远和看中距离则物像模糊

2. 双光镜 用双光镜矫正老视是将两种不同屈光度整合在同一镜片上，使其成为具有两个不同屈光力区域即两个焦点的镜片，所以要求验光师对视远和视近分别进行矫正，并提供两种不同的镜片处方。显然，双光镜会更加有优势，因为省去了老视者频繁切换远用、近用眼镜的不便。

双光镜中将矫正视远的部分称为视远区，用作视近矫正的部分称为阅读区或视近区，两者屈光度的差值就是近附加的度数。因为视物的要求以及习惯，视远区通常安置在镜片上半部，视近区安置在镜片下半部；而且视远区的视场要比视近区的视场大（图 3-4-13）。双光镜根据视近区的附加工艺不同又分为整体型和熔合型两种。

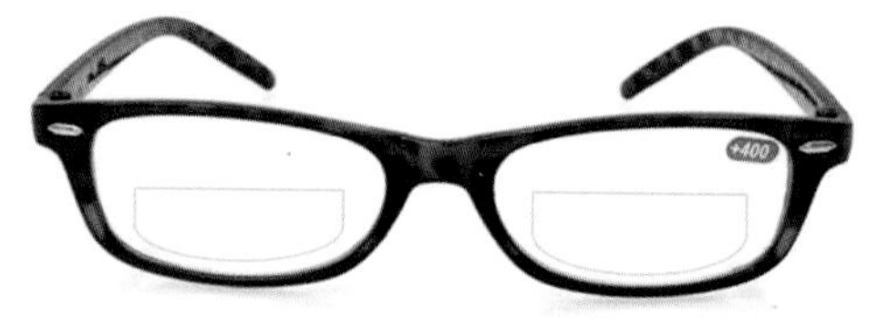

图 3-4-13 双光眼镜
双光眼镜，上半部用于看远，下半部用于看近，由于看近的子镜片是直接在远用镜片的基础上加工而成，有明显的分界线，相对来说美观度稍差

由于镜片的两个区域存在徒然不同的屈光力，所以双光镜片不可避免存在像跳和像位移的光学缺陷（图 3-4-14）。同时由于镜片被分为两个屈光区域，所以双光镜片或多或少会存在“分界线”的问题，容易“暴露年龄”。外观上显得不美观，验光师在开出双光老视镜处方时一定要跟老视者解释清楚。

3. 渐进多焦点镜 双光镜同时解决老视者视远、视近两种需求，当老视程度轻、眼睛还有一定的调节力时，可利用调节的增减分别通过视远区或视近区看清部分中距离的物体（即介于正常远距离与近距离之间）。可是，对于老视程度较高者，其眼的调节力很弱，如果仍然配戴双光镜，则其看中距离物体的清晰度会受到影响。

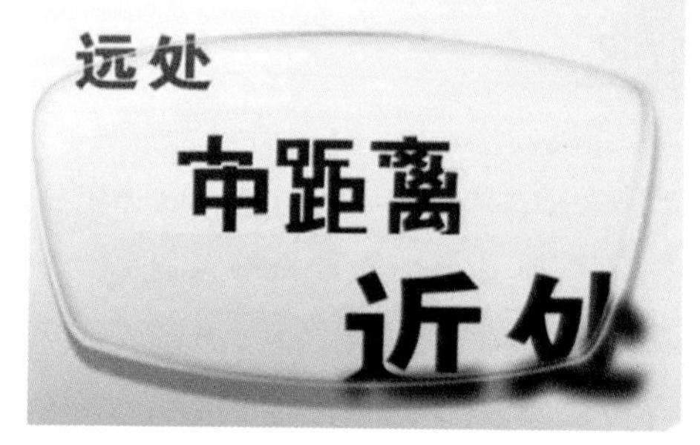

图 3-4-14 双光镜的视物效果
戴双光镜视物时，由看远向看近转换时，由于屈光度的改变，出现像跳现象

因此，若一个镜片能同时满足看近距离、中等距离和远距离物体的要求，将会是理想的老视矫正眼镜。近些年来，为了同时看清远、中、近距离并且避免“像跳”现象，也就是为达到对所有距离的物体都有一个清晰且连续性的视觉，渐进多焦点镜应运而生。

（1）设计原理：渐进多焦点镜是在整个镜片或者在镜片上的过渡区域内具有渐变的屈光度。渐进多焦点镜片的光学区分远光区、过渡区、近光区三部分。其远光区以及近光区的度数为固定值，也就是视远屈光度和视近屈光度（即视远屈光度加上近附加），而过渡区则是由视远屈光度向视近屈光度逐渐过渡的区域，也就是逐渐减少镜片正面的曲率半径（图 3-4-15）。

（2）优点：渐进多焦点镜在所有距离均可提供清晰的视觉；同时由于曲率的改变是逐渐过渡进行的，故在不同屈光度区域之间无“像跳”现象，分界线也很难用肉眼看出，整个镜片外表看来很像普通单光镜片，因此外形比较美观，不易“暴露年龄”。

（3）缺点：由于渐进多焦点镜片的特殊性，其屈光度是连续变化的，那么在屈光度变化区域的两侧必然存在像差，渐进多焦点镜片的周边不可避免地存在像差。像差的变化梯度

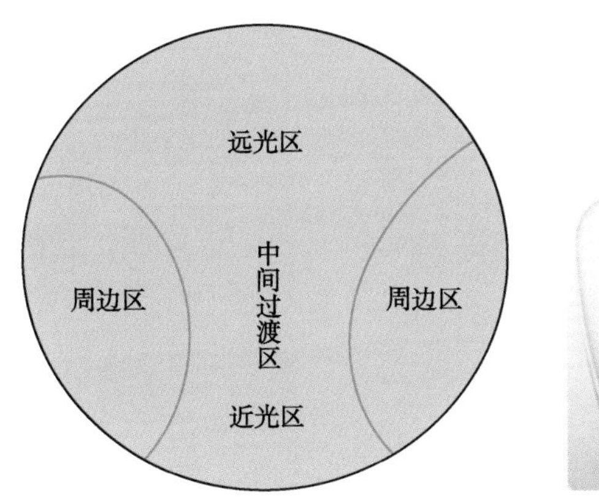

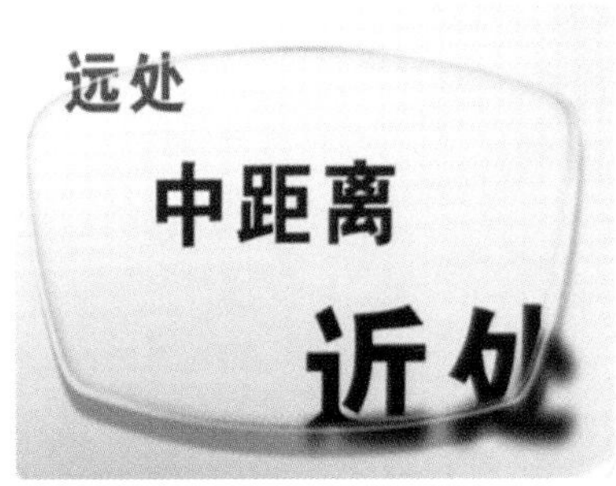

图 3-4-15 渐进镜设计原理

渐进多焦点镜片分远光区、过渡区、近光区三部分，可同时兼顾远、中、近三个距离的视物需求，获得满意的视物效果

和分布范围与视远区和视近区的大小以及过渡区的宽度和长度相关。因此，渐进多焦点镜使用时需要改变用眼习惯，练习从中央的视远区、过渡区和视近区视物，避免通过周边像差区视物，故要求眼球水平运动相应地减少，而用头位运动代替，这需要一个学习过程，通常原有近视眼并配戴眼镜者容易适用。另外，中、近距离的视野比较小，而且随着近附加度数的增加会变得更加明显；一些中度以上远视、较高散光和屈光参差明显者可能不适应这种镜片。此外，验配及加工的难度较单光镜和双光镜大，价格也较单光镜和双光镜贵。

但由于渐进多焦点镜具有独特的优点，而且其设计近些年也迅速发展，向着“更宽的视野范围”和“迅速的适应过程”这两个目标不断推陈出新，这也是渐进多焦点镜片使用者最为关注的问题。目前，渐进多焦点镜已在国内外得到广泛使用，成为中老年老视者的首选矫正方法。

（二）角膜接触镜

用于老视的接触镜有两种矫正方式：同时视型和单眼视型。

1. 同时视型　同时视型接触镜包括区域双焦、同心双焦、环区多焦和渐变多焦等类型（图 3-4-16）。此类接触镜要求中心定位良好，移动度小于 0.5mm。制订配镜处方时，要求适当减少其看近的正屈光度，并尽量增加其看远的正屈光度，使远近间的屈光度差缩小，这样可以减少配同时视型接触镜时出现的重叠光影现象，提高验配的成功率。对于这类接触镜的验配，视远屈光度正常的配戴者成功率较高。

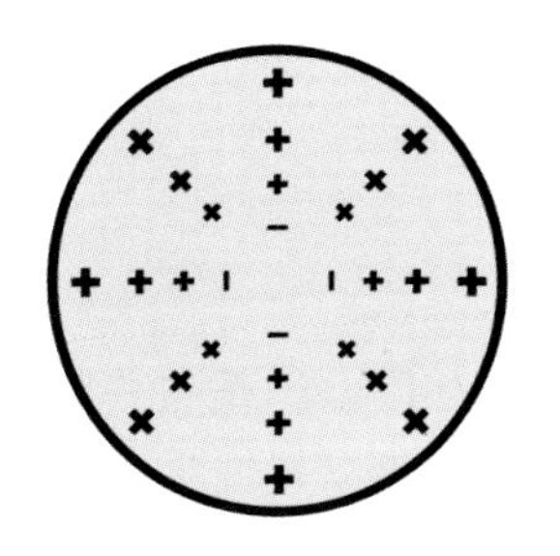
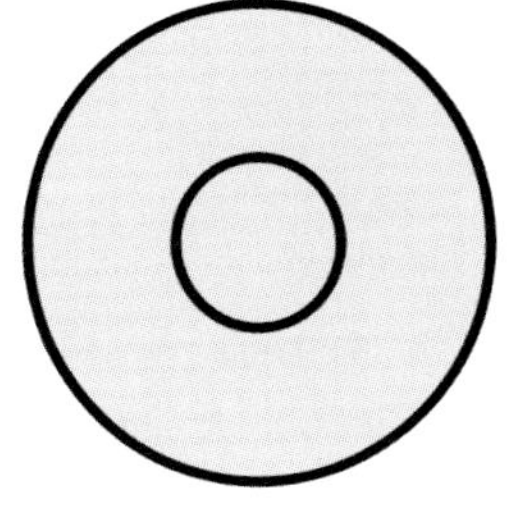
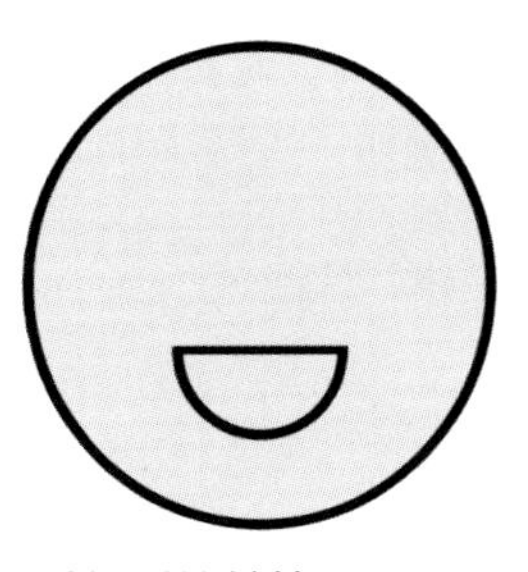
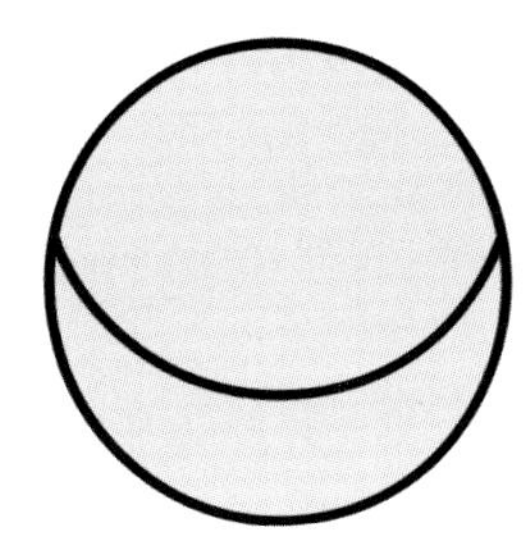

图 3-4-16 各种同时视型接触镜

2. 单眼视型　单眼视（monovision）的方法是矫正一眼远视力用于看远，矫正另一眼近视力用于看近。利用视觉皮质优先选择清晰像的原理来抑制一眼的模糊像。尽管同时视型接触镜不断发展和改进，但是单眼视作为一种经典的老视矫正方法，仍然具有相当高的成功率，特别适合年轻时一直配戴接触镜，而老年后依然希望配戴接触镜的老视者。

单眼视验配时，在一般检测的基础上，需要确认优势眼，通常将优势眼作为视远眼，另一眼为视近眼。也可以将近视度数较低的眼作为视远眼而近视度数较高的眼作为视近眼。

单眼视验配时，需要注意以下问题：

1. 由于老年人角膜敏感性降低，更应注意角膜健康和安全。
2. 有特殊双眼视觉要求者、大瞳孔者等不太适合。
3. 中高度散光者不太适合。

（三）手术治疗

老视的手术治疗可以分为以下两大类，一是以矫正老视为目的而开展的手术，包括角膜激光手术、射频热传导性角膜成形术和巩膜扩张术；另一类是在进行老年性白内障或其他眼内屈光手术时，利用现代晶状体技术同时达到改善老视的目的。

1. 经巩膜的老视手术　这种手术的目的是以 Schachar 的调节假说为基础，使晶状体赤道部与睫状肌之间的生理空间重新增加，前睫状肌纤维重新恢复张力，从而使已失去的调节力得以恢复。

2. 经角膜的老视手术　此手术的目的是改变角膜的形态，使角膜形成类似于一个多焦的镜片，从而满足被检者不同距离的需求。

第五节　低视力病人验光

对每位低视力病人都应该进行仔细的验光，这是对低视力进行评估的最基础最重要的环节，而且助视器的选择也需要根据验光结果而决定。低视力病人的完整验光过程应包括三个阶段。首先是初始阶段，主要收集有关病人眼部屈光状况的基本资料。在此阶段，电脑验光或检影验光非常重要，由于多数低视力病人伴有严重的眼疾，有时电脑验光仪不能测出屈光度，这就需要验光师具有丰富的检影经验。其次是精确阶段。在初始阶段的基础上使用镜片箱插片检查，根据病人对验光的每一步变化做出相应的反应，来进行屈光度的调整。在此阶段需要验光师耐心细致，鼓励病人进行视标的识别，只有这样才能找出适合病人的度数。第三步是试戴。验光师需要参考病人的旧镜度数和用眼习惯等，从众多种可能中得到一个适合病人的处方，使病人的矫正视力得以提高。

一、低视力病人的检影验光

低视力病人的检影验光基本方法与本章第二节介绍的检影验光方法相同。但是与普通检影验光不同的是，为低视力病人检影验光需要验光师具有丰富的验光经验以及细致耐心的态度。

注意事项

1. 检影距离 可缩短检影距离，找到能方便观察影动的位置。

2. 戴镜病人在戴镜的基础上进行检影，能发现屈光度变化程度。

3. 屈光介质混浊的病人，选择球状光检影镜要优于带状光检影镜。

4. 屈光介质混浊者，瞳孔散大后可通过不同的角度寻找混浊屈光介质的透明缝隙，评估视网膜反光的性质，从而确定屈光状态。

5. 眼球震颤的病人，寻找消除或减弱眼颤的眼位进行检影。

6. 非中心注视者，常采用周边注视，需适应病人的视轴，嘱病人注视检影镜光线。

7. 反光弱时检影镜片可大梯度变化，一般不小于1.00～2.00D，必要时可加大梯度变化。

二、低视力病人插片验光法

(一) 准备

1. 试镜片 建议使用大全直径(full-diameter)的试镜片，便于观察病人的眼球运动以及眼位变化。对于度数高的厚镜片，检查者可以先手持镜片让病人进行比较，当对屈光状态有了明确的评估后再放置于试镜架或镜片夹上(图3-5-1)。

2. 试镜架 试镜架应是可以调节并能在每只眼前可放置多个镜片(图3-5-2)。

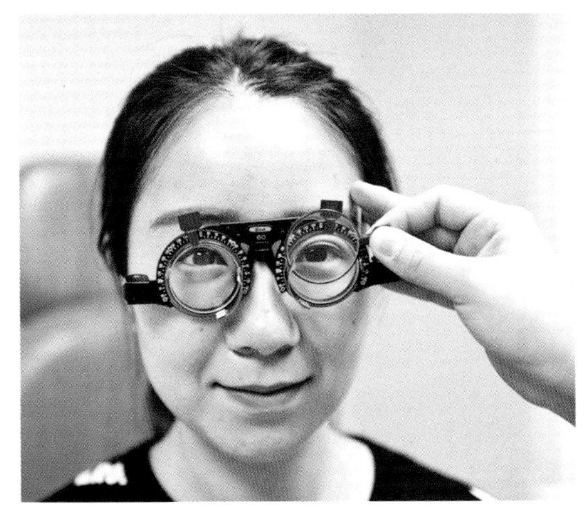

图3-5-1 大全直径的试镜片

为低视力病人插片时应使用直径较大的镜片，这样视野相对会大些，有利于获得满意的视物效果

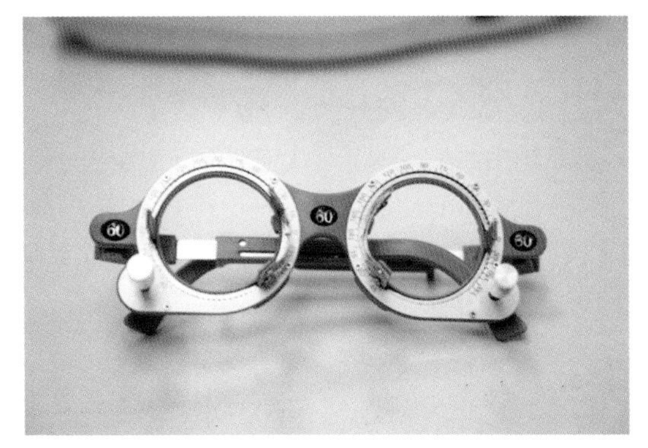

图3-5-2 可以放置多个镜片的试镜架

试镜架前后均有镜片位置夹，可以放置多个镜片

3. 试镜夹 试镜夹可以放置在病人原有的眼镜上，一般会有2～3个狭槽供放置试镜片。目前常见的试镜夹有Halber夹、Jannelli夹，Bommarito夹、Bernell夹等(图3-5-3)。

4. 远视力表 便携式可移动，有支架，可调节光源。

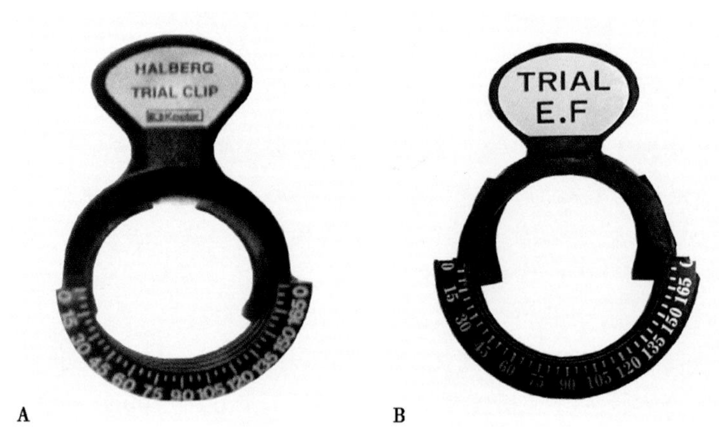

图 3-5-3 Halberg 夹和 E.F 夹

A. Halberg 夹 B. E.F 夹，可以放置在病人的旧眼镜前，帮助检查者在原有眼镜度数的基础上进行插片验光，增减度数

（二）操作步骤

1. 测量被检者的瞳距，选择与瞳距相符的试镜架，用黑片遮盖左眼。或者让被检者戴上惯用眼镜，将试镜夹置于眼镜上，遮盖左眼。

2. 用试镜架验光时，将右眼客观检查结果（电脑验光仪结果或检影结果）放置在试镜架上，让病人指出能看清的视标。

3. 选择最小可察觉差异（just noticeable difference，JND）的镜片让病人比较，找到病人感觉最清晰时的镜片。

> 如何选择最小可察觉差异的镜片呢？
>
> 1. 首先转换成 Snellen 视力，即检查距离（20 英尺）/ 设计距离（英尺）
>
> 2. JND=± 设计距离 ×0.01/2
>
> 举例：当病人视力 0.05，即 0.05=20/ 设计距离→设计距离 =400（英尺）
>
> JND=±400×0.01/2=±2.00D
>
> 当病人视力 0.1，即 0.1=20/ 设计距离→设计距离 =200（英尺）
>
> JND=±200×0.01/2=±1.00D
>
> 3. 因此，病人视力在 0.05 时，使用 ±2.00D 镜片进行比较，当病人视力上升到 0.1 时，可使用 ±1.00D 进行比较，以此类推。

4. 使用红绿视标覆盖病人最好视力的上一行视标，让病人先看绿颜色里的视标，再看红颜色里的视标，最后再注视绿颜色里的视标，比较两个颜色里哪个视标更清晰。如果红色里视标清晰，则增加负球镜，如果绿色清晰则增加正球镜，直到病人感觉一样清晰。但如果病人的晶状体是黄色的，则会感觉绿色视标较暗，验光时应注意。

5. 交叉柱镜精确散光轴向和散光度。使用手持交叉柱镜，其屈光度可为 ±0.50D，±0.75D 或 ±1.00D，度数的选择根据病人对离焦的敏感度而确定（表 3-5-1）。

表 3-5-1　交叉圆柱镜度数选择

视力	JCC 透镜度数
20/50 或更好	±0.25D JCC
20/60～20/100	±0.50D JCC
20/125～20/160	±0.75D JCC
20/200 或更差	±1.00D JCC

（1）确定散光轴：将交叉柱镜（图 3-5-4）的手柄置于客观验光时的散光轴向处，翻转交叉柱镜，让病人比较哪一面清晰，调整散光轴 10°～15°（如果客观验光是负柱镜则向红点方向移动，是正柱镜则向黑点方向移动），直到病人感觉两面一样清晰。

注意：

当难以确定时，可要求病人自己转动柱镜，当其感觉转到某一位置清晰时，就可以确定最清楚的位置就是轴向。

（2）精确散光度：将交叉柱镜的轴向与前面验证好的散光轴向处重合（如果客观验光是负柱镜，则红点与散光轴重合，是正柱镜则黑点与散光轴重合）。翻转交叉柱镜，让病人比较哪一面清晰，当红点面清晰时，则在原柱镜度数上增加负柱镜，当黑点面清晰时，则在原柱镜度数上增加正柱镜（具体增加数值，需依据选择交叉柱镜的度数），当增加量大于 0.50D 时，需要将球镜增减 0.25D，以确保最小弥散圆在视网膜上。最后达到两面一样清晰。

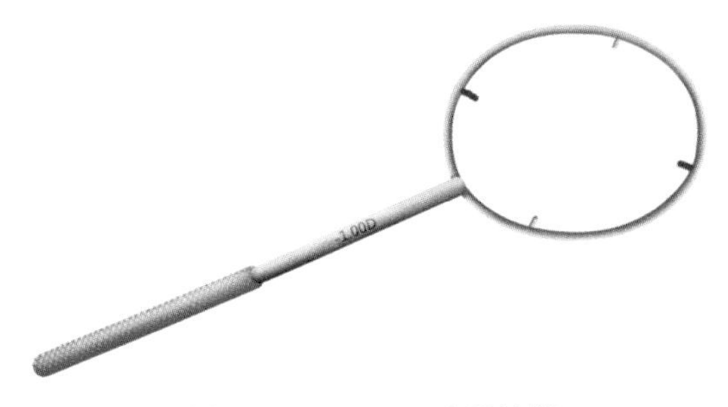

图 3-5-4　±1.00D 交叉柱镜

6. 检查最佳矫正视力，再次红绿测试。

7. 将遮盖片移至右眼，按前述方法检查左眼。

注意事项

如果使用的是镜片夹验光，则验光结束后，将所有镜片拿到焦度计上测量联合镜片的有效屈光度，而不是单纯地相加。

（三）注意事项

1. 验光时，检查者应一手扶镜架，另一手增减镜片。这样有利于镜片的稳定，且可增加病人的舒适度。

2. 为避免对有效屈光度带来的影响，当试镜架上有多块球镜片的时候，可把它们换算成一块镜片。

3. 增加高度数镜片时，为获得更大的有效镜片直径，建议使用两块度数稍低的镜片作组合，这种方法对偏心注视的病人更有利。

4. 球镜放在镜片夹后室，柱镜放在前室。

三、低视力病人验光辅助设备

（一）角膜地形图

角膜地形图（图 3-5-5）可用于确定高度散光。它可作为散光验光时的起点值与轴向的参考。

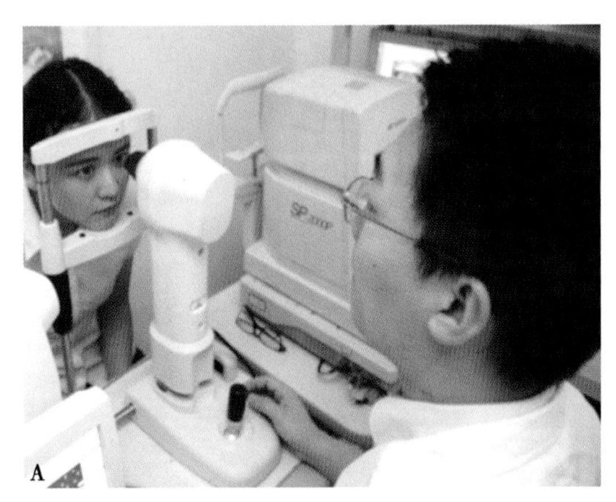

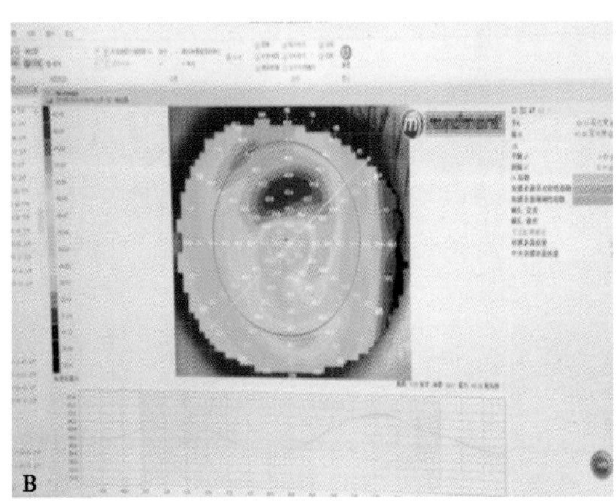

图 3-5-5 角膜地形图检查

为低视力病人进行角膜地形图检查，便于确定散光的度数和轴向，可作为验光时散光的初始参考值

（二）角膜曲率计

角膜曲率计（图 3-5-6）对低视力病人的散光检查非常重要，如圆锥角膜、角膜外伤、角膜炎症和手术造成的角膜不规则散光等。高度近视眼检影法验光红色反光不清晰的病人、白内障病人等均可以借助角膜曲率计测量角膜表面曲率差别所造成的散光和屈光力。

（三）裂隙片

裂隙片由于有针孔作用，可以增加景深，临床上可以用来检测不规则散光（图 3-5-7），例如：圆锥角膜、眼外伤术后以及翼状胬肉等眼疾造成的，用常规方法无法检测的散光。

（四）小孔片

小孔片（图 3-5-8）可以快速鉴别被检者的视力不佳究竟是由于屈光不正还是眼器质性病变而引起的。在没有复杂眼科设备的基层医院，小孔镜可作为判断眼部是否存在严重疾病的一种方法。

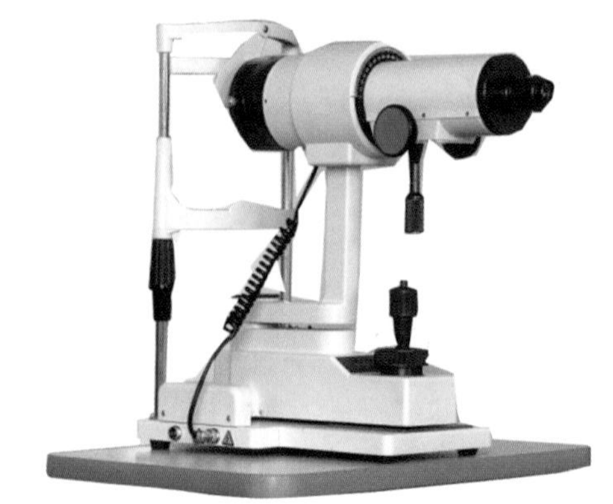

图 3-5-6 角膜曲率计

将角膜曲率计用于低视力病人的不规则角膜检查，可以测量出角膜散光

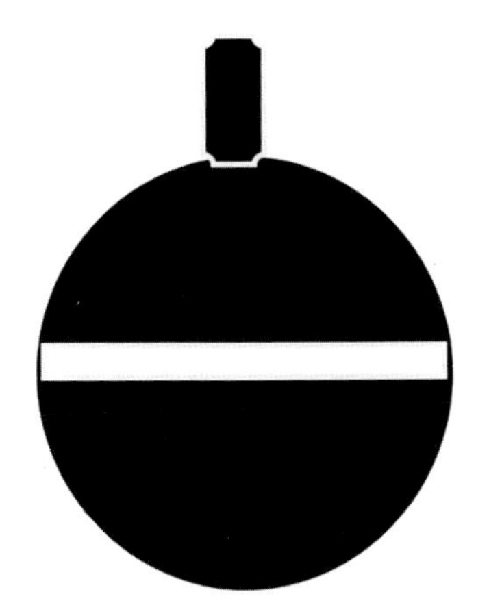

图 3-5-7 裂隙片

裂隙片一般用于散光轴向的检测。将裂隙片放置在试镜架上，让病人自己转动裂隙片，当某一方向清晰时，检查者在此方向上进行镜片的增减直至达到最佳视力。被检者继续转动裂隙片，某一方向最模糊时，检查者在此方向上进行镜片的增减直至达到最好视力。最后将两个方向上的度数进行矢量分解与合成，即可得到不规则散光的度数

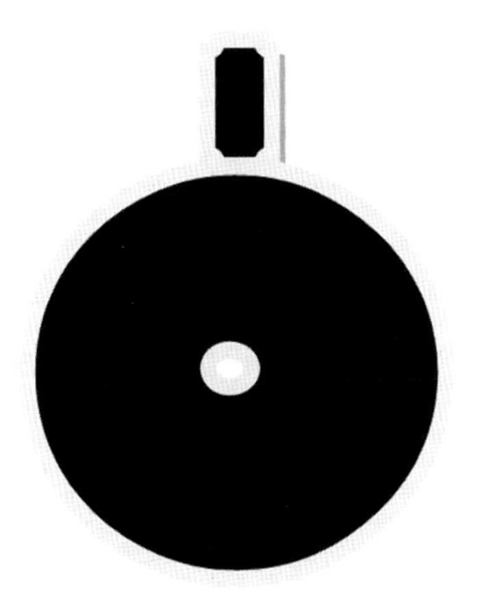

图 3-5-8 小孔片

小孔片放置在眼前，可以限制进入的光线，增加景深。选择小孔时不能孔径 <2.0mm，否则会增加衍射现象，孔径太大 >5.0mm，则会失去作用。若病人报告加小孔片后视物清晰，说明屈光矫正还不完全，需进一步检查；若加上后反而模糊，说明病人存在眼疾

四、低视力病人的验光注意事项

注意事项

1. 低视力病人验光也需遵循 MPMVA 原则（即最大正镜的最佳矫正视力）。
2. 先从右眼或好眼开始检查，双眼都要分别进行测量。
3. 鼓励病人积极进行视标辨认。
4. 允许病人转动眼位、头位、甚至体位获得最好视力。
5. 要记录裸眼和矫正视力以及单眼和双眼视力。
6. 如果病人带望远镜，也需检查戴镜视力，并记录望远镜的型号和放大率。

第六节 瞳 距 测 量

瞳距（pupil distance，PD）是双眼瞳孔中心的距离，处方书写时用 PD 表示，是验光后配镜处方的重要参数，因此瞳距测量技术非常重要。常规意义上瞳距的定义为人两眼瞳孔几何中心的水平距离，但在实际测量中我们很难准确地确定瞳孔的几何中心位置，因此常常用其他的测量方式来间接代替，常用的方法有测量两眼的瞳孔缘水平距离、测量两眼的角膜缘水平距离、测量两眼的角膜映光点水平距离等。当眼睛注视不同距离的位置时，由于集合作用，眼睛的位置也会发生变化，相应地瞳距也发生变化，因此针对不同的配镜目的，要分别测量远用瞳距和近用瞳距。瞳距测量不准可导致戴镜疲劳、复视等后果。

一、瞳距

（一）瞳距的分类

1. 远用瞳距　指病人看远时的瞳距，即指当两眼向无限远处平视时两眼瞳孔中心间的距离。

2. 近用瞳距　指病人注视近处目标，即阅读或近距离工作时瞳孔中心间的距离。

3. 双眼瞳距　右眼瞳孔中心到左眼瞳孔中心之间的距离。

4. 单眼瞳距　分别从右（左）眼瞳孔中心到鼻梁中线之间的距离（单眼、斜视及渐变镜验配时应用）（图 3-6-1）。

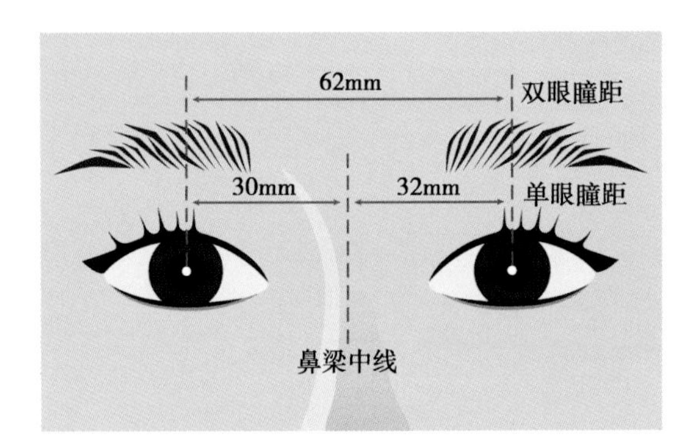

图 3-6-1　单眼瞳距和双眼瞳距测量图示

单眼瞳距测量是以鼻梁中线为基准，瞳孔中心到鼻梁中线的距离

（二）瞳距测量工具

1. 以 mm 为单位且易手持的直尺或瞳距仪。

2. 笔灯。

二、瞳距尺测量瞳距

在两眼瞳孔处于正常生理状态下，通常采用下述两种方法进行测量。

（一）双眼瞳距

1. 从右眼瞳孔中心点到左眼瞳孔中心点之间的距离（图 3-6-2）。

2. 从右眼瞳孔外缘（颞侧）到左眼瞳孔内缘（鼻侧）之间的距离（图 3-6-3）；或从右眼瞳孔内缘（鼻侧）到左眼瞳孔的外缘（颞侧）之间的距离（图 3-6-4）。

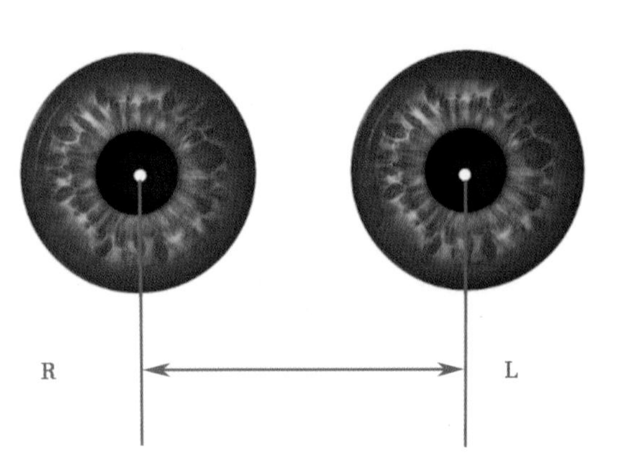

图 3-6-2　瞳孔中心点测量

从右眼瞳孔中心点到左眼瞳孔中心点之间的距离

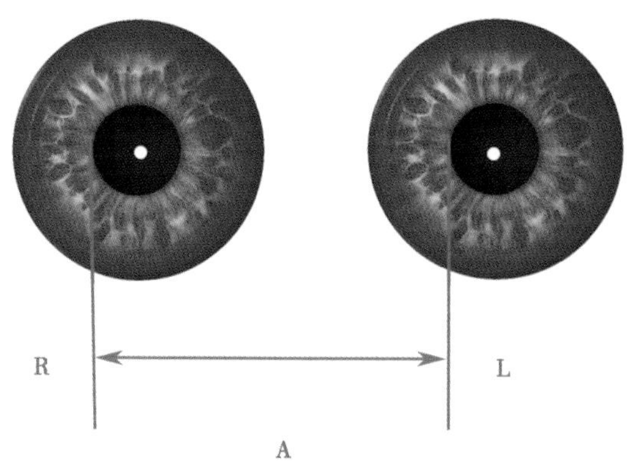

图 3-6-3 瞳孔缘测量

从右眼瞳孔外缘(颞侧)到左眼瞳孔内缘(鼻侧)之间的距离

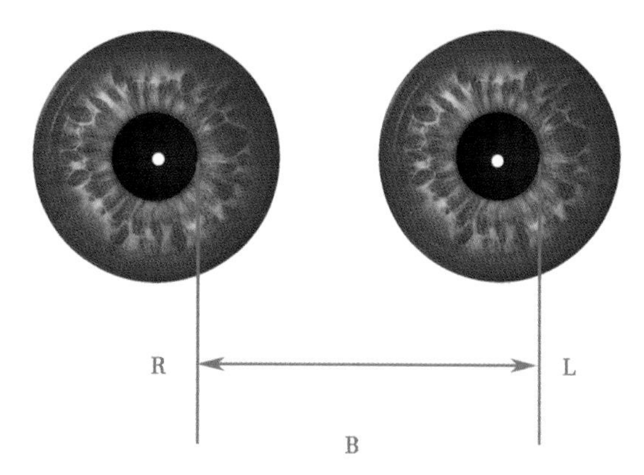

图 3-6-4 瞳孔缘测量

从右眼瞳孔内缘(鼻侧)到左眼瞳孔的外缘(颞侧)之间的距离

(二) 近用瞳距测量[3]

1. 角膜映光点测量方法步骤

(1) 检查者坐在被检者的正前方并且与被检者视线齐平。

(2) 检查者与被检者间距为近用工作距离，通常为 40cm。

(3) 检查者用右手大拇指和示指拿着直尺，其余手指靠在被检者的脸颊上，然后将直尺放在被检者鼻梁最低点处，并顺着鼻梁角度略倾斜(图 3-6-5)。

(4) 检查者闭上右眼，令被检者两眼注视检查者睁开的左眼，笔灯放置在检查者的左眼下方照射被检者的右眼(图 3-6-6)，此时检查者用左眼注视将直尺的“零位”对准被检者右眼的角膜映光点，并保持尺子不动。

(5) 检查者睁开右眼，仍然令被检者继续注视其左眼，用右眼来读取被检者左眼角膜映光点在直尺上的度数，此度数即为近用瞳距。

(6) 反复进行步骤(4)~(5)三次，取其平均值为近用瞳距。

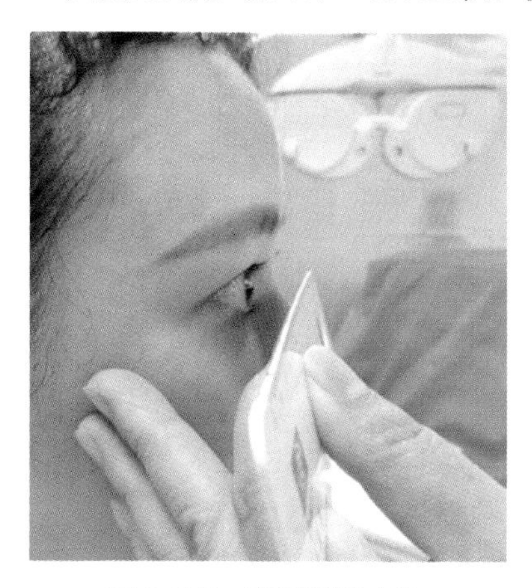

图 3-6-5 直尺测量方法

检查者用右手大拇指和示指持瞳距尺或直尺，其余手指支撑在病人的脸颊上，然后将瞳距尺放在鼻梁最低点处，并顺着鼻梁角度略为倾斜

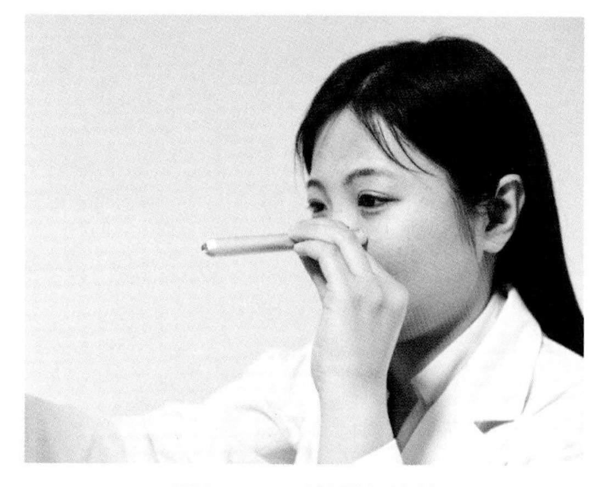

图 3-6-6 手持笔灯姿势

将笔灯放置在检查者睁开眼的下方照射被检者的检查眼

2. 角膜缘法步骤

（1）检查者坐在被检者的正前方并且与被检者视线齐平。

（2）检查者与被检者间距为近用工作距离，通常为40cm。

（3）检查者用右手大拇指和示指拿着直尺，其余手指靠在被检者的脸颊上，然后将直尺放置在被检者鼻梁最低点处，并顺着鼻梁角度略倾斜。

（4）检查者闭上右眼，令被检者两眼注视检查者睁开的左眼。

（5）检查者睁开右眼，仍然令被检者继续注视其左眼，用右眼来读取被检者右眼角膜内缘与左眼角膜外缘之间的距离。此度数即为近用瞳距。

（6）反复进行步骤（4）～（5）三次，取其平均值为近用瞳距。

（三）远用瞳距测量步骤（图3-6-7）

1. 角膜映光点测量法[4]

（1）检查者坐在被检者的正前方并且与被检者视线齐平。

（2）检查者与被检者间距为近用工作距离，通常为40cm。

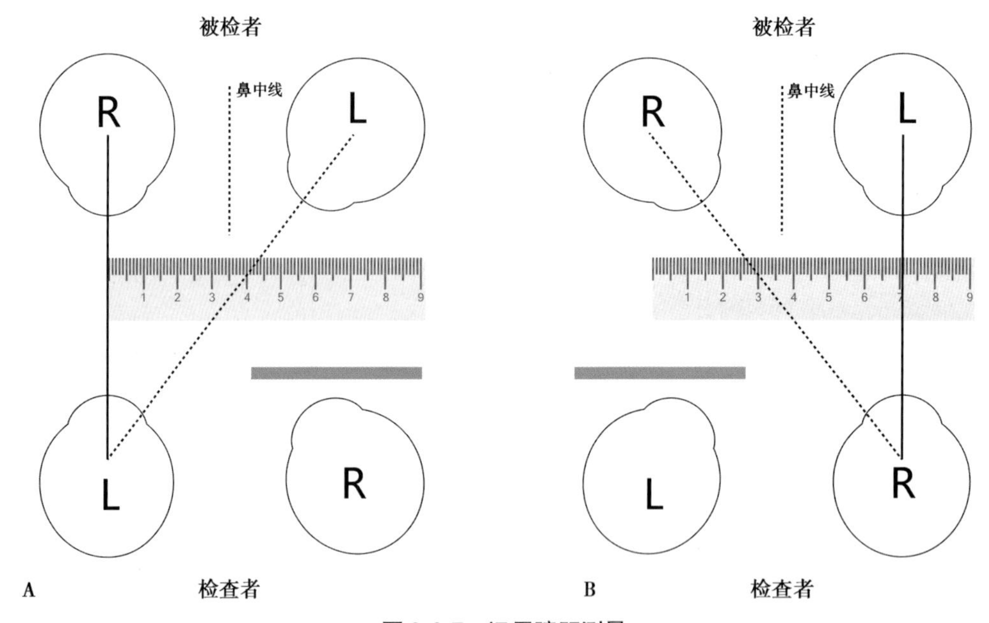

图3-6-7 远用瞳距测量

检查者与被检者相向而坐，视线齐平。检查者将直尺尽量靠近被检者鼻梁，直尺“0位”放置在鼻梁中线上，然后分别闭上眼睛，让被检者注视其睁开的眼睛，检查者读取对测量的角膜映光点位置，最后将两眼数值相加即为双眼远用瞳距

（3）检查者用右手大拇指和食指拿着瞳距尺，其余手指靠在被检者的脸颊上，然后将瞳距尺放在被检者鼻梁最低点处，并顺着鼻梁角度略倾斜，瞳距尺“0位”放置在鼻梁中线上。

（4）检查者闭上右眼，令被检者两眼注视检查者睁开的左眼，将笔灯放置在检查者的左眼下方照射被检者的右眼，此时检查者用左眼注视，将瞳距尺的刻度对准被检者右眼的角膜映光点，并保持尺子不动，记录右眼数值。

（5）检查者睁开右眼闭上左眼，令被检者左眼注视检查者右眼，将笔灯放置在检查者的右眼下方照射被检者的左眼，检查者右眼注视被检者左眼，准确读取瞳距尺在被检者左眼角膜映光点的数值，并记录左眼数值。

(6) 重复进行步骤(4)～(5)，如准确无误，左右眼数值之和即为被检者的远用瞳距。

注意事项

在检查中，虽然被检者未看远处，但被检者双眼直视检查者睁开的眼睛，就好像在注视远方，因此测出远用瞳距。

2. 单眼瞳距的测量　当病人鼻梁明显偏离脸部中线时，需测量单眼瞳距。

(1) 检查者与被检者相隔 40cm 的距离正面对坐，两者视线保持在同一高度。

(2) 检查者应分别从某眼的瞳孔中心测至偏鼻梁的中线以得到单眼瞳距。

(3) 精确的单眼瞳距测量需使用瞳距仪。

3. 特殊情况下的瞳距测量

(1) 两瞳孔大小不等：可分别测量从右瞳内缘及外缘至左瞳外缘及内缘的距离，然后取两次读数的平均值，即 PD=(AB+CD)/2(图 3-6-8)。

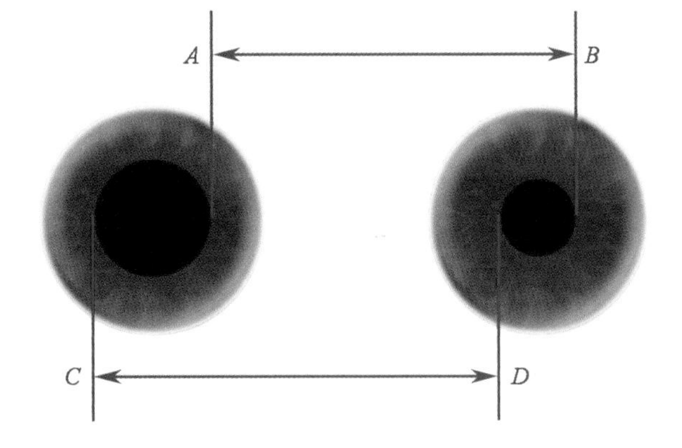

图 3-6-8　两瞳孔大小不等时瞳距的测量

当被检者双眼瞳孔大小不等，测量瞳距可以采取瞳孔缘法，即从一眼的鼻侧瞳孔缘到另一眼的颞侧瞳孔缘

(2) 两瞳孔位置不对称：即一眼或两眼的瞳孔不在虹膜中心位置，多见于外伤或老年性白内障手术后，其瞳距难测量，可用眼镜试戴以确定其值。

(3) 斜视眼的瞳距测量

1) 检查者与被检者相隔 40cm 的距离正面对坐，两者的视线保持在同一高度。

2) 检查者用右手大拇指和示指持瞳距尺或直尺，其余手指支撑在病人的脸颊上，然后将瞳距尺放在鼻梁最低点处，并顺着鼻梁角度略为倾斜。

3) 检查者闭上右眼，令病人右眼注视检查者左眼，检查者用左手将病人的左眼遮盖，并将瞳距尺的“0 位”对准病人右眼的瞳孔中心。

4) 检查者睁开右眼闭上左眼，令病人左眼注视检查者右眼，检查者用左手将病人的右眼遮盖，并读取瞳距尺在病人左眼瞳孔中心的数值，即为该病人瞳距。

注意事项

1. 检查者与病人的视线在测量时应始终保持在同一高度上(图 3-6-9)。
2. 瞳距尺勿触及患眼的睫毛，以免引起病人闭目反应。
3. 当瞳距尺确定“0 位”后，一定要拿稳瞳距尺，以免移动。
4. 让患眼注视指定的方向，不使其漂移不定。
5. 一般应反复测量 2～3 次，取其精确的数值。

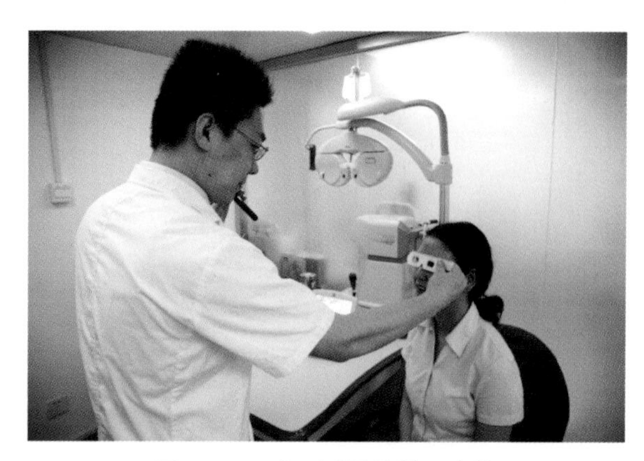

图 3-6-9 瞳距测量的错误姿势

瞳距测量时检查者视线高于被检者，直尺远离被检者，“0 位”未对准鼻梁中线，笔灯放在脸旁而不是睁开眼的下方都是错误的

三、瞳距仪测量瞳距

瞳距尺使用比较方便、快捷，经验丰富的验光师可以得到准确的结果，但对于初学验光的从业人员，使用瞳距仪可以得到正确、精准的结果。多数瞳距仪是角膜反射式，即通过寻找角膜映光点的位置来得出瞳距。

瞳距仪仪器结构

1. 常见的角膜反射式瞳距仪结构（图 3-6-10）

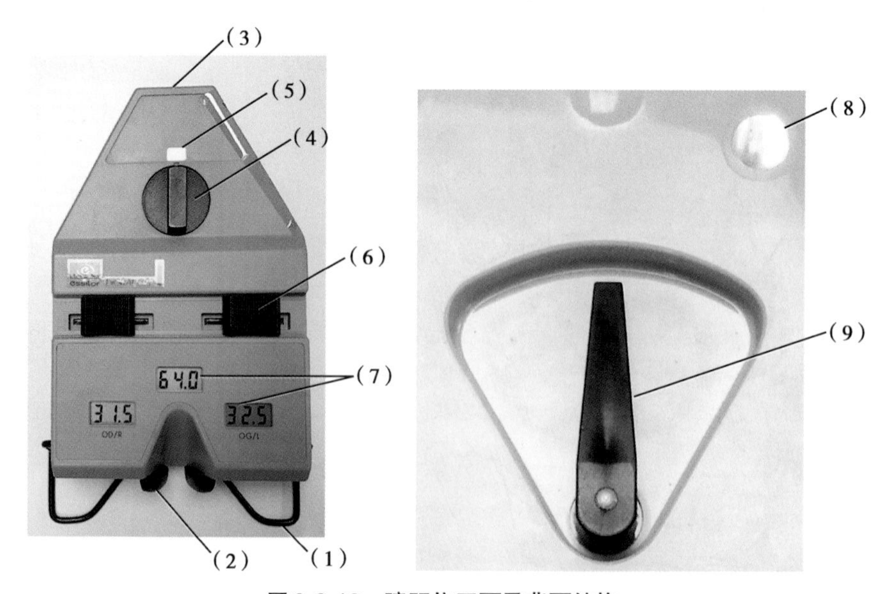

图 3-6-10 瞳距仪正面及背面结构

（1）额部 （2）鼻梁部 （3）检查者观察窗 （4）注视距离键 （5）注视距离显示窗 （6）PD 可调键 （7）数值显示窗（单眼 / 双眼） （8）电源开关 （9）遮盖板键

此处，仪器内部有 PD 指针，绿色固视目标，角膜准线等

2. 瞳距仪测量步骤

(1) 首先按测量远用瞳距或近用瞳距的要求，将注视距离键调整到注视距离数值∞或40mm标记▲的位置上。

(2) 打开电源开关。

(3) 检查者手持瞳距仪（图 3-6-11），将瞳距仪的额部和鼻梁部放置在被检者的前额和鼻梁处（图 3-6-12）。

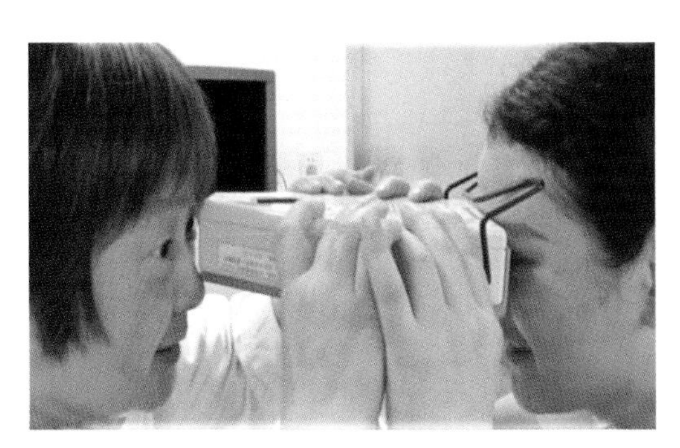

图 3-6-11 瞳距仪检查

检查者手持瞳距仪，与被检者视线齐平

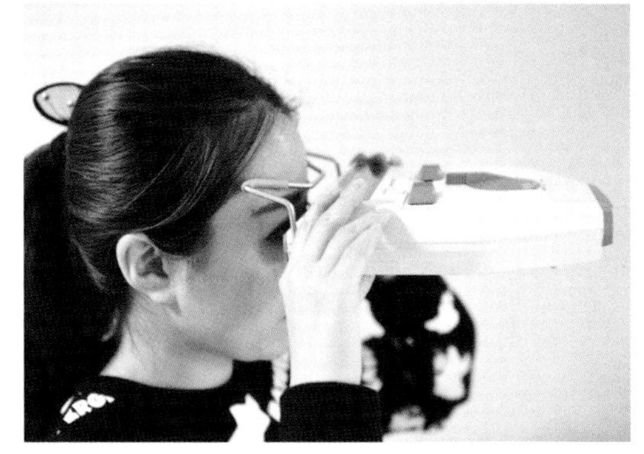

图 3-6-12 被检者手持瞳距仪姿势

将瞳距仪的额部和鼻梁部放置在被检者的前额和鼻梁处

(4) 嘱咐被检者注视里面的绿色光亮灯（图 3-6-13）。

(5) 检查者通过观察窗观察到检查眼瞳孔上的反射亮点，然后分别移动左右眼瞳距调整指针调整到左右眼，并观察各自与两眼角膜反射亮点对齐。

(6) 读取数值显示窗所显示的数值。其R值表示从鼻梁中心至右眼瞳孔中心之间的距离，代表右眼瞳距；其L值表示从鼻梁中心至左眼瞳孔中心之间的距离，代表左眼瞳距。中间显示窗表示的数值代表两眼瞳孔之间的距离，即两眼瞳距，单位为mm。

(7) 如需要对斜视眼测量单眼瞳距时，可运用中间的遮挡板，遮挡一眼进行测量。

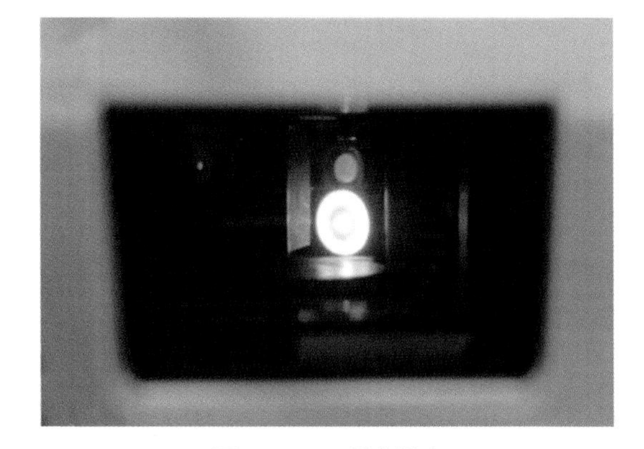

图 3-6-13 观察视窗

被检者注视到瞳距仪里的绿色光标

3. 瞳距记录

(1) 记录远用 PD（mm），近用 PD（mm）。

(2) 在被检者双眼瞳孔与鼻子距离不等时，应该分别记录单眼瞳距，即每只眼到其鼻梁中心点的距离。

(3) 瞳距处方：（远 / 近）OD 30mm　OS 31mm。

注意事项

1. 被检者注视瞳距仪的视线在测量时应始终保持在同一高度上。

2. 眼睛始终注视瞳距仪视窗内的绿色光亮视标。

3. 瞳距仪测量不同距离时，注意距离调整窗内距离情况。

4. 调整光标是否对准角膜映光点，可先单眼查再到双眼查。

5. 一般应反复测量2～3次，取其精确的数值。

（唐 萍 冯 祎）

思考题

1. 电脑验光仪为什么能测出被检者度数？
2. 检影验光的原理是什么？
3. 检影距离0.5m，检影追加−1.25DS，请问最后被检者的屈光状态以及屈光度？
4. 检影验光影动如果是顺动，则被检者的屈光状态可能是什么？
5. 检影验光影动的四要素有哪些？
6. 在主观验光进行红绿实验时，被检者总是感觉绿色里视标清晰，有哪些原因？
7. 散光盘测量时，被检者报告4点钟和10点钟所在的线条清晰，那么被检者的轴向为多少？
8. 老视发生的实质是调节力的降低，哪些解剖生理因素的改变导致调节下降呢？
9. 一位12岁男生，调节幅度10.00D，其调节功能正常吗？
10. 老视的临床表现有哪些？
11. 一老视被检者配花镜后，感觉双眼视近不一致，一眼需要拿远些才能看清，是什么原因导致的？
12. 为低视力病人验光时，如何确定最小可察觉差异？
13. 低视力病人验光的注意事项？
14. 一被检者双眼屈光度−5.00DS，实测瞳距60mm，眼镜水平光学中心距66mm，请问会造成什么样的棱镜效果？
15. 用瞳距尺测量时，为什么注视检查者的眼睛就可以测量远用瞳距？

参考文献

1. 瞿佳. 眼视光学理论和方法. 第2版. 北京：人民卫生出版社，2011
2. 王宁利. 同仁视光与配镜实用技术. 北京：人民军医出版社，2013
3. 王光霁. 双眼视觉学. 第2版. 北京：人民卫生出版社，2011
4. 刘祖国. 眼科学基础. 第2版. 北京：人民卫生出版社，2011
5. 吕帆. 接触镜学. 第2版. 北京：人民卫生出版社，2011
6. 杨智宽. 临床视光学. 第2版. 北京：科学出版社，2014
7. 孙葆忱，胡爱莲. 临床低视力学. 北京：人民卫生出版社，2013
8. 李捷，李丽华. 视光临床与实践（上册）. 天津：天津科学技术出版社，2009
9. The Lighthouse Ophthalmology Resident Training Manual. Vienna：Lighthouse international. 2000
10. 刘念，李丽华. 验光技术. 北京：人民卫生出版社，2016

第四章　角膜接触镜的验配

本章节要点：

- 掌握软性角膜接触镜验配流程
- 掌握配戴角膜接触镜常见问题
- 了解硬性透气性角膜接触镜验配流程
- 了解角膜塑形镜验配流程

第一节　角膜接触镜概述

角膜接触镜（contact lens）是通过模拟角膜前表面形态制成的置于角膜表面泪液层上的微小镜片。戴入后不易被人发现，俗称隐形眼镜[1]。

一、角膜接触镜材料

角膜接触镜材料主要由硬性角膜接触镜（hard contact lens，HCL）材料和软性角膜接触镜（soft contact lens，SCL）材料构成。

硬性不透气性镜片材料主要由聚甲基丙烯酸甲酯（polymethyl methacrylate，PMMA）构成，因其不透氧已被淘汰。硬性透气性镜片（rigid gas permeable contact lens，RGPCL）材料主要是由硅、苯乙烯或氟等配料加入 PMMA 材料中分别合成。RGPCL 材料优点：光学效果好，有良好透氧性，耐用，有弹性，易加工，较不透气硬镜舒适，初戴适应时间短，并发症少。缺点：剧烈运动时，镜片易脱落、异位，光学区较软镜小，在暗环境中可能发生眩光现象，对环境要求严格，进入细小灰尘会引起明显刺痛感，价格较为昂贵。RGPCL 虽然具有一些缺点，但因其透氧性高，光学效果好，并发症少，适当控制近视发展的作用而被国内外视光师所推崇。

软性角膜接触镜材料主要包括水凝胶和硅水凝胶镜片材料。水凝胶是柔软吸水的塑胶聚合物材料。在一定的压力、温度和 pH 值下贮存一定的水分，表现出柔软、亲水和透氧性能。硅水凝胶材料为硅氧烷丙烯酸酯与水凝胶的混合物，透氧量比普通水凝胶镜片高 6 倍以上。FDA 批准可连续配戴 30 天。在空气质量较差的地区过夜戴镜要非常谨慎。

二、角膜接触镜加工工艺

角膜接触镜基本加工工艺方法有车削成形、旋转成形(离心浇铸)和模压成形三种。近年来又演化出综合成形工艺即旋转结合车削或模压结合车削工艺[2]。

(一)车削成形工艺

车削成形法是最早生产硬性角膜接触镜的方法。车削成形法经过多年的发展,被广泛应用于PMMA镜片、RGP镜片和软镜的生产。方法是:将固态镜片毛坯夹在车床上,切削出镜片的前后曲面、周边曲率和边缘,再磨边、抛光、水和。采用此法生产出的镜片具有以下特点:镜片成形好,表面带电荷较少不易粘连,利于操作,耐用,矫正角膜散光效果好。因中心厚度不能车削太薄,舒适度稍差。

(二)旋转成形(离心浇铸)工艺

旋转成形法是最早用于软镜生产的方法。方法是:将镜片聚合物以液体形式滴入旋转的模子里,镜片的屈光度与转速有关。旋转过程中用紫外线照射,使材料单体聚合、固化,形成预先设计的形状、厚度和屈光度。采用此法生产出的镜片特点如下:表面光滑,质地柔软,可塑性强。中心厚度薄,利于镜片透氧且配戴舒适。但镜片活动度小,不利于泪液的交换;镜片表面带电荷数量较多,易粘连,致使操作不便;矫正散光效果稍差。

(三)模压成形工艺

方法是:将原材料放入前曲面和后曲面模具之间挤压成设计好的镜片形态,然后进行磨边、抛光、水和。采用此法生产出的镜片特点包括:镜片成形好、易操作、视力清晰、矫正散光好。但镜片较厚,透氧及舒适度稍差,强度低,不耐用,易破损。适宜作软性抛弃型镜片使用。

(四)综合成形工艺

随着科学技术的进步,生产接触镜的加工工艺不断改进,演化出综合成形工艺即旋转车削工艺和模压车削工艺。

1. 旋转车削工艺　旋转成形工艺与车削成形工艺的结合。

加工方法:采用旋转成形法生产镜片前曲面,再用电脑数控车床切削出预期的镜片后曲面,然后进行后曲面抛光处理。

镜片特征:镜片薄、透氧性高、配戴舒适、成形好、易于操作、光学效果好。

2. 模压车削工艺　模压成形工艺与车削成形工艺的结合。

加工方法:采用模压工艺生产镜片后曲面,再用电脑数控车床切削出预期的镜片前曲面,然后进行前曲面抛光处理。

镜片特征:光学效果好、成形好、易于操作、耐用。

三、角膜接触镜的适应证与非适应证

角膜接触镜是医疗卫生用品。国家药品监督管理局已于2003年7月起将其规定为第三类医疗器械（文件号京药监发[2003]8 号），即置入人体的、对人的健康有潜在威胁的、需要密切观察的医疗器械，是对医疗器械的一种高层次的管理。这样就要求从事角膜接触镜验配的机构要具备相关的医疗器械经营许可证明，从业人员应为眼科医师、视光师或经过专业培训并取得合格证的验光技师。充分了解角膜接触镜的适应证与非适应证，是我们作好成功验配的第一步。

（一）角膜接触镜的适应证

1. 光学矫正用　用于普通屈光不正病人，如近视，远视，散光等。

2. 屈光参差病人　当双眼相差大于 ±2.00D 以上时，普通的框架眼镜由于双眼视网膜成像大小相差较明显，大脑不能融像，而角膜接触镜由于没有镜眼距，使得双眼视网膜成像大小接近，从而不影响大脑融像。

3. 角膜薄翳、圆锥角膜病人　表现为高度数的不规则散光，应用 RGP 及 SCL+RGP（Piggyback Lens）等方法获得矫正视力。

4. 美容用　对于特殊职业，用彩色镜片加深或改变虹膜颜色，起化妆作用。由于外伤、先天等因素引起的角膜白斑、云翳，先天性小角膜等，用虹膜色彩镜片遮盖，起到美容作用（图 4-1-1 戴镜前，图 4-1-2 戴镜后）。

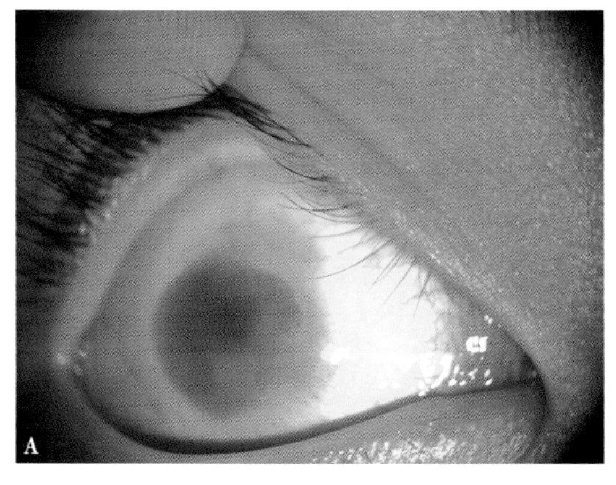

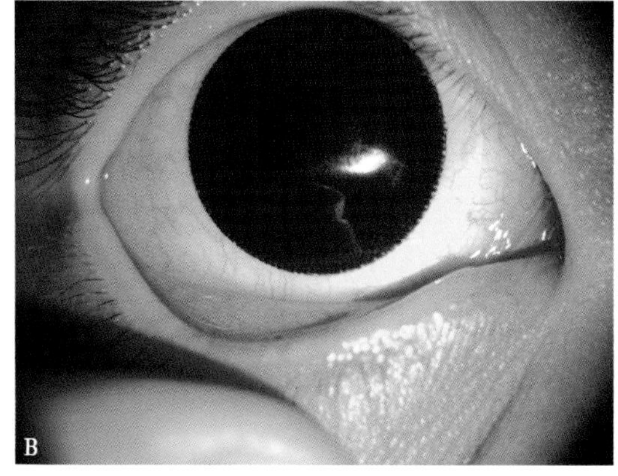

图 4-1-1　美容用角膜接触镜

A. 戴镜前，角膜形态异常，外观色泽异常　B. 使用美容镜后，遮盖异常角膜，起到良好的美容修饰作用

（二）角膜接触镜的非适应证

1. 眼前部疾患　如睑缘炎、急性结膜炎、角膜炎、虹膜炎、青光眼等。

2. 其他局部疾患　如鼻炎、鼻窦炎及过敏性鼻炎发病期，脂溢性皮炎、手部牛皮癣等。

3. 全身疾患　传染性肝炎、肾炎、肾功能衰竭、糖尿病、甲亢、精神病、抑郁症病人等。

4. 其他　神经质的人（指精神过于敏感的病人），不遵医嘱者，工作环境不好者，如工作环境有油烟、粉尘、挥发性化学气体或风沙过大，对角膜接触镜抵触者，从心理上对接触镜不接受的病人，妊娠早期等[3]。

第二节 软性角膜接触镜的验配

现在中国配戴软性角膜接触镜的人群较多，视光师应掌握角膜接触镜的适应证和禁忌证，熟练掌握软性角膜接触镜的验配。

一、验配检查内容

图 4-2-1 是软性角膜接触镜验配检查内容。

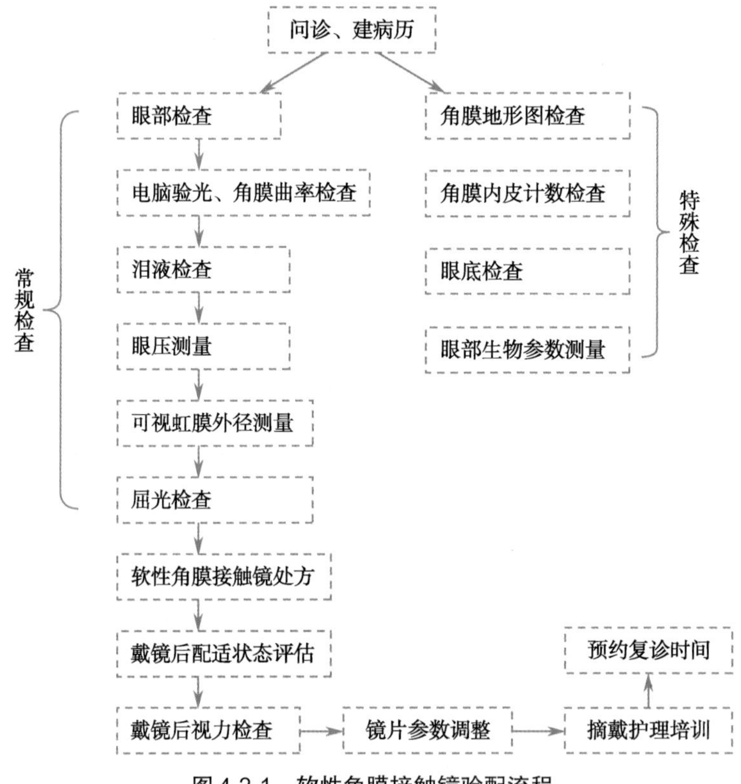

图 4-2-1 软性角膜接触镜验配流程

二、验配具体流程

（一）问诊及建病历

了解病人年龄、职业、屈光不正的大致度数、戴镜情况、眼部及全身病史，排除角膜接触镜的禁忌证。

（二）角膜接触镜验配前的常规检查

进行裂隙灯的眼部检查、角膜曲率检查、泪液检查、眼压检查、可视虹膜外径检查、屈光检查等，基本能够判断病人能否配镜及选择何种角膜接触镜。对怀疑圆锥角膜、眼部缺氧等病人，需进一步做角膜地形图、角膜内皮细胞计数的特殊检查。对矫正视力不好、高度近视的病人可做眼底照相、眼部生物参数测量等特殊检查。

（三）软性角膜接触镜处方

软性角膜接触镜的处方包括镜片屈光度，镜片基弧，直径和品牌。在一系列常规检查后得出初步处方。

1. 屈光度数　在屈光检查的基础上可根据框架眼镜与角膜接触镜的换算公式

$$F' = \frac{F}{1 - dF} \qquad \text{（公式 4-2-1）}$$

d：角膜接触镜与框架眼镜后顶点距离（单位：m）

F：框架眼镜的屈光度，单位：D；

F'：角膜接触镜的屈光度，单位：D。

2. 基弧　在测量角膜前表面平均曲率半径后，加上一定的参数即可得出软性角膜接触镜的基弧。不同加工工艺的镜片所加的参数不同，离心浇注的镜片由于较薄，泪液对其吸附力较大，故应加大参数；而车削镜片成型性好，镜片较离心浇注型镜片稍厚，故加的参数可相对小些；模压成型的镜片加的参数居中。

例如，角膜前表面的平均曲率半径为 7.8mm，

（1）选配离心浇注的镜片时，加上参数大约为 0.8～0.9，即镜片的基弧应选择 8.6～8.7mm。

（2）选配车削镜片时，加参数 0.5～0.6，即镜片的基弧应为 8.3～8.4mm。

（3）选配模压成型的镜片时，加上参数大约为 0.7～0.8，即镜片的基弧应为 8.5～8.6mm。基弧的选择不是孤立的，还要根据镜片的直径，以及可视虹膜外径、眼睑的压力等因素综合考虑。

3. 直径　一般情况下是在可视虹膜外径的基础上加 2mm，同样直径的选择也不是孤立的，要在镜片度数、基弧、眼睑压力、镜片加工工艺等综合因素的基础上考虑。

病人购镜后，戴成品镜片 15 分钟后，待泪液稳定观察镜片的配适状态并检查视力，如不合适须及时更换。

（四）软性角膜接触镜配适状态评估

软性角膜接触镜的配适状态直接影响病人的舒适度、视力及角膜、结膜的健康状态。主要通过镜片中心定位情况和活动度两方面判断镜片配适状态（图 4-2-2）。

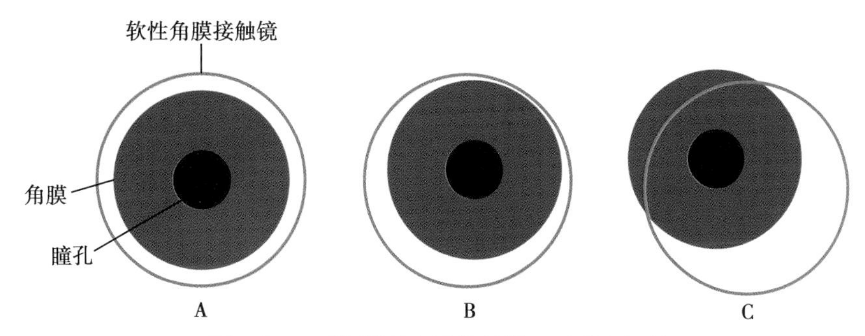

图 4-2-2　球面软性角膜接触镜配适状态评估

不同配适状态直接影响病人的舒适度、视力及角膜、结膜的健康状态

A. 中心定位良好　B. 中心定位偏位　C. 中心定位差

1. 中心定位 是在静态下观察镜片的定位情况。良好的中心定位应该是：

(1) 解除上下眼睑的压力后，让镜片整个暴露，镜片应当和角膜呈同心圆，即镜片的几何中心应与角膜的几何中心重合。

(2) 镜片均匀覆盖整个角膜，镜片外沿大于角膜外沿1～1.5mm。

2. 活动度 动态下观察镜片的配适状态，有两种方法：

(1) 让病人自然瞬目，瞬目后镜片自然、匀速地下滑0.5～1mm。

(2) 让病人向上看，检查者用手轻推下眼睑，用下眼睑将镜片向上推，镜片上推后自然、匀速地下滑1～1.5mm。

不同的加工工艺、厚度的镜片其活动度是不一样的，离心浇注的镜片活动度较车削镜片的活动度要小，厚的镜片较薄的镜片活动度要大。临床上我们采用的原则是在保证良好的中心定位、矫正视力及病人能够接受的舒适度的情况下尽量选择活动度较大的镜片，保证泪液能够进行良好的交换。

3. 配适状态评估后镜片的调整

(1) 镜片过松：表现为：镜片中心定位不好，解除上下眼睑的压力后，镜片的几何中心比角膜的几何中心偏下；镜片不能均匀覆盖整个角膜，甚至角膜上边缘暴露于镜片之外；活动度过大，瞬目后，镜片是急速下滑，且大于1.5～2mm；矫正视力有时不稳定。

处理方法：缩小镜片基弧，加大镜片直径，更换不同加工工艺的镜片，或以上方法同时利用。

(2) 镜片过紧：表现为：镜片的中心定位良好，镜片覆盖角膜较均匀；但瞬目后镜片自然下滑小于0.5mm，上推时，镜片下滑速度慢，且滑动小于1mm，甚至不动；角巩膜缘有时出现镜片边缘的压迹。但此时病人会觉得舒适度好，没有明显的异物感，过紧的状态一定要及时调整，否则会因泪液循环不畅，造成角膜缺氧等一系列并发症。

处理方法：扩大镜片基弧，缩小镜片直径，更换不同加工工艺的镜片，或以上方法同时利用。

（五）摘戴护理培训

病人配镜后，要认真仔细地教病人如何摘戴、护理角膜接触镜及相关注意事项，尽可能减少并发症的出现。配戴注意事项如下：

1. 将指甲剪短修圆，以免划伤眼睛或接触镜。

2. 将手用中性肥皂洗干净，以免玷污镜片。洗完手后，自然晾干，不要使用带有毛屑的毛巾或纸巾擦拭。

3. 将镜片从镜盒中取出，确认有无变形、变质、变色及污物附着。

4. 若发现镜片有异常时，不要戴用，请与眼科医师或视光师联系。

5. 使用时勿将左右眼镜片颠倒，分清左右眼。

6. 将镜片从镜盒中取出，放在示指肚上，确认镜片的正反面。正面是镜片最边缘收口，似碗状；反面是镜片最边缘敞口，似碟状(图4-2-3)。

7. 用护理液冲洗镜片，保证镜片干净、湿润地戴上。

8. 戴镜时，靠近桌子，以免镜片掉在地上。双眼注视前方镜子，镜片正面朝上放在示指肚上，两手中指上下垂直方向，从睫毛根部将眼睑拉开，暴露全角膜，把镜片放入眼内。确认镜片已吸附在眼睛上后，移开示指，往下看，先松上眼睑，再松下眼睑(图4-2-4)。

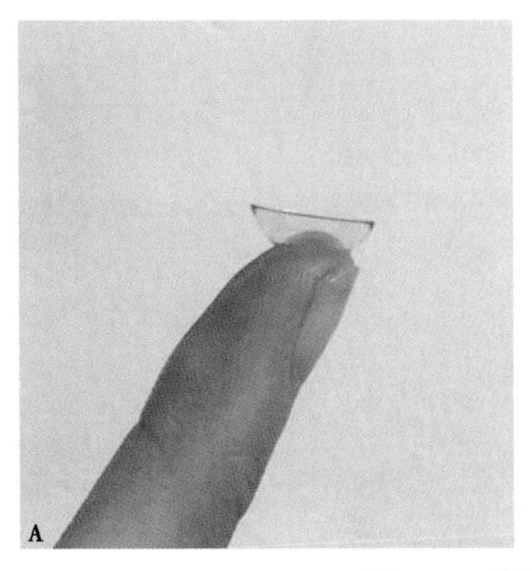
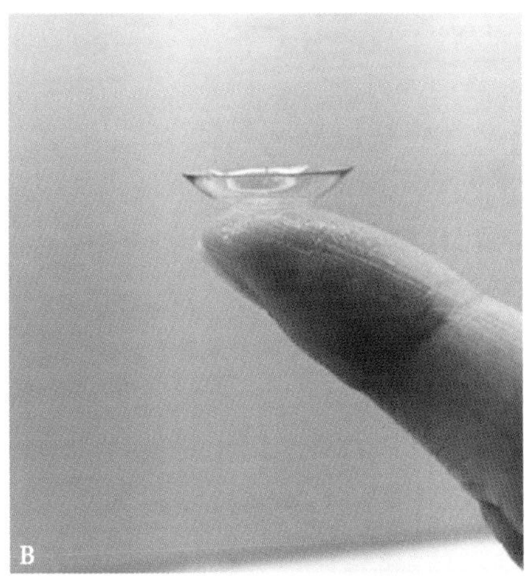

图 4-2-3 角膜接触镜形态

A. 正面是镜片最边缘收口，似碗状 B. 反面是镜片最边缘敞口，似碟状

9. 确认镜片是否戴上 将配戴眼睁开，遮盖另一只眼，视物是否清晰。清晰说明已戴上，不清晰说明镜片还在指肚上或已脱落 。

10. 摘镜时，两手中指拉开上下眼睑，用下方手的拇指和示指轻轻按住镜片下缘两侧，使镜片拱起后慢慢取出（图 4-2-5）。

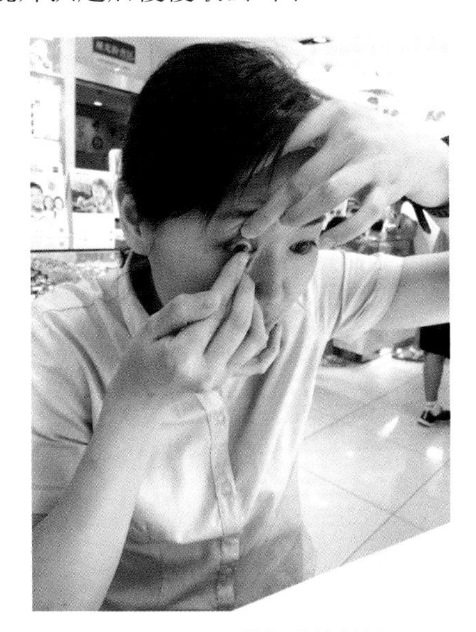

图 4-2-4 配戴角膜接触镜

两手中指上下垂直方向，从睫毛根部将眼睑拉开，暴露全角膜，把镜片放入眼内

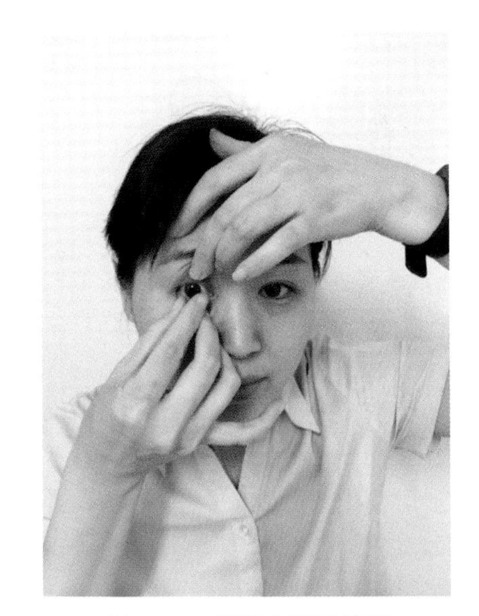

图 4-2-5 摘取角膜接触镜

两手中指拉开上下眼睑，用下方手的拇指和示指轻轻按住镜片下缘两侧，使镜片拱起后慢慢取出

11. 摘镜后将镜片放在掌心，成放射状轻轻搓洗镜片正反面，或轻轻平搓镜片正反面至少 20 秒钟后再用护理液冲洗镜片（图 4-2-6）。

12. 将软镜镜盒内倒入三分之二的护理液，把取出的镜片正面扣在镜盒盒底（或把取出的镜片正面扣在镜盒盒底，再将软镜镜盒内倒入三分之二的护理液），以免镜片漂起，避免拧镜盒盖时夹破镜片。

13. 正确遵守配戴时间，初戴镜第一天戴4个小时，第二天戴6个小时，依次类推，每天逐渐延长。普通软镜建议一天最多不超过10个小时，睡眠时应摘掉接触镜。

14. 为防止镜片污染，先戴镜后化妆，先摘镜后卸妆。

15. 若较长时间停用，要2～3天左右更换护理液。一般护理液开封3个月过期，长期不戴镜(超过3个月)需重新检查后才能戴镜。

16. 戴用接触镜不要随便点眼药水，若觉眼干，可滴用专用润滑液。

17. 洗澡、洗脸、游泳，感冒，发烧，免疫力低下时，尽量摘掉接触镜。在游泳的前后两天最好不要戴用接触镜。

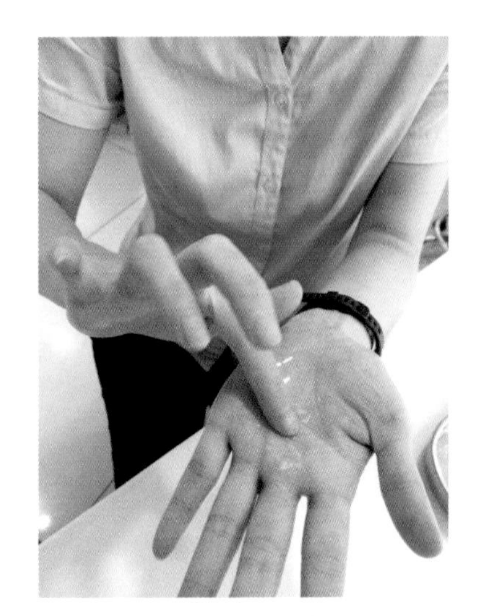

图 4-2-6　清洗角膜接触镜

将镜片放在掌心，成放射状轻轻搓洗镜片正反面

18. 环境条件恶劣，灰尘较大，接触化学挥发性气体，油烟较大，高空缺氧环境等请不要戴用接触镜。

19. 戴镜请不要用力揉眼，以免揉掉镜片或擦伤眼部。

20. 戴镜若出现眼红，痒，痛，畏光等不适症状时请及时联系视光师并到眼科医生处就诊。

21. 嘱病人戴镜后1周、1个月、每3个月后复诊。

(六) 复诊

一般是在病人戴镜后1周，1个月，每3个月后复诊。如有不适，随时停戴，并及时复诊。复诊主要检查病人眼部情况、戴镜视力、镜片配适状态及镜片情况，再次叮嘱病人正确使用角膜接触镜，养成良好的复诊习惯，可以避免严重的并发症出现。

第三节　透气性硬性角膜接触镜的验配

透气性硬性角膜接触镜(RGPCL)透氧性高，光学效果好。对于高度近视、高度散光、圆锥角膜、长期配戴SCL后角膜缺氧、角膜浸润、巨乳头状结膜炎(CLGPC)等情况，戴用RGPCL明显优于软性角膜接触镜。目前RGPCL分为球面、非球面和环曲面(Toric RGPCL)设计，环曲面设计又分为前环曲面、后环曲面、双环曲面。

在验配RGPCL前一定要和病人有一个很好的沟通，让其充分了解自己眼睛的现状，并详细介绍RGPCL的优缺点。注意不要过分夸大RGPCL的优点，特别是北方风沙大的地区，由于镜片和角膜间容易进灰尘等异物，病人戴镜后会有突然的异物感、流泪等情况，要叮嘱病人初戴期间在外配戴面弯稍大的太阳镜或风镜。

一、验配检查内容

RGPCL验配前需要做眼部的常规检查及特殊检查。镜片的基弧有些厂家是0.05的级差，并且病人矫正的屈光度会随镜片基弧的改变而改变，所以临床上验配 RGPCL 采用诊断性试戴镜的验配方法（图 4-3-1）。

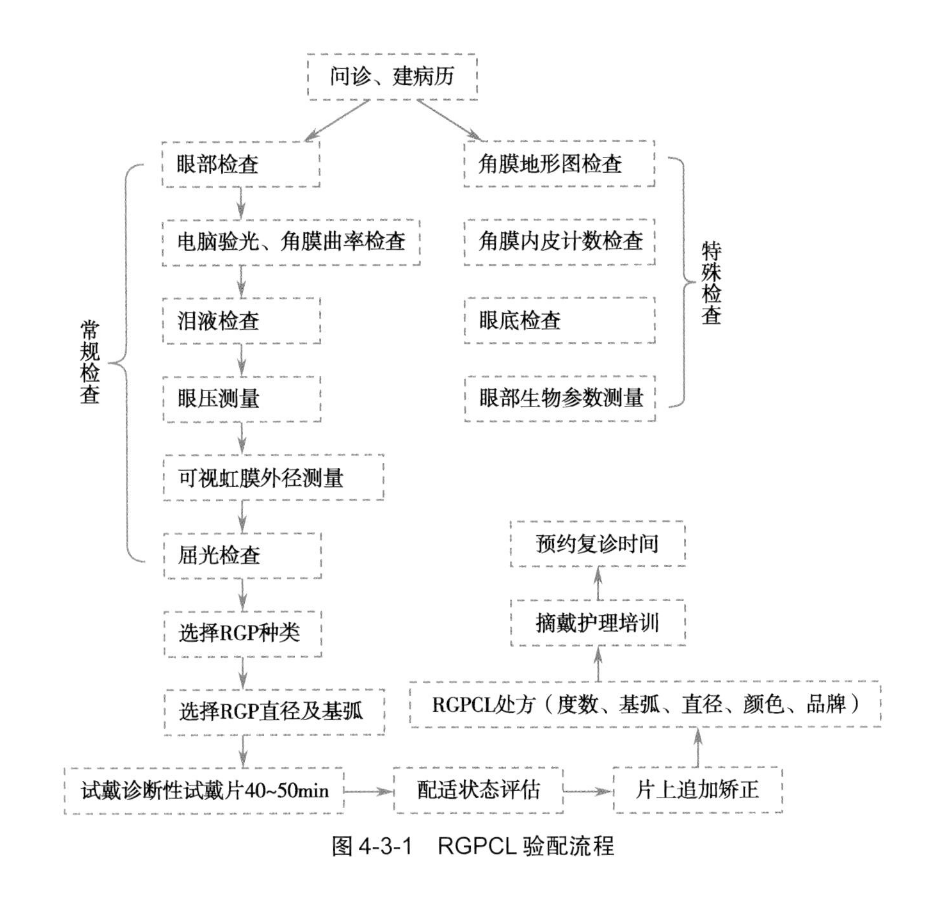

图 4-3-1 RGPCL 验配流程

二、验配具体流程

（一）配适状态

分为平行配适和间隙配适，又称中央部匹配和中央部充盈验配（图 4-3-2）。

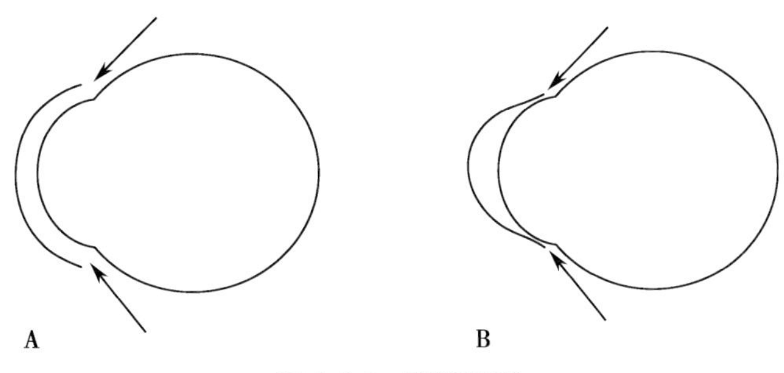

图 4-3-2 验配准则

A. 平行配适指选择直径较大、基弧较平坦的镜片

B. 间隙配适指选择直径较小、基弧较陡峭的镜片

1. 平行配适　指选择直径较大、基弧较平坦的镜片。配戴过程中镜片的后表面曲率几乎与角膜前表面曲率相一致或稍平坦些。此法适用于上眼睑遮盖角膜 1/3～1/4 的病人（图 4-3-2A）

2. 间隙配适　指选择直径较小、基弧较陡峭的镜片。此法适用于上眼睑在角巩膜缘上方的病人，避免由于眼睑的压力将镜片向下挤压，造成镜片低位[4]（图 4-3-2B）

（二）镜片直径的选择

目前 RGPCL 的直径从 8.5～9.8mm 不等，根据检查病人的角膜直径、瞳孔直径等初步选择镜片的直径，一般镜片直径比角膜直径小 2mm。选择镜片直径的目的是保证病人良好的视觉效果、舒适度、泪液循环。镜片直径选择过小，光学效果不好，镜片易脱落；过大会出现进入眼内的异物不易排出，刺激角膜，引发眼部感染的风险。

1. 角膜直径　一般水平方向的平均角膜直径为 11.5mm，故在 11.0～12.0mm 范围内的角膜直径我们认为属于适中的范围，镜片直径的选择一般为 8.8mm～9.2mm；<11.0mm 属于偏小范围，镜片直径为 8.5～8.8mm；>12.0mm 属于偏大范围，镜片选择镜片直径一般大于 9.2mm。中国南方地区与北方地区镜片直径选择有些区别，北方地区风沙较大，为确保进入眼内灰尘较快排出，减少对角膜的擦伤，镜片直径选择往往比南方风沙小的地区直径要小一些。

2. 瞳孔直径　瞳孔直径一般为 2.5～4mm，若瞳孔直径大于一般平均值，应选择较大直径的镜片，因为镜片直径大，相应的光学区直径也大，不容易产生眩光现象。

3. 上眼睑遮盖角膜 1/3～1/4 的病人采用大直径的镜片。

（三）镜片基弧的选择

1. K 值　角膜曲率的测定可通过角膜曲率仪，可测曲率的电脑验光仪或角膜地形图获得。一般角膜曲率半径较大的数值称为平 K 值，角膜曲率半径较小的数值称为陡 K 值。从屈光力方面上分别称为强主径线（曲率半径最小的）和弱主径线（曲率半径最大的），强主径线的屈光力我们称其为陡 K 值，弱主径线的屈光力我们称为平 K 值。

2. 大多数厂家的镜片基弧为 0.05mm 的级差，根据角膜前表面的 K 值、有无角膜散光及采取何种验配准则来初步决定镜片的基弧。在中国东方人眼大部分是上眼睑遮盖角膜 1/3～1/4，采用平行配适的原则选择镜片基弧较为多见。选择试戴片可通过经验法初步选出，镜片基弧的选择见表 4-3-1。

表 4-3-1　镜片基弧的选择

角膜散光（D）	平行配适 基弧选择（D/mm）
0.00～0.50	平 K 值
0.75～1.25	+0.25/−0.05
1.50～2.00	+0.50/−0.10
2.25～2.75	+0.75/−0.10
3.00～3.50	+1.00/−0.15

以上各参数的选择都只是经验法，在实际工作中还要根据戴镜后的配适状态，镜片直径来综合评估镜片基弧是否合适。

（四）镜片配适状态的评估

根据以上参数，初步确定了诊断性试戴镜的直径、基弧，给病人戴上试戴镜后要让其适应40～50分钟甚至更长的时间，目的是让病人对刺激感相对适应，泪液分泌相对稳定后才能进行评估。

1. 静态观察　观察镜片静态配适状态首先要进行荧光素染色，在裂隙灯显微镜的蓝色钴光片下观察。解除眼睑对镜片的压力，在镜片静止的状态下观察荧光素染色的情况。评估时要观察镜片的中央区、周边及边缘区。

（1）理想的配适状态

1）中央区：角膜散光小于1.00D时，角膜的前表面与镜片的后表面基本上处于平行的状态，中间有少量的荧光素均匀分布（图4-3-3）。

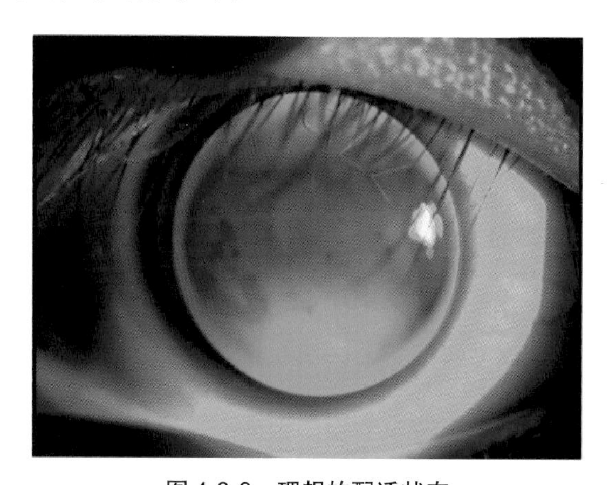

图4-3-3　理想的配适状态

角膜的前表面与镜片的后表面基本上处于平行的状态，中间有少量的荧光素均匀分布

角膜散光较大时，角膜的前表面与镜片的后表面不是平行的状态，而是强主径线方向产生适当的荧光素分布，到中央区逐渐减少，而弱主径线方向与角膜轻微接触，呈现暗区，形态因顺归散光或逆归散光呈上下或左右对称。以顺归散光为例（图4-3-4）。

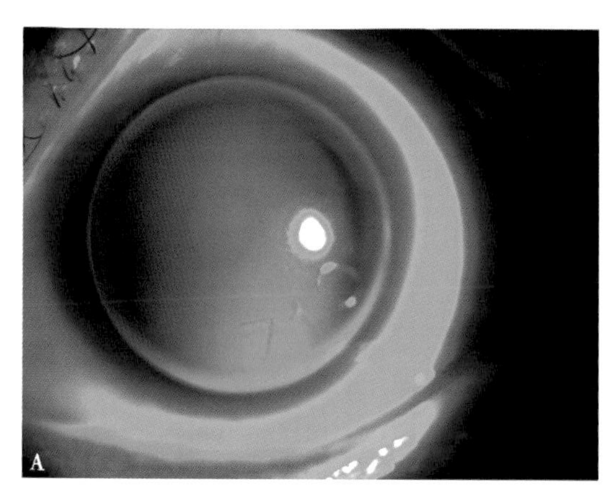

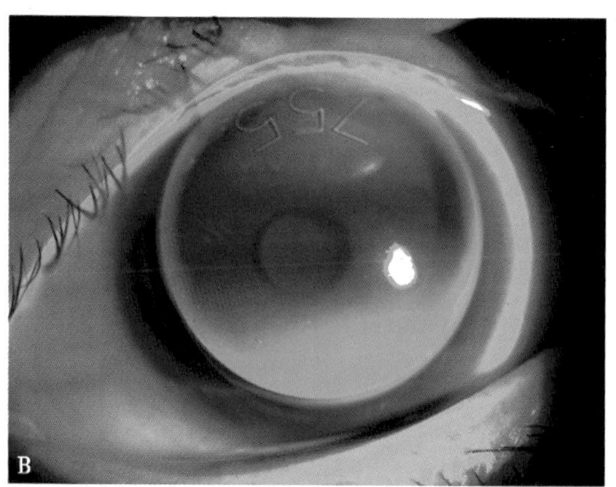

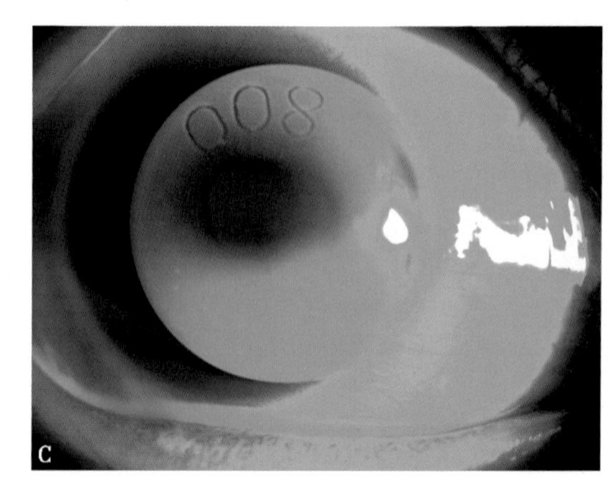

图 4-3-4　顺规散光的 RGP 配适状态

A. 过紧配适状态：角膜的前表面与镜片的后表面中间明显荧光素的积存，旁周边区出现暗色环形带　B. 理想配适状态：强主径线方向产生适当的荧光素分布，到中央区逐渐减少，而弱主径线方向与角膜轻微接触，呈现暗区　C. 过松配适状态：角膜的前表面与镜片的后表面中间无荧光素堆积呈暗区，而旁周边出现荧光素带

2）周边及边缘区：观察周边部的斜边弧（bevel）的宽度和边缘翘起的高度（edge lift），bevel 区荧光素带的宽度大约为 0.4～0.5mm；edge lift 区翘起的高度为 0.1～0.15mm（图 4-3-5）。

（2）过紧的配适状态

1）中央区：角膜散光较小时，角膜的前表面与镜片的后表面中间明显荧光素的堆积存，旁周边区出现暗色环形带；角膜散光较大时，角膜中央区荧光素因顺规散光或逆规散光而呈竖或横椭圆状态。以顺规散光为例（图 4-3-6）。

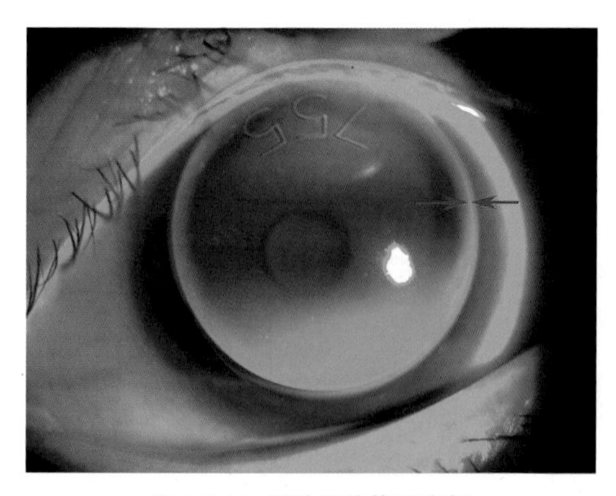

图 4-3-5　周边及边缘区良好

bevel 区荧光素带的宽度大约为 0.4～0.5mm，edge lift 区翘起的高度为 0.1～0.15mm

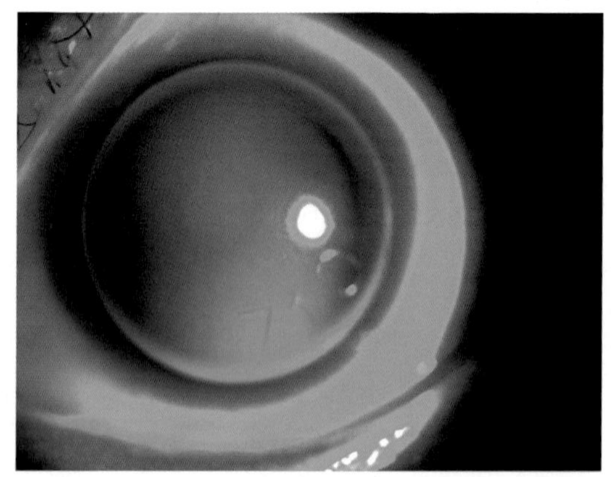

图 4-3-6　过紧的配适状态

角膜的前表面与镜片的后表面中间明显荧光素的堆积存，旁周边区出现暗色环形带

2）周边及边缘区：bevel 过窄小于 0.4mm，有时甚至只有 0.2～0.3mm，此时由于镜片过紧而影响泪液的循环。edge lift 的高度小于 0.1mm（图 4-3-7）。

（3）过松的配适状态

1）中央区：角膜散光较小时，角膜的前表面与镜片的后表面中间无荧光素堆积呈暗区，而旁周边出现荧光素带；角膜散光较大时，角膜中央区与镜片接触，呈现因顺规散光或逆规散光而呈横或竖椭圆状态的暗区。顺规散光为例（图 4-3-8）。

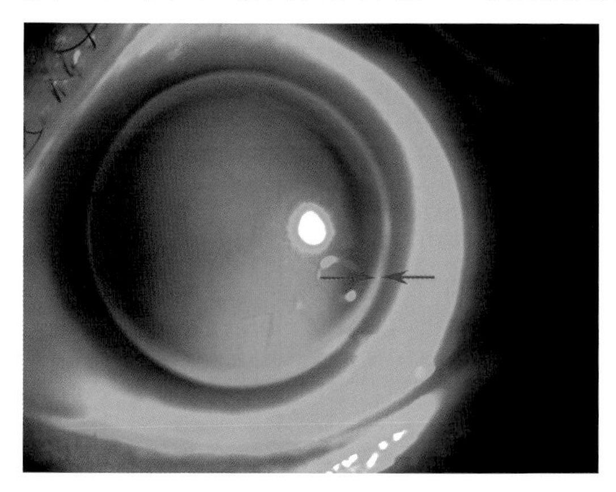

图 4-3-7　周边及边缘区 bevel 过窄

bevel 过窄小于 0.4mm，镜片过紧而影响泪液的循环

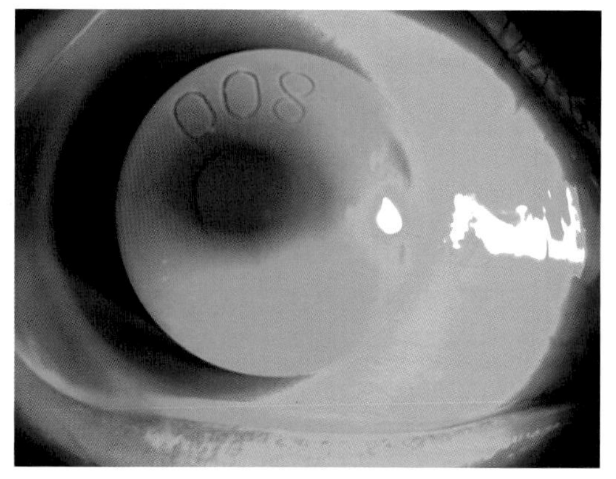

图 4-3-8　过松的配适状态

角膜的前表面与镜片的后表面中间无荧光素堆积呈暗区，而旁周边出现荧光素带

2）周边及边缘区 bevel 宽度过宽，大于 0.6mm，edge lift 的高度大于 0.2mm（图 4-3-9）。

2．动态观察　主要观察镜片的中心定位情况、活动度、对瞳孔的覆盖情况等。

（1）过紧的配适状态：解除眼睑压力后，镜片定位于角膜中央区，中心定位良好；但瞬目后镜片滑动很小甚至不动（图 4-3-10A）。

（2）理想的配适状态：解除眼睑压力后，镜片定位于角膜中央区，可略偏下，但镜片的光学区要覆盖整个瞳孔；瞬目后，镜片要直线匀速下滑，停留在中央或稍偏下，同样镜片的光学区要覆盖整个瞳孔（图 4-3-10B）。

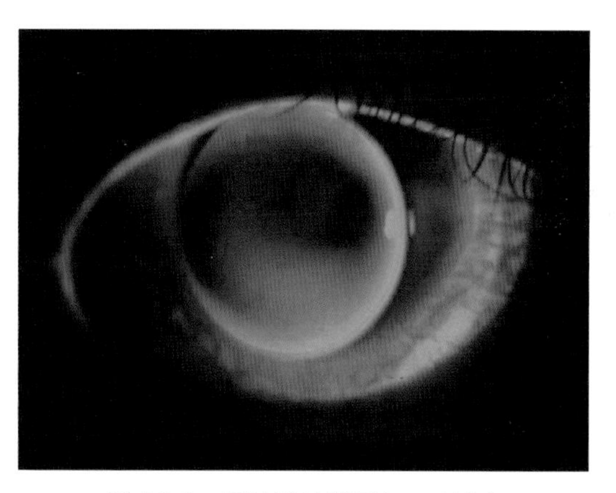

图 4-3-9　周边及边缘区 bevel 过宽

（3）过松的配适状态：解除眼睑压力后，镜片定位于角膜下缘，甚至到角巩膜缘，镜片的光学区不能覆盖整个瞳孔，易产生眩光及视力不稳定；瞬目后镜片快速或左右“摇摆”下滑（图 4-3-10C）。

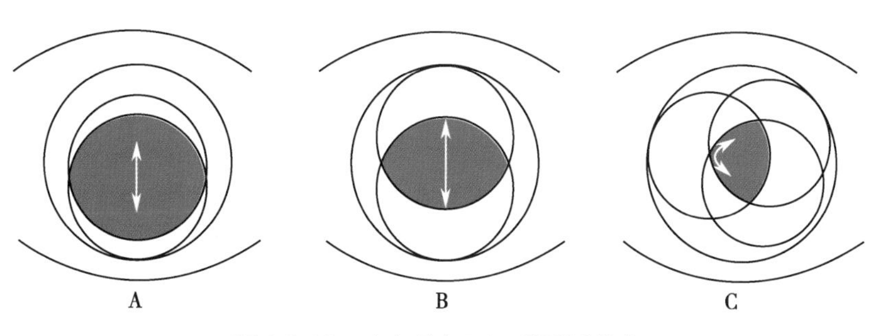

图 4-3-10　动态观察 RGP 的配适状态

A．过紧配适状态　B．理想配适状态　C．过松的配适状态

（五）配适状态的调整

1. 配适状态过紧
（1）扩大镜片基弧。
（2）缩小镜片直径。
（3）或两者同时进行。
2. 配适状态过松
（1）缩小镜片基弧。
（2）扩大镜片直径。
（3）或两者同时进行。
调整后再次进行评估，直至达到理想的配适状态，得出最后的镜片基弧。

（六）片上验光、追加矫正

戴诊断性试戴镜的基础上，追加矫正，将追加的球镜度与试戴片的球镜度相加，得出最后的度数。追加度数超过4.00D，需根据框架眼镜与角膜接触镜的换算公式进行换算。

（七）处方

普通RGPCL的处方内容包括：基弧、度数、直径、品牌。

（八）RGPCL摘戴护理培训

应由专人指导病人使用RGPCL镜片。洗手及注意事项与软性角膜接触镜相似，但摘戴方法，清洗方法等与软镜有区别。对初戴病人应强调初期应先在室内适应，外出需外戴风镜或宽腿板材镜架平光片遮挡风沙。在未适应镜片前不要开车，以免戴镜过程中眼内突然进入异物，无法停车，出现交通事故等。

RGPCL摘戴方法：

1. 将镜片从镜盒中取出置于示指与中指之间，凹面朝上，滴入几滴护理液，用大拇指轻轻揉搓镜片20秒钟左右。

2. 用一次性的生理盐水或可接触眼的护理液冲洗镜片，直到发涩为止（冲洗时将下水道出口堵住）。

3. 戴镜时，双眼注视前方镜子，镜片正面朝上放在示指肚上，两手中指将上下眼睑拉开，把镜片贴在角膜上。

4. 确认镜片是否戴上　将配戴眼睁开，遮盖另一只眼，看视物是否清晰。清晰说明已戴上，不清晰说明镜片还在指肚上或已异位、脱落。

5. 摘镜时，双眼注视前方镜子，确认镜片是否位于角膜上。

（1）方法1：将一只手示指放在外眼角处，另一只手掌心向上置于眼下方，以便接住镜片。同侧手向颞侧水平方向牵拉眼角。在牵拉眼角时请将眼睛尽量睁大，随着眨眼动作，镜片被挤出。若镜片移位，将镜片复位后再摘（图4-3-11）。

（2）方法2：对着镜子，两只手的示指分别放在上下眼睑缘处，下侧示指轻轻压住睑缘，上侧示指用睑缘轻轻掀起镜片，即可取下。取镜时指甲不要碰触眼球，也不要将结膜外翻（图4-3-12）。

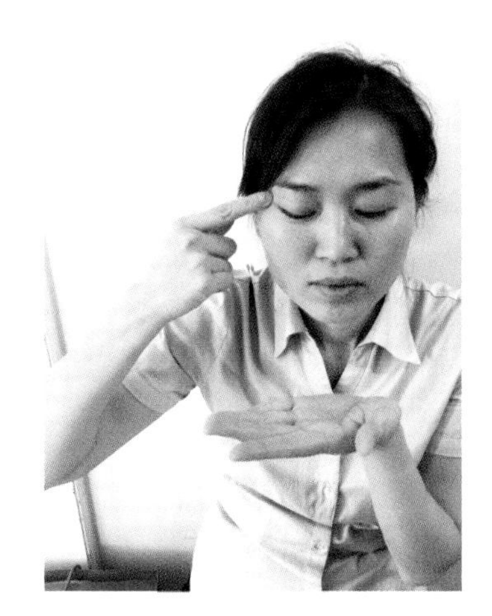

图 4-3-11　硬性接触镜摘镜方法 1

牵拉眼角时请将眼睛尽量睁大，随着眨眼动作，镜片被挤出

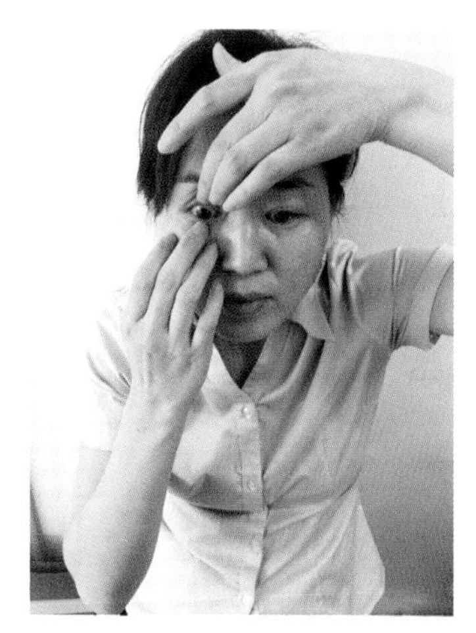

图 4-3-12　硬性接触镜摘镜方法 2

两只手的示指分别放在上下眼睑缘处，下侧示指轻轻压住睑缘，上侧示指用睑缘轻轻掀起镜片，即可取下

（3）方法 3：对着镜子，确认镜片所在位置。用示指和拇指拿着吸管，轻轻放在镜片上，将镜片吸下。为防止镜片变形，必须用专门的吸管，用后的吸管要用清水洗净保存。从吸管上拿掉镜片时，动作要轻，轻轻平推下镜片（图 4-3-13）。吸管一定要对准镜片吸，不能直接吸角膜，否则会损伤角膜上皮。

6. 镜片偏位时的处理方法

（1）方法 1：对着镜子，寻找镜片所在位置。接触镜在角膜的哪一侧，示指就按住接触镜的那一侧，以防止接触镜继续偏离角膜。镜子移到相反方向，眼睛看着镜子，逐渐随着镜子由相反方向移至中央，使接触镜复位在角膜上。

例如接触镜在角膜的外侧，示指就按住接触镜的外侧，镜子移到角膜的内侧方，眼睛看着镜子，逐渐随着镜子由内侧移至中央，接触镜便复位在角膜上（图 4-3-14）。

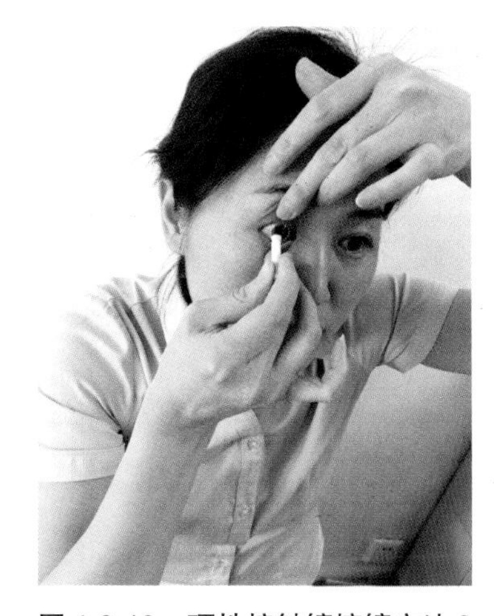

图 4-3-13　硬性接触镜摘镜方法 3

用示指和拇指拿着吸管，轻轻放在镜片上，将镜片吸下

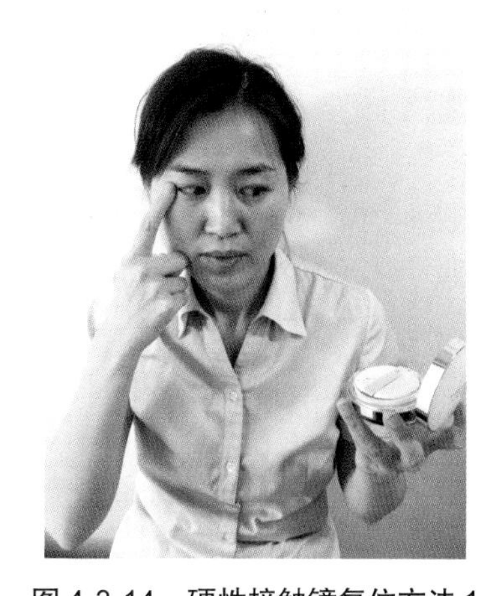

图 4-3-14　硬性接触镜复位方法 1

接触镜在角膜的哪一侧，示指就按住接触镜的那一侧。镜子移到相反方向，眼睛看着镜子，逐渐随着镜子由相反方向移至中央，使接触镜复位在角膜上

（2）方法 2：对着镜子，寻找接触镜所在位置。用吸管将镜片吸出[3]。

（九）复诊

一般是在病人戴镜后 1 周、1 个月、每 3 个月后复诊。如有不适，随时停戴，并及时复诊。复诊主要检查病人眼部情况，戴镜视力，镜片配适状态及镜片情况，再次叮嘱病人正确使用角膜接触镜。养成良好的复诊习惯，可以避免严重的并发症出现。复诊时病人难免会抱怨戴镜有异物感，视物有眩光等不适现象，需耐心跟病人解释 RGPCL 的优缺点，让病人逐渐适应。

第四节 角膜接触镜常见问题与处理

一、镜片常见问题与处理

（一）接触镜沉淀物

有些病人戴镜一段时间后出现眼红，痒，异物感，视物不稳定等现象，引起这些不适症状因素很多，其中主要原因与角膜接触镜沉积物有关。

1. 沉淀物形成原因　沉积物的形成与眼镜的材料、设计，表面完整性，配戴者的护理方法，结膜炎程度，泪液，身体状况，环境等因素有关。

2. 表现状态及其处理

（1）蛋白膜：为表层薄半透明白色沉淀物，覆盖镜片部分或全表面，主要由黏液蛋白、白蛋白、球蛋白、糖蛋白和溶菌酶等构成。易沉积在软性镜片上。离子型、高含水、长戴型软镜最易吸附蛋白。

表现状态：镜片表面有不均匀的模糊斑片（图 4-4-1）。

症状：异物感强、眼痒、视力下降、戴镜眼红。

诱因：每次摘镜不清洁、揉搓镜片；没有定期使用蛋白酶片；使用热消毒法消毒镜片；使用过期的镜片等。

处理：每次摘镜清洁、揉搓镜片；每周使用蛋白酶片清洁。对经常出现蛋白膜沉淀的配戴者，可频繁更换新镜片或改用透气性硬性角膜接触镜[5]。

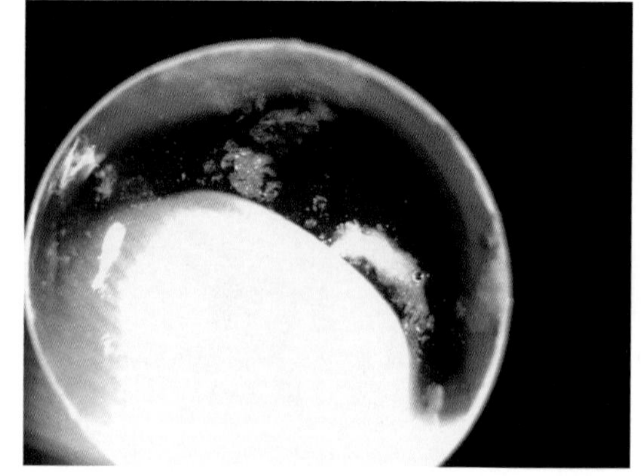

图 4-4-1　蛋白膜
镜片表层不均匀的模糊斑片，半透明白色沉淀物

（2）类脂：类脂沉淀主要来自泪液最表层（睑板腺分泌），包括胆固醇、蜡脂、甾醇、磷酸脂和游离脂肪酸。

表现状态：一层透亮的淡奶白色的膜（图 4-4-2）。

症状：视物模糊、眼痒、戴镜眼红。

诱因：慢性睑缘炎、高血脂等睑板腺分泌旺盛；每次摘镜不认真清洗、揉搓；工作环境油烟较重（厨师）；戴用硬镜者比戴用软镜者较易出现类脂沉淀；使用香皂或洗手液也较易出现类脂沉积。

处理：戴镜前使用中性肥皂洗手，不要用香皂或洗手液洗手；使用含有表面活化清洁剂的护理液轻轻揉搓即可清除。

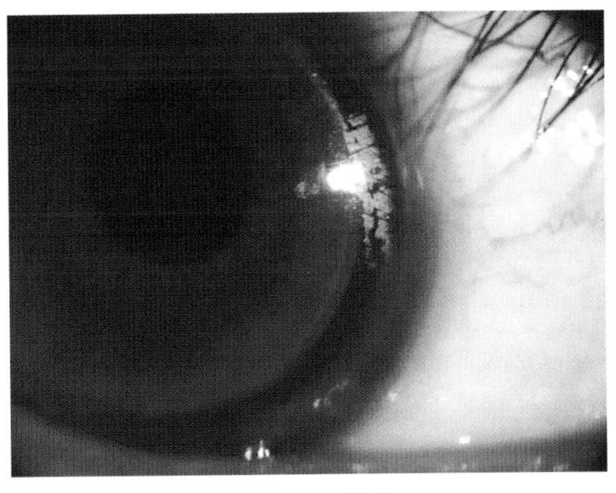

图 4-4-2　类脂
镜片表面淡奶油白色的沫状物沉积

（3）锈斑

表现状态：孤立的红色、褐色或黑色小圆斑，表面光滑（图 4-4-3）。

症状：一般无任何不适，偶有异物感。

诱因：外界环境中的含铁异物进入眼内，其释放出的铁离子与泪液中的蛋白质结合形成锈斑；配戴眼有充血性慢性结膜炎，含有血红蛋白的红细胞碎片溢出血管，形成含铁血黄素，当镜片有不平整的无机盐颗粒时，形成锈斑。

处理：护理液清洗不掉，只能更换镜片[6]。

（4）真菌沉淀物：偶尔戴镜或长期储存不用的镜片护理不当，会发生真菌污染，并在镜片基质中生长，形成真菌沉淀物。

表现状态：黑色、灰绿色、棕黄色、粉红色或白色绒毛状沉淀物（图 4-4-4）。

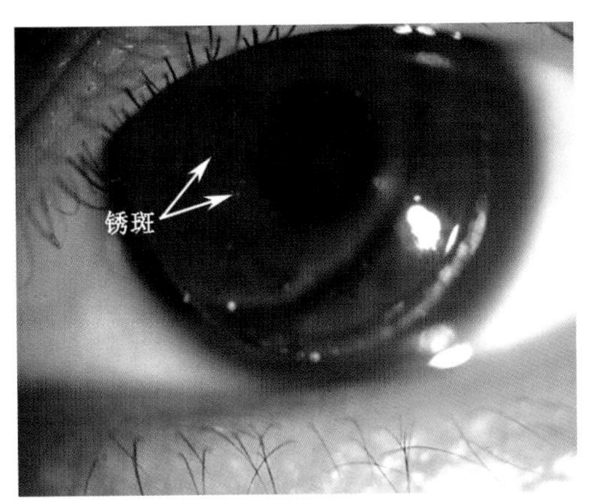

图 4-4-3　镜片锈斑
镜片表面见孤立的红色、褐色或黑色小圆斑，表面光滑

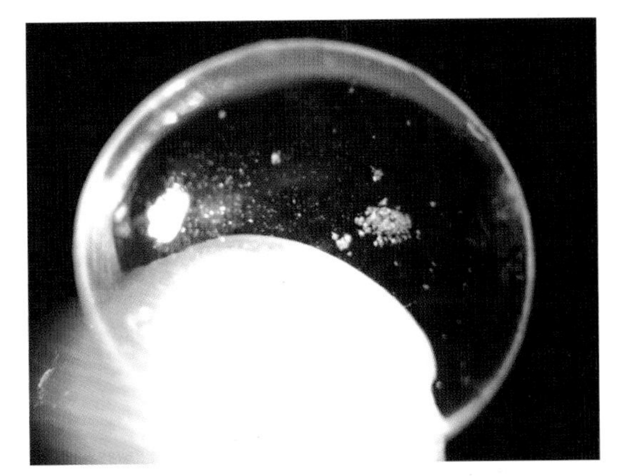

图 4-4-4　镜片真菌沉淀物
白色绒毛状真菌沉淀物

症状：戴镜眼红、眼痒、异物感强、视物模糊、畏光、流泪等。

诱因：使用过期的护理液；偶尔戴镜或长期不用的镜片未及时更换护理液；镜片及镜盒消毒不彻底；镜片上有蛋白质、类脂等沉淀物未及时清除。

处理：必须更换新镜片、新镜盒；采用灭菌力更强的护理液；纠正不正确的护理方法。坚持每次摘镜后清洁揉搓镜片，每周使用蛋白酶片。长期不用的镜片，3～5 天更换护理液。最好每 3 个月更换新镜盒。

（5）镜片变色：镜片使用一段时间后颜色与刚买时的颜色不一样了，这说明镜片发生了变色。镜片原始颜色为无色镜片时，镜片变色更好确认。

表现状态：镜片呈黄棕色、蓝色、黑色、鲜绿色等改变，有时会因镜片韧性下降而变形、易破损。

症状：轻者出现轻微眼红、异物感、视物模糊等不适，重者出现畏光、流泪、眼红、痛、雾视等不适。

诱因：①大量抽烟，血中尼古丁水平过高，导致肾上腺皮质功能低下，刺激黑色素细胞生成多量的黑色素，其逸入泪液则成为沉淀物，使镜片变色；②长期使用含氯己定、硫柳汞的护理液，其在镜片表面沉积浓度增加，经过泪液的作用，使镜片变成黄绿色；③戴镜点用氯霉素、氧氟沙星、荧光素钠等药水；④其他污染：戴镜使用眼影膏等化妆品，使镜片染成蓝黑色。

处理：加强镜片的护理清洁；减少吸烟量；使用不含氯己定、硫柳汞的护理液；先戴眼镜再化妆，摘镜后再卸妆，使眼影膏等化妆品不要接触镜片；戴镜时不点眼药水；经常出现镜片染色者，可改用频繁更换的配戴方式。

（二）接触镜破损

镜片破损是视光师和配戴者不希望看到的事情（图 4-4-5）。从内因分析，与镜片的材料、加工方式及镜片中心厚度有一定关系。使用旋转成形法生产的离子型、薄型镜片，因其柔韧性低、边缘易粘连，破损率较高。从外因分析，与配戴者使用镜片的经验及生活环境有一定的关系。镜片破损者一半以上是戴镜未满一年者，究其原因大部分是摘戴镜片和洗镜时操作不慎所致。在北方春秋两季，因其风沙较大，镜片易失水变形，被污染，柔韧性降低，破损率增高。

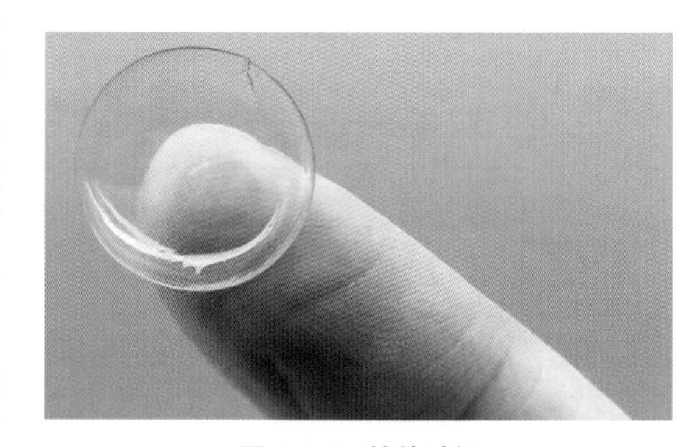

图 4-4-5 镜片破损

软性角膜接触镜破损，肉眼可见，需重新更换新镜片

镜片破损后，配戴者会出现明显的戴镜异物感。破损口一般用肉眼就可以看到，有的呈边缘锯齿状，有的呈中央部裂痕。较小的破损，有时需要借助裂隙灯才能观察到。边缘锯齿状破损，往往是由于将镜片放入镜盒时不注意，被镜盒盖拧破；偏中央部裂缝是由于摘取镜片时被指甲或镊子夹破；有时镜片干燥脱水或粘连在一起，用力揉搓也会将镜片弄破。有些镜片破损会出现一破两半的现象，无明显的锯齿状，可能与镜片材料聚合不好有关。破损处若未被及时发现，易积聚蛋白、类脂、甚至真菌等沉淀物。

为防止镜片破损，配戴者要养成良好的摘戴及护理习惯。

1. 指甲一定要剪短修圆。摘戴镜片时，要用指肚，不要用指甲掐。

2. 尽量不要使用镊子，因其使用时手劲不好控制，增加破损几率，且消毒不彻底，易造成镜片污染。

3. 戴好镜片后，要确认镜片是否戴上，以减少因镜片脱落所造成的破损。

4. 摘镜后，清洗镜片，要在掌心中多倒些护理液，轻轻揉搓，以减少因镜片失水所造成的柔韧性下降、破损率增高。

5. 将镜片放入镜盒时，一定要确认镜片放好后再拧上镜盖，否则镜片边缘易被镜盒盖拧破。

二、眼部常见问题与处理

配戴接触镜后，要养成定期复诊的好习惯。一般是戴镜后1周、1个月、每3个月复查。特殊情况下，如有不适，随时复诊。复诊时主要听取配戴者有无不适主诉，询问配戴方法、护理情况。检查眼部情况及镜片有无破损、污染，与眼部的配适状态等，并可根据实际情况，进行泪液、角膜内皮细胞等的检查。下面将病人常见眼部的不适症状及客观体征进行归纳分析。

（一）不适症状

1. 视物模糊

（1）初戴镜视物模糊：初戴镜时由于镜片的刺激会引起泪液增多，可以产生短时间的视物模糊。但若泪液稳定后仍模糊，可能与下列因素有关。

1）确认病人所戴镜片与处方镜片是否一致：主要是镜片屈光度、基弧、直径等。有时会发生厂家包装错误，标注屈光度数、基弧、直径与镜片实际参数值不符。

2）散光镜片要视镜片散光轴定位情况：若散光轴偏差较大，要调整镜片基弧或品牌，仍模糊可改用RGP镜片。

3）镜片处方是否错误：需考虑有无过矫或度数不足、镜片基弧、直径、品牌选择是否正确，散光是否矫正。视近模糊，在排除镜片过矫、老视后，可能与戴接触镜需要更多的调节及集合作用引起镜片轻度皱褶有关。嘱配戴者视近时，多眨眼。戴镜一段时间后，此不适症状可消失。

4）在视物模糊的同时，有畏光、流泪、刺痛的感觉，检查角膜上有大面积的细小点染。可能与镜片保存液、护理液成分敏感有关。应更换比较柔和的护理液，并将镜片用新护理液冲洗、保存。

5）有屈光参差、单眼无晶体的配戴者配镜后，由于长期单眼视，可能会出现复视、视物模糊的现象，单眼看比双眼看清晰，这与立体视重新建立有关。戴镜一段时间后，可逐渐适应。

（2）戴镜一段时间后模糊

1）确认镜片左右眼是否戴反：可用焦度计、戴镜检影、戴镜电脑检查等方法进行排除。

2）裂隙灯下检查镜片有无破损、沉淀物、变色等改变。

3）泪液量的再次检查：有些配戴者戴镜一段时间后，由于结膜炎或其他原因导致泪液减少。戴镜后光学面形成不好，也会发生戴镜模糊。

4）每天戴镜时间是否过长：软性年抛型镜片如长期使用会导致镜片参数改变、透气性下降。超时配戴可引起角膜水肿，发生视物模糊。若发现及时可停戴一周左右，视力可恢复。

5）有无发生重症结膜炎、角膜炎、虹膜炎、视网膜脱离等导致视力下降的疾病。巨乳头性结膜炎（GPC）会引起眼分泌物增多、镜片定位不良，导致视物模糊。

6）眼睛度数增加：由于未及时发现和纠正用眼过度、镜片护理不当、超时戴用，可使眼睛度数增加。

2. 头晕、头痛

（1）长期低矫或不矫正的配戴者在初配接触镜时由于矫正视力比以前清晰，短时间内会出现头晕、头痛的现象。一般经过 1 个月左右的适应期后，头晕、头痛症状会消失。但 35 岁以上的配戴者由于伴随着调节功能的衰退，往往很难适应。所以验配时，要根据实际情况适当地调整度数，以达配戴者视物舒适。

（2）40 岁以上的配戴者，配镜使其远用视力很好时，近用往往会出现视物不清、头晕、头痛的现象。主要是由于调节功能下降、老视的出现。可选择老视接触镜、外戴框镜或相对降低近视度数，可解决其看近不适的现象。

（3）调节旺盛的年轻配戴者，在未散瞳时视力波动较大，配镜后出现过矫正现象，可表现为头晕、头痛。所以对视力波动较大的配戴者应采取散瞳验光，以免过矫正。

（4）长期配戴框架眼镜的中、高度屈光不正者，尤其是 5.00D 以上的配戴者，初戴接触镜会感觉像变大或缩小，出现头晕、头痛的现象，一般 2～3 周此现象会消失。若提前向配戴者讲明，会更好地适应。

（5）双眼视差较大的配戴者，由于单眼外伤、黄斑变性、弱视等原因使双眼矫正视力不均衡，会出现头痛现象。嘱配戴者注意用眼卫生，休息好，不要过度疲劳。

（6）有些配戴者戴镜时间过长，干眼，镜片透气性下降，导致角膜缺氧，也会引起眼痛、头痛。应缩短戴镜时间，适当地使用一些舒适液，或改用高透氧的镜片。

（7）戴用 RGP 的配戴者若镜片定位过紧，也会出现眼痛、头痛的感觉。应扩大镜片基弧或缩小直径，以达到定位良好。

（8）非戴镜因素引起的头痛：引起头痛的眼部疾病包括青光眼、球后视神经炎、虹膜炎、眼蜂窝组织炎、三叉神经痛等。引起头痛其他部位疾病包括感冒发烧、高血压、鼻炎、牙痛、脑部疾病、精神过度紧张等。

3. 异物感　初戴接触镜者，多少都会有些异物感，经过一段时间后，大都能够适应。软镜的适应期一般是 1～2 周，硬镜适应期一般是 1～2 个月。对镜片的耐受程度，不但与不同个体对异物的感觉阈值有关，还与配戴者的心理接受程度有关。若配戴者对镜片有抵触或对视光师技术有怀疑的话，多么好的镜片戴在他眼睛上，都会有异物感。所以，为了使配戴者更快地接受接触镜，验光师在验配接触镜时要耐心、仔细、周到，提高信任度。排除上述因素外，异物感出现可能与下列因素有关：

（1）镜片在眼内移动度大，配适状态松，中心定位不良，甚至出现镜片下边缘皱褶或翘起，引起长期的异物感。处理：缩小基弧或改用大直径的镜片，使其在眼内的移动度适中，定位佳。

（2）硬镜移动度小，配适状态紧，也会引起配戴者长期异物感。有时出现镜下小气泡的堆积，镜片边缘的压迫痕迹。处理：扩大镜片基弧，缩小镜片直径，使其在眼内的移动度适中，定位佳。

（3）软性镜片戴反，可出现异物感，且镜片易脱落。

（4）镜片上有些蛋白质、类脂、真菌等沉淀物时，会出现异物感，同时伴有视物模糊、充血、眼痒等不适。在裂隙灯下观察镜片沉淀物更为清晰些。

（5）镜片破损：镜片破损往往伴有角膜上皮的损伤，所以出现镜片破损后一定要仔细检查角膜。若有损伤应停戴接触镜，对角膜进行治疗。

（6）当有灰尘、风沙等异物进入眼内时，会出现角膜接触镜异物感。尤其是硬镜异物感更为敏感，甚至出现明显的刺痛感。一般风沙较大时可不戴或外戴风镜。

（7）有角膜炎、中重度结膜炎时，也会出现戴镜异物感的现象。应停戴接触镜，对症治疗。

（8）软镜镜片较厚或配戴硬镜者，经过长时间未能适应，可改用较薄、柔软的镜片。若仍然不能适应，则属于过于敏感者，建议放弃配戴接触镜。

4. 眼痒

（1）初戴硬镜时有较强的异物感，配戴者经常会告诉医生，“很痒，想抓出来的感觉。”这主要与硬镜边缘对上下眼睑睑缘的刺激有关。

（2）镜片上出现的蛋白质等沉淀物可以作为抗原刺激，戴镜会出现眼痒的感觉，引起巨乳头性结膜炎的发生和加重。较重者最好停戴接触镜，使用一些抗炎及抗过敏的药物治疗，以后可改用频繁更换型镜片或 RGP。

（3）睑缘炎、结膜炎的配戴者，经常会出现戴镜眼痒的感觉。镜片沉淀物的刺激，一些致病菌如葡萄球菌、莫 - 阿双杆菌，粉尘、化妆品、视力疲劳等均会导致上述炎症的发生。应对不同的致病原因进行治疗，必要时停戴，更换新镜片。

5. 眼红

（1）镜片上积聚的沉淀物、护理液中成分、进入眼内的异物、破损的镜片等会对角膜、结膜产生刺激，导致结膜充血，引起眼红。嘱配戴者注意镜片护理，必要时更换镜片、护理液。风沙天戴接触镜时，要外配风镜，以免异物刺激引起眼红。

（2）戴用透气性较低的镜片、戴镜时间过长、镜片定位过紧均可导致角膜缺氧，睫状充血，引起眼红。

（3）镜片活动度较大，尤其是硬镜，下边缘翘起，对角巩膜缘血管、结膜机械刺激，引起眼红。应缩小镜片基弧、扩大直径，使其中心定位良好。

（4）结膜下出血引起眼红。在戴镜洗澡、蒸桑拿时血管充盈、镜片定位紧，有时会引起结膜血管破裂。40 岁以上的配戴者，由于自身的血管脆性加强，北方春秋干燥季节，也会引起结膜下出血。一般停戴 1～2 周，出血吸收后即可戴用。洗澡、游泳、桑拿时不要戴用接触镜。

（5）泪液分泌少的配戴者戴镜会引起眼红。干眼者不应戴用接触镜，低分泌者可戴用 RGP。

（6）与戴镜无关的眼红：青光眼、虹膜炎、眼外伤等[3]。

（二）客观体征

复查时，除了要询问配戴者不适症状外，医师还需要借助裂隙灯、角膜内皮镜等设备进行客观体征的检查。接触镜引起的并发症主要是角膜和结膜两方面。

1. 角膜方面并发症

（1）角膜水肿

体征：角膜厚度增加，上皮混浊粗糙，呈“毛玻璃”状，重者可见基质条纹、后弹力层皱褶（图 4-4-6）。

症状：视物模糊、虹视、畏光、流泪等。

诱因：戴用低透氧的接触镜，镜片定位过紧，超时戴镜等引起角膜缺氧；护理液、眼药水等毒性刺激；辣椒、蒜等食物汁液刺激；病原微生物引发的角膜感染等。其机理可能与缺氧条件下角膜进行无氧酵解，乳酸在角膜积聚及角膜内皮细胞失代偿有关。

处理：停戴接触镜1～2周，待角膜恢复正常后改用高透氧、配适状态好的镜片，不要超时配戴。药液引起的应改用柔和的药液。手接触辣椒、蒜等汁液应彻底洗净后再使用镜片。提醒病人加强镜片的护理与保养，避免角膜感染。

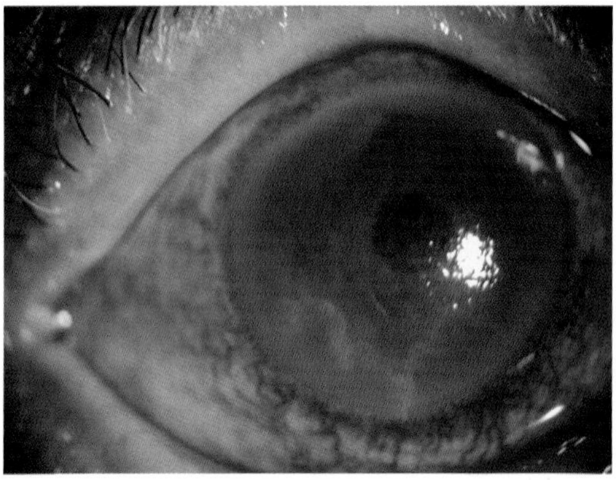

图4-4-6　角膜水肿

角膜厚度增加，上皮混浊粗糙，呈“毛玻璃”状，重者可见基质条纹、后弹力层皱褶

（2）角膜新生血管

体征：血管深入角膜透明组织（图4-4-7）。

症状：一般无明显不适，偶见球结膜充血或睫状充血。

诱因：长期慢性缺氧、角膜周边部感染或损伤。

处理：改用高透氧镜片。血管快到瞳孔区者应停戴接触镜，待血管闭塞后再戴高透氧镜片。

（3）角膜内皮细胞变化

体征：角膜内皮镜下检查，内皮细胞出现融合变大现象，正常的六边形细胞减少，细胞密度减低，变异系数增高等。严重者细胞密度低于2000个/mm^2，变异系数大于50%（图4-4-8）。

症状：一般无明显不适，严重者视物模糊、虹视、畏光、流泪、眼胀痛等。

诱因：戴用低透氧镜片、超时配戴、镜片配适状态过紧等引起角膜缺氧，导致内皮细胞的融合死亡。不同个体对缺氧的耐受程度是不一样的，贫血、体质较弱的配戴者，戴用接触镜发生角膜内皮细胞的改变尤为明显。

处理：改用配适状态好、高透氧的镜片，缩短戴镜时间，重者建议放弃使用接触镜。

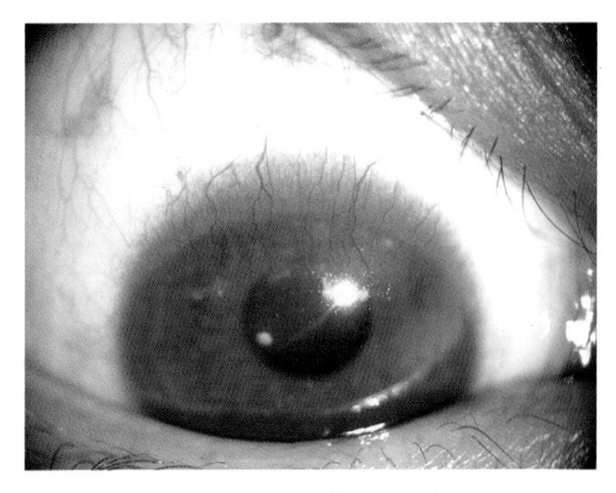

图4-4-7　角膜新生血管

由于接触镜配适过紧或镜片材料透氧性低，长期配戴使角巩膜缘血管逐渐深入角膜透明组织

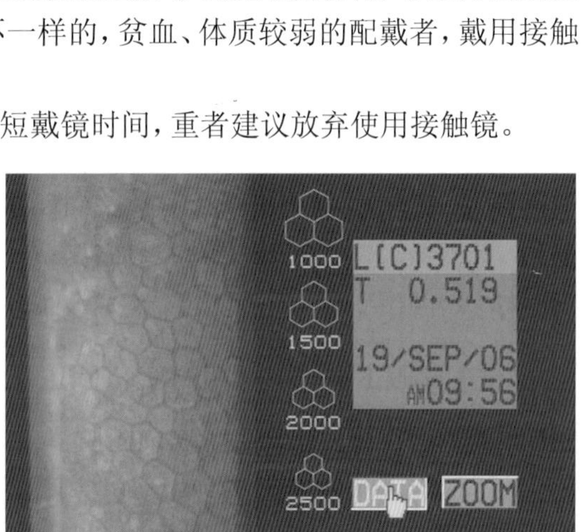

图4-4-8　角膜内皮变化

角膜内皮细胞出现融合变大现象，正常的六边形细胞减少，细胞密度减低

（4）角膜知觉减退

体征：裂隙灯下检查，角膜一般无明显异常。用细棉丝轻拭角膜，瞬目反射减缓。

症状：角膜对异物的刺激反射减低。有时出现戴镜舒服，摘镜反而不适的异常现象。

诱因：戴用低透氧的镜片、超时配戴等引起的角膜缺氧；硬镜对角膜的机械刺激。

处理：改用高透氧镜片，缩短戴镜时间，严重者需停戴接触镜数月。

（5）非感染性角膜炎

1）角膜上皮损伤

体征：球结膜轻度充血，角膜浅层有线状、片状的局部损伤，严重者角膜上皮大片状剥脱。

症状：异物感、疼痛、畏光、流泪等。

诱因：摘戴镜不熟练、镜片破损等引起镜片及指甲划伤角膜；异物进入眼内损伤角膜；戴用低透氧镜片、超时配戴、镜片配适状态过紧等引起角膜缺氧软化，摘取镜片时引起上皮剥脱。

处理：停戴接触镜，点用抗生素眼药水预防感染。治愈后改用高透氧镜片，缩短戴镜时间。摘戴镜片时要剪短指甲，动作轻柔。风沙天要外配风镜。不戴用破损的镜片。

2）角膜点状染色

体征：球结膜轻度充血，角膜下方有片状细小点染，3 点钟 9 点钟轻微点染，毒性反应时角膜大面积点染（图 4-4-9）。

症状：畏光、流泪、刺痛、异物感，视物模糊等。

诱因：眼干；护理液、眼药水、辣椒、蒜的汁液等引起角膜毒性反应。

处理：停戴接触镜。角膜上皮恢复后，轻度眼干者可改配 RGP，重者需泪液分泌正常后再戴用。毒性反应引起的需更换无防腐剂的柔和护理液。接触辣椒、蒜等的汁液应彻底洗净双手。

3）无菌性角膜浸润

体征：角膜周边部呈线形、圆形灰白色混浊。球结膜充血或睫状充血（图 4-4-10）。

症状：异物感、畏光、流泪、眼痛、视力下降等。

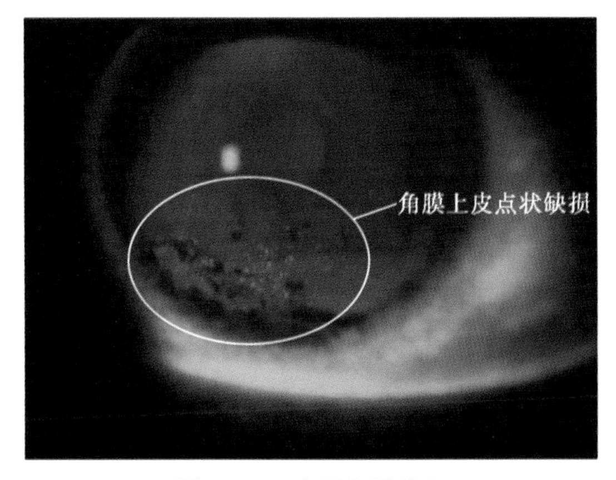

图 4-4-9　点状角膜染色

角膜下方有片状细小点染

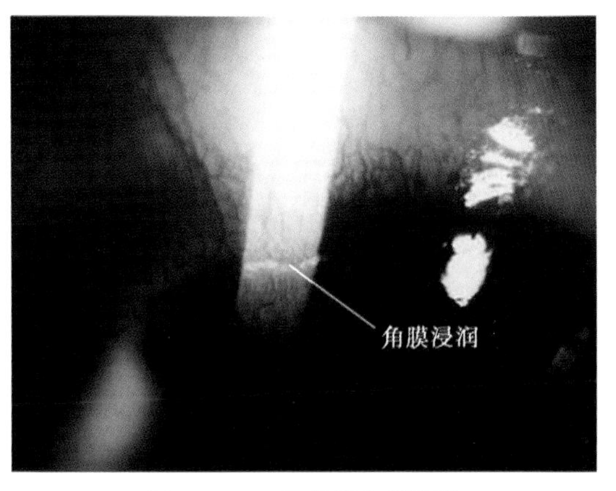

图 4-4-10　无菌性角膜浸润

软性角膜接触镜配戴者，由于镜片长期配适过紧，造成角膜周边尤其是上方出现线状灰白色混浊

诱因：多发生于使用软镜者。戴用低透氧镜片、超时配戴、镜片配适状态过紧等引起角膜缺氧软化；护理液中防腐剂刺激；镜片上蛋白质等沉淀物引起的过敏反应等。

处理：停戴接触镜，点用抗生素预防感染。改戴高透氧、配适状态好的镜片，不要超时戴镜。加强镜片的护理和保养，镜片上出现蛋白质等沉淀物时要更换镜片。使用无防腐剂的柔和护理液。

（6）感染性角膜炎

体征：球结膜水肿、充血，睫状充血，眼分泌物增多。不同的致病微生物，形成角膜浸润灶不一致。病变可呈灰白色、灰黄色、瓷白色的点状、线状或圆形病灶，重者伴有前房积脓（图 4-4-11）。

症状：眼痛、畏光、流泪、异物感、视力下降等。

诱因：多发生在戴软镜者。戴镜缺氧或角膜机械损伤可引起细菌、病毒、真菌或棘阿米巴等微生物感染。镜片、镜盒清洗消毒不彻底及戴镜洗澡、游泳等给微生物引起感染提供了可乘之机。

处理：停戴接触镜。据病因对症治疗。

治愈后若角膜留有薄翳影响视力的话，可改配 RGPCL 提高视力。加强镜片及镜盒的消毒，戴用高透氧、配适状态良好的镜片，不超时戴用。镜片破损、老化时要及时更换。不戴镜游泳、洗澡。要养成定期到医院查眼睛的好习惯，有病及时治疗，以免病情加重，延误治疗。

2. 结膜方面并发症

（1）巨乳头性结膜炎（giant papillary conjunctivitis，GPC）（图 4-4-12）

体征：初期上睑结膜轻度充血，结膜增厚，乳头、滤泡增生，乳头直径小于 0.3mm，大小不一，一些乳头直径大于 0.3mm，小于 1.0mm，有少许黏性分泌物。严重时表现上睑结膜明显充血，增厚，血管纹理不清，乳头、滤泡大量增生，乳头直径有些大于 1.0mm，大乳头直径顶部有些苍白（图 4-4-9）。

症状：初期一般无明显不适，偶尔主诉晨起内眦部有少许黏性分泌物，轻度痒感。严重时眼内大量的黏性分泌物，极度痒感。配戴者无法耐受接触镜，镜片一戴入立即被覆盖上一层沉淀物膜，镜片随着瞬目上移，甚至发生皱褶，视物不清。

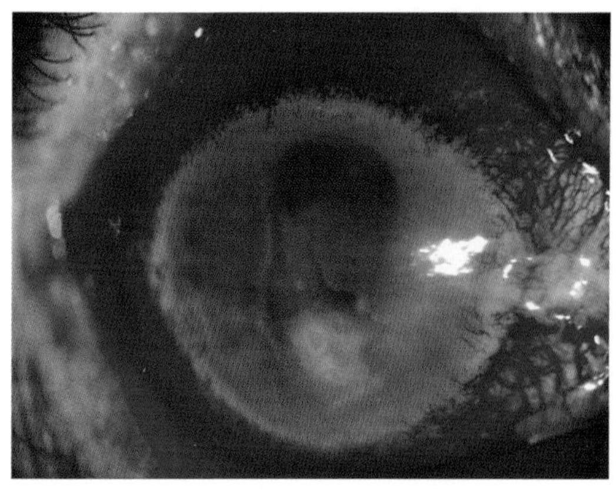

图 4-4-11 感染性角膜炎

由于棘阿米巴原虫感染，角膜溃疡，前房积脓

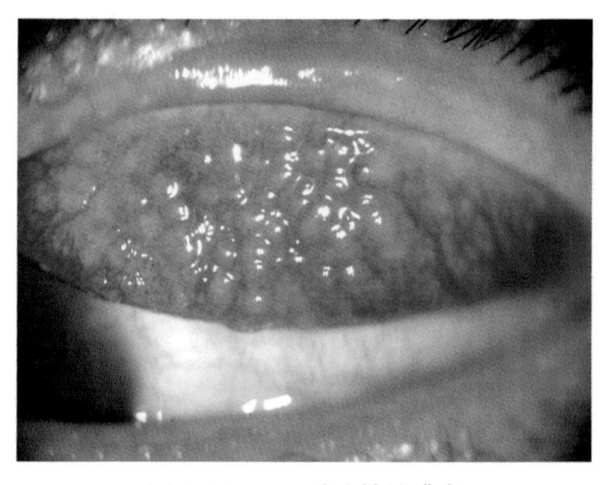

图 4-4-12 巨乳头性结膜炎

上睑结膜明显充血、增厚，血管纹理不清，乳头、滤泡大量增生，乳头直径有些大于 1.0mm

诱因：与镜片护理和保养不当有关。每次摘镜未正、反面揉搓镜片，未定期使用蛋白药片，使用过期的护理液等易使镜片积聚蛋白质等沉淀物。镜片上沉淀物引起的过敏反应及镜片对睑结膜的机械摩擦导致 GPC 的发生。另外与配戴者的体质、季节变化也有一定关系。有些配戴者对镜片上的蛋白质等沉淀物更为敏感，更易产生 GPC。

处理：初期嘱病人加强镜片的护理与保养，做到每次摘镜正、反面揉搓镜片至少 20 秒钟，每周使用蛋白酶药片，不使用过期的护理液和镜片。缩短镜片使用寿命，频繁更换镜片。严重时需停戴接触镜至少 1 个月。进行抗过敏和抗炎治疗。症状缓解后改配抛弃型镜片，年抛镜片频繁更换，或 RGP 镜片。加强镜片护理与保养。

(2) 非感染性的红眼（图 4-4-13）：戴用接触镜有时会发生眼红现象，表现为球结膜充血或结膜下出血。不具有传染性，一般分泌物涂片或结膜刮片检查不出相关的致病微生物。

体征：可单侧或双侧眼出现，球结膜弥漫或局限性充血，有时会出现结膜下片状出血。

症状：偶有眼痒、异物感、眼干等不适，重者出现眼部刺痛、畏光流泪、视力模糊等现象。配戴者多是因为眼红来就诊。

诱因：球结膜充血主要与眼干，角膜缺氧，镜片配适状态过紧，镜片污染或破损，护理液、药液刺激，辣椒、蒜等食物汁液刺激，风沙刺激等有关。结膜下出血主要与摘戴镜片不熟练，戴镜洗澡、桑拿等有关。老年配戴者因血管脆性加强，在冬春干燥季节易出现结膜下出血。

处理：一般停戴接触镜一周即可恢复。出现结膜炎时可点用抗生素眼药水预防感染。戴用高透氧、配适状态好的镜片。镜片出现破损、污染应及时更换。不使用过期的护理液、镜片，出现由于护理液引起的刺激现象时应更换护理液。接触辣椒、蒜等刺激物时要彻底洗净双手。不戴镜游泳、洗澡、桑拿等。冬春干燥季节可点用舒适液。风沙大时要外配风镜。

(3) 感染性结膜炎（图 4-4-14）：由致病微生物感染引起的结膜炎。常见致病微生物包括细菌、衣原体、病毒，偶见真菌和寄生虫感染，有时会合并角膜感染。

体征：不同致病微生物引起的结膜炎表现的体征有些不一样。一般是眼睑红肿，睑结膜充血，少许乳头、滤泡增生，球结膜弥漫性或局限性充血、水肿，分泌物增多。

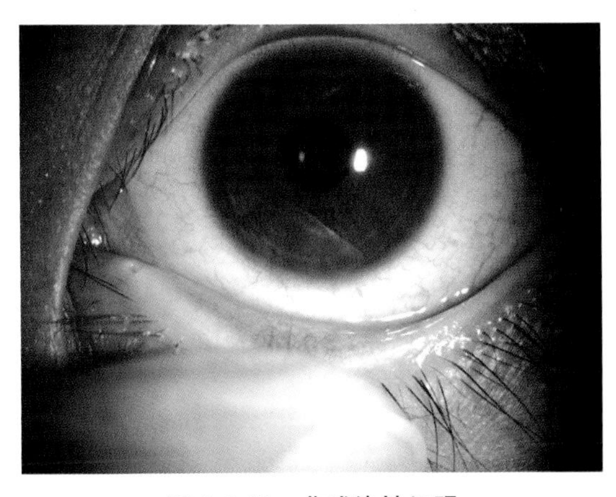

图 4-4-13　非感染性红眼

角膜接触镜配戴者出现眼红现象，首先排除感染因素，否则与接触镜透氧性低、配戴者超时配戴以及配适过紧等因素相关

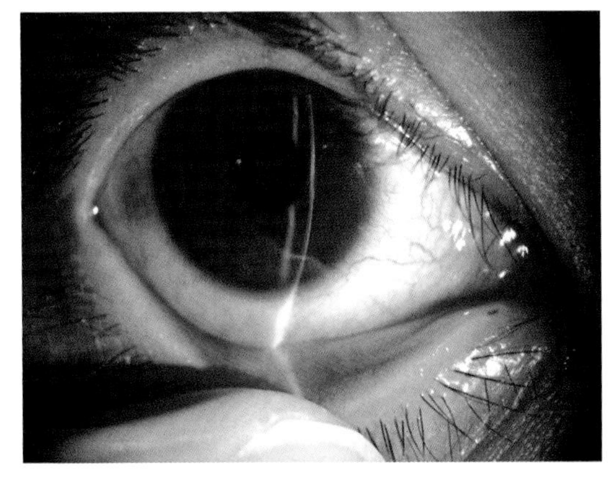

图 4-4-14　感染性结膜炎

由病原微生物感染导致结膜炎症，主要表现为眼睑红肿，球结膜弥漫或局限性充血、水肿，分泌物增多

症状：多双眼发病。眼痒、异物感、灼热感、畏光、流泪、分泌物增多，偶有视力减退。

诱因：卫生习惯不好，摘戴镜时双手未洗净，镜片、镜盒清洗消毒不彻底，戴镜洗澡、游泳等，给微生物感染创造传播途径。

处理：停戴接触镜。针对病因进行治疗。治愈后，更换新镜片及镜盒，改用杀菌力强的护理液，养成良好的卫生习惯[3]。

第五节 角膜塑形镜的验配

一、角膜塑形镜概述

角膜塑形镜采用一种特殊反转几何形态设计，内表面由多个弧段组成的透气性硬性角膜接触镜镜片。角膜塑形术（orthokeratology）最早应用于成人，以满足某些特殊职业（如运动员、演员等）对远视力的需求。现在随着青少年近视率的增高，角膜塑形镜主要应用于控制青少年近视的发展。

（一）角膜塑形镜内表面一般由4个弧段构成（图4-5-1）

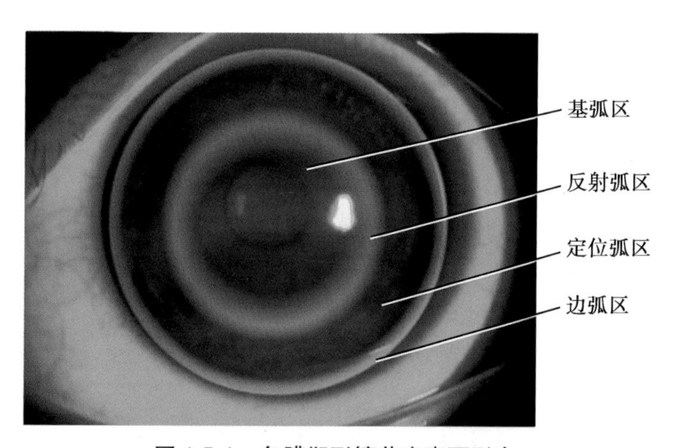

图4-5-1 角膜塑形镜荧光素下形态

角膜塑形镜是一种反几何设计的接触镜，一般由四个弧区构成

1．基弧区（BC） 基弧区的曲率较角膜中央曲率平坦，一般计算方法：基弧 = 病人平坦K- 近视度数 −0.50D（0.75D），或者基弧 = 病人平均K- 近视度数 −1.00D（2.00D）。

2．反转弧区（RC） 不同厂家反转弧的设计不一样，一般宽度是0.6～1.0mm。当宽度一定时，矢高深度越大，反转弧越陡，反之反转弧越平坦。反转弧是控制镜片中心区高度和有效治疗区域。

3．平行弧区（AC） 平行弧（定位弧）是和角膜相接触镜的弧区，位于反转弧和周边弧之间，与角膜旁中心区相平行匹配，在镜片中心定位中起很大作用。有的厂家有两个平行弧区。不同品牌选择定位弧的方法不一样，有的比平K平0.25D，有的与平K一样，有的根据定位弧角进行选择。定位弧角为定位弧与水平面的夹角，定位弧角越大表示该弧越陡，定位弧角越小表示该弧越平坦。

4. 周边弧区（PC） 周边弧比平坦弧明显平坦，自平行弧至镜片边缘成一斜面翘起于角膜表面，与普通 RGPCL 边弧设计相似。

现在眼科界普遍接受的角膜塑形镜作用原理是：通过戴用特殊反转几何形态设计的塑形镜，在泪液挤压力和跨越角膜表面不同位置的表面张力的作用下缓慢地改变角膜形状，使角膜中央光学区逐渐变平，曲率半径变大，从而降低近视度数和散光度数。研究表明角膜塑形镜只是通过改变角膜上皮细胞的形态来改变角膜表面曲率。控制近视的原因是角膜塑形镜的塑形很好地解决了周边离焦的现象，眼轴相对发展较慢；但也有学者认为是由于夜间戴用的原因，眼轴可能跟身高一样是在夜间发育的，夜间戴用塑形镜使眼轴增长减缓。

（二）角膜塑形镜应用范围

1. 用于减缓近视发展 主要通过睡眠时戴用角膜塑形镜减缓近视发展。国内外大量眼科文献报道角膜塑形镜对近视有一定的控制作用。

2. 用于矫正普通屈光不正 对于无法睡眠时戴用角膜塑形镜、近视散光度数较大的病人，可采用白天戴用塑形镜矫正屈光不正。

3. 用于特殊屈光不正病人 例如角膜屈光术后病人。

（三）角膜塑形镜优缺点

优点：较好地控制近视发展的作用；睡眠时配戴不受外界生活环境的限制，摘镜后产生较好的远视力；年龄小、护理能力较低的病人可以由家人帮助。缺点：配适状态、塑形效果受角膜形状、睑裂大小、睑压、睡眠时间、眼球运动情况等多因素影响；可能会出现角膜散光增加。色素沉着环、继发感染等并发症；需要有严格的追踪复诊体系；费用较高。

二、角膜塑形镜的禁忌证与适应证

（一）角膜塑形镜禁忌证

1. 具有普通角膜接触镜验配禁忌的眼部、局部、全身性疾病病人。

（1）前眼部疾患：中重度结膜炎、角膜炎、眼睑部炎症、虹膜炎、巩膜炎、泪囊炎、干眼症、青光眼等。

（2）其他局部疾患：鼻炎、鼻窦炎及过敏性鼻炎发病期、脂溢性皮炎、手部皮癣等。

（3）全身疾患：糖尿病、肾炎、肝炎、甲亢、风湿性疾病、肺结核等抵抗力低下病人。

（4）其他：精神病、神经质的人、不遵医嘱者、工作生活环境不好者等。

2. 对角膜塑形镜期望值过高者 角膜塑形镜是不能治疗近视的，对近视的防控是相对有作用的。

3. 经济条件不好者。

4. 依从性差、卫生习惯不好者。

5. 没有时间护理镜片，没有时间定期复查者。

（二）角膜塑形镜适应证

1. 排除了角膜接触镜验配禁忌的眼部、局部、全身性疾病者。

2. 最佳配戴人群：近视度在 -0.75D～-6.00D 左右，顺规散光低于 1.75D，角膜平 K 值在 41.5D～46.0D。

3. 正确理解角膜塑性术的作用机制及潜在问题和矫治的局限性。

4. 依从性好，认真护理镜片，定期复查。

5. 经济条件好。

三、角膜塑形镜的验配

（一）角膜塑形镜验配资质要求

角膜塑形镜验配是一种严格的医疗行为，必须在具备条件的眼视光专业验配机构进行。验配人员应为具备眼科专业资格的医务人员，具有验配 RGPCL 经验与技术，经过系统的专业培训。验配机构应有完善的检查设备、严格的追踪复查体系、干净良好的卫生环境和医疗器械销售许可证等。

为了加强对角膜塑形镜的监督管理，国家药品监督管理局在 2001 年 7 月制定了《角膜塑形镜经营验配监督管理规定》。该规定对经营，验配角膜塑形镜单位都有严格的要求。第九条，第十条对验配机构的要求如下：

第九条　验配机构应具备以下条件：

验配人员应是中级职称以上的眼科医师或视光师；在从事验配业务前，应按产品生产、经营单位的要求获得相应的授权。

验配场地总面积不得少于 45 平方米，设置有接待室、检查室、验光室和配戴室等，并有良好的环境及卫生条件。

应配备相应验配设备，至少应包括：角膜曲率计、角膜地形图仪（8mm 以上直径测量范围）、非接触眼压计、角膜厚度测定仪、电脑验光仪、综合验光仪、验光试片箱、裂隙灯显微镜、远近视力表、检眼镜、眼底镜、荧光素钠试纸、焦度计、镜片投影仪（不低于 7.5 倍）、镜片弧度测定仪等。

验配机构应制定相应的规章制度，并严格执行。

第十条　验配机构应有严格的验配管理规范。

使配戴者充分了解角膜塑形镜的相关知识，包括：作用原理、临床使用现状结果、镜片矫治效果、维持期镜片的使用、配戴风险、禁忌证和注意事项、可选择的其他矫正近视的方法等。

所有配戴者都应进行眼科和角膜塑形镜相关的必要检查，除眼科裂隙灯常规检查外，应包括：角膜形态、角膜厚度、眼轴、眼压、眼位、远近视力、屈光度、泪液测试、角膜直径、瞳孔直径、眼底检查，并根据检查数据确定是否适合配戴角膜塑形镜。

首次配戴镜片和定配前应进行试戴，观察、评估配适状态的配戴评估。

根据检查数据和试戴评估结果设计定片参数和配戴方案。

必须给配戴者提供配镜后使用指导，内容包括：注意事项、可能出现的不良反应、个人卫生要求、镜片配戴操作、镜片护理常规、护理产品和镜片盒的使用、出现副作用和紧急情况的处理等，并提供使用说明书。

必须对所有配戴者建立档案，保存验配记录、复查记录，以保证产品的可追溯性，保存期为 5 年。

随访复查的时间：前6个月以内至少7次，6个月之后定期复查，复查内容包括：屈光度、视力、移动度、中心定位、舒适度、荧光素染色、角膜地形图、眼压。

以上内容是引自国家药品监督管理局在2001年7月制定的《角膜塑形镜经营验配监督管理规定》。验配机构为病人验配角膜塑形镜都应遵守上述规定。

（二）角膜塑形镜验配流程如下

1．眼部健康检查　对初诊病人由眼科医生进行眼部裂隙灯，眼底，泪液情况等检查，初步排除眼部禁忌证后进行电脑验光仪、非接触眼压计、角膜地形图、角膜内皮镜检查，测量角膜厚度、角膜直径、瞳孔直径、眼轴长度、泪液酚红棉线测定、散瞳验光等检查。检查结果出来后经视光师筛查，为符合验配条件的病人进行验配。

2．签署知情同意书　与眼科医师一起签署角膜塑形镜知情同意书。知情同意书应客观地向病人介绍角膜塑形镜的优缺点及注意事项。

3．据检查结果选择试戴片，进行配适状态评估　不同品牌的镜片验配方法不一样，有的需要进行试戴确定处方，有的用电脑软件程序自动处方。有的试戴片厂家是通过基弧确定试戴片，有的则是通过定位弧确定试戴片，方法不一样。可根据厂家建议选择试戴片。

一般镜片直径比角膜直径小1～1.5mm，基弧＝病人平坦K-近视度数−0.50D（0.75D），或者基弧＝病人平均K-近视度数−1.00D（2.00D）。平行弧有的厂家是比平坦K平0.25D，有的厂家与平坦K一样。这只是初步选择试戴片，试戴片的选择与角膜的离心率（e值）、角膜散光也有一定的关系。e值较大可以选稍平一点的试戴片，散光大一点的可以选择稍紧一些的试戴片。

4．配适状态评估　待病人泪液稳定后进行荧光染色，对配适状态进行评估。

（1）镜片的中心定位十分重要：重点看基弧区与瞳孔的位置，若出现偏位，塑形结果往往偏位。需要看瞬目时及打开眼睑解除睑压时的位置，瞬目时允许有1～2mm的移动度。

（2）荧光素染色显像观察。

1）理想荧光素染色显像（图4-5-2）。

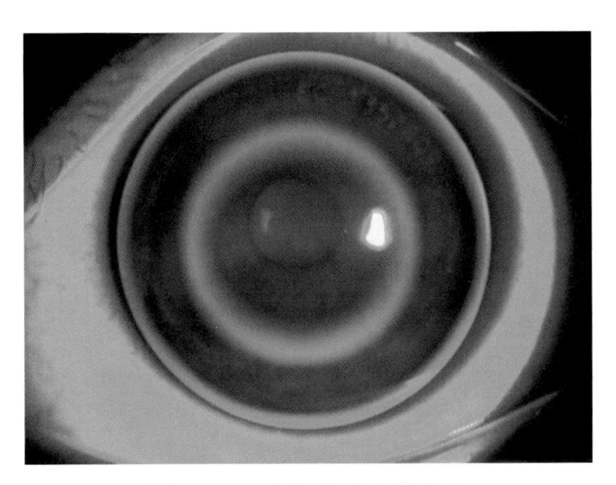

图4-5-2　理想的荧光素染色

中央区与角膜之间有足够的接触面积（3～5mm），呈淡黑色状态，眨眼时有薄薄的一层泪液。反转弧区镜片与角膜之间有很厚的泪液层，呈360°环形规则浓绿色亮环。定位弧区与角膜保持平行状态，泪液层较薄，染色后呈淡绿色或淡黑色。周边弧区镜片边缘翘起，呈360°浓绿色亮环

2）偏松荧光素染色显像（图 4-5-3）。

3）偏紧荧光素染色显像（图 4-5-4）。

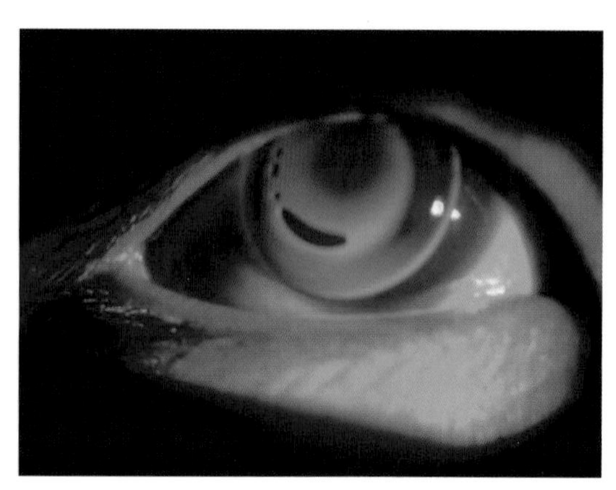

图 4-5-3 偏松的荧光素染色

镜片活动度较大，大于 2.0mm，镜片出现偏心，反转弧亮区宽，定位弧区有较多的荧光素蓄积，周边弧翘起。可通过加大镜片直径，缩小基弧、定位弧，增加镜片矢高，减少降度等方法获得理想配适状态

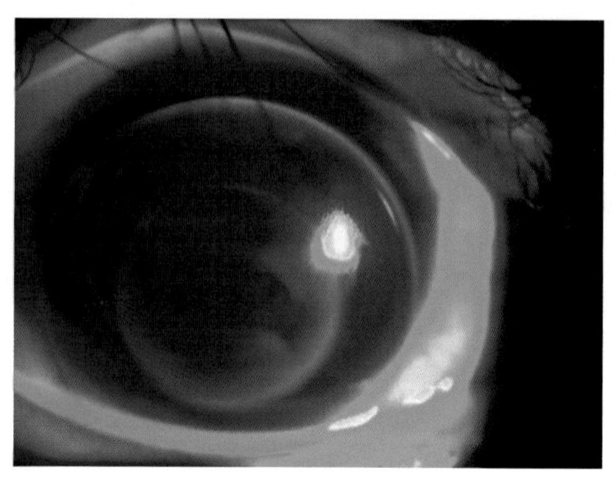

图 4-5-4 偏紧的荧光素染色

镜片活动度较小，小于 1.0mm，镜片出现偏下或居中，反转弧区或基弧区多出现细小气泡，不易眨出。定位弧区瞬目几乎没有荧光素通过，周边弧细窄。通过减小镜片直径，增大基弧、定位弧，减小镜片矢高，增加降度等方法可获得理想配适状态

5. 戴镜追加，确定角膜塑形镜处方 戴用配适状态好的试戴片进行追加矫正，确定角膜塑形镜处方。塑形镜处方一般包括病人的平坦 K 值、陡峭 K 值、平行弧、降度、直径、散光特殊设计度数等。

6. 填写正规角膜塑形镜订单，与病人签署三方协议。三方协议包括病人，验配机构，厂家。

7. 病人取镜后有专人指导使用方法及护理注意事项。

8. 预约复诊时间，戴镜 1 天、1 周、2 周、1 个月、半年内每 1 个月、半年后每 2 个月。如有不适，随时复诊。

（1）复诊时检查内容

1）戴镜：电脑验光、视力、裂隙灯下查配适状况、镜片情况及角结膜情况。

2）摘镜：电脑验光、裸眼视力、插片验光、角结膜情况、角膜地形图、眼压、角膜内皮及眼轴长度（每 4 个月查一次）。

（2）戴镜 1 年后更换新镜，重新做角膜厚度、泪液情况、眼轴长度、散瞳验光、角膜地形图、角膜内皮镜等检查。

四、角膜塑形镜验配中常见问题与处理

（一）角膜上皮染色

为病人验配角膜塑形镜过程中或复查时有些病人会出现角膜上皮染色现象，需要判断产生的原因及做相关的处理（图 4-5-5）。

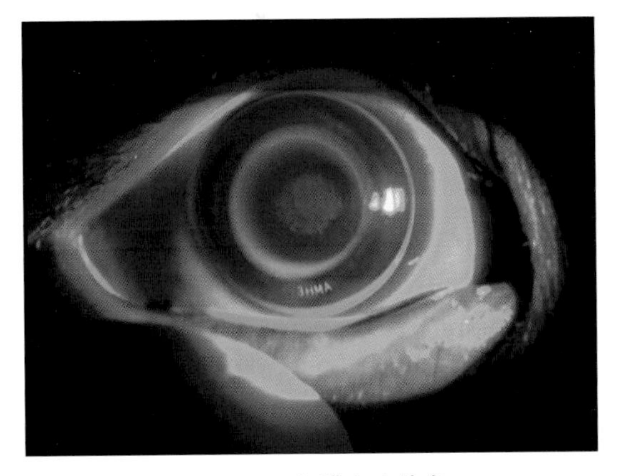

图 4-5-5　角膜上皮染色
角膜中央区片状上皮着色

1. BC、AC 过平，机械性摩擦刺激角膜

处理：BC、AC 变陡 0.50～1.00D，增加矢高；在试戴评估镜片过程中尽量选择与病人接近的降度进行试戴，不要戴用降度过高的试戴片。

例如：病人刘某，女，18 岁，

OD：−1.75D，1.0，角膜平 K：43.5D，陡 K：44.5D，角膜直径 11.6mm；

OS：−1.25D，1.0，角膜平 K：44.0D，陡 K：44.75D，角膜直径 11.6mm。

病人右眼戴用 43.0D、降度 −3.00D、直径 10.6mm，左眼戴用 43.5D、降度 −3.00D、直径 10.6mm 试戴片进行配适评估。30 分钟后双眼出现角膜中央区上皮染色现象，镜片直径、基弧、反转弧、平行弧、周边弧区的荧光染色及活动度均在可接受范围。分析原因是因为戴用降度过高的试戴片引起。按右眼 43.0D、降度 −2.00D、直径 10.6mm，左眼戴用 43.5D、降度 −2.25D、直径 10.6mm 定片，病人戴用定片及复查过程中均未出现上皮染色现象。

2. BC、AC 过紧，直径过大，泪液循环不好，镜下眼内分泌物、泪液杂质对角膜产生刺激。

处理：BC、AC 变平 0.50～1.00D，相对缩小镜片直径。

3. 镜片偏位，发生黏附在角膜上　由于病人眼睑压力、角膜形态、睡眠姿势等原因有时会出现镜片偏位黏附在角膜上不动的现象，泪液循环不好会对角膜产生刺激，引起上皮染色现象。

处理：避免偏位的产生。初睡时尽量保持平躺，病人第二天早晨多点润眼液，直至镜片可以活动。有些病人睡眠时镜片居中，塑形效果较好，但在睁眼后眼睑对镜片产生压力，发生偏位黏附现象。对于这样的病人经复查确保镜片配适不紧的情况下，可先在家把镜片摘下，上午过来复查，就不会出现角膜上皮染色现象。

4. 镜片后表面清洁不干净，蛋白清洁不充分　这种现象多出现戴镜半年以上的病人，不定期使用蛋白清洁剂，清洗不充分。

处理：加强镜片清洁，若清洁后仍出现较大面积的角膜上皮染色，则建议更换镜片。

5. 镜片材料透氧性低　有些病人戴用透气性较低的镜片或使用时间超过一年的镜片，透氧性降低，戴镜后反反复复出现角膜上皮染色，则需要改用透气性高的镜片。

处理：改配透气性高的镜片（DK/t 大于 100），或更换新镜片。

6. 护理液过敏和毒性反应　有些病人使用不能接触眼睛的护理液清洁镜片、清洗不彻底或戴镜时使用有防腐剂的润眼液，会出现角膜上皮染色现象。

处理：护理液清洁镜片后清洗要彻底，可用一次性生理盐水清洗镜片，冲洗掉残留的护理液；使用没有防腐剂的润眼液。

7. 病人泪液分泌少　有些病人戴用塑形镜一段时间后出现泪液减少的现象，润滑作用的泪液减少，戴镜过夜后会出现角膜中央区上皮染色。

处理：泪液过少需眼科治疗，泪液恢复正常后再戴。泪液稍少的病人可在戴镜前后多点一些没有防腐剂的润眼液，增加润滑作用。有条件的病人可由家长夜间再点一次润眼液，增加润滑作用。

8. 异物进入眼内刺激　病人复查时一般是上午戴镜复查，有些在复查的路上异物进入眼内，会引起角膜上皮染色。

处理：戴镜复查时外戴风镜。

（二）镜片下方偏位

病人在试戴配适评估时会出现镜片下方偏位的现象，如图 4-5-4 为偏紧的荧光素染色图像。戴镜复查后会出现角膜地形图治疗区明显偏下（图 4-5-6）。

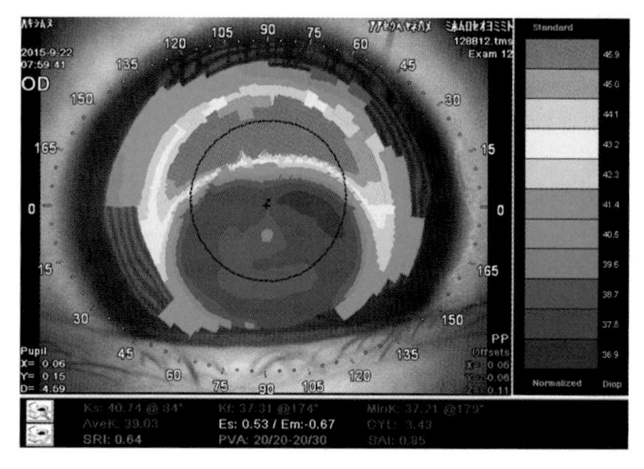

图 4-5-6　镜片下方偏位

配戴角膜塑形镜后，角膜地形图显示治疗区明显偏下，镜片下方偏位

出现这种现象常见原因：病人上眼睑压力过大，角膜高 e 值，镜片 AC 弧较陡等。

解决方法：将 AC 弧放平 0.50D，降低矢高；减少镜片重量，减少镜片中心厚度，增大镜片直径。

（三）镜片上方偏位

戴镜后复查会出现偏位荧光素染色镜片上方，角膜地形图治疗区明显偏上（图 4-5-7），似笑脸样改变。

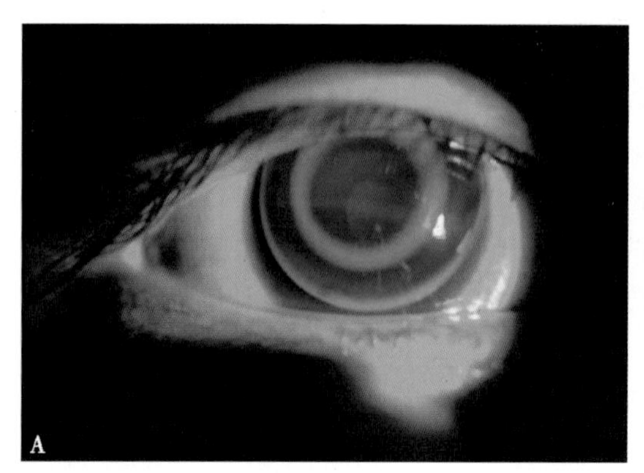

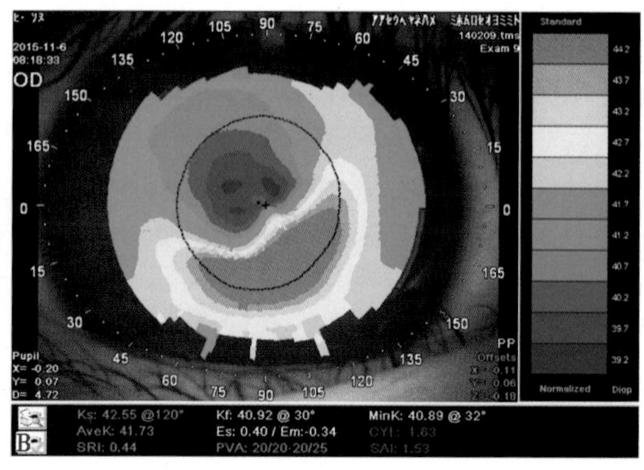

图 4-5-7　镜片上方偏位

A. 荧光素染色镜片中心定位偏上　B. 角膜地形图治疗区明显偏上，似笑脸样改变

镜片上方偏位常见原因：镜片配适偏松，矢高较小，上眼睑睑压强，高度角膜散光未使用特殊设计的散光镜片。

解决方法：缩小 AC 弧，增加矢高，增加镜片厚度，薄化镜片边缘，减少边缘翘起度，采用特殊设计的散光塑形镜片等。

（四）镜片侧方偏位

戴镜复查后会出现镜片侧方偏位荧光素染色表现，角膜地形图治疗区明显偏位（图 4-5-8）。

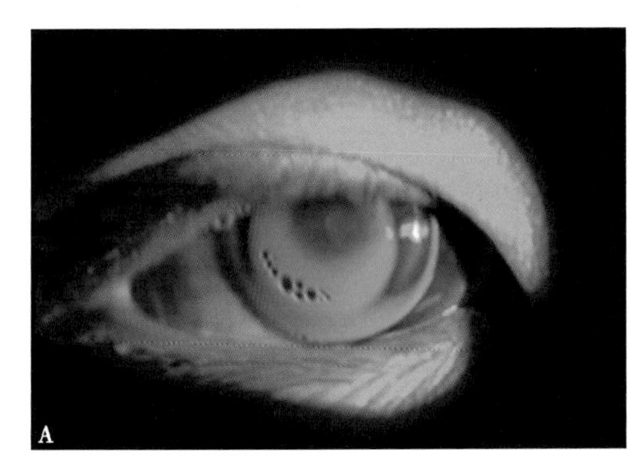

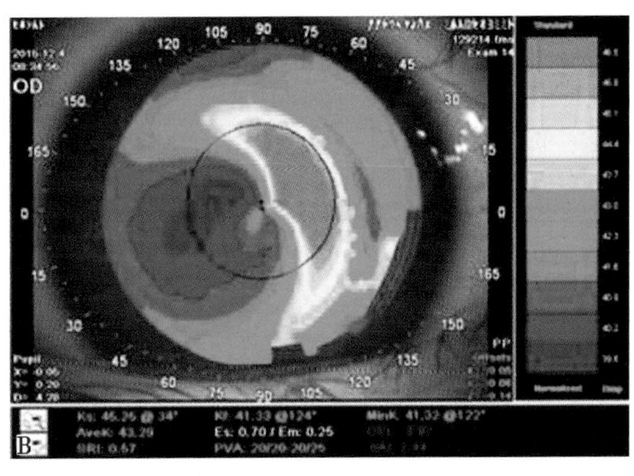

图 4-5-8　镜片侧方偏位

A. 荧光染色显示镜片中心定位偏心，各弧区染色不理想　B. 角膜地形图可以看出镜片定位偏鼻下方

引起侧方偏位常见原因：眼睑睑压引起，较大的角膜散光，AC 弧过松等。

解决方法：加宽 AC 弧或增加第二个 AC 弧而减少第一个 AC 弧宽度，AC 弧变陡，使用特殊设计的散光塑形镜。

（五）镜片下气泡

角膜塑形镜一般比角膜直径仅小 1～1.5mm，在进行镜片配适评估过程中或复查时有时镜片下会出现气泡的现象。若出现在 RC 弧区较大的气泡，一般经过戴镜过夜后气泡会消失，可不用处理。但若是在 BC 弧区、AC 弧区较多的散在的小气泡则需要及时处理，否则戴镜时间过长会出现镜下小气泡的压迹，影响视力。（图 4-5-9）。

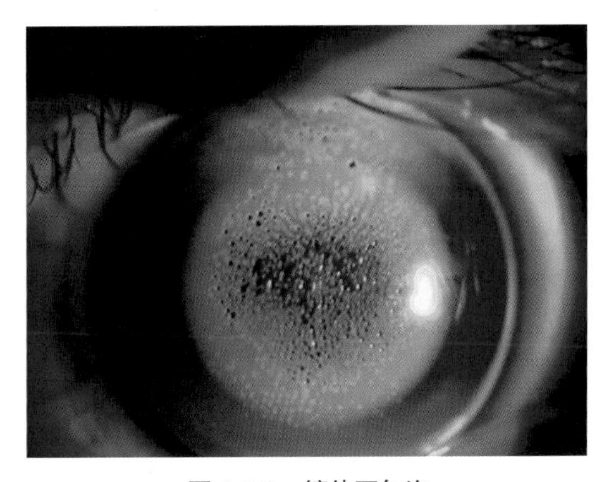

图 4-5-9　镜片下气泡

戴镜后荧光染色可见颞下方镜片下散在小气泡

引起镜下气泡常见原因：

1. 镜片戴之前未将润眼液滴满镜片，戴入性气泡。

2. RC 弧、AC 弧偏紧，泪液循环不好，气体未随着泪液循环移出镜片区。

3. 镜片直径过大或稍小　镜片直径过大时泪液循环不好，气体未随着泪液循环移出镜片区。镜片直径稍小时配适偏松，有时在试戴过程中也会有气体进入不易排出。

4. 角膜散光较大　角膜散光较大，但戴

用的镜片没有散光设计，镜片下边缘稍翘起，易引起气体进入镜片下区域。

解决方法：戴镜时将润眼液滴满镜片再戴上；配适过紧引起的可放松 AC 弧；直径过大引起的可适当缩小镜片直径；由于直径稍小引起的检查过程中气泡进入，可改试直径稍大的镜片；散光较大的病人配适状态不好，可试戴特殊散光设计的塑形镜。

（六）镜片拱顶

在配适评估过程中，有时会表现出中央区荧光色多量蓄积的现象，戴镜复查后角膜地形图出现中心或旁中心岛（图 4-5-10）。

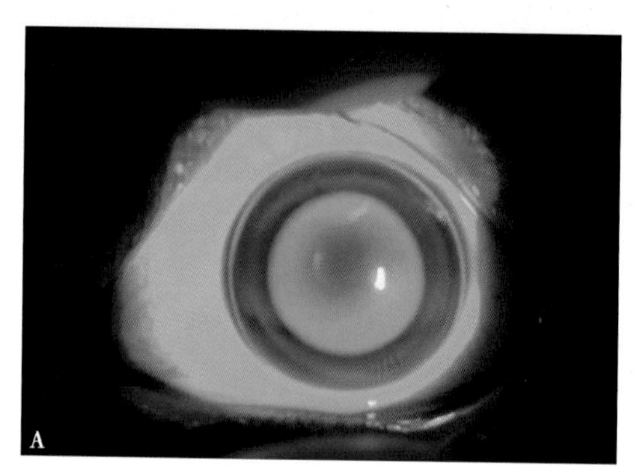

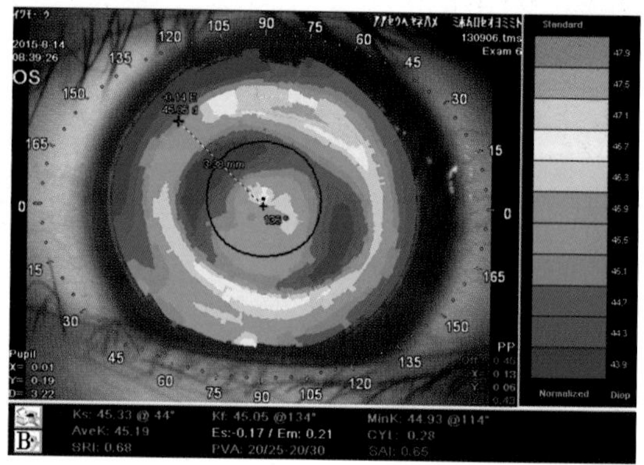

图 4-5-10 镜片拱顶

A. 荧光素染色表现出中央区荧光色多量蓄积的现象 B. 角膜地形图出现中心或旁中心岛

引起中央区荧光素蓄积常见原因：

1. 评估配适状态时病人泪液过多，应待泪液稳定后再进行评估。

2. RC 弧或 AC 弧过陡，镜片周边区域过紧夹持角膜，使中央区域不接触角膜[7]，出现拱顶现象。

解决方法：镜片配适评估时，应待泪液稳定后再进行评估。由配适过紧引起的拱顶现象，应放平 RC 或 AC 弧。

五、角膜塑形镜常见并发症与处理

角膜塑形镜配戴过程中可能出现一般角膜接触镜的常见并发症，还有较为特有的视觉功能异常和并发症。

（一）角膜异常

1. 机械相关的角膜上皮损伤 按损伤程度分为以下 5 级：

0 级：角膜上皮无点状染色，或在细致检查下仅见数个点状染色者。

Ⅰ级：有轻微划伤或散在点状染色稍多者。

Ⅱ级：角膜点状染色较密分布，伴有轻度不适。

Ⅲ级：有小片的上皮缺损，刺激症状较明显。

Ⅳ级：有较大片的上皮缺损，刺激症状重者。

塑形镜配戴者出现的角膜上皮损伤发生率较高，但程度多为轻度，发生染色的部位多为中央区，其次下方及鼻颞侧（图 4-5-11）。

症状和体征：多为轻度角膜上皮染色，外来异物划伤时可见与异物运动轨迹一致的点条状、排列不整齐的荧光素染色（图 4-5-12）。可见对应的球结膜充血。浅表擦伤无症状，如伤及上皮深层可有角膜刺激症状。

处理原则：轻度损伤不需用药，停戴 2～3 天可痊愈。Ⅱ级以上角膜染色者需停戴，同时局部使用抗生素眼药水。可适当使用上皮生长因子促进角膜上皮愈合。去除病因加强护理操作教育，根据镜片清洁及配适情况改善镜片，必要时更换镜片。

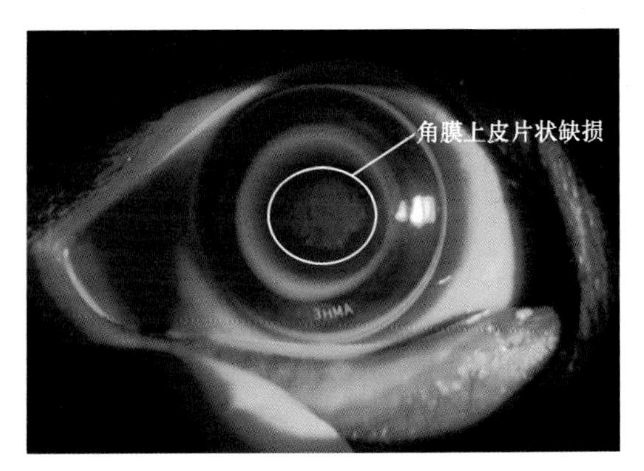

图 4-5-11　角膜上皮损伤

角膜上皮小片状缺损，荧光素着色

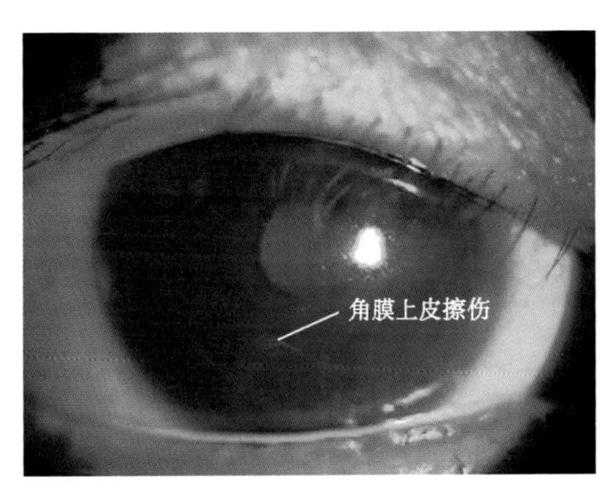

图 4-5-12　角膜上皮擦伤

角膜上皮异物划伤时可见与异物运动轨迹一致的点条状、排列不整齐的荧光素染色小片状缺损，荧光素着色

2. 缺氧相关的角膜异常

症状和体征：一般无自觉症状，出现角膜水肿时可有雾视感，部分配戴者可有虹视、畏光等症状。裂隙灯检查可见微囊和微泡、角膜上皮水肿，角膜塑形镜配戴者中极少出现角膜基质皱褶、条纹和角膜新生血管等持续缺氧的改变。

处理原则：提高镜片材料的透氧性（Dk 值），减少镜片的厚度，增加氧气传导。放松镜片配适状态，改变镜片边缘设计，减少镜片直径或在镜片上打孔，通过促进泪液循环提高供氧量。减少戴镜时间，发生急性角膜水肿或者中重度缺氧时需停戴镜片。

3. 镜片固着　由于镜片配适过紧或直径过大，镜片偏离中心，可导致泪液物质循环受阻，加上过夜配戴时泪液分泌减少，晨起可发现镜片黏附于角膜上不能移动，或者摘镜后在角膜或者结膜上出现镜片轮廓的压痕。

症状和体征：无症状或者轻度刺激征。晨起摘镜时镜片黏附在角膜上不能移动使摘镜困难，或摘镜后角、结膜出现压痕。检查可见相应部位角膜染色或者结膜染色。

处理原则：改善镜片配适，镜片偏紧者可适当修改镜片平行弧，增加镜片边翘，必要时重新定制平行弧较为平坦的镜片。泪液过少者可适当补充润眼液，同时需指导配戴者晨起如何正确处理镜片固着。

4. 角膜色素环　部分角膜塑形镜配戴者使用塑形镜一段时间后角膜旁中心可出现环状上皮色素环（图 4-5-13）。推测原因为戴用角膜塑形镜后角膜形状发生改变，中央光学区至反转弧区角膜曲率改变明显，反转弧区镜下泪液积聚等。

症状和体征：无任何症状，出现时间不等，2～20周均有可能出现。

处理原则：无需处理，停戴后色素环可消失。

5. 感染性角膜炎 角膜塑形镜使用过程中可能存在泪液分泌减少，泪液交换缺乏，代谢产物堆积，同时角膜的相对低氧的状态导致免疫力下降。

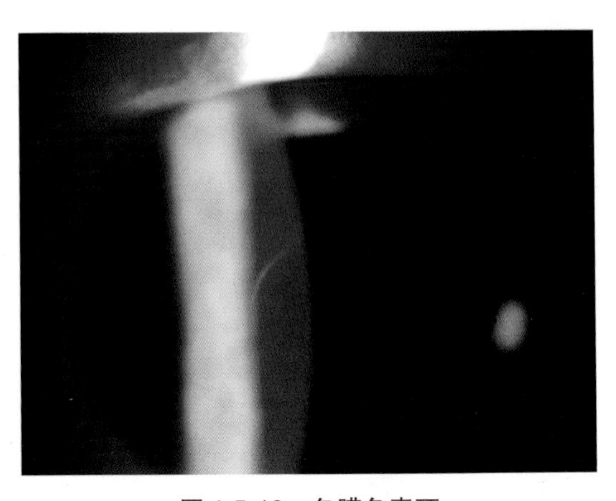

图4-5-13 角膜色素环

配戴角膜塑形镜一段时间后出现角膜旁中心环状上皮色素环

症状和体征：明显眼红、眼痛、畏光、流泪等刺激症状，分泌物增多。裂隙灯检查可见角膜中央或者偏中央的溃疡病灶，周围组织浸润灰白炎症反应明显，可出现不同程度的前房反应。不同病原体所致的角膜炎病灶形态及病程也有差异。实验室病原学检查可确认。

处理原则：立即停戴。针对病原体选用抗生素治疗。

6. 角膜无菌性浸润 一般先有角膜上皮损伤，上皮的屏障功能降低，之后因镜片污染和细菌病毒等引起免疫反应，继而出现角膜近周边的浸润，诱因包括镜片下方混入异物，镜片清洁不当，镜片自身的污染，护理系统的污染，机械性刺激和结膜炎症等。

症状和体征：典型的改变为角膜近周边区直径1～2mm孤立的灰白色圆形浑浊，异物感、疼痛等刺激症状减少，前房炎症少，病灶区刮片细菌培养阴性；发病2～3日内上皮可有轻微缺损，而角膜溃疡的上皮缺损明显，往往持续1周以上，可以此鉴别。好发部位为开睑时2点、3点、5点、7点、10点眼睑缘位置的角膜区域。比较严重时可出现数个点状，同时伴有局部充血和轻度眼痛的症状。偶可见于中心或旁中心区域点状浸润，为镜片污损或沉淀引起。

处理原则：预防为主，重视配戴教育，嘱咐配戴者如有异物混入镜下，突发性疼痛，或出现其他异常情况，一定要摘下镜片并冲洗干净，及时就诊。无主观不适的配戴者也应定期复查。发现无菌性角膜浸润，应停戴镜片，抗炎药物滴眼治疗后可很快治愈，较严重者可以配合抗生素和低浓度皮质激素滴眼，一般不残留严重后遗症。治愈后最好更换镜片和镜盒等护理产品。

（二）泪液异常

配戴角膜塑形镜对泪液的量，泪膜的结构、成分和物理性质等均可能产生影响，引起泪膜相关的并发症，包括结膜干燥症，干燥性角膜炎，角膜3、9点染色，镜片表面泪膜不稳定等。

症状与体征：常见眼部干涩和异物感，其他症状包括灼烧感、痒感、畏光、眼红、视物模糊、易疲劳和有黏丝状分泌物等，裂隙灯检查可见球结膜荧光素着色，瞳孔缘下方出现口型角膜上皮染色、角膜3点与9点部位的角膜染色等。

处理原则：有上皮着染时应停戴镜片至上皮愈合。增加瞬目训练。如泪液异常是由镜片配适不良引起的需改善镜片配适，加强对镜片的保养，选用防腐剂毒性低的护理液，必要时更换新镜片。使用润眼液，尽量先用低毒性防腐剂或者无防腐剂的人工泪液。必要时口服维生素A，促进上皮细胞愈合。

（三）结膜异常

1. 结膜反应性充血　角膜塑形镜镜片直径较大、材质较硬，对结膜产生机械性刺激，护理液的化学成分及因初戴者护理不当导致镜片上出现污染物对结膜产生化学刺激，均可刺激结膜下的血管，导致结膜血管扩张，血流速度加快，表现为不同程度的睑结膜、球结膜充血。

症状和体征：常发生于初戴者，戴镜后异物感较强，结膜充血，轻度畏光、流泪。

处理原则：刺激症状通常在戴镜7～10天后自行缓解，无需特别处理。如果是由于镜片污染引起的异物感，应认真清洁镜片。

2. 慢性结膜炎　角膜塑形镜配戴者若不注意个人用眼卫生或对镜片清洁护理不当，可引起慢性结膜炎。

症状和体征：表现为异物感，畏光，眼痒，裂隙灯检查睑结膜充血、睑结膜小乳头、滤泡，结膜囊内黏性分泌物。

处理原则：注意个人卫生，认真清洁护理镜片，适当使用抗生素眼药水就可以治愈一般的慢性结膜炎。

3. 病原微生物引起的结膜炎　护理不当致镜片或吸棒、镜盒被较强感染源污染，加上机体抵抗力下降时就会引起结膜炎。

症状和体征：各种原因引起的结膜炎均表现为畏光、流泪、分泌物增多，结膜充血、水肿，睑结膜表面乳头和滤泡，结膜囊内可见分泌物。一般不影响视力，严重者可伴有眼睑充血、水肿、疼痛和视物模糊。

处理原则：一旦发生感染性结膜炎，应立即停止配戴角膜塑形镜，到眼科专科进行微生物检查，确诊后使用对应的抗生素药物，直到完全恢复健康才可以重新配戴角膜塑形镜。

（四）视觉功能性异常

1. 视力波动　在角膜塑形镜治疗初期（1周～2个月）角膜塑形的效果未达到目标降度，从晨起摘镜后角膜形态存在部分回复，日间屈光度出现部分回退。

症状和体征：配戴者晨起摘镜后裸眼视力良好，但到下午或傍晚视力逐渐有所下降。随着治疗时机的延长，裸眼视力逐渐稳定，达到白天不戴镜，裸眼视力稳定清晰。

处理原则：对低度数的病人可适当增加屈光矫正度至过矫大概0.5～0.75D，以补偿摘镜后一天内的回退量。如果目标矫正度数较高，达到正常裸眼视力所需的时间较长，可在此期间配戴较低度数的框架镜以在日间保持较好的矫正视力，直至日间裸眼视力达到正常。

2. 鬼影　由于镜片明显偏移中心，导致瞳孔区角膜表面出现两种相差较远的屈光状态。因此在看一个物体时会出现两个影像，往往一个较为清晰，另一个较为模糊，两个影像总重叠在一起，称为“鬼影”。这种视觉异常多发生于近视度数较高的配戴者治疗初期或者由于镜片偏心所致。

症状和体征：出现单眼视物重影，一个较为清晰，一个较为模糊。

处理原则：高度数配戴者初期出现鬼影时，如配适评估及角膜地形图检查显示定位居中，可先坚持戴镜，经一段时间治疗后，治疗区面积可完全覆盖瞳孔区时症状可缓解或者消失。如果是镜片偏心所致，须重新设计镜片改善镜片的中心定位，鬼影的症状可以消失。

3. 不适眩光 在视野内如有强光存在可使视力下降，视效率降低，这种在视野中出现过强的光称为不适眩光。配戴角膜塑形镜后产生眩光的原因与近视度数较高或镜片配戴偏心有关。

症状和体征：治疗初期或能被注意到，夜间瞳孔放大时容易发生，影响夜间视力，引起夜间司机驾驶困难等。

处理原则：改善镜片配适，减轻角膜散光，治疗面积增大后，眩光可消失。对于经过一定适应阶段仍不能缓解者，应纠正镜片的偏心配戴或增大镜片光学区来解决。

4. 角膜散光 角膜塑形镜配戴偏心明显时，由于角膜中央光学区受压不均，可引起角膜散光增大，角膜地貌不规则改变。

症状和体征：可无症状或出现鬼影与眩光，用角膜曲率计与角膜地形图检查发现角膜散光增大，角膜地形图出现不规则改变，但多数不影响最佳矫正视力。有少数角膜地形图甚至出现类似圆锥角膜的改变，但这种改变在停戴角膜塑形镜后可完全逆转，恢复到原来的状态，因其本质不是圆锥角膜。

处理原则：参考鬼影与眩光部分。

5. 欠矫 对于 −5.00D 以下的近视，角膜塑形镜均设计为定量矫正，多数病人配戴足够的治疗期后，可达到矫正效果。但在治疗的最初一段时间，塑形镜未达到预计效果，裸眼视力未达到正常或预计的水平。对于度数高的配戴者，在治疗稳定后仍然存在剩余屈光度，裸眼视力低于正常。部分配戴者由于镜片设计存在矢高过高，塑形效果不理想。

症状和体征：主要表现为白天摘镜后裸眼视力差，角膜地形图检查治疗区定位居中，主觉验光矫正视力可矫正至较好的水平。由于镜片矢高过高引起的欠矫配戴者，戴镜评估表现为光学区基弧过陡，平行弧区过紧，角膜地形图出现中心岛现象。这部分病人的主觉验光矫正视力差，常主诉看远看近均不清楚。

处理原则：对于治疗初期出现的暂时性欠矫，如果有必要，可在日间配戴角膜塑形镜或低度数的框架眼镜。度数较高的配戴者经过一段时间的治疗后视力未达到正常的，如果估计病人仍有继续治疗减低近视度的可能，可设计第二副角膜塑形镜以矫正剩余的度数，并作为维持镜戴用。如果镜片存在矢高过高的情况，可适当修改镜片降低矢高，复查地形图，避免中心岛现象，提高裸眼视力[7]。

（刘立洲 傅 佳 吕燕云）

思考题

1. 角膜接触镜的禁忌证有哪些？
2. 怎样评估软性角膜接触镜的配适状态？
3. 软性角膜接触镜配适过松该如何处理？软性角膜接触镜配适过紧该如何处理？
4. 初戴角膜接触镜产生视物模糊的原因有哪些？
5. 戴用角膜接触镜产生眼红的原因有哪些？
6. 如何判断硬性透气性角膜接触镜（RGP CL）的配适处于良好状态？
7. 角膜塑形镜的禁忌证有哪些？

参考文献

1. 谢培英. 角膜接触镜. 第2版. 北京：人民卫生出版社，1998
2. 钟兴武，龚向明. 实用隐形眼镜学. 北京：科学出版社，2004
3. 王宁利. 百年同仁验光配镜实用技术. 第2版. 北京：人民军医出版社，2009
4. 吕帆，瞿佳. 隐形眼镜学. 上海：上海科学技术出版社，1997
5. 谢培英，齐备. 临床接触镜学. 北京：北京大学医学出版社，2004
6. 王江桥. 实用隐形眼镜学. 北京：中国科学技术出版社，1997
7. 谢培英. 实用角膜塑形学. 北京：人民卫生出版社，2012

第五章　眼镜相关知识

本章节要点：

- 了解镜架、镜片的材质
- 了解渐进多焦点镜片的设计
- 掌握为顾客选配合适的镜架
- 了解眼镜配装过程
- 掌握眼镜配装中的问题及解决办法
- 掌握眼镜调整方法

随着科学技术的发展，眼镜材料越来越丰富，眼镜设计多样。镜片从单焦发展到多焦，功能从单一发展到多种功能复合，为广大配镜者提供了极大的选择空间。镜架材料也在日益更新，从金属到板材，而眼镜的加工设备不断升级换代，可以配装各种各样的眼镜。在验配中心，眼镜的配装检验非常重要，关系到产品质量。眼镜相关知识是眼视光从业人员必须了解的知识之一，只有对眼镜知识充分了解，才能更好地为病人服务。

第一节　镜片的相关参数与材料

一、镜片相关参数

（一）折射率

指光在真空中的传播速度与光在该介质中的传播速度之比率。

1. 光从真空射入介质发生折射时，入射角 γ 的正弦值与折射角 β 正弦值的比值（$\sin\gamma/\sin\beta$）叫做介质的“绝对折射率”，简称“折射率”。它表示光在介质中传播时，介质对光的一种特征。

2. 折射率的分类　目前常见的眼镜片折射率为 1.49、1.56、1.61、1.67、1.74、1.8、1.9。其中折射率为 1.49 的镜片被称为低折镜片，折射率为 1.56 及 1.61 的镜片称为中折镜片，1.67 及以上折射率的镜片称为高折镜片。

3. 材料的折射率越高，使入射光发生折射的能力越强。对于镜片而言，折射率越高，镜片越薄，即使镜片中心厚度相同，相同度数同种材料，折射率高的镜片边缘比折射率低的更薄。

（二）阿贝数

用来衡量介质的光线色散程度。

1. 色散是因为光介质对不同波长光线的折射率不一致。一般使用的是中部色散，就是F光（486.13nm）和C光（656.27nm）的折射率之差。阿贝数

$$v_d = \frac{(n_d - 1)}{(n_F - n_C)} \quad \text{（公式 5-1-1）}$$

n_d——d光（589.3nm）的折射率，n_F和n_C分别是F光和C光的折射率。

2. 同一透明介质对不同波长的光存在折射率的差异，而白光又是由不同波长的各色光组成的，因此透明物质在折射白光时会发生色散这一特殊现象（图 5-1-1）。阿贝数就是用以表示透明物质色散能力的反比例指数，数值越小色散现象越厉害。眼用光学镜片材料的阿贝数一般在30～60之间。总的来说：材料的折射率越大，色散越厉害，即阿贝数越低。

> 材料的折射率越大，色散越厉害，即阿贝数越低（表 5-1-1）。

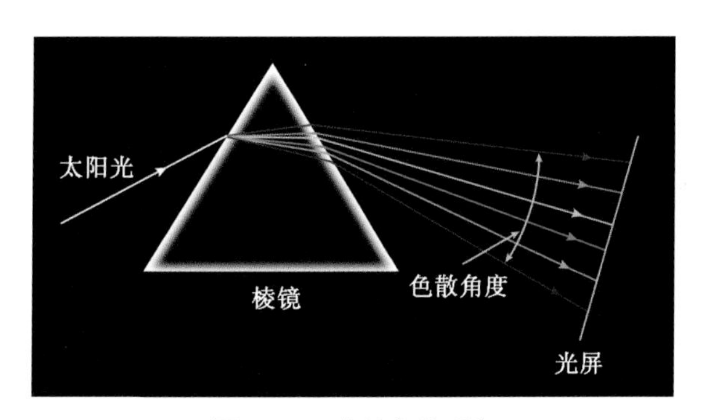

图 5-1-1　光的色散现象

自然光是由不同波长的光组成，经过透明介质折射后，分解成七色光，即为色散现象

表 5-1-1　不同镜片的光学性能

常用指数＼镜片种类	玻璃镜片				树脂镜片					PC镜片
折射率	1.7	1.8	1.9	2.0	1.50	1.56	1.60	1.67	1.74	1.591
阿贝数	不同品牌同折射率阿贝数不同				58	36～38	41	31～32	31	33

二、镜片材料

镜片根据材料的不同可分为三种：天然材料镜片、玻璃材料镜片和树脂材料镜片。

（一）天然材料镜片

最早用于制作眼镜镜片的材料是水晶，它具有硬度高、表面不起雾等特性。由于水晶

材质具有双折射作用且不防紫外线等缺点，逐渐被光学性能优良的玻璃及树脂镜片代替。目前已经没有水晶镜片销售。

（二）玻璃材料镜片

光学玻璃具有较高的透光性，且材质均匀、折射率准确、色散现象低、光学性能优良、表面硬度高，是制作眼镜片的材料之一。但由于比重大、重量较重，在选择镜架的时候应该尽量选择小一点的镜架，这样就能减轻镜片的重量，保证配戴的舒适度。另外需要注意的是玻璃镜片具有抗冲击性差、容易碎等缺点，在广大少年儿童配镜时不推荐玻璃镜片。目前常用的玻璃片有：

1. 光白玻璃片　折射率为1.523，透光率92%，阿贝数58，能阻断346nm的紫外线。

2. 高折射率玻璃片　是在配制高度数眼镜时使用比较普遍的镜片。超薄片的折射率在1.72以上，最高可达2.0。该镜片的透光率与普通折射率镜片相比稍低，但是磨制同样屈光度的镜片时，它比光白片薄25%或以上。

3. 变色玻璃片　变色玻璃片的折射率为1.523和1.604，镜片材料含有卤化银，当受到紫外光照射时，卤化银分解成卤素和银，使镜片材料变暗；当脱离紫外线照射时，卤素与银结合，使镜片颜色还原。环境温度越低变色速度越快，变色越深。

（三）树脂材料镜片

树脂是多种高分子化合物的混合物。树脂镜片就是用树脂为原材料化学加工合成打磨后的镜片。高分子树脂镜片比玻璃镜片更轻，耐冲击不易破，可是因其硬度较低，所以比玻璃更容易有刮痕。目前常用的树脂镜片有：

1. 折射率在1.500左右的（CR39）加硬、加膜树脂镜片　其特点是纯白透光率高。阿贝数58，能阻断350nm紫外线，适合中、低度屈光不正病人选配。另外还有折射率在1.561/1.610/1.710/1.740等中高折射率的树脂镜片，适合中、高度屈光不正病人选配。

2. 折射率在1.586左右的聚碳酸酯（PC）镜片　其特点是重量轻、较薄、抗冲击性能强，是CR39的10倍，能阻断380nm的紫外线，适合从事运动的人士或少年儿童屈光不正的病人选配。

3. 树脂变色片　20世纪90年代后树脂变色片逐渐取代了玻璃变色片，其折射率也有多种，目前较常用的是1.56和1.60两种，颜色以变灰和变茶两种为主。还有以偏光和变色结合在一起的偏光变色镜。树脂镜片的变色也是靠紫外线来推动，无紫外线的情况下，变色镜片的透光率较高，可做普通视力矫正用，在紫外线强烈时，镜片会变色可做太阳镜使用。

三、功能性镜片——渐进多焦点镜片

随着老龄化人口的增加，人们对视觉需求的多样性带动了渐进多焦点镜片的销售。渐进多焦点镜片也称为渐进片，顾名思义一只镜片上有多个焦点。渐进多焦点镜片的设计从硬式到软式，从单纯改变前表面曲率到前后表面曲率都改变，从对称性设计到非对称性设计，现在可以根据阅读时的头位以及眼动参数进行个性化设计。历经几十年的发展，在市场上具有一定的占有率。

（一）渐进多焦点镜片的主要特征

在镜片上方固定的视远区和镜片下方固定的视近区之间有一段屈光力连续变化的过渡区域，该镜片区域即称为渐变区。在该区域，通过镜片曲率半径的逐渐变小而达到镜片屈光力（度数）的逐渐增加，从而为配戴者提供自远点到近点全程、连续的清晰视觉（图 5-1-2）。

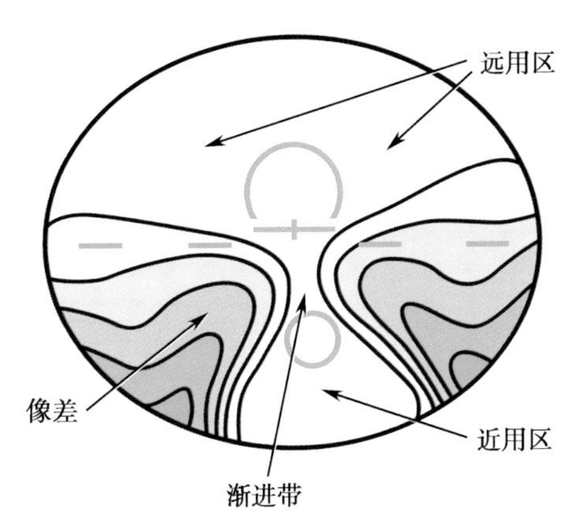

图 5-1-2　渐进多焦点镜片

渐进多焦点镜片一般由三个区域组成：远用区、近用区以及周边的像差区。可以同时满足老视者看远、看近以及看中距离的需求

（二）渐进镜片设计原理

通过增加镜片下半部分的曲率，使度数相应的递增。渐进多焦点镜片的一些主要特征和参数是相互关联、相互影响的，包括：①视远区和视近区的面积大小；②像差的类型和密度；③渐变区的长度和视觉可用宽度。不同设计的镜片具有不同的特点，往往会在使用区域和像差区域之间存在一定程度的妥协和折中。目前常见的设计有：

1. 上半部球性设计和非球性设计　最初的渐进多焦点镜片，其上半部分与经典的单光镜片一样均为球性前表面。1974 年，Varilux 介绍了一种设计方法，称为非球性设计，即在镜片上半部视远区的周边保留少量散光，这样，可将周边散光扩散至外周较大的区域，以减少变形散光密度。后来发现，人眼能耐受视远区的少量而稀疏的周边变形散光，这种镜片设计就是非球性上半部设计（图 5-1-3，图 5-1-4）。

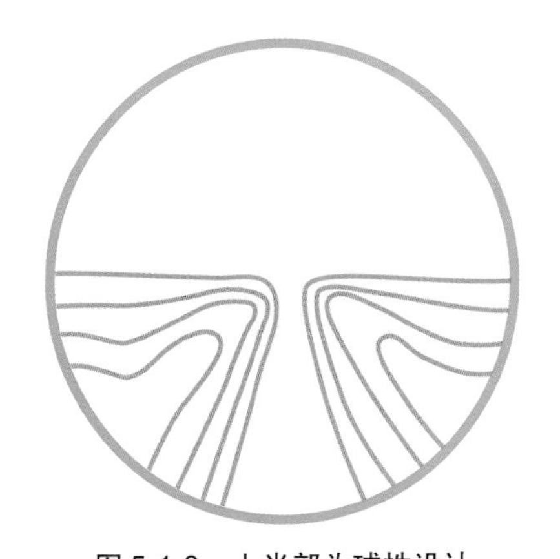

图 5-1-3　上半部为球性设计

上半部为球性设计，同心圆线条代表变形散光密度的区域

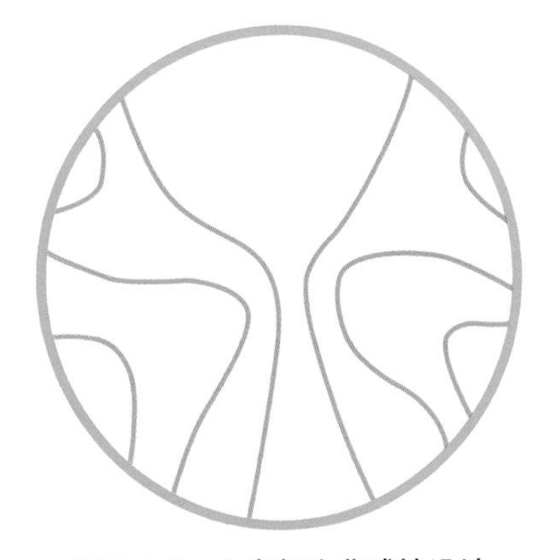

图 5-1-4　上半部为非球性设计

上半部为非球性设计，周边存在稀疏的变形散光

2. 设计较长的渐变区域，使渐变速度变化缓慢的称为“软性设计”；而设计较短的渐变区域，使渐变速度变化较快的则称为“硬性设计”。硬性设计的优点，就是将变形散光集中在特定的区域，这样就会有较大且更稳定的视远区域和视近区域，使得视近区域变宽，特别适合于高度数的附加。硬性设计的镜片渐变区渐变速度快，即度数增加很快，这意味着当配戴

者朝下看时，眼球将很快到达完全附加度数区域。其缺点是变形散光柱镜度数增加太快、密度太集中，这种变形意味着需要更长和更困难的适应时间（图 5-1-5）。软性设计镜片的特点是从视近区至周边的变化比较缓慢（图 5-1-6），当配戴者眼球水平转动离开视远区域时，多余的散光度数也增加，但增加的速度比较缓慢，配戴者需要将眼球下转至更下一些才能到达完全附加的区域。软性设计的优点是：适应的时间比较短，看周边物体时变形比较少，头转动时物体“游离”现象比较少。其缺点是镜片上半部分视远区的视觉清晰度稍差些，使用视近区时眼睛需要更往下些才能到达较窄的视近区域。两种设计的比较见图 5-1-7 和表 5-1-2。

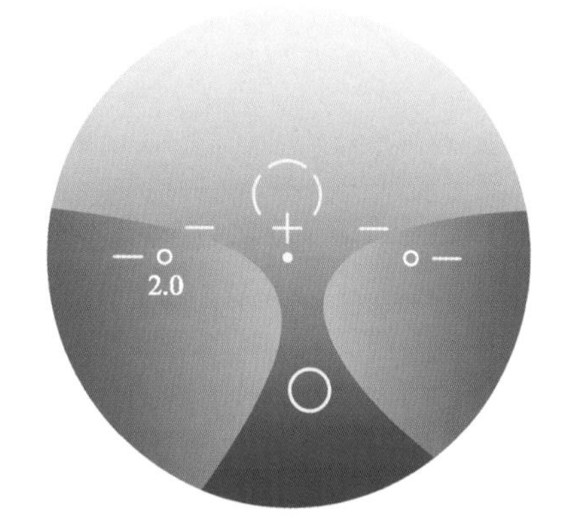

图 5-1-5 硬性设计

硬性设计渐变带短，视近区宽，但需要适应时间长

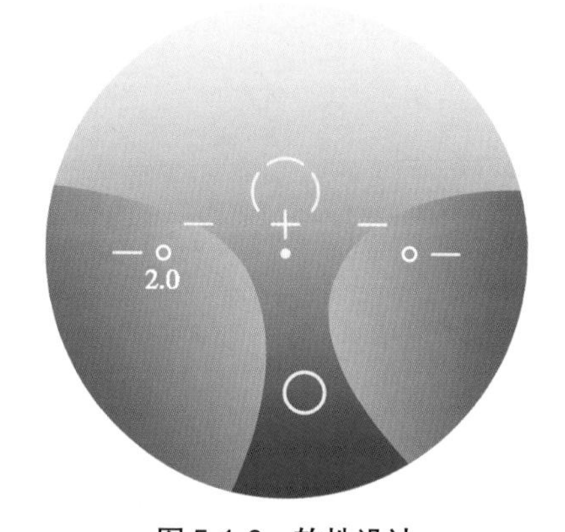

图 5-1-6 软性设计

软性设计周边变形区小，但视近区窄，适应时间短

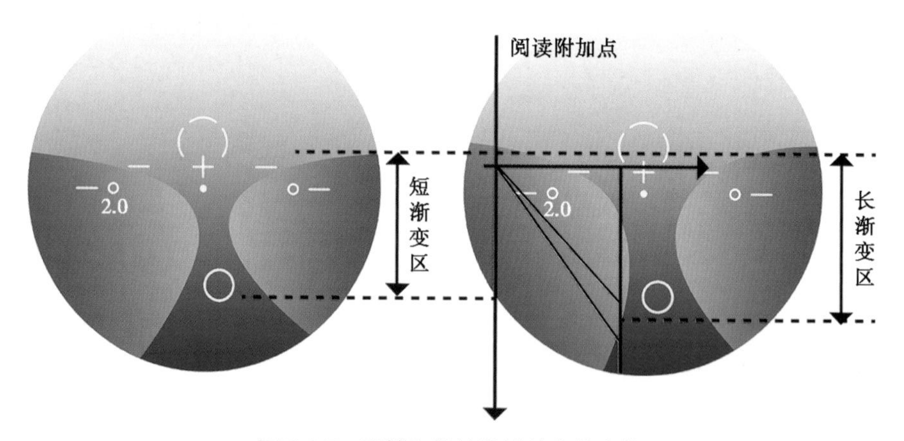

图 5-1-7 硬性和软性设计特点的比较

表 5-1-2 软性设计和硬性设计的特性比较

硬性设计	软性设计
视远区和视近区的面积大、光学性能稳定	视远、视近和渐变区域的界限不太清楚
从视远至视近的距离短	从视远至视近的距离长
渐变通道比较窄	渐变通道比较宽
适应时间较长	适应时间短
感觉直线变曲明显	感觉直线变曲较不明显
周边变形散光密度大	周边变形散光密度较稀疏

3. 在整个附加区域，基弧均相同的设计被称为“单纯”设计；而随每一附加度数变化而变化的设计被称为“多样”设计（图 5-1-8）。

4. 镜片可任意用于左眼或右眼的被称为“对称设计”，而左右眼镜片不同的设计称为“非对称设计”（图 5-1-9）。

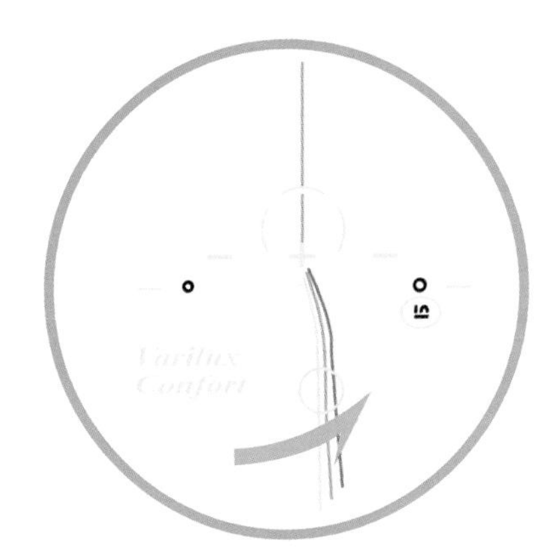

图 5-1-8　渐进片的多样设计

多样设计是指在镜片整个附加区域内，镜片的度数随每一附加度数变化而变化

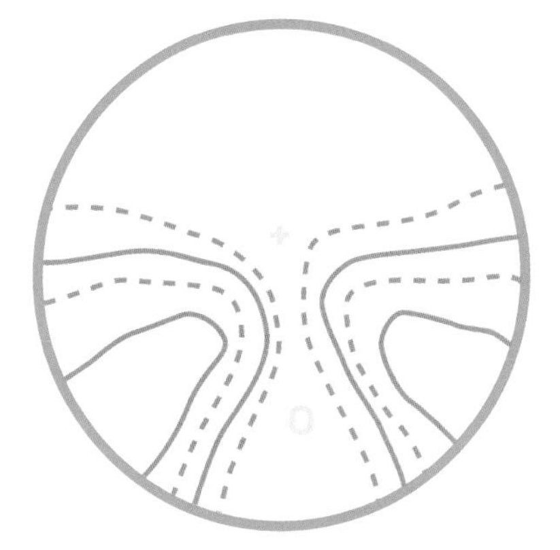

图 5-1-9　渐进片的非对称设计

近用区向鼻侧移动，以确保双眼视野自然重合，使配戴更舒适，双眼视觉更自然

（三）渐进多焦点镜片的缺点

渐进多焦点镜片最大的问题就是变形散光，是这类镜片一直要努力克服的问题。变形散光一般位于渐变带两侧，其变形程度和变形方向取决于镜片设计的不同和附加度数的深浅。如果视近区为球性设计，视近区越宽，其周边诱发的变形散光就越大，而视近区域越窄，其诱发性变形散光的问题就越小。诱发性周边变形散光同样随附加度数的变化而改变，近阅读附加度数越大，周边变形问题就越明显。

（四）渐进多焦点眼镜镜片的测量

渐进多焦点镜片表面上有显性和隐性的标记，而单光镜片则没有。图片上黄色标记为显性标记，为配镜十字、远用参考圈、近用参考圈、棱镜参考点；白色为隐形标记，包括隐形刻印（两间距固定为 34mm）、品牌、材料折射率及下加光度（图 5-1-10）。当眼镜交付给配戴者时，镜片上的显性标记可以用特定的溶剂擦拭掉。

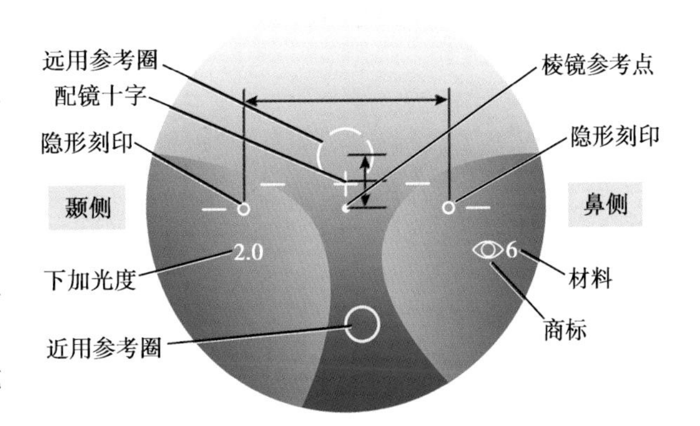

图 5-1-10　渐进多焦点镜片的显性和隐形标记

渐进片上的标记分为隐形标记和显性标记。这些标记用来指导镜片加工，达到个性化配装。显性标记可以通过特定的溶剂去除

当你需要对一副渐进多焦点眼镜镜片进行测量时，首先要恢复隐形刻印，确定镜片品牌，找出对应厂商提供的渐进测量卡，并依据他们提供的测量方式恢复所有标记（图 5-1-11）。

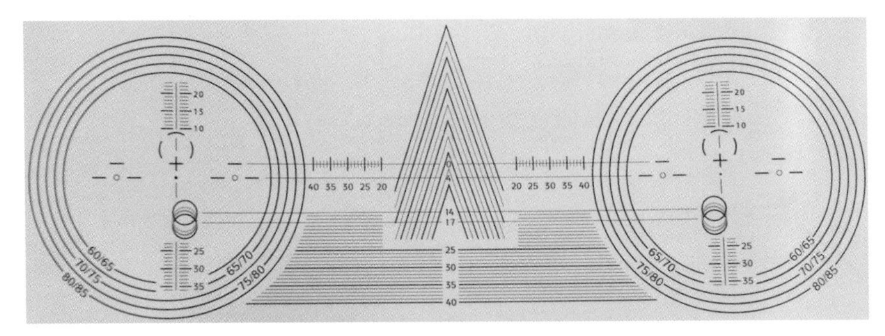

图 5-1-11 渐进多焦点镜片标记恢复卡

不同品牌的渐进多焦点镜片的恢复卡是不一样的。当顾客配戴不适时需要恢复标记，检查镜片参数是否与处方相同

第二节 镜架的材料与分类

制作镜架的材料要求材质轻、韧性好、耐用度高、易加工、不易变形、不刺激皮肤、不易被皮肤的汗液等分泌物所腐蚀。制作镜架的材料主要分为天然材料、合成材料和金属材料三大类。

一、镜架材料

（一）天然材料

1. 角质类材料 牛等动物的犄角（图 5-2-1），很早以前就被弃用，而以塑料取而代之。

2. 龟甲类材料 一般指的是玳瑁甲壳。玳瑁产于热带、亚热带沿海地区，其后背的角质甲壳，有深褐色和淡黄色等相间的花纹，而且表面光滑，玳瑁甲作为镜架材料具有质轻、耐用、易加工抛光、对皮肤无刺激等特点。由于玳瑁属于国家二级保护动物，此种材料目前已很少使用。

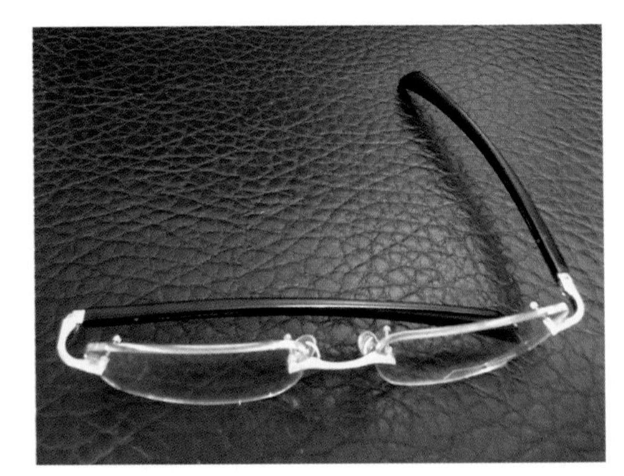

图 5-2-1 镜腿部分为牛角材料

镜架制作材料为金属和角质材料的结合，此镜架镜腿部分为牛角材料

（二）合成材料

合成材料指的是塑料与非金属的合成材料。塑料分为两类，一是热固性塑料，一旦加工成形就不能重塑。二是热塑性塑料，可以反复加热重塑成形，此两类材料被混合使用，易对镜架和镜腿进行整形。目前，常见的镜架塑料材料与合成材料包括：

1. 醋酸酯 属热塑性材料，透明度高、易着色、易加工成形、易抛光、耐热性好、不易老化。缺点是易被丙酮、浓酸、碱等腐蚀。

2. 丙烯酸酯　又称亚克力，属热固性材料，材质透明、较硬而脆、易染色、不易变形、不易老化、不受人体分泌物的影响，也可作为外科植入体(如义眼等)。

3. 环氧树脂　重量轻、易染色、不易变形，但镜框的伸缩性很小，磨边时对镜片尺寸要求较高。

4. 尼龙　此种材料的可塑还原性极高，不易破裂，一般采用注射模铸法。由于制成后的镜架不能调整，目前已基本不再采用。

5. TR90　俗称“塑料肽”，是一种具有记忆性的高分子材料。质量轻、韧性高、摩擦系数低、抗冲击性强。是目前应用比较多的镜架材质。

(三) 金属材料

金属材料是应用最广泛的镜架材料，历经铜合金-镍合金-钛合金-纯钛等发展过程。

1. 金　延展性极佳，一般不会被氧化变色。由于纯金较软，所以用纯金制作镜架时，一般要加入其他金属以提高强度和韧性。所谓开(K)金指的是合金中纯金与其他金属的比例，通常以开数表示，也就是以全重量1/24的倍数表示。所以24K金为纯金。所谓18K、14K、12K等，即为含金75%，58%和50%(图5-2-2)，其余成分为其他金属。目前，开金除直接用于制作镜架之外，一般作为镜架的表面处理材料。

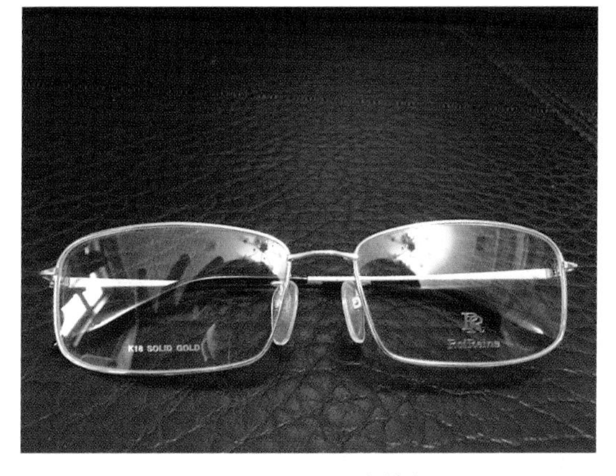

图5-2-2　18K金镜架

K金镜架，不易氧化且耐腐蚀性强，使用寿命长

2. 铂(白金)延展性同金。在制作镜架上同金。

3. 铜合金

(1) 白铜：以铜为基材，加入镍而成的铜合金。

(2) 锌白铜：即在白铜中加入锌，材料为银白色，也称为镍银，具有一定的强度和耐腐蚀性，弹性好，易加工及表面处理。

(3) 铜镍锌锡合金：是一种四元合金。由于弹性好、易电镀、耐腐蚀，常用于加工镜圈等。

4. 镍合金　又称蒙乃尔合金，是一种以金属镍为基材，加入铜、铁、锰等其他金属而成的合金。蒙乃尔合金耐腐蚀、弹性好，为银白色，适合做镜圈材料。

5. 不锈钢　是一种含铁、铬、镍的合金，其中主要成分是铬，具有很高的耐腐蚀性。高弹性是它另一个特点，同时因其良好的机械性能，目前已成为广泛应用的镜架材料。

6. 钛金属　属太空材料，呈银白色，质轻、耐腐蚀性良好、韧性高，熔点高、耐酸耐碱，稳定性高，不易腐蚀人体皮肤(仅少数人群对钛有过敏性)。虽然钛材焊接技术难度大，因其附加值高，现已广泛应用于镜架及金属架的表面处理。纯钛是指钛的成分在99%以上的钛金属。

7. 钯　属稀有金属，为银白色，多用于镀色。

8. 铑　属贵金属，为银白色，质地非常坚硬，不受酸性腐蚀，具有特殊的强度，不会被海洋空气及工业气体所侵蚀。铑多用于高档镜架的电镀，一般镀成银白色，避免皮肤对镍过敏，性质稳定。

9. 钌　属贵金属，为银灰色，质地坚硬而脆，具有很强的抗腐蚀能力。钌用于镜架的电镀以提高其耐腐蚀强度。

二、镜架的分类

（一）按材料分类

1. 塑料镜架（包括天然材料）　塑料架因其质轻、不易过敏而多受老人、儿童喜爱，现也成为时尚人士作为太阳眼镜或装饰的选择。塑料架现多为醋酸树脂制成的双拼架，即采用叠层塑料制作，将一种颜色的薄层塑料粘贴在另一层较厚的塑料上制成。厚材料多为透明的（或透光的）色料，也有采用三层或多层塑料制作的（图 5-2-3）。

2. 金属镜架　目前，人们普遍使用的金属镜架从材料上分大致有三种：铜合金、镍合金及纯钛制作的镜架。因电镀的工艺各不相同，其镀层的结合力也有所不同。金属架牢固、轻巧、新颖美观，且款式品种繁多 。金属架都带有活动鼻托，以便适应各种鼻形。镜腿末端通常套有塑料脚套，以保护镜脚和皮肤（图 5-2-4）。

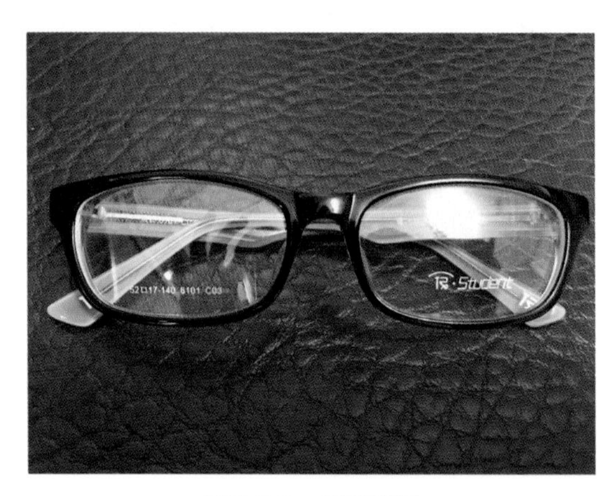

图 5-2-3　塑料镜架
塑料镜架款式多样、颜色丰富、可装饰性强，深受年轻人喜爱

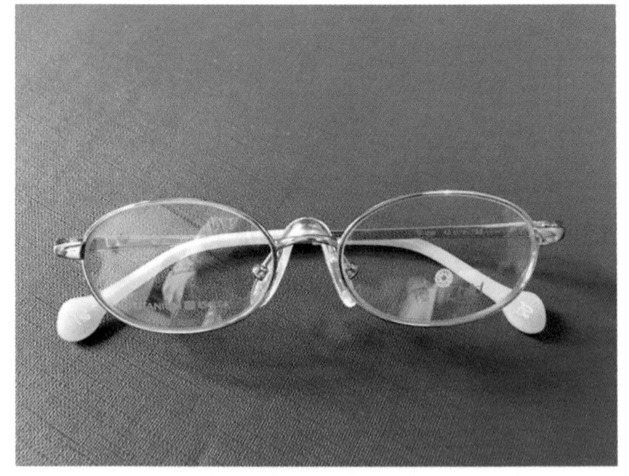

图 5-2-4　钛合金镜架
金属镜架是目前常见的镜架材质，其牢固、轻巧，带有鼻托便于调整

3. 混合材料镜架　采用金属及塑料混合制成的镜架。这种镜架有的是将塑料包以金属，即部分或全部包以赛璐珞（一种纤维塑料），有的则在镜架的不同部位使用不同的材料，即前框是塑料，镜腿是金属的，或前框是金属，镜腿是塑料的。还有的混合使用上述两种方式，如眉条及鼻梁使用塑料，镜框用不锈钢材料，镜腿用塑料包以金属材料。混合架的造型精美，由于外层塑料紧包内层金属材料，所以提高了镜架的强度（图 5-2-5）。

（二）按款式分类

1. 全框架　是现在最常用的一款镜架类型，特点是牢固、易于定型，可遮盖镜片的一部分厚度（图 5-2-6）。

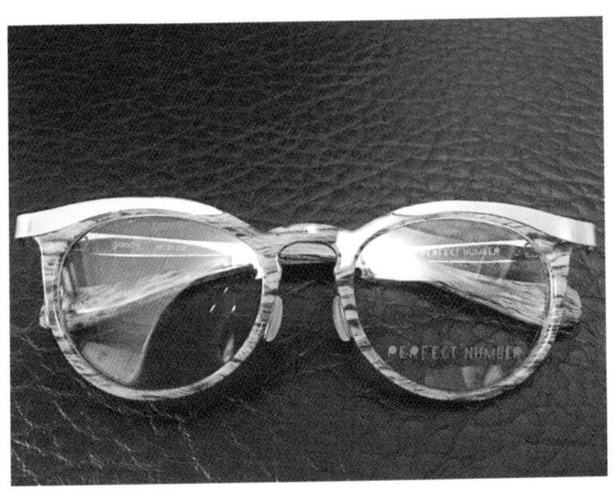

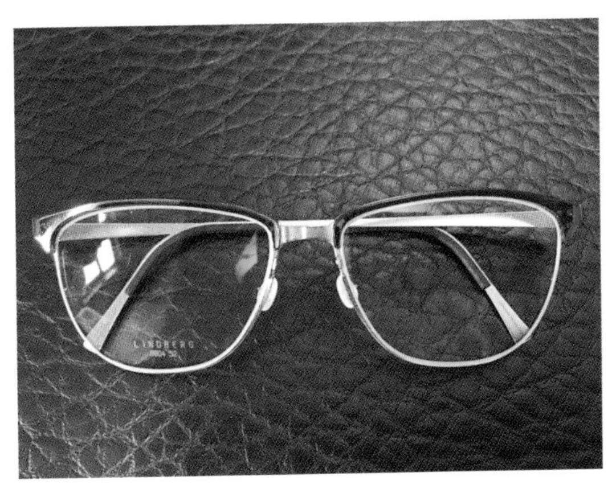

图 5-2-5　塑料及合金混合材料镜架

混合镜架造型精美、大方，是时尚人士的首选

2. 半框架　(即尼龙丝架)用一条细尼龙丝作部分框缘，将镜片磨制成平边，并在其适当的位置开槽，用尼龙丝插入槽中，形成半框的样式，因而重量轻，给人以轻巧别致之感，也较为牢固(图 5-2-7)。

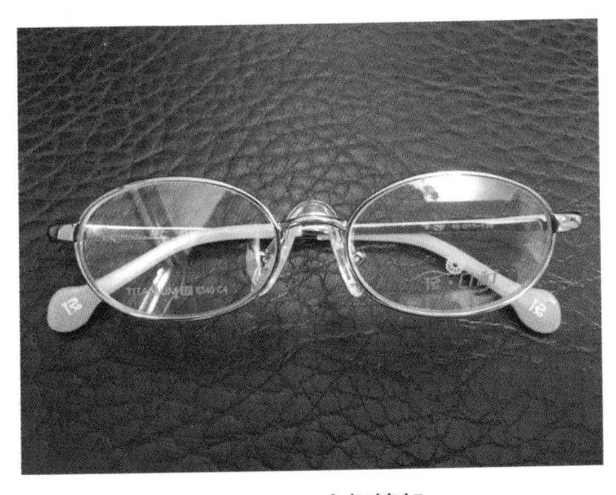

图 5-2-6　全框镜架

全框镜架适合任何度数的镜片，尤其高度数镜片还可通过镜框把厚的边缘包住，美化外观

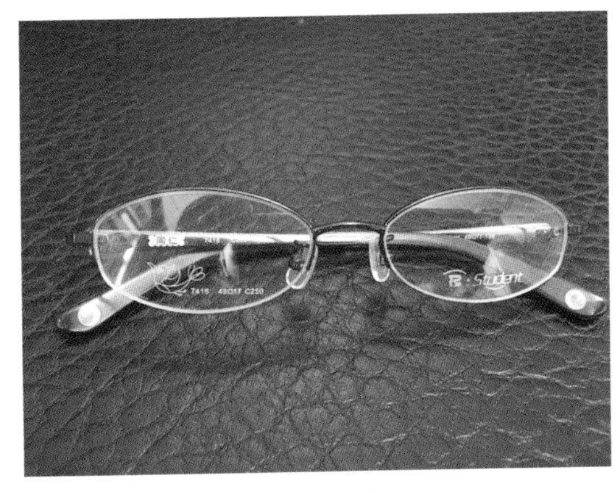

图 5-2-7　半框镜架

半框镜架适合低度镜片，但低于 +1.50D 不建议选择，否则容易崩边

3. 无框架　这类镜架没有镜圈，只有金属鼻梁和金属镜腿(或非金属材料的鼻梁和镜腿)，镜片与鼻梁和镜腿是直接由螺丝固定连接的，通常都要在镜片上打孔。无框架比普通镜架更加轻巧、别致，但强度较差(图 5-2-8)。

4. 组合架　前框处有两组镜片，其中一组可向上翻，通常为户内户外两用 。

5. 折叠架　镜架可以折成四折或六折，多为近用阅读镜(图 5-2-9)。

(三) 镜架的结构

虽然镜架的款式或材料不同，但具体的零部件或结构是大同小异的。作为从业人员要了解眼镜架的结构，以便于镜架的调整和眼镜的配装。

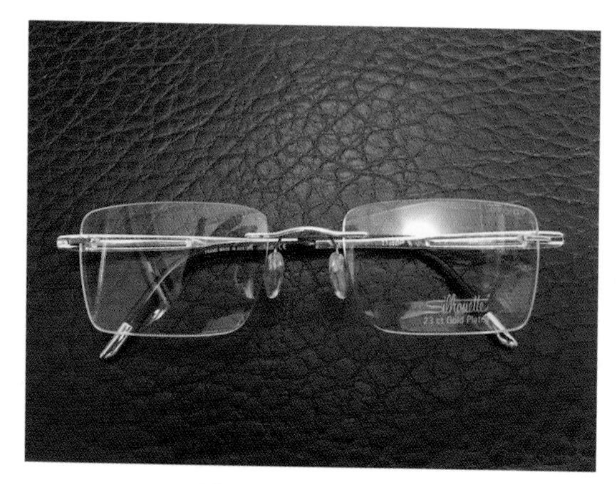

图 5-2-8 无框镜架

无框镜架适合 PC 或树脂镜片，但打孔处螺丝容易松动，散光大以及度数高的顾客不建议选择

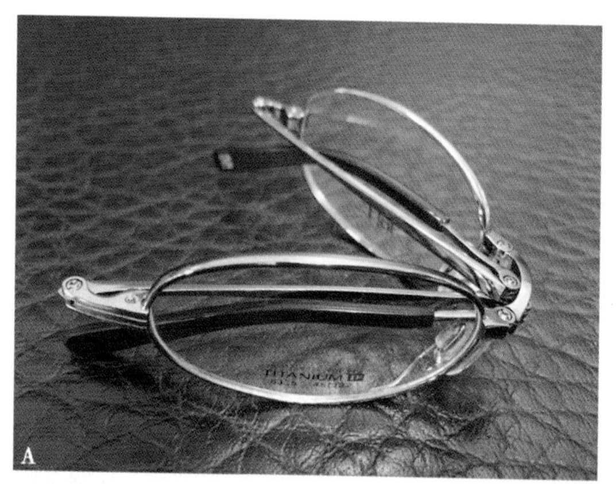

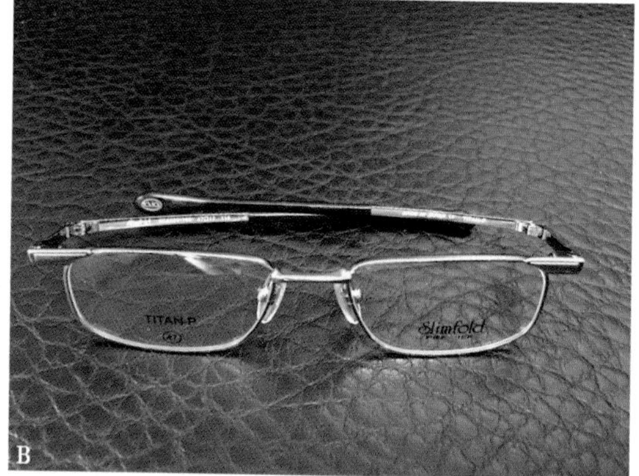

图 5-2-9 折叠镜架

镜架可以折叠成，折叠后体积小，携带方便。A. 六折折叠镜架 B. 四折折叠镜架

1. 全框镜架 有完整框缘的镜架。有些金属镜架框缘上部会镶有其他材料（例如：塑料、玳瑁等）装饰，称为眉毛框架。

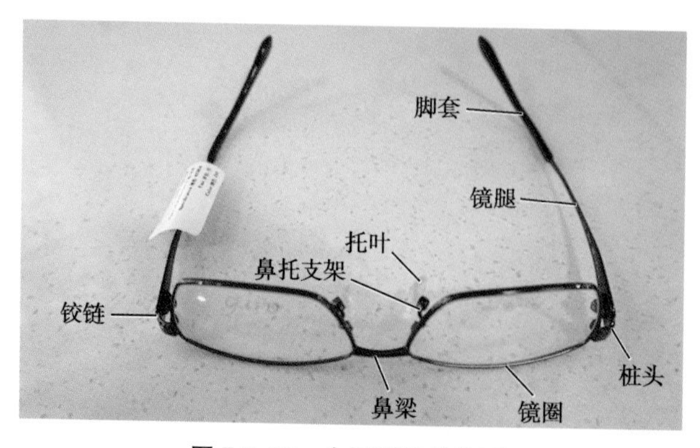

图 5-2-10 全框镜架结构图

2. 半框镜架 这类镜架部分框缘一般用很细的尼龙丝来代替。制作时需要将镜片磨平后，使用开槽机在镜片边缘开槽，然后将尼龙丝嵌入来固定镜片。

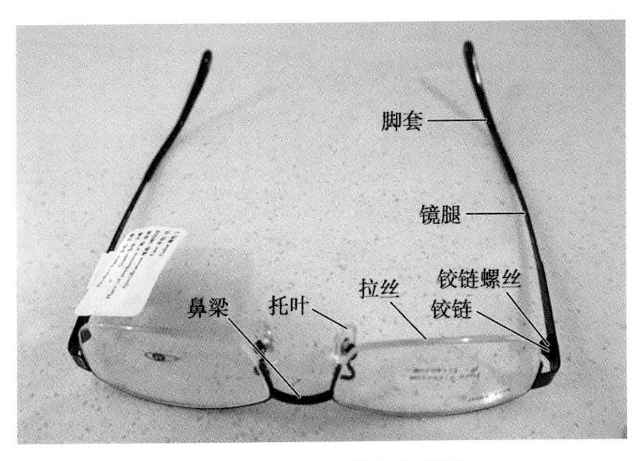

图 5-2-11　半框镜架结构图

3. 无框镜架　此类镜架没有框缘，加工时将镜片磨成形后，在镜片相关位置打孔，然后用螺丝将鼻梁、镜腿固定在镜片上。

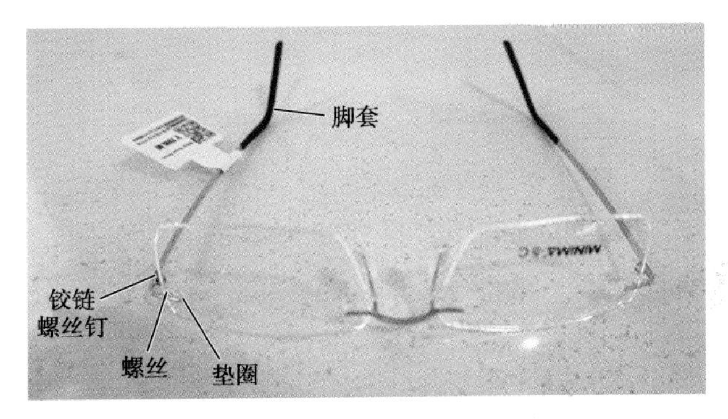

图 5-2-12　无框镜架

（四）镜架的测量

使用方框法测量镜架（图 5-2-10）目前已经被国标标准化组织（ISO）和其所有成员国认可。

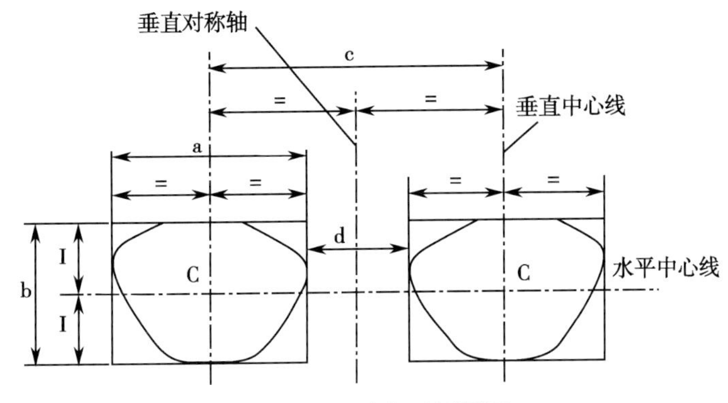

图 5-2-13　方框法测量图

a：镜片外切两垂直线间的距离（镜圈的尺寸）　b：镜片外切两水平线间的距离
c：两镜片的几何中心“C”间的距离　d：两镜片内切两垂直线间的距离（鼻梁的尺寸）

第三节 眼镜选择

作为眼镜配镜师，上岗前应经过专业培训，应了解与眼科光学相关的知识，如验光、镜片和镜架的材料及性能，配装眼镜的各项技术指标等。

一、镜架的选择

选择镜架应遵循以下三个原则：

（一）美学原则

就是根据戴镜者的面形、肤色等选择镜架，以达到淡化面部缺点，突出优点的装饰作用。人的基本面形分为：长形、方形、圆形、尖形四种。如细分将可排列出若干种面形。

1. 长形脸　由于下颌部位棱角较明显，而且脸较长，所以应使用镜圈为圆形的镜架来淡化棱角，同时镜圈要有足够的垂直高度。另外，镜腿应在靠近镜圈中间的位置（中接头），这样的镜架就能够占据脸部的适当部分，从而起到淡化脸长的效果（图 5-3-1）。

2. 方形脸　由于下颌线条棱角比较突出、明显，方形脸的特点是既方又短，所以应使用底部为圆形镜圈的镜架来淡化棱角，同时，镜圈的垂直高度（立线）要短，另外镜腿应在靠近镜圈上部的位置（高接头），这样的镜架就不至于过多占据脸的部分，从而起到淡化脸方、短的效果（图 5-3-2）。

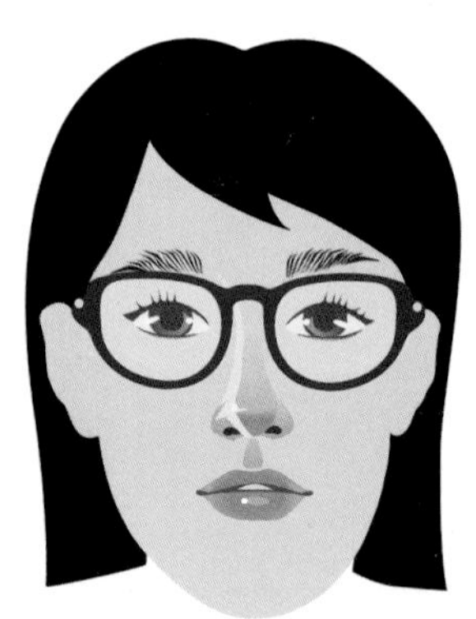

图 5-3-1　长形脸镜架选择

使用圆形镜框使面部柔和，高立线可以在视觉上缩短脸的长度

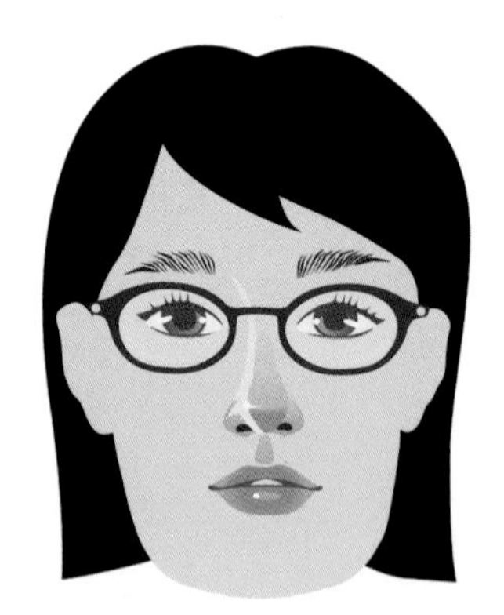

图 5-3-2　方形脸镜架选择

底部圆形的镜架可以淡化棱角，镜架立线不要太高，否则从视觉上显得脸更短

3. 圆形脸　由于面形没有突出的棱角，所以应使用棱角相对突出的镜架来淡化脸的轮廓，同时镜圈的垂直高度（立线）要短，镜腿的位置要高，这样的镜架就能起到把脸“变长”的效果（图 5-3-3）。

4. 尖形脸　也称为倒三角形脸，特点是前额较宽，下额较窄且尖，也就是上宽下窄。所以应使用（低接头）镜圈形状与脸形相对反差比较明显的镜架来淡化脸下部的窄尖轮廓（图 5-3-4）。

总之，从以上这四种人的基本面形与镜形的搭配来看，无论面形出现哪种变化，都应始终围绕着淡化缺点、突出优点这个原则来选择镜架。

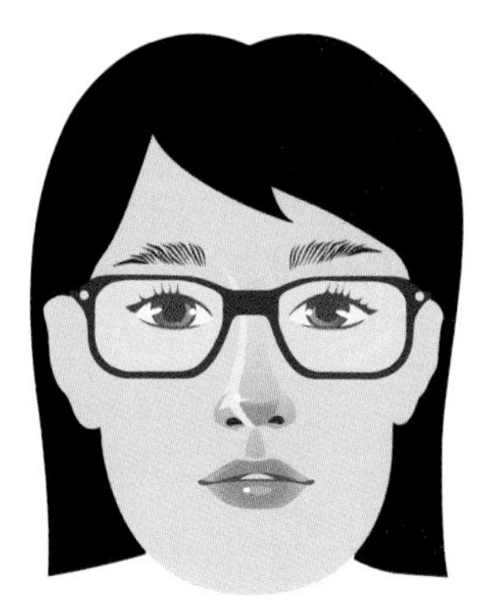

图 5-3-3　圆形脸镜架选择
选择有棱角的镜架，可淡化脸的轮廓，使五官更有立体感

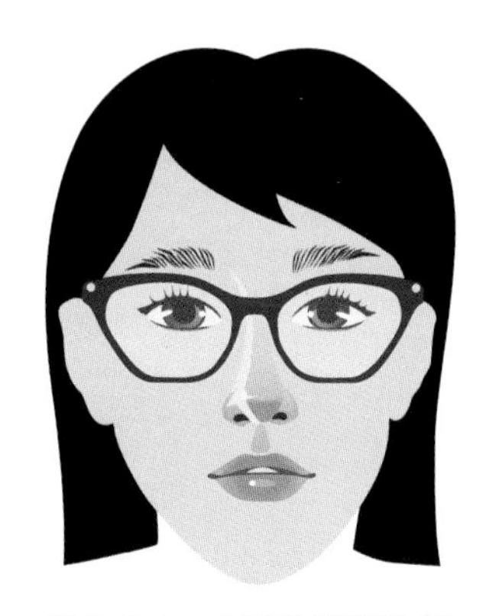

图 5-3-4　尖形脸镜架选择
选择与脸部形状反差大的镜框可以达到淡化下颌尖的目的

对于镜架颜色的选择，虽然没有什么确定的规则，但一般来讲男士选素颜色的较多，比如：金、银、灰、棕色等。女士选择的镜架颜色要比男士丰富得多，高大强壮、肤色较深的人不宜选浅色、纤细的镜架；身材瘦小、肤色较浅的人不宜选深色、粗厚的镜架。总之，选镜架的颜色时要注意协调、不要反差过大。同时，顾客的个人意愿和特殊要求必须得到尊重。

（二）功能原则

镜架的功能是支撑镜片，所以要充分考虑与镜片的相互影响问题。如果镜架选的过大，则配装的镜片直径必需要加大，导致配装后镜片的厚度与重量就要增加，特别是高度镜片更是如此。所以，镜架尺寸不要选得过大，应以先照顾瞳距、再考虑脸的宽窄为原则。选配渐进多焦点镜片则应根据所选品种的要求选择镜圈垂直高度（立线）适当的镜架。对于选配单纯性散光镜片及高度散光镜片，则应根据其轴位选择适当的镜架，比如：−2.00DS−5.00DC×180 的镜片，选配镜架时款式的选择面就很宽，全框、半框、播丝、无框打孔架均可，因为通常镜架的镜圈在水平方向的距离都要长于垂直方向的距离，也就是横长竖短。上述屈光度的镜片在水平方向（180°）顶焦度只有 −2.00DS，而在垂直方向（90°）顶焦度则是 −7.00DS，那么，改边后的镜片其周边的厚薄差很小，既薄又轻。如果上述光度的镜片轴位在 90°，则 −7.00DS 的顶焦度将移向水平方向，也就是镜片的最厚点移向并留在了镜架的鼻侧与颞侧，也就不适合去选配半框拉丝和无框打孔架（因为半框、无框架需磨平边），否则，镜片既厚又重。总之，在选镜架时应考虑镜片的顶焦度、散光的轴位、移光心量等因素后，再找与时尚的最佳结合点。不同用途、不同环境对镜架的选择也各有不同。

（三）舒适原则

对眼镜配戴舒适度的影响来自两方面，一是镜架，二是镜片。镜架和镜片本身的重量会影响舒适度，镜架尺寸的大小（图 5-3-5）、镜片直径的大小与材质都会对其本身重量产生影响。另外，因镜架选择不合适而使镜片直径加大所造成的重量增加和棱镜效应等对舒适度也有一定的影响。再有就是因为镜架各部位调整不合适对舒适度的影响。总之，要提高配戴舒适度，应从各个方面去综合考虑。

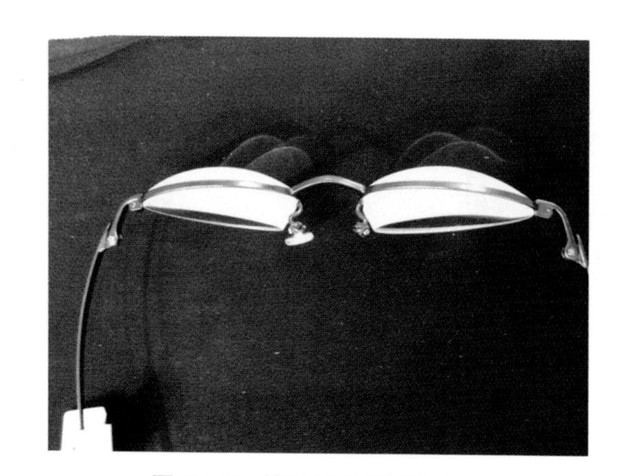

图 5-3-5 镜架尺寸选择不合适

镜架选不合适而使镜片直径加大，所造成的重量增加和棱镜效应等对舒适度的影响

最后就是对镜架外观的检查。首先，看其各部位表面是否精细、光洁，是否有划伤、毛刺、腐蚀、剥落等疵病；其次，看其各部件的尺寸、角度是否一致、对称。

二、镜片的选择

镜片的选择应从其顶焦度、用途和使用人群三个方面考虑。

（一）从顶焦度考虑

从配镜者的屈光度方面讲，一般在 3.00DS 以内的低度数，可以根据需要选择普通低折射的镜片，如 1.50 左右的树脂镜片或 1.52 的光白玻璃片。若选择的镜架合适，配装后的眼镜镜片不厚，重量也比较轻。屈光度在 3.00～5.00DS 可以选择中等折射率（如 1.56～1.59）的镜片。因为无论从性价比还是从外观及感受方面都比较趋于一致。屈光度在 5.00DS 以上最好选择高折射率镜片，如 1.60～1.90 的，所配镜片的折射率越高，镜片的厚度就会越薄（与同等度数的低折射率镜片相比），而且，重量也会相对更轻。尤其是度数特别高的病人，更应该首选高折射率的镜片，例如 1.90 折射率的玻璃镜片（儿童和青少年除外）。比如：−15.00DS 折射率 1.7 的镜片要比同等度数 1.9 的镜片厚 26.4%。这种镜片的色散较重（彩虹效应），与普通低折射率镜片相比透光率较低，所以必须镀增透膜，以提高清晰度。

（二）从用途考虑

从配镜者的用途方面讲，选配远用镜片时应首先选择透光率高、防紫外线的镀膜镜片。近用镜片可选透光率较高无色的光学镜片（玻璃或树脂）。用于室外遮阳可选择防紫外线的有色镜片，如树脂染色镜片、变色镜片等，颜色以灰色茶色为好。用于水上活动选择偏振光镜片为最佳，它可以有效地防水面反光。用于雪地活动可选择镀膜的有色镜片，它可以防紫外线和雪地的反射光（图 5-3-7）。用于装饰可以根据需要选择各种颜色的全染、半染和渐变染色的树脂镜片。用于运动可以选择抗冲击性能极佳的 PC 镜片，这种镜片本身就防紫外线。演员等文艺工作者可选择角膜接触镜。

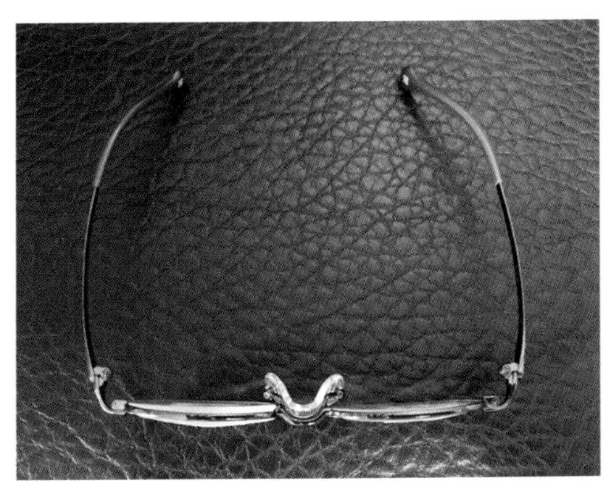

图 5-3-6 同等度数不同折射率镜片配镜效果

同等度数的镜片，折射率越高，镜片就会越薄，而且重量也会相对更轻，尤其适合度数特别高的病人

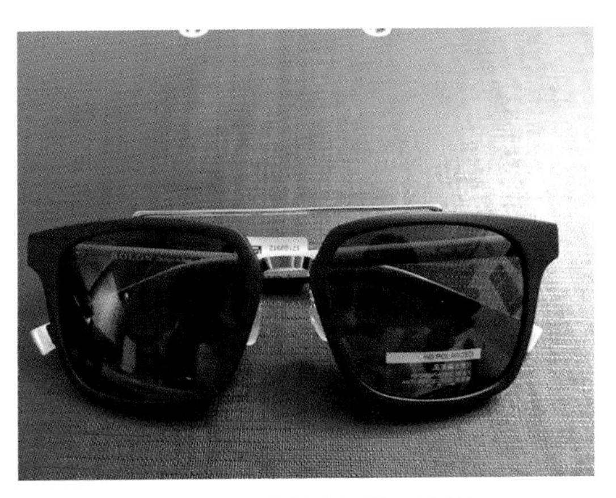

图 5-3-7 偏振光镜片太阳镜

偏光太阳镜能阻挡紫外线，过滤掉杂光，防眩光，视觉更舒适

（三）从使用人群考虑

从使用人群方面讲，儿童、青少年矫正视力最好的选择是树脂或 PC 镀膜镜片。这两种镜片一是重量轻，可以减轻眼镜压迫对鼻骨造成的发育不良，还可减少儿童对眼镜的反感。二是抗冲击性能强，不易破碎，起到保护眼睛的作用。针对青少年自我保护意识和能力较差的特点，应将安全放在首位。三是镀膜镜片提高了清晰度和视觉质量，从而有一定的缓解视疲劳和延缓度数发展的作用。对中老年人来讲，由于晶状体日趋硬化，调节能力降低，原有眼镜度数已不能满足既看远又看近的使用需要。为避免经常摘戴、换眼镜带来的不便，可以考虑选择双光镜片或渐进多焦点镜片。另外，中老年人眼内组织逐渐衰老，紫外线、红外线容易对视网膜、晶状体造成损伤，所以外出时最好选择戴一副深色的防紫外线太阳镜，也可以选择变色镜。但是患有青光眼和低视力的中老年人，是不适合选择变色镜片与深色太阳镜的。

三、眼镜处方形式的变换

配镜师应学会眼镜处方的变换。在散光处方中由一种形式转变为另一种形式的过程称为“形式变换”，俗称“翻方”。散光处方中球柱镜能同号表达时，应遵循同号原则。这种处方的形式变换，是在不改变镜片顶焦度的前提下，利用散光联合规则进行换算（混合散光球柱镜不能变换为同号）得出的。

眼镜处方的变换可以通过配镜十字来进行（图 5-3-8）。变换的本质是以哪条子午面方向上的度数作为球镜，与其垂直的另一条子午面上的度数减去已经设定的球镜度数之差作为散光，而散光轴向就是球镜所在子午面的方向。以图 5-3-8 为例，其水平方向上（180°）的度数为 −3.00D，垂直方向上（90°）的度数为 −4.00D。

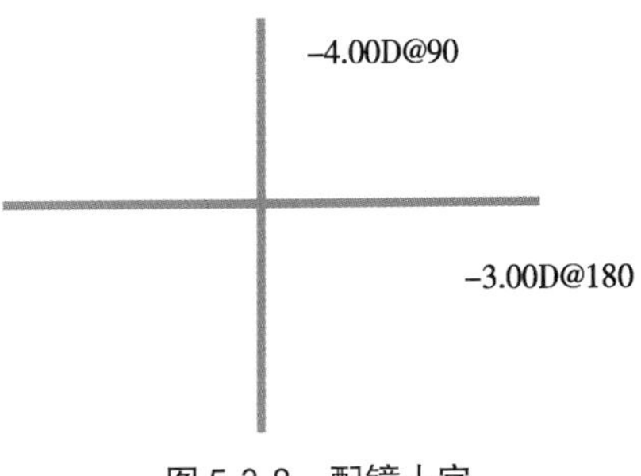

图 5-3-8 配镜十字

（1）若以水平方向上的度数 −3.00D 为球镜，则散

光度数是：

−4.00D−（−3.00D）=−1.00D

散光轴是 −3.00D 所在子午线的方向，即 180

处方书写为：–3.00DS−1.00DC×180

（2）若以垂直方向上的度数 −4.00D 为球镜，则散光度数是：

−3.00D−（−4.00D）=+1.00D

散光轴是 −4.00D 所在子午线的方向，即 90

处方书写为：–4.00DS+1.00DC×90

从中可以看出，无论书写形式怎样变换，但是眼镜的光学效果是一样的。

通过下面的例子，学会如何进行处方的变换

例如：OD：–3.00DS+1.00DC×90

OS：+2.00DS−0.75DC×180

应变换为：OD：–2.00DS−1.00DC×180

OS：+1.25DS+0.75DC×90

例如：OD：+2.00DS−3.00DC×90

OS：−2.00DS+3.00DC×180

可变换为：OD：–1.00DS+3.00DC×180

OS：+1.00DS−3.00DC×90

以上两个例子的形式变换规则为：

（1）变换后的球镜度数等于原球镜度数与原散光度数的代数和。

（2）变换后的散光度数与原散光度数相同，但符号相反。

（3）变换后的散光轴位与原散光轴位相互垂直（即相差 90°，在原轴位基础上小于 90° 则加 90°，大于 90° 则减 90°，即为变换后的轴位）。

四、移光心

当眼镜片的光学中心点与眼睛的视轴重合时，即对准瞳孔的中心时，矫正视力的效果最佳。但病人在实际配镜时，所选镜架的框距（镜圈的几何中心距）往往大于眼睛的瞳距，这就需要在眼镜配装时对镜片的光学中心点进行适当的内移，否则就不能与眼睛视轴重合、获得最佳的矫正效果。

我们知道，无论是凸透镜还是凹透镜都是由无数三棱镜组成的。光线通过透镜后将会聚焦，而光线通过三棱镜后只能屈折，或称偏移（图 5-3-9）。

从图 5-3-9 可以看出只有透镜的光心位置棱镜效果为零，也就是不产生光线屈折。当镜片的光学中心点与眼的视轴不重合时，就会对眼产生棱镜效果。顶焦度的高低和偏离光学中心点的远近，决定产生棱镜效果的大小。顶焦度越高偏离光学中心越远，则产生的棱镜效果越大。镜片的“光心”内移量是通过框距和瞳距来计算的。

通常镜架上都标有镜圈和鼻梁的尺寸，例如 52-20，表示镜圈的水平直径 52mm，鼻梁的宽度 20mm，该镜架的框距为 72mm。假设瞳孔距离是 64mm，就可以计算出镜片光心的内移量。

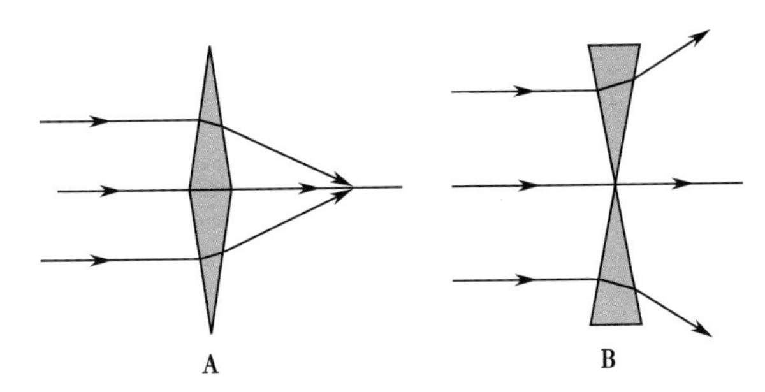

图 5-3-9 透镜对光线的屈折

A. 凸透镜：由底相连的三棱镜构成 B. 凹透镜：由顶部相接的三棱镜构成

$$内移量=\frac{框距-瞳距}{2}$$

例 1：已知框距 72mm，瞳距 64mm，内移量是多少？

解：$内移量=\frac{72-64}{2}=4mm$

除计算"光心"的内移量，同时还有计算所用镜片的直径。所用镜片的直径等于镜圈的最大直径加上内移量的 2 倍（假定镜片的光学中心点与几何中心点重合），并再加上 2mm 的加工余量。

例 2：镜圈的直径 52mm，其最大直径 55mm，内移量 4mm，求所需镜片的直径是多少？

解：55mm+（4mm×2）+2mm=65mm

由此可知，65mm 直径的镜片就可以满足上述眼镜配装和内移的尺寸要求，因为内移后镜片的鼻侧与颞侧的厚度不等会影响外观效果。所以要尽可能选择框距与瞳距接近的镜架，以便减少内移量。从而可以选择直径较小的镜片，达到又轻又薄的效果。如果内移量过大，不仅会影响外观效果，还会出现配戴不适的棱镜效应（单眼内移量不宜超过 5mm）。

五、儿童配镜

市面上眼镜架眼镜片品种很多，价格相差很大。不少家长在为儿童配镜时，认为只有贵的眼镜才是最好的，最贵的眼镜才适合孩子的眼睛发育。其实给儿童选配镜架应主要考虑舒适和安全，不要因为追求高价格或时尚外观而去挑选无框镜架或者打孔镜架等，最好选择软边、有保护鼻托的全框镜架。镜架要以轻为主，在考虑儿童脸庞宽窄的前提下，镜架几何中心的距离越接近眼睛的实际瞳距越好（图 5-3-10）。这样可以避免因镜架尺寸过大造成过多的镜片光心内移而产生配戴不适的棱镜效应。另外，一副眼镜并不是"终身制"，在孩子眼睛发育过程中，家长要时刻关注孩子视

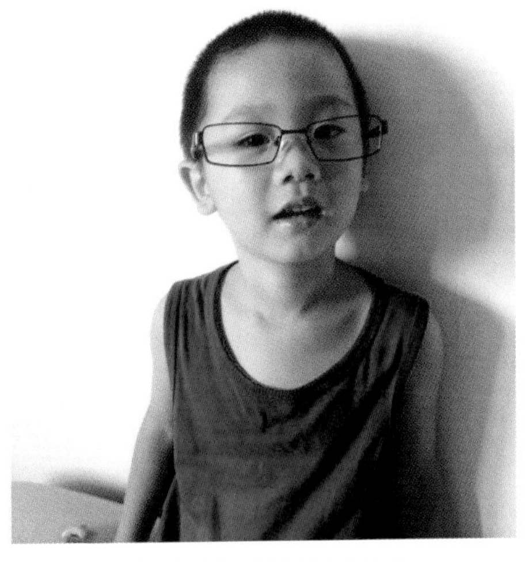

图 5-3-10 镜架尺寸过大

力变化，并且按照医生的嘱咐，定期到医院复查，以便重新制定矫正方案，帮助孩子眼睛健康成长。

第四节 眼 镜 配 装

一、配装人员应掌握的必要技能

作为配装人员不是将镜片按镜架形状割边，然后装到镜架上这么简单，其还应掌握以下的必要技能。只有完全掌握这些技能，才能配装出合格的、高质量的眼镜。

1. 能看懂配镜处方的名词术语及缩写，了解近视、远视、散光、老视的配镜原则。

2. 了解各种镜架、镜片的特性，并能正确的将镜片配装到镜圈中。能利用应力仪对眼镜进行应力检查，并能进行手工修正。

3. 能计算镜片的移光心量，并准确地确定加工中心，掌握配装"国标"的主要质量指标，能自检眼镜的配装质量。

4. 能正确使用各种型号的磨边机进行镜片磨制；能按照操作程序及要求正确使用开槽机、钻孔机、抛光机等设备，加工配装各种半框擂丝眼镜、无框打孔眼镜。

5. 能自行设计无框架片形及制作模板，能进行带有棱镜度的镜片磨制、配装；能磨制配装双光眼镜。

6. 能对磨边机及辅助设备做日常保养，并能排除一般的设备故障。

7. 能独立完成对各种眼镜配装后的基本调整。

二、加工配装必备设备

欲善其事，必先利其器。有了合格的配装加工人员，还应该配备相应的设备工具，才能完成一副眼镜的配装。以前，配装是先用纸板画出镜框形状，再用金刚刀按照纸板将镜片割出大致的形状，接着用粗磨砂轮将镜片打磨，并磨出倒角，然后用细磨砂轮做最后的抛光。现代科技为加工师带来了福音，从半自动磨边机到全自动磨边机、从人工定位到仪器自动定位、从手工制作模板到机器制模，极大地方便了加工师、提高了配装眼镜的质量和标准。一般配装眼镜应具备以下几种工具：

（一）定中心仪

用来确定镜片的加工中心，通过在定中心仪标准模板上的几何中心水平基准线和垂直基准线上移动镜片，将镜片的光学中心移至水平和垂直的移心量处，从而确定镜片的加工中心（图 5-4-1）。

（二）模板机

模板制作是眼镜加工制作中的一道重要的工序，尤其对于使用半自动磨边机加工全框眼镜更是必不可少。模板的形状、大小是保证磨边的关键，模板质量直接影响到眼镜配装的结果（图 5-4-2）。

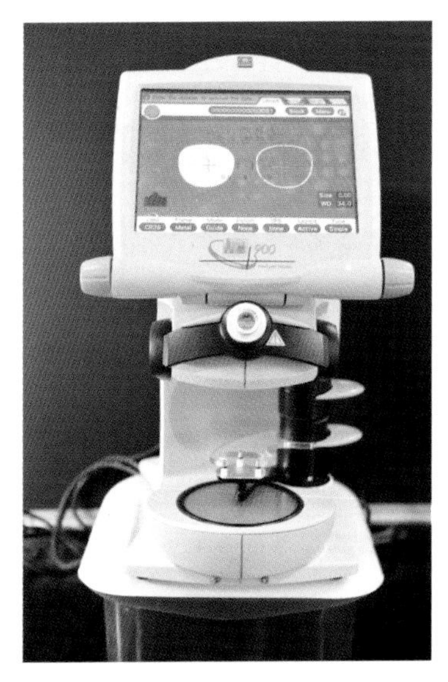

图 5-4-1 定中心仪

将镜架的几何中心距确定好后，根据单眼瞳距，计算出左、右眼镜片的移心量。先确定右眼的加工中心，将镜片放置在坐标面板上，通过视窗观察，使红色中线移动到水平移心量的位置，然后沿红色中线垂直方向找到垂直移心量所在的水平线位置，红色中线与水平线的交点即为镜片光学中心所在位置

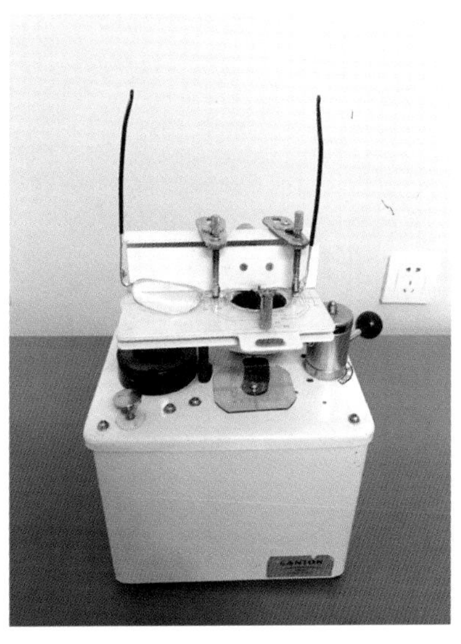

图 5-4-2 模板机

模板机制作模板时，先调试模板机，使其处于工作准备状态。然后安装固定镜架，方法是：将眼镜架的两镜腿朝上放置在镜架工作台上，镜架左、右镜圈上缘靠在定位板上，将镜架的右镜圈的几何中心与坐标中心重合，固定好镜架和连体夹子。将模板胚料安装好后启动模板机，扫描探针扫描镜架形状，电机带动切割机切割模板。完成模板的制作后，对模板用锉刀进行修正去掉毛刺进行倒角

（三）半自动磨边机

是按照实物模板进行仿形磨削镜片的加工设备。磨边顺序自动转换，磨边质量由机器控制。半自动磨边机的重点在于模板与镜片的装夹、切削及加工前各参数的设定（图 5-4-3）。

（四）镜片倒边机

经过半自动磨边机磨边后的镜片需要在手动磨边机上倒安全角，否则尖锐的棱角产生的应力易集中在边缘，而导致镜片崩边、破损，或者刮伤脸部皮肤。为消除隐患，需要使用倒边机将棱角磨成流线型（图 5-4-4）。

（五）钻孔机

钻孔机一般用来对无框镜片进行加工。

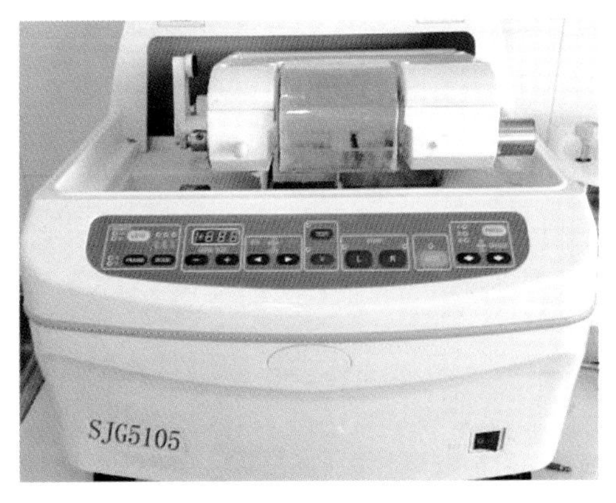

图 5-4-3 半自动磨边机

使用前，按初始化键，让设备自检。然后松开模板压盖锁紧旋钮，将模板装上夹好。固定好模板后，将已经做好中心定位的镜片吸盘安装到吸盘托上，检查模板与待磨镜片的装夹方向是否相符，紧固好镜片。最后进行模板参数的设定。磨边尺寸大小设定需考虑镜架的材质、模板大小以及设备自身情况等。根据镜架的形状以及度数的高低选择倒角种类，确定磨边形式。参数设定好后启动磨边机，监控磨边过程

加工的原理是：通过电机带动上下两个钻孔针和一个扩孔针垂直旋转。两个钻孔针用来对镜片进行预钻，扩孔针对镜片进行成型钻。一般扩孔范围在 0.8～2.8mm。扩孔调节器可调节扩孔直径的大小。加工时可以根据样片孔处的螺丝直径大小来选择相应的扩孔直径（图 5-4-5）。

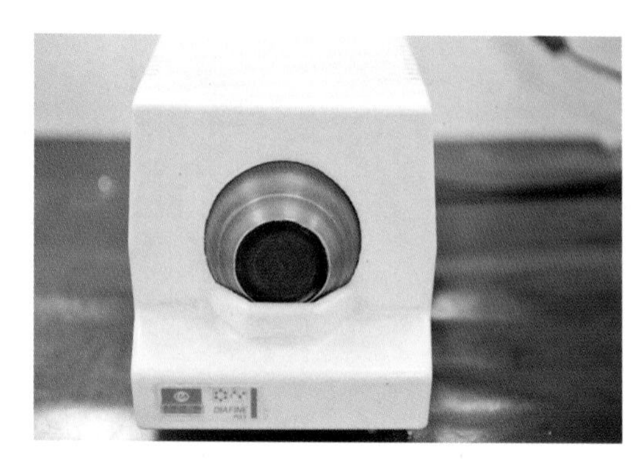

图 5-4-4 镜片倒边机

对镜片进行倒边时，应以手触摸棱角边缘无刮手的感觉为宜，通常倒棱宽度在 0.2～0.5mm，与边缘成 30° 角。因此倒棱时将镜面与砂轮表面倾斜 30° 左右，用左右手拇指和食指捏住镜片，边旋转镜片边进行打磨，要求力度均匀，完成整个周边棱角的打磨

（六）开槽机

对于半自动磨边机加工的半框眼镜装配用平边镜片，需使用开槽机将平边镜片加工出一定深度和宽度的凹槽，用于安装尼龙丝，和镜框一起固定镜片。一般由机头、调节台和壳体三部分组成（图 5-4-6）。

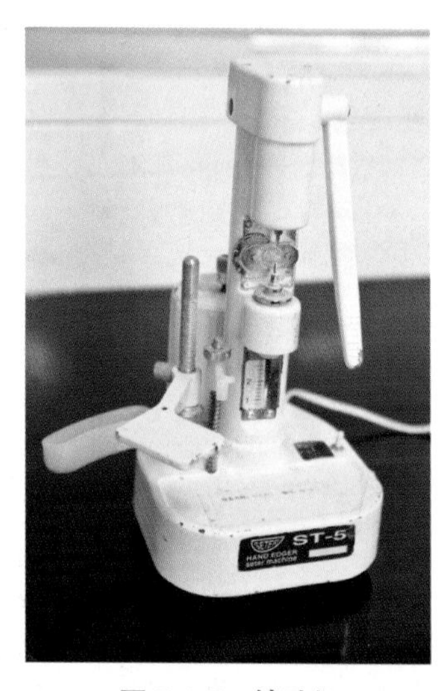

图 5-4-5 钻孔机

钻孔机在使用前，需根据镜片的材料特性以及桩头、鼻梁架在镜架上的位置，选择不同的打孔方式和打孔面。将调整好的无框镜架在左右衬片近中心位置处做好水平基准线，将待加工的镜片与原衬片叠合，用油性记号笔标记出水平基准线以及钻孔点，然后将调节钻孔机位置，使钻头正好对准镜片鼻侧标记点，按下手柄，轻轻钻孔，检查小孔位置是否正确并进行修正。钻孔位置调整好后，进行正式钻孔，达到所需直径大小，翻转镜片，从另一端再进行钻孔

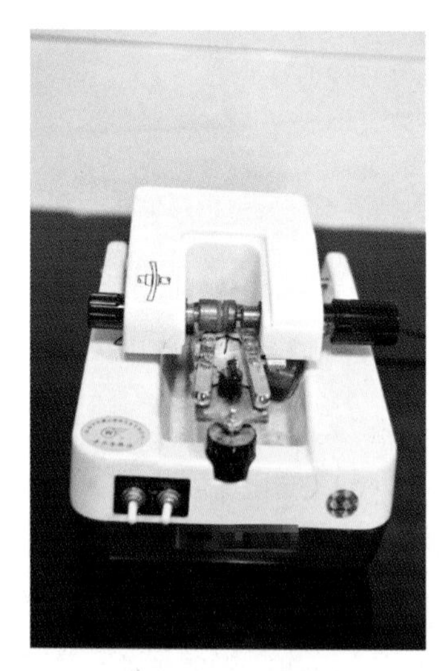

图 5-4-6 开槽机

在镜片开槽前，应根据镜片的度数和性质来确定开槽的类型。如果是平光片，中度以下的远视片或轻度近视片，可考虑开中心槽；如果是高度数近视镜片可考虑开前弧槽；高度远视镜片和双光镜片可考虑开后弧槽

（七）烘热器

烘热器的基本结构都是由电热元件和风扇。电热元件通电后发热，小电扇将热风吹至顶部，热风通过到热板的小孔吹出，温度在 130℃ ～145℃（图 5-4-7）。

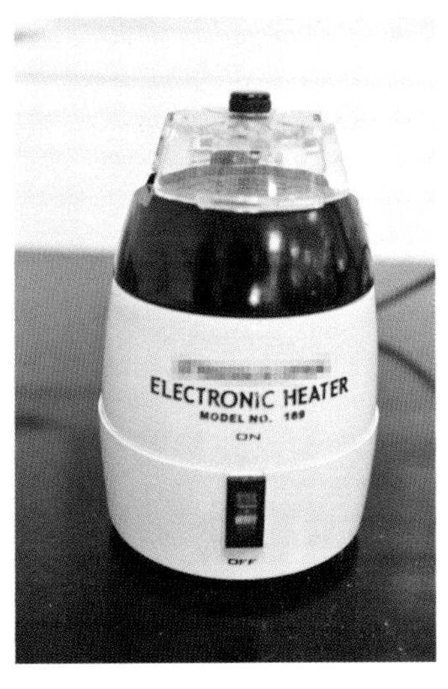

图 5-4-7 烘热器

使用前将烘热器预热 3 分钟，使温度达到 130℃～145℃，烘烤镜身时需要上下翻动，使受热均匀，用手弯曲镜身或镜腿

注意事项：

1. 勿将水珠滴落进导热板上，以免损坏烘热器。
2. 不能长时间连续使用。

（八）全自动磨边机

内设计算机系统，通过数据线与扫描仪、定中心仪和打孔机连接，实现数据共享，自动储存和处理扫描得到的镜架形状大小的三维数据，无需单独制作模板。可以完成眼镜的磨边、倒角、抛光、开槽以及打孔等加工，操作简单快捷，加工质量精准（图 5-4-8）。

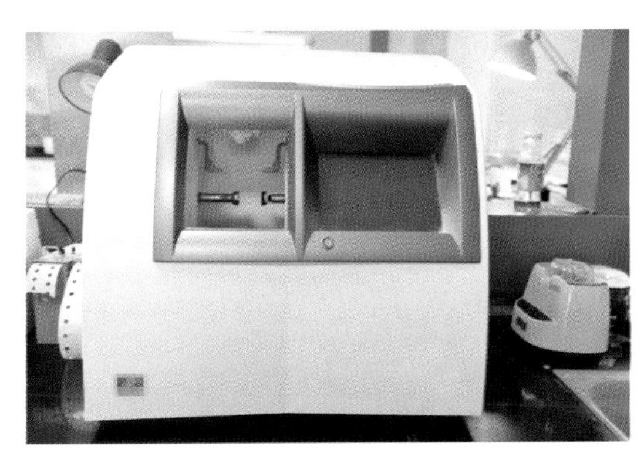

图 5-4-8 全自动磨边机

在控制面板上导入形状数据，输入镜片的布局数据，然后设置加工条件（即镜框材料、镜架类型、加工模式、抛光、安全修边等），确定左、右眼镜片，将镜片定位，开启自动加工模式进行镜片加工

（九）抛光机（图 5-4-9）

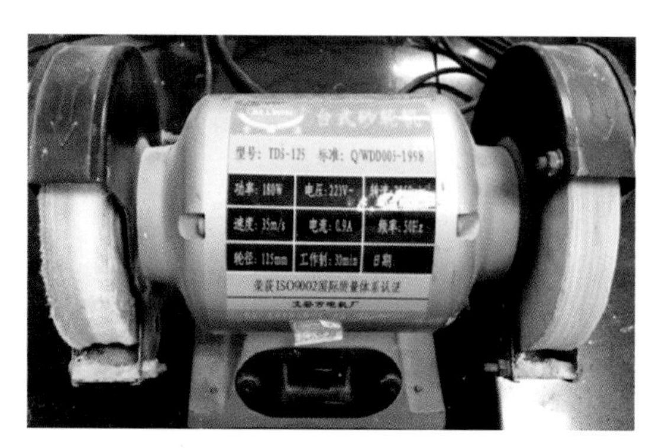

图 5-4-9 抛光机
使用前应对抛光布轮添加抛光膏

（十）应力仪（图 5-4-10）

（十一）焦度计（图 5-4-11）

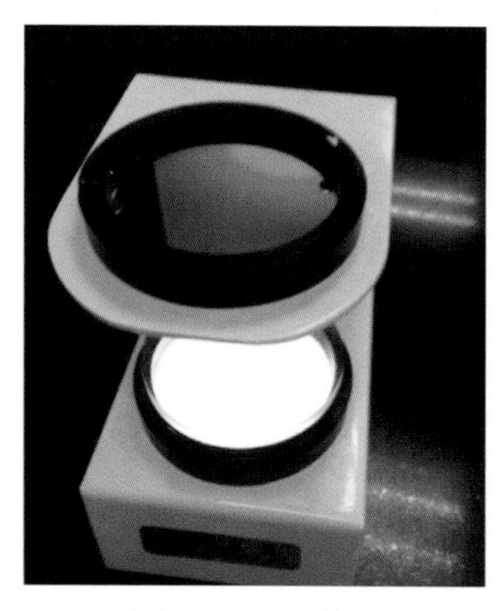

图 5-4-10 应力仪
观察镜片的明暗条纹，了解镜片内部应力。镜片应力过大会造成度数的改变，板材镜架加工时尤其要注意镜片尺寸不能偏大；而偏光镜片如果应力过大，配戴者会感觉看东西有彩色条纹

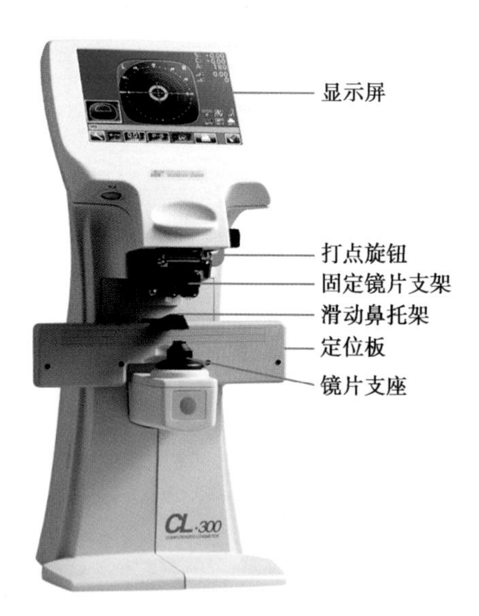

图 5-4-11 焦度计
在使用焦度计之前应先对相关的参数进行设置，在未放置待检测镜片前，设备的球镜度、柱镜度、轴位及棱镜度读数均应为零

三、配装流程

（一）上班前准备：

1. 对环境卫生进行清洁，备好加工工具及用品，整理并安排好当日应加工的产品。

2. 领取加工任务时应查看交活日期，逐副核对并根据日期安排加工顺序，发现问题及时解决，防止差错，避免责任不清。

（二）磨边

1. 磨边前要核对镜片、镜架是否与配镜单相符（图 5-4-12），扫描镜片图形要分清左、右眼。

2. 将镜片上盘时要做到左、右片正确（图 5-4-13）；对准加工中心点；找平散光轴；必要时加贴保护膜防止镜片划伤。

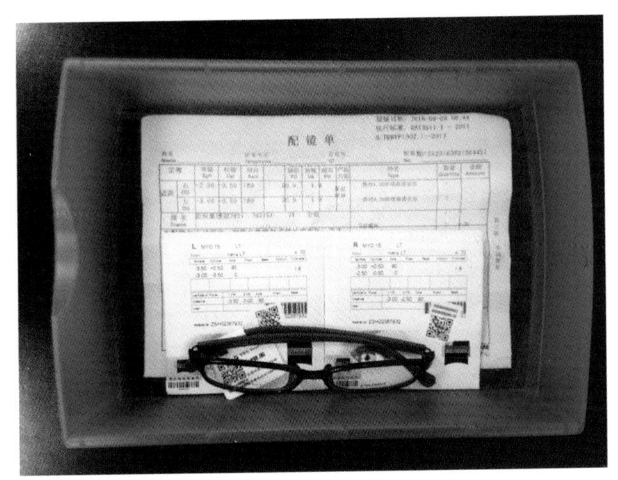

图 5-4-12 磨边前核对配镜单
磨边前要核对镜片、镜架是否与配镜单相符

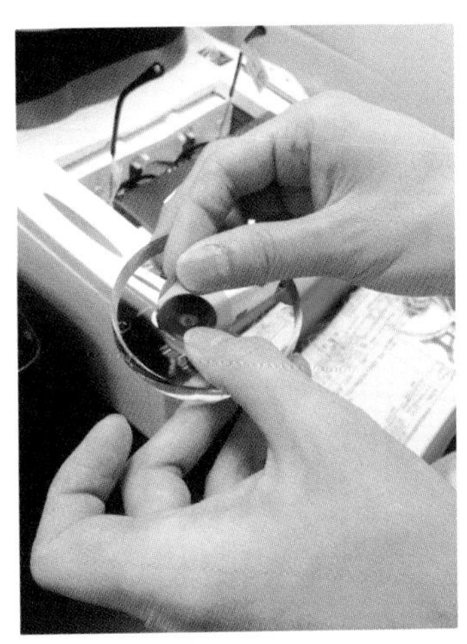

图 5-4-13 上盘
上盘时要做到左、右片正确

3. 设置尖边位置（图 5-4-14） 调整好压力；夹紧镜片；开机磨边（图 5-4-15）。

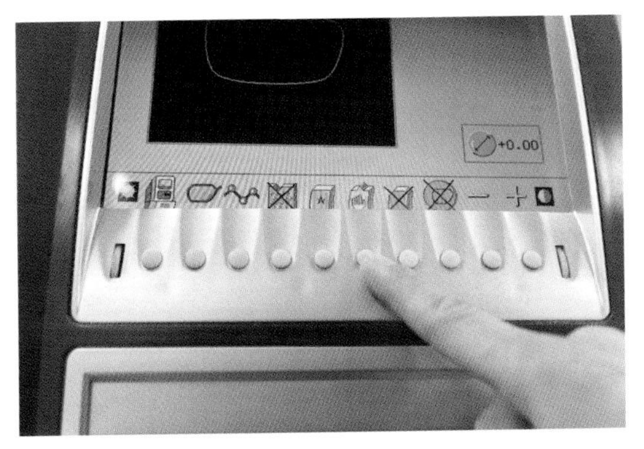

图 5-4-14 设置键
镜片尖边位置设置

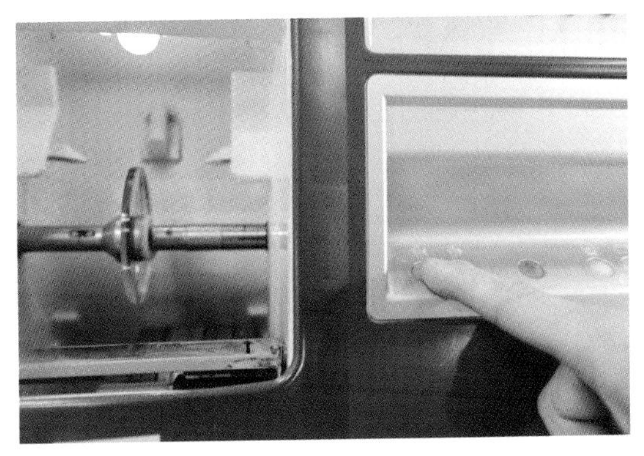

图 5-4-15 开机键

4. 磨边后要及时检查镜片与镜框是否相符，然后进行倒边（图 5-4-16）；检查加工质量；做到边缘无崩边且大小形状与镜架合适，并将镜片拭净（摇丝、打孔架，镜片边缘需抛光，有特殊要求除外）。

（三）配装（图 5-4-17）

1. 配装时应精神集中防止残损发生，出现问题应及时上报主管人员解决。

2. 配装质量应达到：镜片与镜框边装紧无缝隙，弯度吻合、左右对称、两镜腿平、面口正、坡度适当。

3. 配装后将眼镜拭净，并按“国标”自查整副眼镜质量，合格后在配镜单相应位置加盖人名章或工号章，按顺序码放整齐交检验室终检。

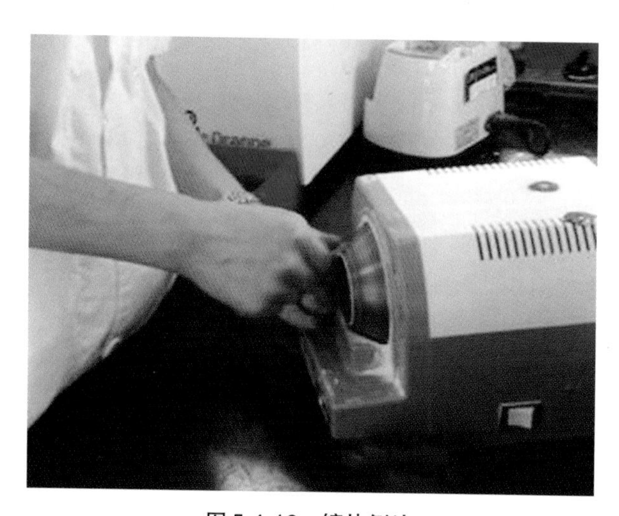

图 5-4-16 镜片倒边

在将镜片装配到镜框之前，需要对镜片倒边，防止镜片边缘锐利，划伤眼部皮肤

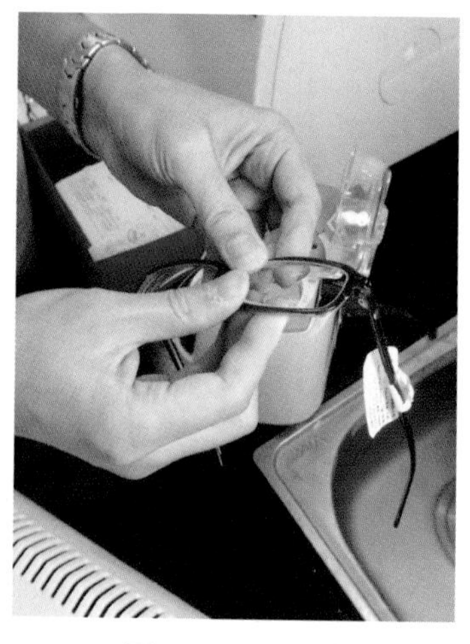

图 5-4-17 配装

配装质量应达到镜片与镜框边装紧无缝，弯度吻合、左右对称、两镜腿平、面口正、坡度适当

四、眼镜配装步骤与注意事项

对所要配装的眼镜，应核对镜架型号、规格、颜色是否与配镜单相符；检查镜片的外观、判断镜片类型是否与配镜单相符，以及是否有划伤、料病等问题。无误后（特别是树脂片）加贴保护膜（图 5-4-18），以防止镜片内、外表面在加工过程中划伤。由于非球面镜片和球面镜片的表面曲率不同，且镜片吸盘和紧固夹头的面形比较单一，与非球面镜片的表面不相吻合，因此加工非球面镜片时应该在镜片内外表面加贴胶贴（也就是说加工时镜片处于两胶贴之间），并适当调整夹片压力。注意压力不要过大，以防破坏镀膜层与基片的结合力而造成脱膜。若不加贴缓冲压力的胶贴，加工时就难免出现划伤或脱膜等问题（尤其是非球面 PC 镀膜片）。

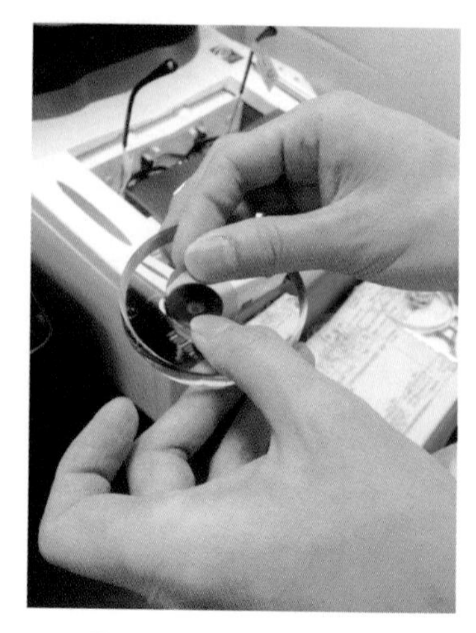

图 5-4-18 加贴保护膜

加贴保护膜，以防止镜片内、外表面在加工过程中划伤和脱膜

（一）全框金属镜架配装步骤与注意事项

1. 光心位移量 测量镜架并根据验光处方所标瞳距进行移光心计算（图 5-4-19）。

2. 扫描镜片图形 将镜架放入扫描仪扫描图形(图 5-4-20),镜片放入中心定位仪进行光心位移后,将吸盘用胶贴置于镜片上,并将图形传入磨边机,注意应先右片后左片。

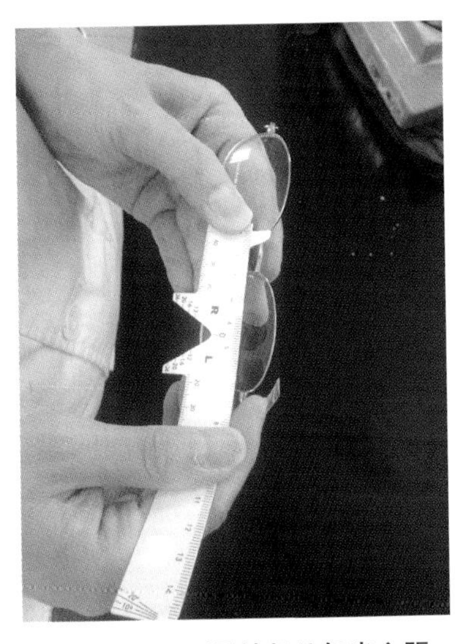

图 5-4-19 测量镜架几何光心距
从右镜框鼻侧外缘到左镜框颞侧外缘进行测量

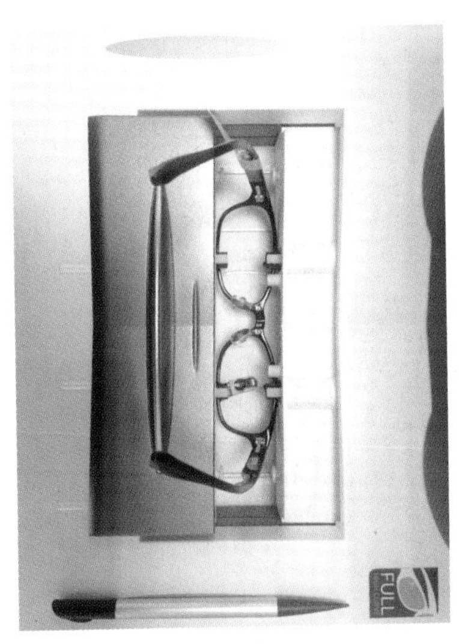

图 5-4-20 扫描镜片

3. 镜片磨边 将镜片放入磨边机装夹后设定尖边轮、尖边位置及合适的尺寸,启动磨边机开始磨边(图 5-4-21)。磨削过程中应经常调整使用砂轮的位置,以保证砂轮的充分利用。

4. 镜片试装架 左、右镜片磨边完成后试装入镜架,并检查大小尺寸是否合适。要避免出现片大或片小的情况。片小会造成镜片脱落,片大同样也可能出现掉片,尤其是树脂近视镜片,片大装入镜框时,常会引起镜片变形或垂直方向的薄点被挤出镜框,不但存在局部应力不均匀的问题(图 5-4-22),而且往往还会造成镜片顶焦度的改变和掉片。如果是玻璃片还可能发生破裂和镜架损坏的情况。另外,镜架、镜片弯度不符也会出现上述问题。所以,镜片装入镜框之前,还应将镜架弯度调整至与镜片尖边弯度相符。

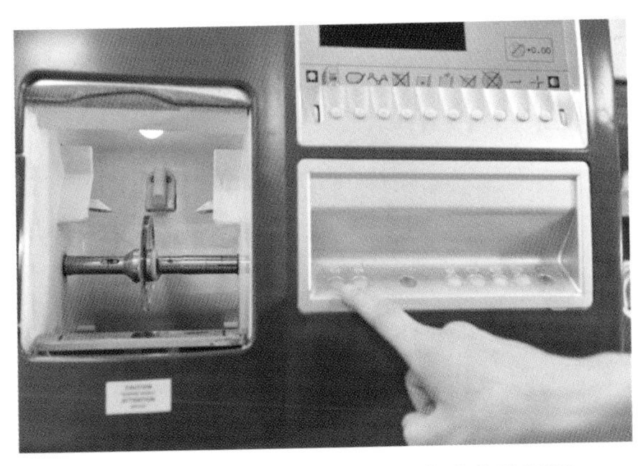

图 5-4-21 磨边参数设置好后启动磨边机键

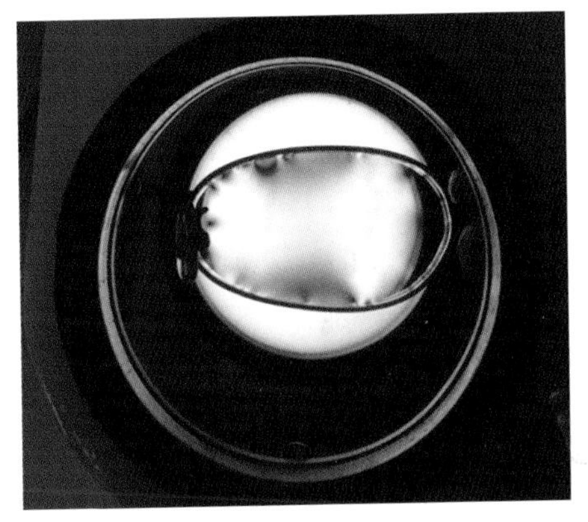

图 5-4-22 应力

5. 手工倒边 如果镜片尺寸磨得稍大,可用手工方式在倒边机上将尺寸磨至合适(图 5-4-23)。然后倒掉镜片边缘锋边,不至于伤手。手工磨尖边时,应双手持片,左手放在倒边机前端的平台上，以保证手部力量的稳定。另外，镜片应与砂轮成30°角，为避免镜片的尖边接口过多，倒手时应尽量在圆角处。

6. 眼镜整形 将磨制合适的镜片装入镜框，然后给眼镜整形，做到两镜腿在同一水平线上，两镜圈与两镜腿的夹角一致（图5-4-24）。符合“国标”的有关规定，再用干净的镜布把眼镜擦拭一遍，并检查眼镜外观完好无损后，送检验室待检。

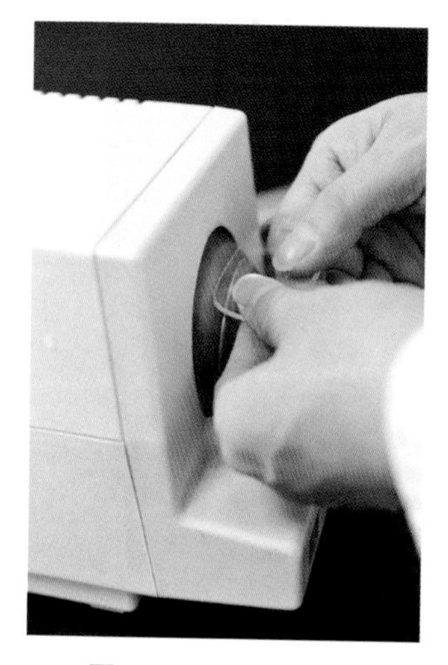

图5-4-23 手工磨边

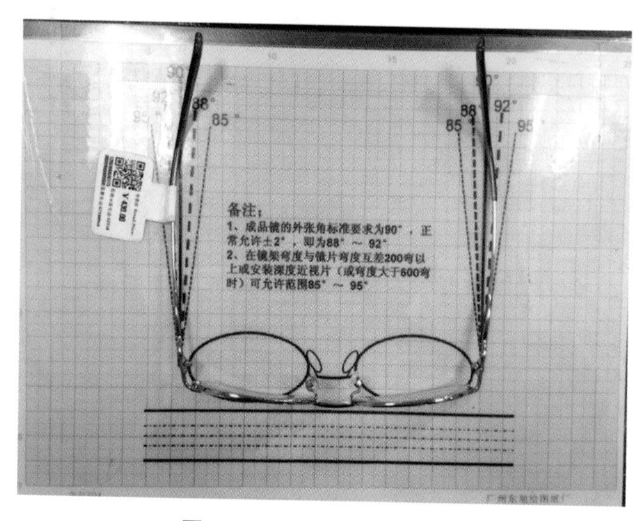

图5-4-24 镜架外张角检查

眼镜整形做到两镜腿在同一水平线上，两镜圈与两镜腿的夹角一致

（二）半框摺丝镜架配装步骤与注意事项（摺丝、打孔架仅加工配装树脂片）

1. 光心位移量 参见全框镜架内容。

2. 扫描镜片图形 摺丝、打孔镜架需扫描镜架的模板或撑片（图5-4-25）。

3. 镜片磨边 将图形传入磨边机，镜片放入磨边机装夹后，设定平磨轮、抛光轮及合适的尺寸（多功能磨边机还应设定开槽位置、弧度）；启动磨边机开始磨边（图5-4-26）。

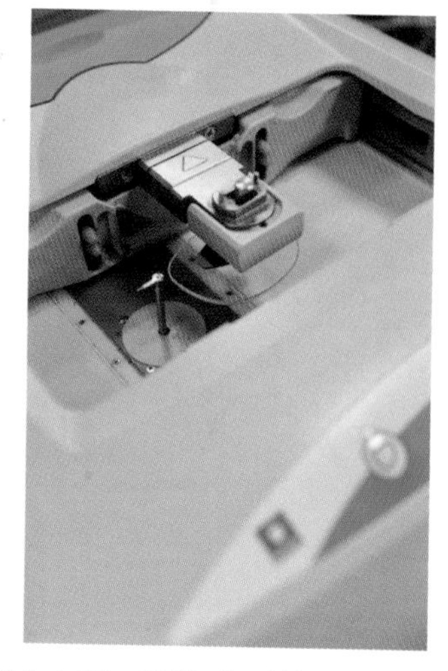

图5-4-25 摺丝、打孔镜架模板扫描

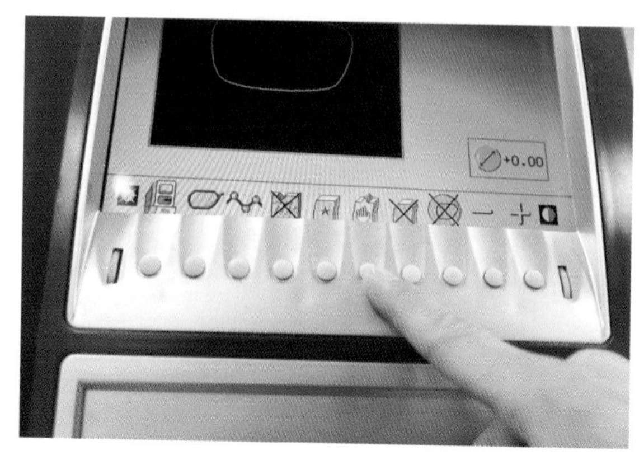

图5-4-26 参数设置键

4. 镜片试装架 参见全框镜架。

5. 手工倒边 左右镜片磨削完成后，要用细轮倒边机把镜片边缘的锋边倒掉，以防止在接下来的工序中造成崩边和伤手（图 5-4-27）。

6. 镜片开槽 将镜片夹在开槽机夹头上，视镜片厚度、弯度调整开槽位置（基本以“外三里七”为原则）视镜架丝的粗细确定开槽的宽、深度。开槽的位置和深度确定好之后，先启动开槽机夹头轴带片空转一周，进一步确认开槽位置是否正确。确认无误后启动砂轮锯片，开槽时应注意分段进给，同时要保证镜片边缘各部分的槽深一致，完成后取下镜片。

7. 眼镜整形 使用专用工具将镜片装入镜架，然后将镜架整形（图 5-4-28）。参见全框镜架步骤 6。

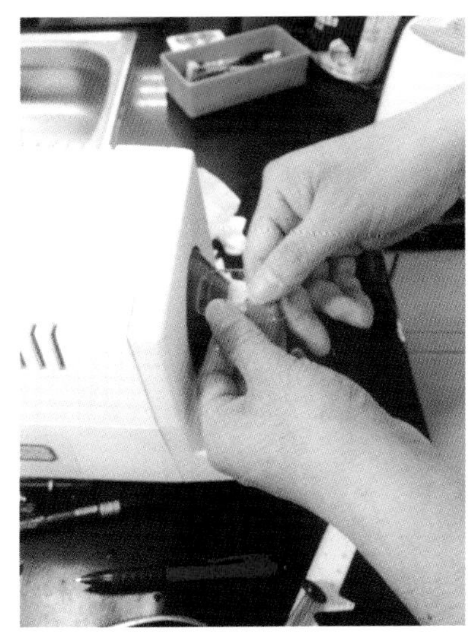

图 5-4-27 细轮倒边

要用细轮倒边机把镜片边缘的锋边倒掉，以防止在接下来的工序中造成崩边和伤手

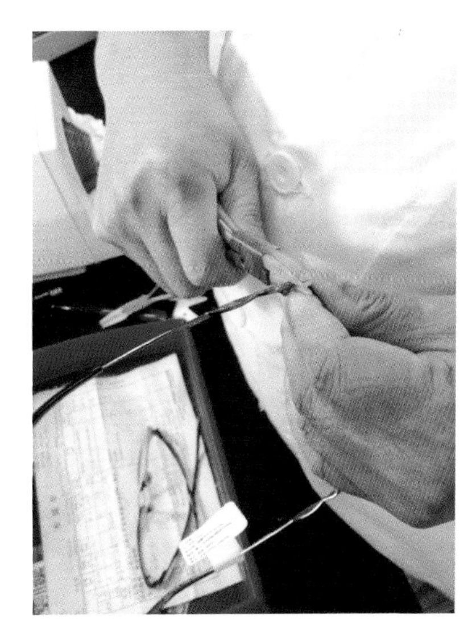

图 5-4-28 镜架整形

（三）无框打孔镜架配装步骤与注意事项

1. 同半框搳丝镜架 1～5 步骤。

2. 镜片打孔前期准备 无框打孔镜架分外上镜和内上镜两种，外上镜其镜片连接鼻梁和爬头的孔位应确定在镜片的外表面，内上镜的孔位应确定在镜片的内表面（一般内上镜打孔镜架不适合配装高度近视镜片）。打孔前将镜片和镜架撑片用双面胶贴粘好（一般先左后右）一定要保证镜片与撑片的高度重合。用专用笔通过撑片孔，在镜片上标记打孔位置，经测量、比对检查无误后，再将两片分离。根据孔径所需尺寸，选择合适的钻头，装牢在台钻的卡头上（多功能磨边机可在磨边时直接进行钻孔设定）。

3. 镜片打孔加工、安装 将做好标记的镜片装夹固定在眼镜片专用打孔台钻的工作台上，根据所配装眼镜的鼻梁和爬头与镜片边缘和内、外表面的配合角度来适当调整钻头与镜片内、外表面的钻孔角度。确认调整无误后方可进行钻孔，钻孔完毕后应对孔的两面用专用工具倒角，避免在安装过程中出现炸裂。同时在给高度近视镜片钻孔后，还应使用切入式螺丝刀，削平镜片的内斜面。这是因为高度近视镜片内面倾斜，将打孔处削平可使螺丝帽最终与镜片外表面基本平行，螺钉不易变弯，螺帽不易松动，垫片不易变形（仅限树脂片）。另外，镜片在配装前，还应对镜片与鼻梁和爬头的配合部位进行特殊倒角，以能够被鼻梁和爬头覆盖而不外露为宜。此方法特别是在配装高度近视、非球面镜片时更显重要。它可以有效避免或减少配装后出现的双镜腿外张角度过大的问题。左片钻孔完毕后，将镜片装到镜架上和右眼撑片比较，确认位置、角度、配合无误后，再将右撑片取下用同样的方法，把右眼镜片钻孔配装。总之，无论是外上镜还是内上镜都必须考虑鼻梁和爬头与镜片边缘和内、外表面配合部位的吻合程度问题。

4. 眼镜整形　眼镜安装完成后，调整镜架时的力度和工具的使用一定要适当，否则，很可能使镜片炸裂、划伤及镜架损坏。参见全框镜架步骤6。

（四）全框塑料镜架

1. 同全框镜架1～5步骤。

2. 镜片安装　先将加热装置开关打开，调至适当的温度。在给镜架加热时（图5-4-29），应注意镜圈与加热口保持一定的距离，视温度与镜架材料而定。匀速移动，正反转动，使所要加热的整个镜圈受热均匀，温度适当。避免出现镜圈槽口翻槽和表面起泡。待镜圈稍加变软，即可以装片。镜片大小以镜架加热前，能推入整个镜圈的大约三分之二为合适。

3. 眼镜整形　对配装塑料全框镜架的镜片应注意切不可带片加热（特别是树脂片、加膜片），以免造成炸膜。由于个人的手法及镜架的结构不尽相同，具体装片方法因人因物而定。参见全框镜架步骤6。

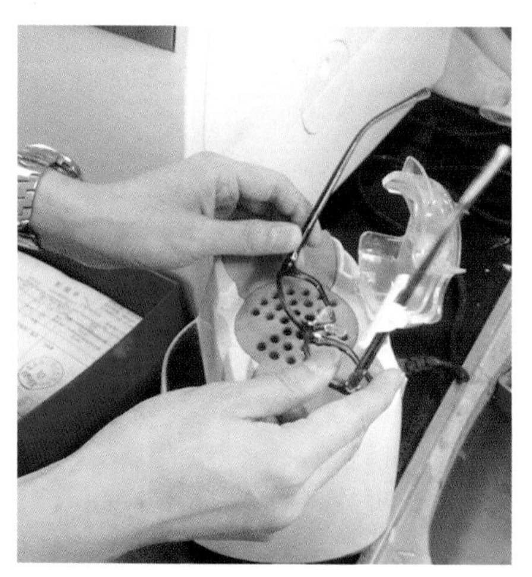

图5-4-29　板材镜架加热
镜架加热时，应注意镜圈与加热口保持一定的距离

五、配装眼镜的常遇问题

（一）镜片脱落

目前比较流行超短立线的方形或圆形全框配光镜架（包括金属、板材），这种镜架配制的眼镜使用时间不久就发现镜片在镜圈的中间位置凸出甚至掉片，这个问题通常都出现在近视镜片，尤其是低度数的近视镜片上，前框边丝较软的镜架就更容易出现上述问题。

1. 原因　在加工扫描图形时我们通常是利用扫描仪的触头直接扫镜圈内槽，由于前框的边丝较软触头在顶住内槽作几何形状旋转时，已使原来的几何形状发生了变化。一般出现的变化是镜圈水平方向拉长，垂直方向则变短。我们知道凹透镜离光心越远则越厚，强度越高。越近则越薄，强度越低。因此，根据已变形的图形磨出的镜片配装到镜圈上时，必然会产生严重的不均匀应力。这时作为强度高的镜片水平方向两端将向强度低的中间垂直方向挤压，镜片凸起离槽、掉片将不可避免。而且因镜片已变形，无法修复。有的配戴者对形状变化很敏感，当发生镜片变形时甚至会感觉这不是自己当初选择的镜框。

对策：提高镜片与前框几何形状的吻合度，减少不均匀应力的存在。这里包括两方面：一是镜片与前框几何形状的吻合度，二是镜片与前框弯度的吻合度。

2. 解决办法 为确保镜片与前框有较高的吻合度，要求最大限度地使用模板给镜片扫描定形（图 5-4-30）。如果没有模板可利用撑片扫描定形，但要视其几何形状与镜架前框的吻合度情况，在镜片磨削设定时作必要的调整。通常扫描撑片的几何形状要比扫描镜圈的几何形状好。镜框边丝较软的金属和板材架，更应注意使用模板或撑片给镜片扫描定形（图 5-4-31）。根据镜片与前框的不同弯度，在不影响眼镜外观效果的前提下，首先，适当调整镜架的前框弯度。其次，在磨削时适当调整镜片的尖边弯度等，使架、片弯度相互靠拢。综合吻合度的提高必然会使不均匀应力降低。

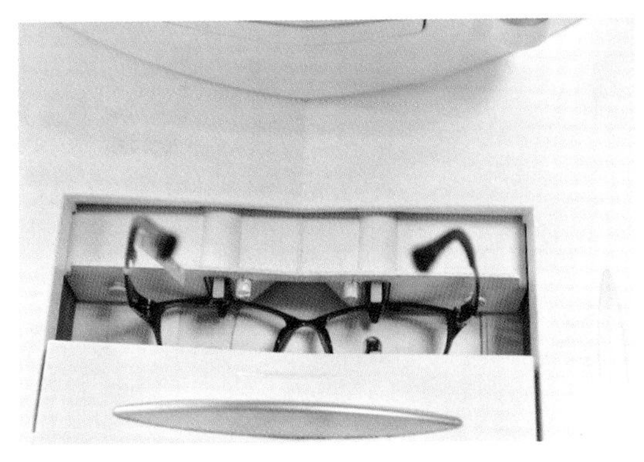

图 5-4-30 镜架扫描

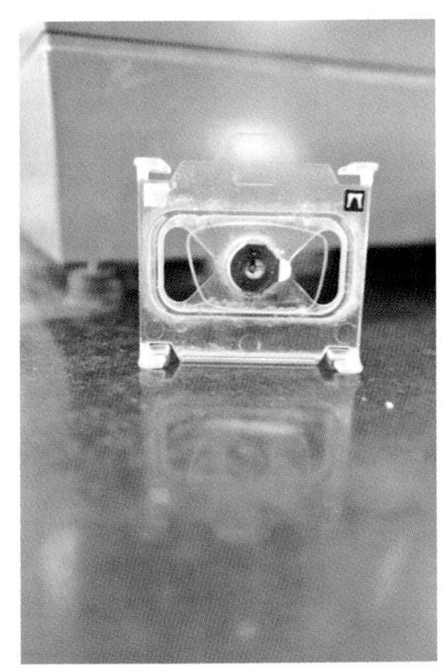

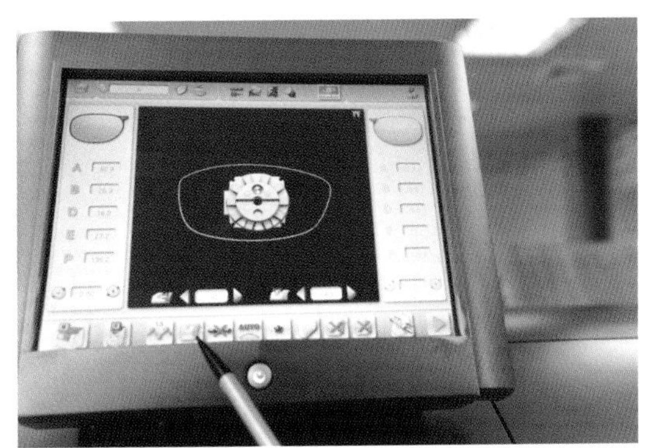

图 5-4-31 扫描撑片

（二）无框打孔镜架的螺丝经常容易松动

1. 原因 配合部位不紧密及定位精度差。对策：无论是内上镜还是外上镜及镜片的表面弯度大小，最重要的是要求镜架的鼻梁和爬头与镜片边缘内外表面配合部位的吻合度要高。

2. 解决办法 首先，孔位要准确，孔径要大小合适，孔的倾角要适当。其次，螺丝是否容易松动关键看定位的精度，定位的挡板、销钉要与定位面、定位槽紧密贴附，特别是定位槽不可开宽。另外，配装前还应将孔的两面进行倒角，特别是高度近视打孔后还应使用切入式螺丝刀削平镜片的内斜面。将打孔处削平，可使螺丝拧紧后与镜片实现面接触，这样螺丝、垫片不易变弯、变形，螺帽不易松动。如果配装完毕后再在螺帽处点些止退液效果会更好。

（三）镜片加工中的炸膜和跑轴问题

1. 原因 一般是由于镜片内表面弯度与装夹的紧固触头的表面弯度不吻合加之紧固压力过大所致。当弯度不合、压力过大时，会导致镜片表面局部变形。当解除压力镜片局部弯度还原时，就出现了膜层与基片脱离的问题。

2. 解决办法 通常胶贴与吸盘一起粘在镜片的外表面，但为减少弯度的差异和缓冲压力，需要在镜片的内表面加粘胶贴。使镜片在加工中处于两胶贴之间，也可适当减小紧固压力。从而解决了压力大容易炸膜，压力小容易跑轴的问题。

（四）全框镜架的眼镜在配装后，有时会出现度数超差和乱光的问题

1. 原因 由于扫描镜架图形时几何形状发生改变，导致加工后镜片的几何形状与镜架吻合度差，使得配装后存在较严重的不均匀应力，导致镜片表面的局部变形。

2. 解决办法 提高镜片与镜架前框的吻合度，减少不均匀应力的存在。

（五）眼镜配装后镜腿外张角与前框宽度加大的问题

1. 原因 多发生于度数较深的高度近视镜片，因为高度近视镜片通常外表面较平且难以调整配装弯度。一般都是由于这个原因造成与所选镜架的前框弯度无法匹配所致（图 5-4-32）。因此，加工师应在加工前对加工后的眼镜形态有一个准确的判断。如果不能调整到位的话，应停止加工配装。

2. 解决办法 同时调整镜架、镜片的配装弯度使之匹配或考虑重新选择相匹配的镜架。

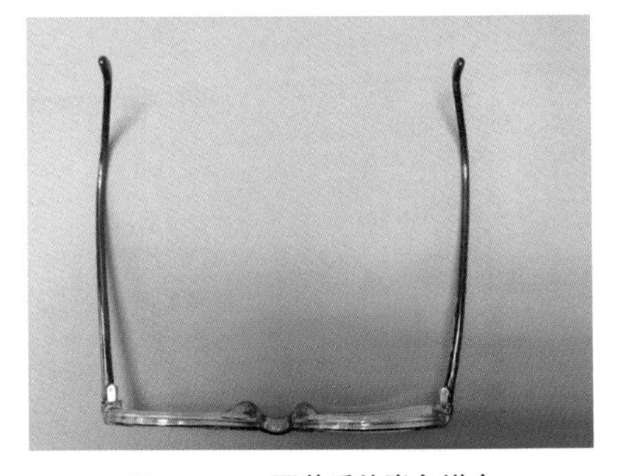

图 5-4-32 配装后外张角增大

第五节 眼镜检验

眼镜检验是非常关键的工序，它直接关系到顾客对所配眼镜的质量评价，作为检验员，一定要有高度的责任心，工作仔细、认真，发现问题及时进行纠正，不能让不合格的产品交付到顾客手中。

一、检验人员应掌握的技能

1. 了解和正确掌握有关眼镜国家标准的相关质量指标及要求。

2. 正确使用焦度计测量镜片的顶焦度、轴位、棱镜度、基底朝向，并确定加工中心点及加工基准线。

3. 正确使用焦度计测量渐进多焦点镜片的远用中心位置，下加光度和棱镜度，测量双光镜片的顶焦度及轴位，并确定加工中心点及加工基准线。

4. 正确使用焦度计检测眼镜的顶焦度和轴向，并用直尺或游标卡尺检测配装眼镜的光

学中心水平距和垂直互差。

5. 正确使用焦度计检测双光眼镜、渐进多焦点眼镜的各项光学参数，并用直尺或游标卡尺测量双光眼镜的子镜片高度。

6. 正确使用焦度计检测眼镜的棱镜度和棱镜底向。

7. 依据“国标”要求检验各种眼镜的配装质量和外观质量，并能对眼镜作基本调整。

8. 能对所有检测仪器进行维护保养和精度检查。

二、检验必备设备及工具

1. 自动对焦式焦度计（增量 0.01D）
2. 测厚装置
3. 游标卡尺
4. 直尺
5. 应力仪

三、检验流程

1. 准备工作　备齐直尺、记号笔等用具，清洁焦度计镜头，每日工作前校对焦度计。做到镜头干净无尘，示值准确。

2. 初检

（1）检查镜片的表面质量和两镜片的片基、膜色是否一致。

（2）核对镜架的型号、规格，镜片的品种、光度与定镜单是否相符。

（3）依据定镜单使用焦度计测量镜片的光度、轴位、棱镜度、底向等。

（4）确定光学中心点，标注左、右镜片，在定镜单的相应位置加盖质检员的工号章，交付配装员加工配装。

3. 终检

（1）核对镜架的型号、规格，镜片的品种、光度与定镜单是否相符，目测配装成镜的外观。应无崩边、焦损、翻边、扭曲、钳痕、镀（涂）层剥落及明显擦痕，不松动，无明显隙缝，左、右两镜片平整。

（2）根据“国标”相应条款使用焦度计和直尺，测量顶焦度偏差、光学中心水平偏差、光学中心水平互差、光学中心垂直互差、柱镜轴位偏差、棱镜度和基底取向偏差，检查镜片的表面质量和眼镜的配装质量（除自架配单只镜片或与顾客有事先约定除外，检验标准均按上述执行，包括双光镜）。

（3）对渐进多焦点镜片在完成上述步骤后，还应依据品种和厂家提供的相应标板标出远、近光区测量点并与撑片标记进行核对，看其是否相符（保留原撑片和加工单）。

（4）整副眼镜终检合格后，质检员应在定镜单相应位置加盖质检员合格工号章。

（5）终检不合格的，需将产品退回，重新加工，并做好记录。

四、眼镜检验注意事项

（一）焦度计的正确使用

电脑自动对焦式焦度计，在使用时应适当开机预热，并设定所需参数：如测量的增量值，散光片的 +/- 模式，棱镜度的读数、阿贝数等。在未放置被测量镜片之前，屏幕显示的球光、散光、轴位及棱镜度读数应为零。测量的增量值应设为 0.01D。阿贝数值的设定：因要达到顶焦度值测量的统一性，尽管有若干个阿贝数值可以设定，但按有关计量部门的要求，在测量镜片时均应设定在 58 左右。

（二）被测镜片、眼镜的正确放置

检测时，应将镜片外表面朝上，即内表面顶点与焦度计的镜片支座接触，所测得的结果是后顶焦度值；如果将镜片倒置（即外表面顶点）于焦度计镜片支座上，所测出的将是镜片的前顶焦度值。前后表面的顶焦度值是有偏差的，特别是高度数镜片偏差会更大。另外，所测出的前顶焦度值，会导致检测错误的判定。当检测散光眼镜时，应将镜圈固定在焦度计的定位板上，防止人为偏差所导致的错判。

（三）定期校对焦度计的打点位置

经过检定合格的焦度计，其打印点与自身的光轴是相一致的，也就是打印点应落在被测镜片的光学中心点上。但是，由于焦度计使用频率过高或使用不当（比如打点时用力过大过猛），会出现打印点与镜片光学中心点错位的情况。所以要经常对焦度计的打点装置进行检查校对。具体方法是用一只 +15.00D 的远视标准片，在焦度计上检测，打印光学中心点一次后，再将该标准片转动 180°，重复操作一次，取下该标准片检查测量两次打印点的重合情况，如果两个打印点之间距离超过 0.4mm 即为不合格。此时就要调整打印装置的支架位置，在调整过程中重复上述操作，直到合格为止，并固定牢支架位置。

（四）关于焦度计修正值

测量镜片时，应对实测顶焦度值与检定证书中所给的顶焦度修正值叠加后予以确认。

（五）测量高度远视镜片时

被测镜片的顶焦度在 ±15.00D 以上时，应注意将镜片平稳的放置在镜片支座上，避免放置不平而产生的测量误差。测量中需转动镜片，当其散光度和棱镜度均为零时方可确认其读数。

（六）定期更换支座圈

焦度计经过长期使用，其镜片的支座圈会有不同程度的磨损，使测量高度降低，从而导致实际测量值出现误差。一般在高使用率的情况下应两年左右更换支座圈。另外，焦度计不要在阳光直射的地方或白炽灯旁使用，反光会导致出现错误信息。

（七）定期保养

焦度计在使用过程中，有时会出现单纯球面透镜（俗称单光片）测出了散光度数。发生这种情况的常见原因是焦度计的光学系统进了灰尘。此时应将镜片支座取下，清理干净光学元件表面。如仍无改观，则请厂家维修保养。

（八）镜片光学中心定位

1. 所有单散镜片无论其轴位是多少度，都应尽量将其加工中心点确定在镜片的几何中心上。然后根据处方的要求，将该加工中心点置于镜圈的几何中心线上，再作相应水平移位即可。因为单散镜片的一个主子午线上是平光，所以很难确定其光学中心点，这就是实际工作中常遇到镜片光学中心点好象总不固定的原因。因此，将单散镜片的加工中心点确定在镜片的几何中心上较为合理。这样可使配装后的眼镜，镜片薄厚均匀、平衡、对称度好，且有利于改善眼镜的外观。

2. 在瞳距测量时，应分别测量出左、右眼的单眼瞳距，并根据单眼的瞳距对镜片的光学中心点进行相应的移位，再加工配装较为合理。如果只将左、右眼单眼瞳距简单相加，之后根据处方的要求把左、右眼镜片的光学中心点平均确定在镜圈的几何中心点或两侧（内测和外测），就很可能出现左、右镜片的光学中心点都不在配戴者左、右眼的瞳孔中心上，会造成左、右眼镜片对配戴者来讲存在不应有的棱镜效应，从而影响了视觉质量（尤其是高度数镜片），因此以单眼瞳距为准配装眼镜，较为合理。

第六节　眼 镜 调 整

一、调整内容

（一）调整工具名称及用途

基本调整工具有：

（1）框缘钳：用于调整镜架镜圈弯度（图 5-6-1）。

（2）鼻托钳：用于镜架鼻托的调整（图 5-6-2）。

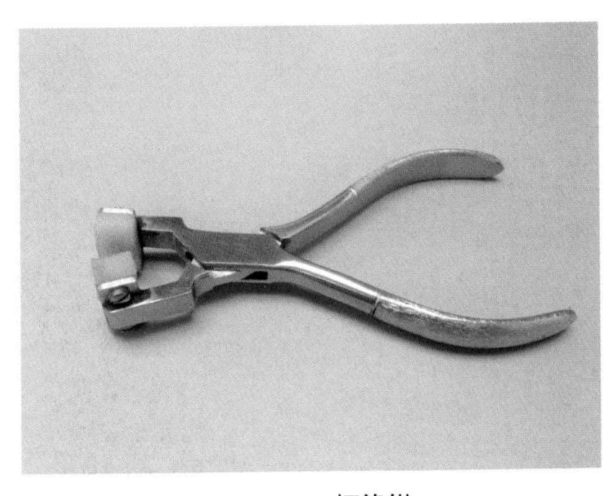

图 5-6-1　框缘钳

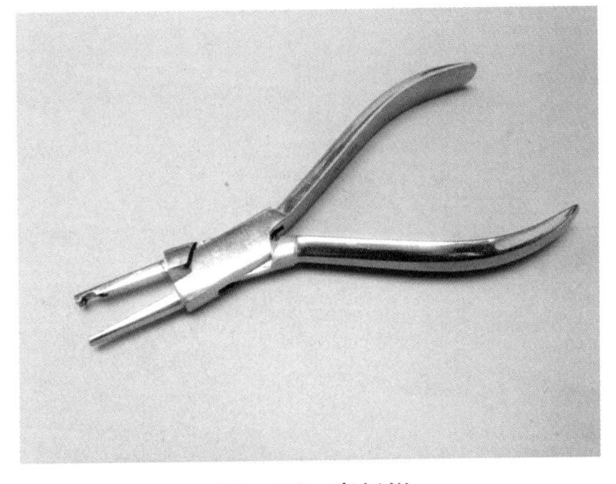

图 5-6-2　鼻托钳

（3）镜腿钳：用于调整镜腿的角度（图 5-6-3）。

（4）平原钳：用于调整镜腿外张角（图 5-6-4）。

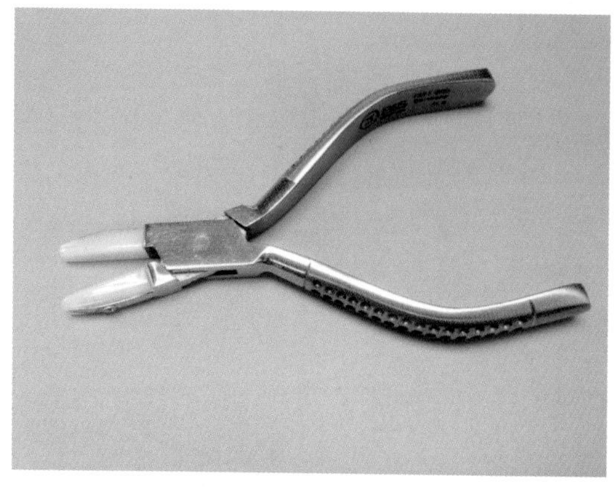

图 5-6-3 镜腿钳

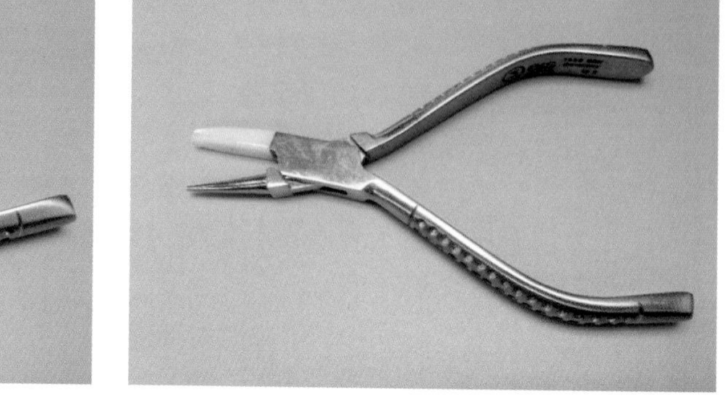

图 5-6-4 平原钳

（5）平头调整钳：用于镜架调整（图 5-6-5）。

（6）尖头调整钳：用于镜架鼻托支架的调整（图 5-6-6）。

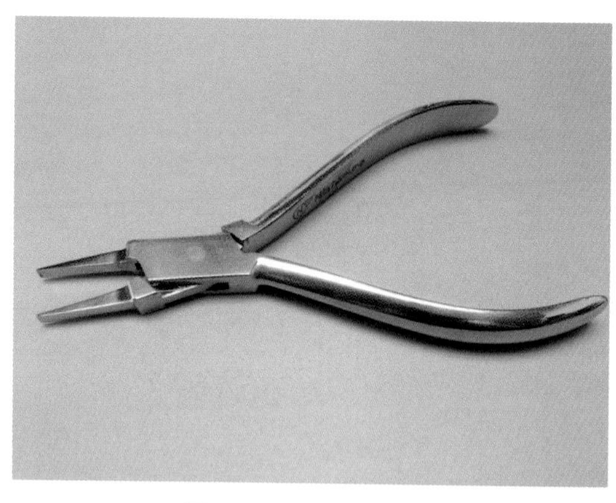

图 5-6-5 平头调整钳

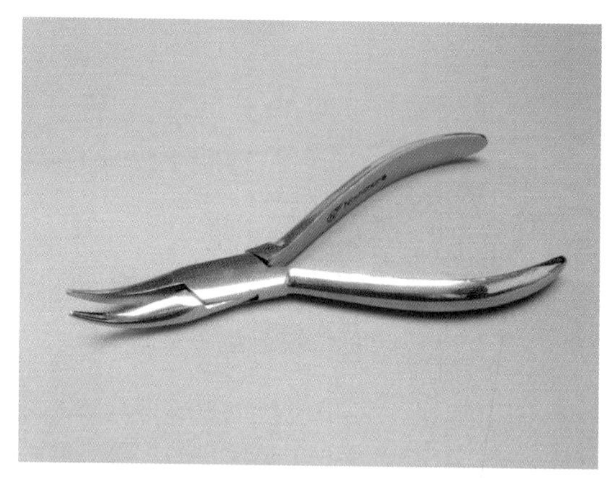

图 5-6-6 尖头调整钳

（7）方头调整钳：用于调整鼻梁位置（图 5-6-7）。

（8）圆嘴钳：用于镜架调整（图 5-6-8）。

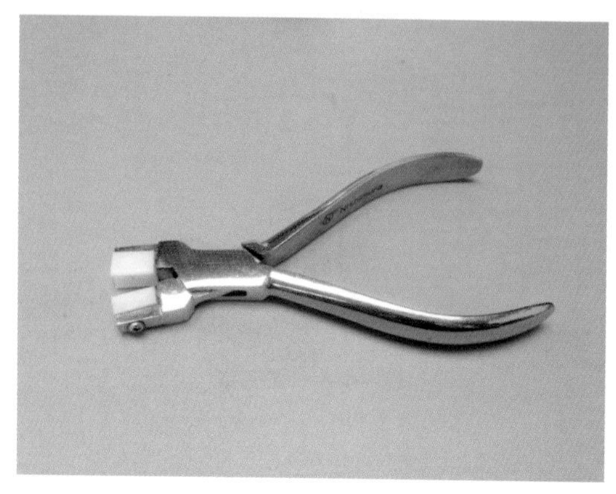

图 5-6-7 方头调整钳

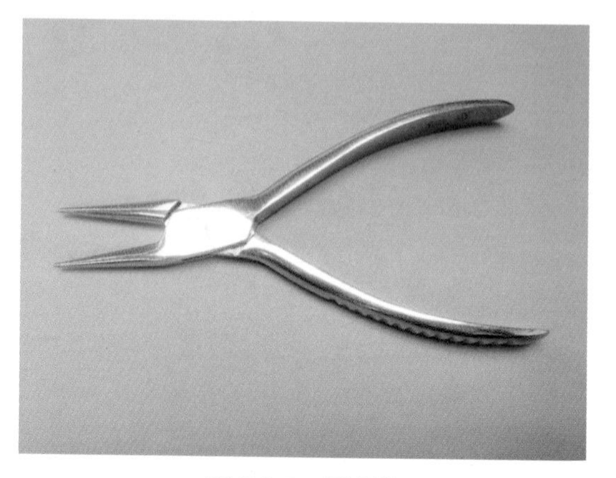

图 5-6-8 圆嘴钳
用于调整镜架

（9）剪钉钳：用于打孔镜架剪切螺丝（图 5-6-9）。

（10）烘热器：用于加热板材镜架及靴套（图 5-6-10）。

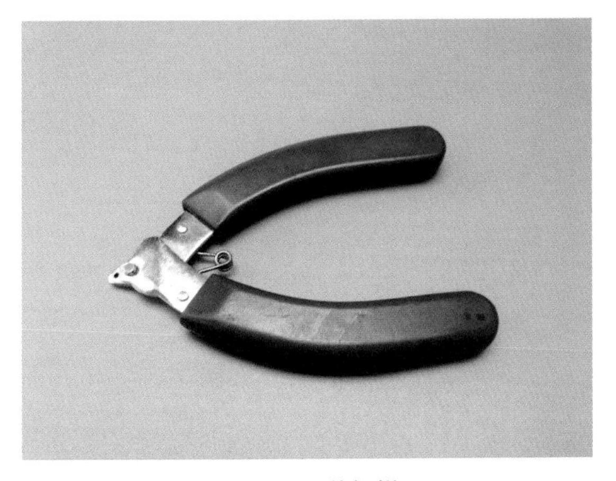

图 5-6-9 剪钉钳

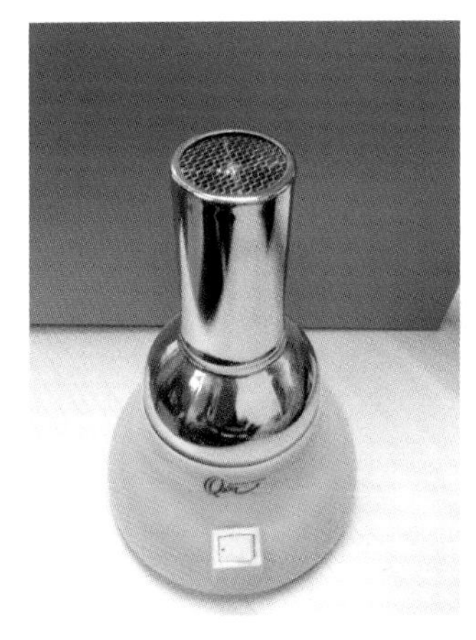

图 5-6-10 烘热器

（二）眼镜调整操作

眼镜调整的主要目的是把合格眼镜调整为舒适眼镜，交付于使用人。所谓合格眼镜就是严格按照配镜加工单各项技术参数及要求加工制作（或成镜），通过国家配装眼镜标准检测的眼镜。而舒适眼镜是指配镜者配戴后，视物清晰，感觉舒服，外形美观的眼镜（图 5-6-11）。眼镜的校配就是根据配戴者的头型、脸型特征及配戴后的视觉和心理反应等因素，将合格眼镜加以适当的调整，使之达到舒适眼镜要求的操作过程。

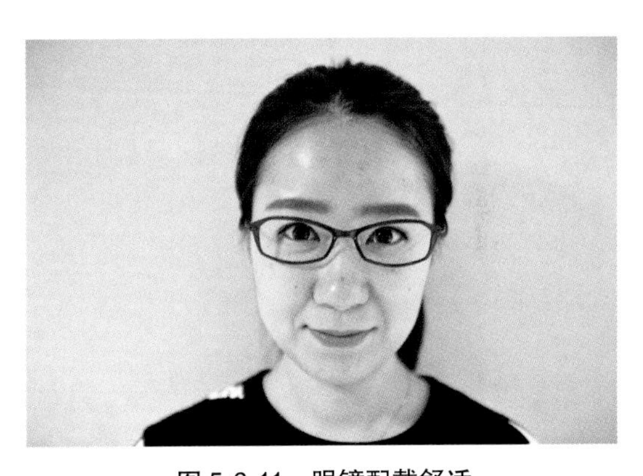

图 5-6-11 眼镜配戴舒适

调整后的眼镜视物清晰，鼻梁耳骨无压痛，配戴舒适

1．调整相关名词及术语简介

（1）外张角：镜腿张开至极限位置时与两铰链轴线连接线之间的夹角，一般约为 80°～95°。

（2）颞距：两镜脚内测距镜片背面 25mm 处的距离。

（3）倾斜角：镜片平面与垂线的夹角，也称前倾角，一般 8°～15°。

（4）镜面角：左右镜片平面所夹的角。一般为 170°～180°。

（5）身腿倾斜角：镜腿与镜片平面的法线的夹角，也称接头角。

（6）镜眼距：镜片的后顶点与角膜前顶点间的距离（d=12mm）。

（7）弯点长：镜腿铰链中心到耳上点（耳朵与头连接的最高点）的距离。

（8）垂长：耳上点至镜腿尾端的距离。

（9）垂俯角：垂长部分的镜腿与镜腿延长线之间的夹角。

（10）垂内角：垂长部镜腿内侧直线与垂直于镜圈的平面所成的夹角。

（11）鼻托前角：正视时，鼻托长轴与垂线的夹角，一般为 20°～35°。

（12）鼻托斜角（水平角）：俯视时，鼻托平面与镜圈平面法线的夹角，一般为25°～35°。

（13）鼻托顶角：测试时，鼻托长轴与镜圈背平面的夹角，一般为10°～15°。

2. 配装眼镜的整形要求

（1）配装眼镜左右两镜面应保持相对平整。

（2）配装眼镜左右两托叶应对称。

（3）配装眼镜左右两镜腿外张角为80°～95°，并左右对称。

（4）两镜腿张开平放或倒伏均保持平整，镜架不可扭曲。

（5）左右身腿倾斜角偏差不大于2.5°。

两镜腿外张角80°～95°，镜面角170°～180°，从下面看时镜腿末端还应该轻微朝里弯。前倾角8°～15°，身腿倾斜角左右偏差2.5°。装配调整后，镜腿折叠或打开平放，镜腿、镜面应该做到符合国家配装标准，要求三平一直。

3. 舒适的眼镜要求

（1）视物清晰：要求眼镜的屈光度、棱镜度正确。镜眼距为12mm，倾斜角约为8°～15°（图5-6-12）。

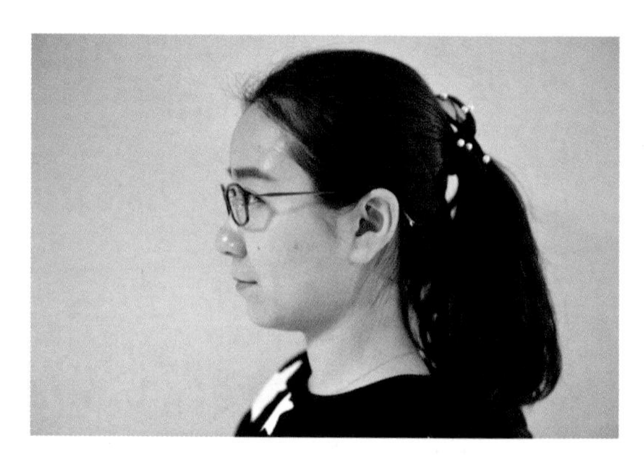

图5-6-12 眼镜倾斜角

倾斜角调整为8～15°

（2）配戴舒服

1）配戴者无视觉疲劳：配戴者视线与光学中心重合；正确的散光轴位、棱镜基底方向；像差小的镜片形式。

2）无鼻梁和耳朵的压痛感：镜脚长度、弯曲度与耳型相配；鼻托的间距、角度与鼻梁骨型相配；镜架的外张角、镜脚的弯度与头型相配；耳、鼻、颞部无压痛。

3）外形美观：镜架规格大小与脸宽相配；镜架色泽与肤色相配；镜架形状与脸型相配；镜片与镜架吻合一致，左右镜片色泽、膜色一致；眼镜在脸部位置合适，左右对称性好；用调整弥补配戴者脸部缺陷。

4. 调整与舒适眼镜的关系 眼镜的制作按国家装配眼镜标准进行，装配后虽有整形，但不涉及具体的配戴者。而我们要使配戴者达到满意的配戴效果，就必须根据每一位配戴者头部、脸部的实际情况进行调整。

（三）调整的项目

调整者应该观察和听取配镜者戴镜后出现的各种问题，并进行分析归纳后进行调整。主要有以下项目：

1. 眼镜在面上的位置

（1）检查方法：根据眼镜光学、生理光学及眼镜美学的要求，一般是眼睛下眼睑与镜架水平基准线相切为好。

（2）眼镜位置过高或过低的原因：

1）鼻托中心高度、鼻托距、镜腿弯点长度不合适（如鼻托中心高度过高；鼻托间距过大；镜腿弯点长过长等会使眼镜下滑，产生眼镜位置过低现象）。

2）鼻托间距过小、鼻托中心高度过低等会使眼镜上抬，产生眼镜位置过低的现象。

2. 镜框水平度倾斜

（1）检查方法：以镜架的左、右眉框与眼睛或眉毛的距离是否一致来判断。

（2）镜框水平度倾斜的原因：

1）左、右身腿倾斜角大小不一致

2）左、右镜腿弯点长不一致

3）左、右耳位置有高低

3. 镜框向一侧偏移

（1）检查方法：根据左、右鼻侧镜框边与鼻梁中心线的距离是否一致来判断。

（2）镜框偏移的原因：

1）左、右外张角大小不一致

2）鼻托位置发生偏移

3）左、右镜腿弯点不一致

4. 颞距过大或过小

（1）检查方法：颞距过小时，眼镜腿对颞部产生压迫，有不舒服的感觉；颞距过大时，镜架在脸上固定不稳，容易滑落。

（2）颞距过大或过小原因：

1）外张角过大、过小

2）镜腿弯度不合适

5. 眼镜片与睫毛相接触

（1）检查方法：镜片和睫毛相接触会引起不适感，还会油污镜片，所以镜片内表面睫毛位置处有油污，则表明镜片与睫毛有接触。

（2）与睫毛接触原因：

1）鼻托高度过小，使镜眼距过小

2）镜腿弯点长过小

3）镜面弯度不合适

4）睫毛过长

6. 镜腿尾部与耳朵、头部的相配（图 5-6-13）

（1）检查方法：观察镜腿弯点与耳上点位置是否吻合；镜脚尾部与头部内陷的乳突骨接触是否相适宜。

（2）镜腿弯点与耳上点位置不吻合的原因：

1）弯点长度过短，使耳后侧产生压痛

2）弯点长度过长，眼镜易滑落

3）镜腿垂长部分的曲线与耳朵后侧的轮廓曲线不相适宜，产生局部压迫

（3）镜脚尾部与头部内陷的乳突骨接触不相适宜的原因：

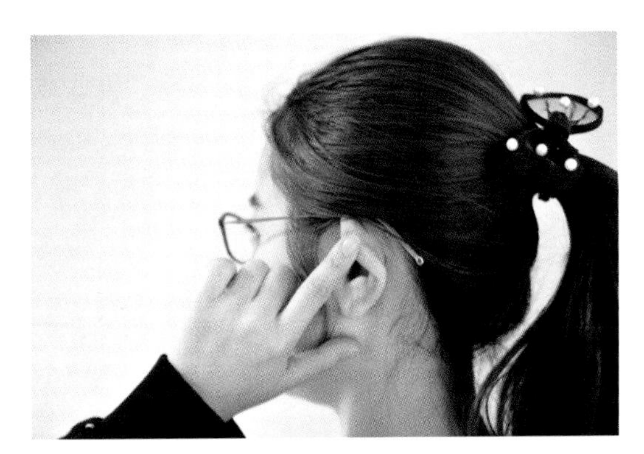

图 5-6-13　镜腿尾部与耳朵、头部的吻合

镜腿弯点要与耳上点的位置重合

1）镜腿垂俯角太小，镜腿仅与耳上点接触，产生局部压痛，眼镜易滑落

2）镜腿垂俯角太大，镜腿过度压迫耳后侧，产生局部压痛

3）镜脚垂长部分曲线与耳部曲线不适宜，产生耳上点与耳后侧局部压痛

4）镜腿垂内角过大，镜脚尾端压迫头部，产生局部压痛

7. 鼻托的角度、对称性、高度等因素对鼻部的影响（图 5-6-14）

（1）检查方法：鼻托叶面必须与鼻梁骨均匀全面接触。

（2）鼻托角度与鼻梁骨角度不符的原因

1）鼻托前角与鼻梁骨前角不符

a. 鼻托的斜角过大，使托叶面与鼻梁局部接触。

b. 鼻托的斜角过小，使托叶面与鼻梁局部接触。

2）左、右鼻托的高度不同

3）左、右鼻托对称差

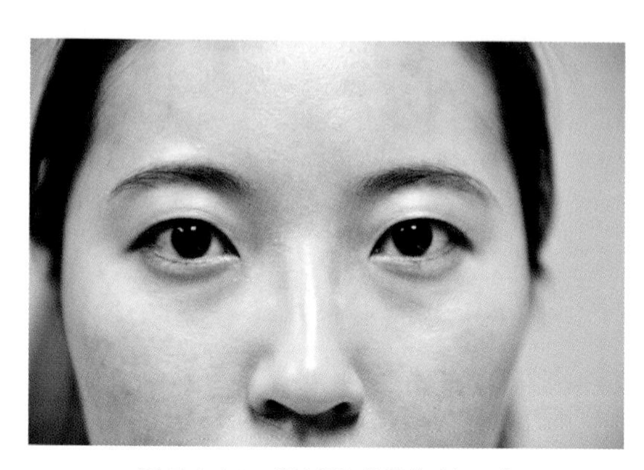

图 5-6-14 鼻托造成鼻部的压痕
鼻托的斜角过大或过小，使托叶面与鼻梁局部接触

二、调整操作

镜架调整顺序是由前向后依次调整，鼻梁—镜圈—鼻托—桩头—镜腿—脚套。

（一）金属架的调整

1. 重点 是鼻托和身腿倾斜角、外张角的钳整；镜腿弯点长度和垂长弯曲形状的加热调整。

2. 难点 是鼻托与鼻梁的相配，镜腿垂长部与耳朵、头部乳突骨的相配等，因此需要大量的实践，熟能生巧，才能精益求精，使配戴者满意。

3. 外张角的调整操作

（1）一手用平头调整钳做辅助钳，钳住桩头处，固定不动，保护桩头焊接处牢固（图 5-6-15）。

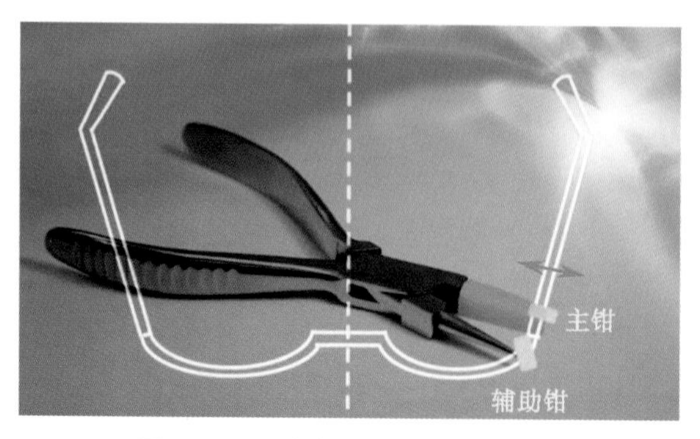

图 5-6-15 外张角的调整固定方式

（2）另一手用平原钳，作主钳，钳住镜腿铰链内侧近桩头部，向内外扭腕以减小或增大外张角（图 5-6-16）。

4. 身腿倾斜角的调整操作（图 5-6-17）

（1）一手用平头调整钳做辅助钳，钳住桩头处，固定不动，保护桩头焊接处牢固。

（2）另一手用镜腿钳，作主钳，钳住镜腿铰链前，向上下扭腕以减小或增大身腿倾斜角。

5. 鼻托间距的调整操作（图 5-6-18）

（1）一手持镜架，拇指与示指分别捏住镜圈上、下方。

（2）另一手用调整钳，钳住托叶梗下部向鼻侧或颞侧扭腕，以缩小或扩大间距。

（3）在鼻托间距调好后，再用调整钳钳住托叶梗上部近托叶面处，按需扭腕，以保证托叶面与鼻梁骨的合适角度。

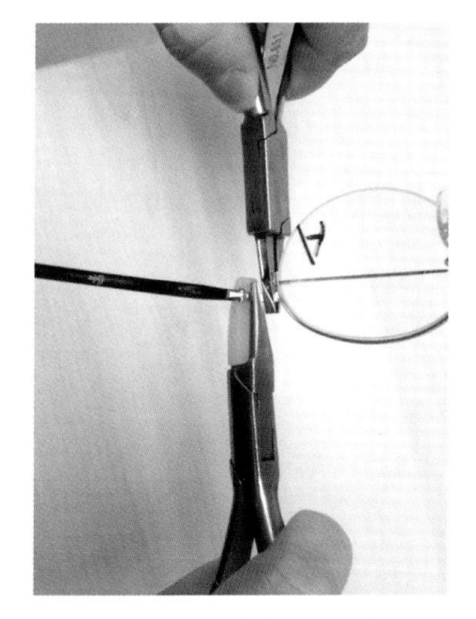

图 5-6-16 外张角的调整

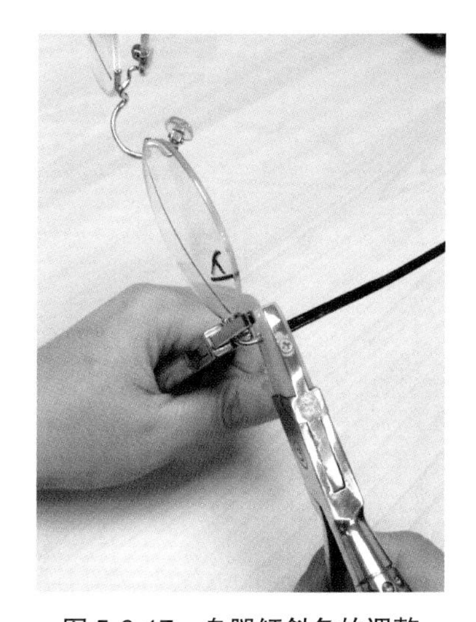

图 5-6-17 身腿倾斜角的调整

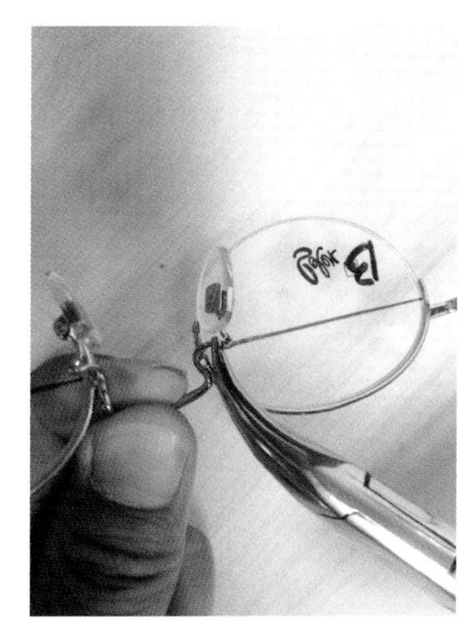

图 5-6-18 鼻托间距的调整

6. 鼻托中心高度的调整操作（图 5-6-19）

（1）一手持镜架，另一手用鼻托钳夹住托叶。

（2）鼻托钳向上下拉动，以使鼻托中心高度向下、向上移动，镜架则朝上、下移动。

7. 左右鼻托位置不对称的调整操作（图 5-6-20）

（1）一手持镜架，另一手用调整钳钳住要调整的托叶梗下部，向正确鼻托位置方向扭腕。

（2）再用调整钳钳住托叶梗上部，将托叶角度弯曲到与鼻梁骨相配的所需角度。

（3）一个托叶完成后，再换另一个，动作如前。

8. 鼻托高度的调整操作

（1）一手持镜，另一手用鼻托钳，钳住托叶。

（2）鼻托钳朝外拉或向里推，以增大或减小鼻托高度；然后鼻托钳再转动一个角度，以使托叶角度与鼻梁骨相适应。

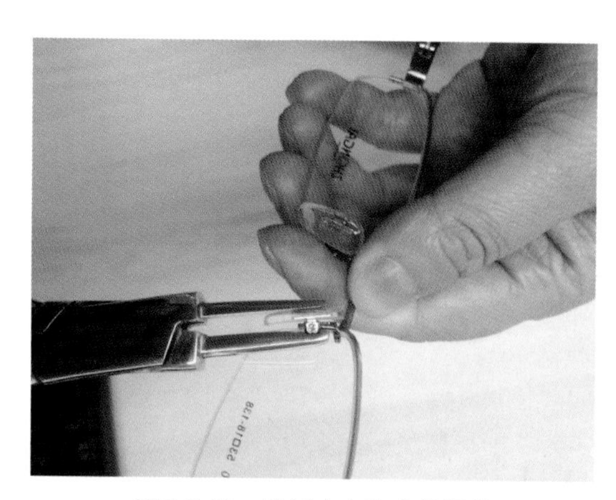

图 5-6-19　鼻托中心高度的调整

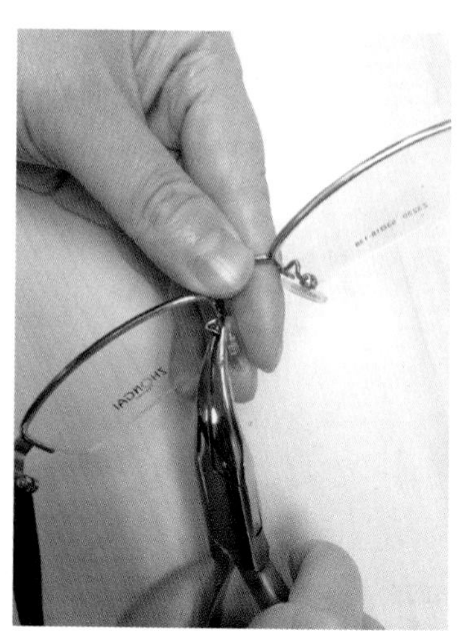

图 5-6-20　左右鼻托位置调整

9. 鼻托角度的调整操作

（1）一手持镜，另一手用鼻托钳，钳住托叶。

（2）按需转动鼻托钳调整前角、斜角、顶角使托叶面与鼻梁骨相适应。

10. 镜腿弯点的调整操作（图 5-6-21）

（1）先用烘烤器，加热垂长处脚套防止弯裂。

（2）把垂长弯曲部伸直。

（3）保证镜眼距的情况下，找出正确的耳上点位置，做好记号。

（4）以大拇指为弯曲支撑，弯曲镜脚弯点记号处，使其与耳上点位置一致。

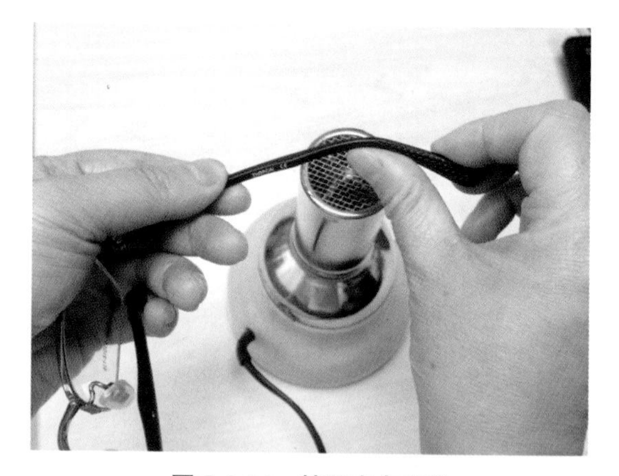

图 5-6-21　镜腿弯点调整

11. 镜腿尾部的复合弯曲的调整操作

（1）镜腿尾部（垂长部）的弯曲有三种：

① 弯曲一：保证垂长的前部与耳廓形状一致。

② 弯曲二：使垂长的中部与乳突骨凹陷形状一致。

③ 弯曲三：使垂长的末端向外弯曲不压迫头部。

（2）先用烘热器加热垂长部，防止脚套弯裂；一手持镜架，弯曲一、弯曲二、弯曲三，以另一手大拇指为弯曲支撑，示指与中指施力滑动，保证弯曲效果。

12. 调整的注意事项

（1）操作时，焊接点处最好用辅助钳保护，以防焊点断裂。

（2）用钳子的时候力度不能过大，以免在镜架表面上留下压痕，影响美观。

（3）只要条件允许，应尽量用装有塑料保护块的调整钳。

（4）身腿倾斜角、外张角调整时，铰链不能受力。

（5）脚套加热不能过头，防止塑料熔融变形。

（6）禁止脚套不经加热弯曲，防止脚套皲裂。

注意：

各种金属材料的回弹性能相差较大，需要操作者认真体会，掌握规律。

（二）胶架的调整

1. 胶架调整重点是外张角、身腿倾斜角、弯点长、垂长弯曲形状的加热调整。

2. 外张角调整操作（图 5-6-22）

（1）锉削增大外张角：当外张角过小或配戴者头围较大、颞距不合适时，用锉刀锉削镜脚的接头处，到符合要求为止。

（2）用加热方法，增大或减小外张角：

1）用烘热器对镜架桩头加热，使其软化。

2）一手持架，另一手握镜腿，慢慢向外扳开所需角度，增大外张角。

3）一手持架，另一手的示指、中指抵在内表面眉框处作支撑，大拇指在镜架外表面桩头处向里推至所需角度，减小外张角。

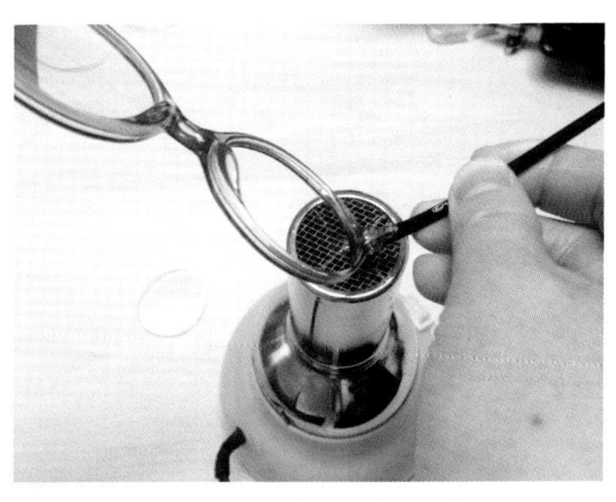

图 5-6-22　胶架外张角调整

3. 身腿倾斜角的调整操作

（1）用烘热器加热软化镜架桩头。

（2）一手持架，另一手捏住镜脚，向所需方向扳扭至合适角度为止。

（3）弯点长、垂长弯曲形状的调整操作与金属镜架的操作完全相同。

注意事项：

1. 尽量不用调整钳，以免留下印痕。
2. 加热前应充分了解被加工材料的加热特性，以免造成损毁镜架。
3. 加热操作时，要注意安全，避免加热过度，保护手指皮肤不被烫伤。

（肖　华　张　阳　辛贺京　夏　强）

思考题

1. 镜片材料的分类。
2. 渐进多焦点镜片软硬设计的特点及适合人群。
3. 渐进多焦点镜片的优缺点。
4. 根据材料不同镜架的分类。
5. 高度近视和远视如何选择合适的镜架。
6. 儿童配镜的注意事项。

7. 何谓合格眼镜、舒适眼镜？它们的区别是什么？
8. 镜框水平倾斜的原因有哪些？
9. 鼻梁产生压痛的原因有哪些？
10. 鼻托高度的调整怎样操作？
11. 镜腿尾部调整时，必须加热的原因是什么？

参考文献

1. 闫伟，朱嫦娥，陈延云. 眼镜定配技术. 北京：人民卫生出版社，2016
2. 黎莞萍，闫伟. 定配技术. 北京：人民卫生出版社，2016
3. 王宁利，何向东. 中华眼科学操作技术全集 - 镜架的个性化选择及调校标准. 北京：中华医学电子音像出版社，2016
4. 王宁利. 同仁视光与配镜实用技术. 第 3 版. 北京：军事医学出版社，2013

第六章　视光中心的标准化管理

本章节要点：

- 掌握视光中心基本配备及人员资质要求
- 掌握视光中心日常运营标准化管理内容
- 掌握视光中心商品管理
- 学会对视光中心进行质量管控

第一节　视光中心的基本配备

视光中心应该具备进行医学验光的全部检查，包括基础的眼部健康检查、诊断验光、框架眼镜验光、角膜接触镜验光以及相关的视光学检查等。一个标准的视光中心应有专职的眼科医师、专业验光师、验光师助理和专业的设备，有清洁且布局合理的接待室、检查室、验光室，有洗手设备和病历管理系统。

一、人员配备

（一）眼科医师

大的视光中心应聘请具有一定临床经验的眼科医师，进行验光前的眼部健康检查，角膜接触镜的验配检查和配后的复查等工作，并提供各种有关医学的咨询。目前部分医院的视光中心有具有医师资格的视光师，可以完成眼科医师和验光师双重工作。

（二）验光师

1. 验光师资质　目前国家对于验光师上岗资格没有强制的规定，但是专业的验光师应具备良好的素质，富有责任心，需要通过验光员资格考试（最好是中级验光员以上资质）才能上岗，应熟练掌握验光的技能，并了解医学知识。

2. 眼镜验光员国家职业标准基本介绍

（1）职业概况

1）职业名称：眼镜验光员

2）职业定义：使用验光仪器及辅助设备，对眼镜进行视力检查和屈光度检测，并开具矫正处方的人员。

3）职业资格等级：本职业共分五个等级

初级（国家职业资格五级）

中级（国家职业资格四级）

高级（国家职业资格三级）

技师（国家职业资格二级）

高级技师（国家职业资格一级）

4）职业能力特征：有一定的分析、判断和计算能力，形体感、色觉感、空间感强，手指、手臂灵活。

5）基本文化程度：初中毕业

（2）申报条件

1）初级应具备下列条件之一：

① 经本职业初级职业资格正规培训达规定标准学时，并取得毕（结）业证书。

② 在本职业连续见习两年以上。

③ 本职业学徒期满。

2）中级应具备下列条件之一：

① 取得本职业初级职业资格证书后，连续从事本职业工作 3 年以上，经本职业中级职业资格正规培训达规定标准学时，并取得毕（结）业证书。

② 取得本职业初级资格证书后，连续从事本职业工作 5 年以上。

③ 连续从事本职业工作 7 年以上。

④ 取得经劳动保障行政部门审核认定的，以中级技能为培养目标的中等以上职业学校本专业毕业证书。

3）高级应具备下列条件之一：

① 取得本职业中级职业资格证书后，连续从事本职业工作 4 年以上，经高级职业资格正规培训达规定标准学时，并取得毕（结）业证书。

② 取得本职业中级资格证书后，连续从事本职业工作 7 年以上。

③ 取得本专业大专以上毕（结）业证书、高级技工学校或经劳动保障行政部门审核认定的，以高级技能为培养目标的高等以上职业学校本专业毕业证书。

④ 连续从事本职业工作十五年以上。

4）技师应具备下列条件之一：

① 取得本职业高级职业资格证书后，连续从事本职业工作 5 年以上，经技师职业资格正规培训达规定标准学时，并取得毕（结）业证书。

② 取得本职业高级资格证书后，连续从事本职业工作 7 年以上。

③ 连续从事本职业工作二十年以上。

5）高级技师应具备下列条件之一：

① 取得本职业技师职业资格证书后，连续从事本职业工作 5 年以上，经高级技师职业资格正规培训达规定标准学时，并取得毕（结）业证书。

② 取得本职业技师资格证书后，连续从事本职业工作 7 年以上。

（3）工作要求

本标准对眼镜验光员初级（表 6-1-1）、眼镜验光员中级（表 6-1-2）、眼镜验光员高级（表 6-1-3）、眼镜验光员技师（表 6-1-4）、眼镜验光员高级技师（表 6-1-5）的技能要求依次递进，高级别包括低级别的内容。

表 6-1-1　眼镜验光员初级技能要求

职业功能	工作要求	技能要求	相关知识
一、接待	（一）问诊	1. 能询问验光目的要求 2. 能询问戴镜史并能对原有眼镜进行检测	1. 近视、远视及老视眼的光学状态和临床表现 2. 顶焦度计、镜度表的使用知识
	（二）咨询	1. 能简答配镜者提出的问题 2. 能介绍眼镜的简单商品知识	镜片、镜架的商品知识
二、验光	（一）眼初步检查	1. 能观察眼外部有无影响配镜的明显疾患 2. 能检查眼结膜、角膜并初步判断有无病变	眼球及主要附属器官的解剖生理
	（二）眼屈光检查	1. 能使用远、近视力表检查裸眼视力 2. 能检测配戴原镜的矫正视力 3. 能应用雾视法检查青少年远视 4. 能使用电脑验光仪 5. 能使用检影镜检查单纯性近视、远视 6. 能使用试戴片确定初步矫正镜度 7. 能对老视眼进行屈光检查	1. 顶焦度计的使用方法 2. 雾视法的使用方法 3. 电脑验光仪的使用方法 4. 点状检影镜的使用方法 5. 试镜片箱的使用知识
	（三）开具处方	1. 能试戴和调整眼镜 2. 能使用瞳距尺测定远用、近用瞳距 3. 能开具近视、远视和老视眼的配镜处方	1. 瞳距测量的基本知识 2. 标准处方格式 3. 近视、远视和老视眼的配镜处方原则
三、角膜接触镜验配	（一）软性角膜接触镜的配戴	1. 能准确为配镜者配戴和摘取软性角膜接触镜 2. 能指导配镜者正确地配戴和摘取软性角膜接触镜	角膜接触镜的分类、优缺点、禁忌证、适应证及配镜知识
	（二）指导护理	1. 能指导角膜接触镜的正常使用、保养 2. 能指导顾客正确使用护理产品	护理用品的使用知识
四、仪器维护	（一）维护保养	1. 能进行视力表、镜度表、顶焦度计、电脑验光仪使用前的校对 2. 能进行上述仪器的日常保养	1. 上述仪器校对的步骤 2. 上述仪器日常保养的程序
	（二）故障排除	1. 能及时发现上述仪器的故障 2. 能排除简单故障	安全用电知识

表 6-1-2 眼镜验光员中级技能要求

职业功能	工作内容	技能要求	相关知识
一、接待	（一）问诊	能询问影响验光的常见眼病，如角膜病、白内障	
	（二）咨询	1. 能介绍各类眼镜的商品知识 2. 正确指导消费者选购	常见各类镜片、镜架的商品知识
二、验光	（一）眼初步检查	能识别一般结膜病、角膜病、白内障	常见眼病的基本知识
	（二）眼屈光检查	1. 能使用检影镜检查散光眼 2. 能使用散光表、裂隙片检查散光 3. 能使用交叉柱镜调试散光轴向 4. 能使用双色法精调镜度	1. 带状检影镜的使用方法 2. 散光表、裂隙片的使用知识 3. 交叉柱镜的使用方法 4. 双色法使用原理
	（三）开具处方	1. 能使用瞳距仪器测定远用、近用瞳距，并能正确测定单眼瞳距 2. 能开具散光眼的处方	1. 瞳距仪的使用方法 2. 散光眼的光学状态和临床表现
三、角膜接触镜	（一）软性角膜接触镜的配戴	1. 能应用裂隙灯进行配前检查 2. 能应用裂隙灯观察角膜接触镜的配适并进行配适修订	1. 裂隙灯的使用方法 2. 角膜接触镜常见禁忌证的表现 3. 角膜接触镜的配适原则
	（二）指导护理	1. 能解答角膜接触镜使用中遇到的一般性问题 2. 能解答护理产品使用中遇到的一般性问题	角膜接触镜使用和护理中常见问题及原因
四、仪器维护	（一）维护保养	1. 能进行瞳距仪、检影镜使用前的校对 2. 能进行上述仪器的日常保养	1. 上述仪器校对的步骤 2. 上述仪器日常保养程序
	（二）故障排除	1. 能及时发现上述仪器的故障并排除简单故障 2. 遵守安全操作规程定期进行安全检查	上述仪器安全操作规程

表 6-1-3 眼镜验光员高级技能要求

职业功能	工作内容	技能要求	相关知识
一、接待	（一）问诊	能了解特殊验光者的配镜要求	屈光参差的光学状态及临床表现
	（二）咨询	1. 能解答配镜者提出的疑难问题 2. 能介绍双光眼镜的有关问题	双光眼镜的有关知识
二、验光	（一）眼的检查	1. 能使用检影镜检查玻璃体混浊 2. 能进行眼的色觉检查	眼的色觉的有关知识
	（二）眼屈光检查	1. 能使用交叉柱镜调试散光轴向和镜度 2. 能进行双眼平衡调试 3. 能精调老视镜度，验配渐进多焦点眼镜	1. 视力及视力表的原理 2. 眼的调节知识 3. 交叉柱镜调试镜度的方法 4. 渐进多焦点眼镜的配镜原理和镜片知识

续表

职业功能	工作内容	技能要求	相关知识
二、验光	（三）开具处方	1. 能正确测定瞳高及特殊眼（如瞳孔不等）的瞳距 2. 能开具屈光参差病人的配镜处方 3. 能开具渐进多焦点眼镜的处方	1. 单侧瞳距、瞳高及特殊眼瞳距的测量方法 2. 渐进多焦点眼镜的配镜处方原则
三、角膜接触镜验配	（一）软性角膜接触镜的配镜	1. 能对角膜接触镜的表面进行检查，对镜片顶焦度进行测量 2. 能分析和认识常见角膜接触镜沉淀物和并发症	1. 角膜接触镜表面检查及顶焦度测量方法 2. 角膜接触镜的沉淀物及并发症基本常识
	（二）指导护理	1. 能正确选择角膜接触镜的镜片规格 2. 能正确使用和排除常见护理产品的问题	角膜接触镜使用和护理中常见问题的处理原则
四、校配与检测	（一）校配	1. 能作双光眼镜的校配 2. 能作渐进多焦点眼镜的校配	1. 双光眼镜校配的有关知识 2. 渐进多焦点眼镜校配的有关知识
	（二）检测	1. 能对镜片质量进行检测 2. 能进行上述仪器的日常保养	1. 有关镜片的国家标准 2. 配装眼镜的国家标准
五、仪器维护	（一）维护保养	1. 能进行裂隙灯使用前的校对 2. 能进行上述仪器的日常保养	1. 上述仪器校对步骤 2. 上述仪器的保养程序
	（二）故障排除	1. 能及时发现上述仪器的故障并能排除常见故障 2. 能定期进行安全检查，并遵守安全操作规程	上述仪器保养程序

表 6-1-4　眼镜验光员技师技能要求

职业功能	工作内容	技能要求	相关知识
一、接待	（一）问诊	能询问斜视、隐斜和弱视的病史	斜视、隐斜和弱视的有关知识
	（二）咨询	1. 能解答上述病人的疑难问题并能进行分析 2. 能认真解答近视眼矫治常用方法 3. 能介绍各种眼镜新产品有关知识	1. 眼镜片镀膜、树脂镜片的有关知识及相关的加工工艺 2. 近视眼矫治常用方法 3. 各种眼镜新产品的原理及适应范围
二、验光	（一）眼的检查	1. 能用指测法测定眼压 2. 能进行双眼同时视、双眼融象及立体视觉的检查	1. 青光眼的有关知识 2. 双眼同时视、双眼融象及立体视觉的检查方法
	（二）眼屈光检查	1. 能进行斜视、隐斜及弱视的检查 2. 能使用综合验光仪进行检查 3. 能分析渐进多焦点眼镜配戴不适的原因并加以排除	1. 综合验光仪的使用方法 2. 双眼同时视、双眼融象及立体视觉的检查方法

续表

职业功能	工作内容	技能要求	相关知识
二、验光	（三）开具处方	1. 能为斜视、隐斜及弱视病人开具配镜处方 2. 能为渐进多焦点眼镜配戴不适者调整处方	斜视、隐斜及弱视的配镜处方原则
三、角膜接触镜验配	（一）软性角膜接触镜的配戴	1. 能用检查设备对配戴眼进行角膜曲率、角膜染色、角膜直径、泪液破裂时间和泪液分泌量的测试 2. 能正确处理角膜接触镜导致的特殊性沉淀物和并发症	角膜和泪液的解剖和生理知识 沉淀物和并发症的处理原则
	（二）指导护理	1. 能正确分析和排除角膜接触镜使用中遇到的氧代谢问题 2. 能正确分析和排除护理产品使用中遇到的特殊问题	角膜接触镜使用和护理中疑难问题的处理原则
四、校配与检测	（一）校配	能作各种眼镜架的面部校配	面部校配的基本知识
	（二）检测	1. 能对眼镜架的质量情况进行分析检测 2. 能进行渐进多焦点眼镜的质量检测	1. 有关眼镜架的国家标准 2. 渐进多焦点眼镜质量检查的方法
五、仪器维护	（一）维护保养	1. 能对综合验光仪、角膜曲率仪进行调试和维护 2. 能进行渐进多焦点眼镜的质量检测	1. 上述仪器校对的步骤 2. 上述仪器的保养程序
	（二）故障排除	1. 能及时发现上述仪器的故障并能排除常见故障 2. 能定期进行安全检查，并能遵守安全操作规程	上述仪器安全用电及安全操作规程
六、其他		1. 能进行技术革新 2. 能撰写专业论文 3. 具有一定的质量管理能力 4. 能指导初、中级验光员工作	ISO-9000 系列国际标准的基本知识

表 6-1-5　眼镜验光员高级技师技能要求

职业功能	工作内容	技能要求	相关知识
一、接待	（一）问诊	1. 能了解导致低视力发病原因 2. 能询问影响视力的眼病史	1. 有关低视力的定义及临床表现 2. 常见眼底病的有关知识
	（二）咨询	能解答低视力和眼底病病人提出的问题	
二、验光	（一）眼的检查	能使用检眼镜进行玻璃体及眼底的检查	检眼镜的使用知识

续表

职业功能	工作内容	技能要求	相关知识
二、验光	（二）眼屈光检查	1. 能用综合验光仪对各类疑难屈光不正进行检查 2. 能解决双眼视引起的疑难问题 3. 能为低视力病人进行屈光检测	1. 眼的调节和集合知识 2. 双眼视的有关知识
	（三）开具处方	1. 能开具各类疑难屈光不正的配镜处方 2. 能开具双眼视异常病人的配镜处方 3. 能开具低视力助视器处方	低视力助视器的有关知识
三、角膜接触镜验配	（一）软性角膜接触镜的配戴	1. 能正确进行复曲面、透气硬镜、色盲和无晶状体眼的验配 2. 能正确解释并处理角膜接触镜的泪液透镜顶焦度和视近调节带来的临床问题	1. 特殊类型角膜接触镜的原理和验配原则 2. 角膜接触镜的光学知识
	（二）指导护理	1. 能掌握不同类型的护理产品的特性并根据实际需要进行选择 2. 能正确解释护理产品常见清洁和消毒成分的原理并在实际工作中正确使用	1. 不同护理产品的主要特性 2. 护理产品主要成分的作用机制
四、校配与检测	（一）校配	能进行低视力助视器的调试	低视力助视器的机构和原理
	（二）检测	能检查渐进多焦点眼镜的质量	渐进多焦点镜片的质量标准
五、仪器维护	（一）维护保养	能进行检眼镜的调试	检眼镜的结构和原理
	（二）故障排除	1. 能及时发现检眼镜故障并能排除常见故障 2. 能遵守安全操作规程	检眼镜安全用电和安全操作规程
六、其他		1. 能进行技术革新、科技攻关 2. 能简单外语会话，并能借助字典阅读专业外文资料 3. 能撰写专业论文 4. 具有一定的经营管理能力 5. 能指导高级验光员和验光师工作	经营管理及营销方面的知识

（三）验光师助理

验光师助理可以协助验光师工作，辅助验光师做检查、训练、宣教等工作，角膜接触镜初戴者的培训，还负责眼镜产品（如镜架、镜片等）的挑选和推荐等。

（四）眼镜加工师

1. 加工师资质　加工师负责完成眼镜的加工、装配、调整等工作。国家目前没有强制的上岗资格要求，但建议能够考取中级资格才能上岗。

2. 眼镜定配工的国家职业标准基本介绍

（1）职业概况：

1）职业名称：眼镜定配工

2）职业定义：操作光学加工机械设备，进行眼镜研磨、加工和维修的人员。

职业资格等级：

初级（国家职业资格五级）

中级（国家职业资格四级）

高级（国家职业资格三级）

技师（国家职业资格二级）

3）职业能力特征：具有一定的分析、判断和计算能力，形体感、空间感强，手指、手臂灵活。

4）基本文化程度：初中毕业

（2）申报条件：

1）初级应具备下列条件之一：

① 经本职业初级正规培训达规定学时，并取得毕（结）业证书；

② 在本职业连续见习两年以上；

③ 本职业学徒期满。

2）中级应具备下列条件之一：

① 取得本职业初级职业资格证书后，连续从事本职业工作 3 年以上，经本职业中级正规培训达规定标准学时，并取得毕（结）业证书；

② 取得本职业初级职业资格证书后，连续从事本职业工作 5 年以上。

③ 连续从事本职业工作 6 年以上；

④ 取得经劳动保障行政部门审核认定的，以中级技能为培养目标的中等以上职业学校本专业毕业证书。

3）高级应具备下列条件之一：

① 取得本职业中级职业资格证书后，连续从事本职业工作 3 年以上，经本职业高级正规培训达规定标准学时，并取得毕（结）业证书；

② 取得本职业中级职业资格证书后，连续从事本职业工作 5 年以上；

③ 取得本专业大专以上毕（结）业证书、高级技工学校或经劳动保障行政部门审核认定的，以高级技能为培养目标的高等以上职业学校本专业毕业证书；

④ 连续从事本职业十五年以上。

4）技师应具备下列条件之一：

① 取得本职业高级职业资格证书后，连续从事本职业工作 5 年以上，经本职业技师正规培训达规定标准学时，并取得毕（结）业证书；

② 取得本职业高级职业资格证书后，连续从事本职业工作 7 年以上；

③ 连续从事本职业二十年以上。

（3）工作要求

本标准对眼镜定配工初级（表 6-1-6）、眼镜定配工中级（表 6-1-7）、眼镜定配工高级（表 6-1-8）、眼镜定配工技师（表 6-1-9）的技能要求依次递进，高级别包括低级别的内容。

表 6-1-6 眼镜定配工初级技能要求

职业功能	工作要求	技能要求	相关知识
一、接待	（一）分析处方	1. 能看懂常用配镜处方的名词术语及缩写 2. 能解释配镜处方中有关近视、远视、散光及老视眼的有关问题 3. 能规范书写定配眼镜订单	1. 眼屈光状态及分类 2. 近视、远视、散光、老视的配镜原则
	（二）商品介绍	1. 能向顾客介绍常用镜片、镜架的特性 2. 能向顾客介绍各种成镜	常用镜片、镜架及成镜的价格、特点、质量情况
二、加工制作	（一）测量瞳距和镜架中心距	1. 能使用瞳距尺测量瞳距 2. 能测量和计算镜架的几何中心水平距	1. 瞳距尺的使用方法 2. 镜架的几何尺寸关系
	（二）确定加工中心	1. 能计算镜片移心量 2. 能用顶焦度计测量镜片顶焦度和确定镜片的加工基准线 3. 能用定中心板、定中心仪确定加工中心	1. 镜片移心量的计算方法 2. 顶焦度计的使用方法 3. 定中心板、定中心仪的使用
	（三）磨边	1. 能手工制作模板、划片、钳边、磨边 2. 能用制模机制作模板，用半自动磨边机磨边 3. 能作倒边、倒棱操作	1. 手工磨边的工作步骤和注意事项 2. 半自动磨边机的使用方法
	（四）装配	1. 能正确地将镜片装入镜圈内 2. 能用应力仪进行应力检查并能进行手工修正	1. 镜片、镜架弯度 2. 应力仪的使用方法 3. 镜架材料的性能，塑料镜架的热温效应
三、检测	（一）光学参数检测	1. 能用顶焦度计检测眼镜的顶焦度和轴向 2. 能使用顶焦度计和游标卡尺检测配装眼镜光学中心水平距离和垂直互差	1. 配装眼镜国家标准的主要质量指标 2. 配装眼镜光学中心水平距离、垂直互差的定义和测量方法
	（二）外观检查	1. 能检查眼镜的配装情况 2. 能检查镜架的外观质量	眼镜架国家标准中关于外观质量的要求
四、整形校配	（一）整形	1. 能使用烘热器和整形工具进行镜架的整形 2. 能调整眼镜	1. 烘热器和整形工具的使用方法 2. 眼镜整形的目的要求
	（二）校配	1. 能作塑料架的面部校配 2. 能作金属架、混合架的面部校配	1. 面部校配的要求 2. 镜架材料的性能
五、仪器维护	（一）维护保养	1. 能对模板机、半自动磨边机作使用前的检查 2. 能作仪器设备日常保养	1. 仪器设备精确度检查目的和方法 2. 仪器设备的日常保养目的和要求
	（二）故障排除	1. 能发现故障 2. 能按安全操作规程进行加工设备的操作	1. 仪器设备的常见故障 2. 安全用电、火、化学试剂的规定 3. 仪器设备的安全操作规程

表 6-1-7 眼镜定配工中级技能要求

职业功能	工作要求	技能要求	相关知识
一、接待	（一）分析处方	1. 能看懂各种配镜处方 2. 能解释配镜处方中有关近视、远视、散光、老视及屈光参差的有关问题 3. 能解释双光眼镜的有关问题	1. 屈光参差的配镜原则 2. 双光眼镜的有关知识
	（二）商品介绍	1. 能了解顾客的配镜要求 2. 能帮助顾客选择镜架、镜片 3. 能帮助顾客选择合适的各种眼镜产品	1. 镜片的适用范围 2. 镜架与脸型的搭配 3. 消费心理的有关知识
二、加工制作	（一）测量瞳距和镜架中心距	1. 能熟练使用瞳距仪测量瞳距 2. 能测量和计算镜架的几何中心距	瞳距仪的使用方法
	（二）确定加工中心	1. 能计量双光镜片的移心量和确定子镜片的高度 2. 能使用顶焦度计测量双光镜片的屈光度及轴向并能确定加工基准线	1. 顶焦度计的原理 2. 双光眼镜移心量的计算方法
	（三）磨边	1. 能用模板机制作模板 2. 能用半自动磨边机进行磨边 3. 能用全自动磨边机磨边	1. 模板机的工作原理 2. 自动磨边机的使用方法
	（四）装配	1. 能装配双光眼镜 2. 能使用开槽机、抛光机加工半框眼镜	1. 双光眼镜装配的有关知识 2. 开槽机、抛光机原理和使用方法
三、检测	（一）光学参数检测	1. 能使用顶焦度计检测双光镜片的光学参数 2. 能使用顶焦度计和游标卡尺检测镜片的镜度和高度	双光眼镜检测的方法
	（二）外观检查	1. 能检查双光眼镜的装配质量 2. 能检查半框眼镜的装配质量 3. 能检查变色镜片的色差和变色性能	1. 配装眼镜国家标准对眼镜外观质量的要求 2. 变色镜片的性能特点
四、整形校配	（一）整形	1. 能熟练使用烘热器和整形工具 2. 能熟练调整眼镜	1. 烘热器和整形工具的使用方法 2. 整形目的要求
	（二）校配	1. 能作双光眼镜的面部校配 2. 能作半框架眼镜的面部校配	1. 双光眼镜面部校配的原则 2. 半框眼镜的面部校配要求
五、仪器维护	（一）维护保养	1. 能对加工设备的精确度作检查 2. 能进行加工设备的日常保养	1. 加工设备精确度检查目的和方法 2. 加工设备的日常保养的目的要求
	（二）故障排除	1. 能发现设备故障并能排除简单故障 2. 能定期进行安全检查，能遵守操作规程	1. 设备的常见故障 2. 安全用电、火、化学试剂的规定 3. 仪器设备的安全操作规程

表 6-1-8 眼镜定配工高级技能要求

职业功能	工作要求	技能要求	相关知识
一、接待	(一) 分析处方	能解释渐进多焦点眼镜配镜处方	渐进多焦点眼镜配镜原则
	(二) 商品介绍	1. 能解释角膜接触镜与框架眼镜互换的有关问题 2. 能帮助顾客确定无框眼镜的镜片形状	角膜接触镜配戴的有关知识
二、加工制作	(一) 测量瞳距	能测量单眼瞳距和瞳高	单侧瞳距和瞳高的测量方法
	(二) 确定加工中心	能确定渐进多焦点镜片远用配戴中心的移心量	
	(三) 磨边	1，能按设计的无框眼镜的镜片形状制作模板 2. 能使用电脑扫描全自动磨边机磨边 3. 能进行渐进多焦点镜片的磨边加工	1. 电脑扫描全自动磨边机原理和使用方法 2. 渐进多焦点镜片磨边的有关知识
	(四) 配装	1. 能装配渐进多焦点眼镜 2. 能使用钻孔机加工无框眼镜	1. 渐进多焦点眼镜装配的要求 2. 钻孔机工作原理和使用方法
三、检测	(一) 光学参数检测	1. 能测量渐进多焦点镜片的远用配戴中心位置、加工镜度和棱镜度 2. 能检测配装眼镜的质量	1. 渐进多焦点眼镜的检查方法 2. 配装眼镜的国家标准
	(二) 外观检查	能检查无框眼镜外观质量	配装眼镜国家标准对眼镜外观质量的要求
四、整形校配	(一) 整形	1. 能熟练进行镜架的整形 2. 能熟练调整眼镜	
	(二) 校配	1. 能熟练进行渐进多焦点眼镜的面部校配 2. 能熟练进行无框眼镜的面部校配	1. 多焦点眼镜面部校配的目的要求 2. 无框眼镜的面部校配要求
五、仪器维护	(一) 维护保养	1. 能熟练检查仪器设备的精确度 2. 能熟练进行仪器设备的日常保养和定期检查	1. 仪器设备保养的目的要求 2. 仪器设备定期检查的目的及方法步骤
	(二) 故障排除	1. 能及时发现故障，排除一般故障 2. 能定期进行安全检查，遵守操作规程	1. 仪器设备的常见故障及故障原因 2. 仪器设备常见故障的排除方法 3. 安全操作规程
六、其他		1. 能进行监督的外语会话，并能借助字典阅读专业外文资料 2. 能撰写专业文章 3. 能进行质量管理 4. 能指导初、中级配镜员	质量管理的基本知识

表 6-1-9 眼镜定配工技师技能要求

职业功能	工作要求	技能要求	相关知识
一、接待	（一）分析处方	1. 能看懂各种外文配镜处方 2. 能解释斜视、隐斜、弱视及低视力的有关问题	1. 调节与集合的有关知识 2. 斜视、隐斜、弱视及低视力的有关知识及配镜原则 3. 影响视力的常见眼病
	（二）商品介绍	1. 能解答角膜接触镜的配戴、护理问题 2. 能介绍眼镜新材质和眼镜新产品 3. 能介绍助视器的使用	镜架、镜片材料的相关知识
二、加工制作	（一）测量瞳距	能测量特殊眼（大小眼球、斜视眼）的瞳距	1. 特殊眼的瞳距测量方法 2. 远用瞳距和近用瞳距的关系
	（二）确定加工中心	1. 能确定带有棱镜度的镜片的加工中心 2. 能确定带有棱镜度镜片的加工基准线	眼用棱镜的光学特性及应用
	（三）磨边	能进行带有棱镜度镜片的磨边加工	眼镜片冷加工工艺
	（四）装配	能正确教会配戴者使用低视力助视器	各类低视力助视器的原理
三、检测	（一）光学参数检测	能检测配装眼镜的棱镜度和棱镜底向	1. 配装眼镜的检测方法 2. 渐进多焦点镜片的光学特性
	（二）外观检查	能检查各种眼镜的外观质量	镀膜镜片的膜层质量要求
四、整形校配	（一）整形	能熟练调整各种眼镜	
	（二）校配	1. 能熟练进行渐进多焦点眼镜的面部校配 2. 能熟练进行各类镜架的面部校配	渐进多焦点眼镜面部校配与舒适度的关系
五、仪器维护	（一）维护保养	1. 能进行仪器设备的精度检查 2. 能进行上述设备的日常保养和定期保养 3. 能按国家计量法的规定对计量仪器进行管理	1. 所用设备的结构、使用方法及精度指标 2. 国家计量法的有关规定
	（二）故障排除	1. 能及时发现故障并准确排除故障 2. 能对仪器设备作简单修理 3. 能进行定期的安全检查，遵守安全操作规程	1. 仪器设备的常见故障及故障产生的原因 2. 安全用电、火、化学试剂规定 3. 仪器设备的常见故障的排除方法 4. 安全操作规程
六、其他		1. 能进行定期的安全检查，遵守安全操作规程 2. 能撰写专业论文 3. 能进行简单外语会话，并能借助字典阅读专业外文资料 4. 具有一定的管理能力 5. 能指导初、中、高级配镜员	ISO-9000 系列国际标准的基本知识

（五）其他工作人员

大型的视光中心还需配备如收银员、配镜师等岗位人员，负责收银、对账、货品销售管理等工作。小型的中心可以一人多岗，由验光师助理兼职。收银员要求具有一定的财务知识，最好能有会计资格证书。

二、环境和设备配备

（一）接待室

合理摆放收银台、工作台、病历存储柜和电脑设备等，设候诊椅、饮用水、阅读资料等。有条件的视光中心可以设置视频播放设备，循环播放眼部健康科普宣传片。

（二）检查室

检查室面积最好在 $10m^2$ 以上，合理安放医生的接诊桌椅。一般视光中心基础需配备的仪器设备：裂隙灯显微镜、眼底镜、眼压计、笔灯等。大的视光中心或者验配角膜接触镜的视光中心，还应视情况配备以下设备：角膜地形图仪、角膜内皮计、眼底照相机、眼部生物参数测量仪、对比敏感度仪，视功能检查相关工具：同视机、双面镜及配套子母卡、立体视检查图册、色觉检查图册等。

（三）验光室

验光室面积最好在 $10m^2$ 以上，有窗户或玻璃墙体需要安装遮光窗帘，以达到验光半暗室的要求。验光检查中对照明条件有不同的要求，建议验光室的照明灯具应可调节。眼底、检影验光、调节反应检查时要求是半暗室，照度需低于 150lx；测试远视力时，照度为 300lx（光源最好在垂直上方 2m 以上，光线柔和不刺眼。）；测近视力时，照度在 500lx（在测远视力照明的背景下，可以打开综合验光台上的阅读灯，阅读灯距离近视力表大概 0.75～1m 远）。

一般配备的基础仪器设备：电脑验光仪（需包括角膜曲率检查功能）、焦度计、综合验光仪、视力表投影仪、验光镜片箱、试戴镜架、瞳距仪、检影镜、近视力表等，还应备有散瞳剂、验光处方等。

有的视光中心常把检查室和验光室合为一体，由眼视光师一人操作。

（四）配戴室

验配角膜接触镜的视光中心应有配戴室。要求照明度良好，合理摆放桌椅、镜子等。应备有护理液、护理盒、润眼液、弯盘等。洗手池要具备流动的自来水和下水道，备有中性肥皂、干手设备。验配角膜塑形镜应使用符合饮用标准的自来水洗手，备有手部消毒液（图 6-1-1）。

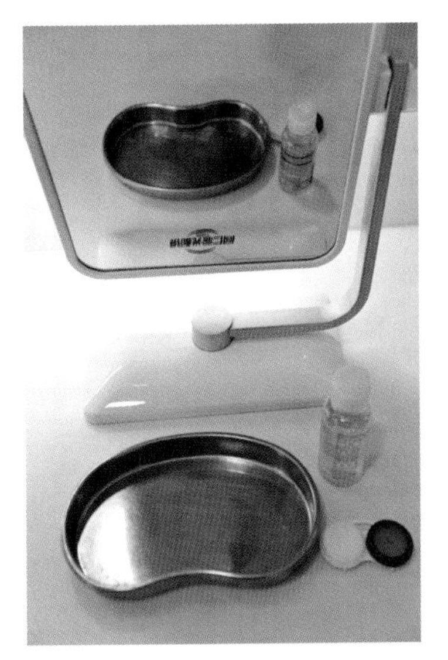

图 6-1-1　配戴台

角膜接触镜配戴台要求干净整洁，应备有镜子、护理液、镜盒以及弯盘

注意事项

角膜接触镜属于第三类医疗器械，经营角膜接触镜的单位必须具有医疗器械经营许可证。有检查室、配戴室、验光室等场所和专业设备，配备专业的验光师。具有与经营规模和经营范围相适应的质量管理机构或者专职质量管理人员，质量管理人员应当具有国家认可的相关专业学历或者职称。同时，必须严格登记进货渠道、销售记录，建立完善的回访、追踪、复查等售后服务体系。

办理许可证时需要查看国家食品药品监督管理总局发布《医疗器械经营企业许可证管理办法》和《医疗器械监督管理条例》，各个省市地区会有相应的规定细则，具体可咨询当地食品药品监督管理局。

三、验光检查必备基础仪器介绍

1. 裂隙灯显微镜 眼部基本检查、角膜接触镜配适状态评估（图 6-1-2）。
2. 电脑验光仪 屈光度客观检查、角膜曲率检查（图 6-1-3）。

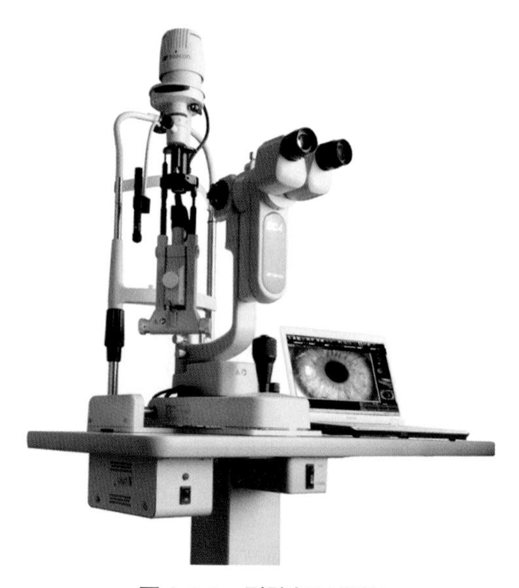

图 6-1-2 裂隙灯显微镜

裂隙灯是视光检查不可或缺的设备，主要用于眼前节检查、角膜镜触镜配适评估、角膜接触镜镜片沉淀物、污染以及破损的检查

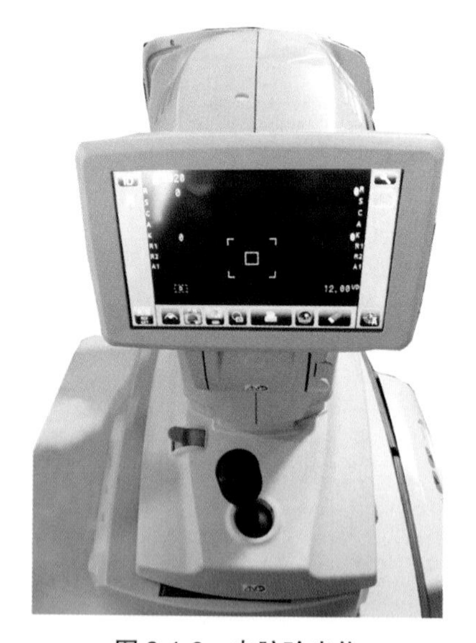

图 6-1-3 电脑验光仪

测量数据精确可靠、快速准确。对焦完成即开始自动测量，左、右眼的测量数据可同时显示在屏幕上

3. 综合验光仪 验光、双眼视功能检查（图 6-1-4）。
4. 投影视力表 与综合验光仪配套使用，也可单独用于检查视力（图 6-1-5）。
5. 眼压计 一般为非接触气动式眼压计（图 6-1-6）。

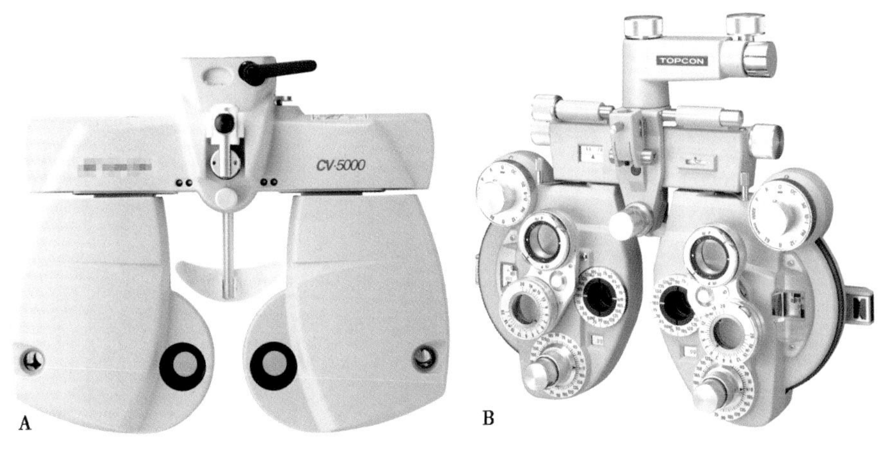

图 6-1-4　综合验光仪

内置多种辅助镜片，全面检查视功能；快速的镜片切换减少了被检者的视觉疲劳与不适，缩短检查时间；提供精确的检查结果。LED 彩色触摸屏显示界面简洁易懂，操作方便，且具有数据储存功能。A. 自动综合验光仪　B. 手动综合验光仪

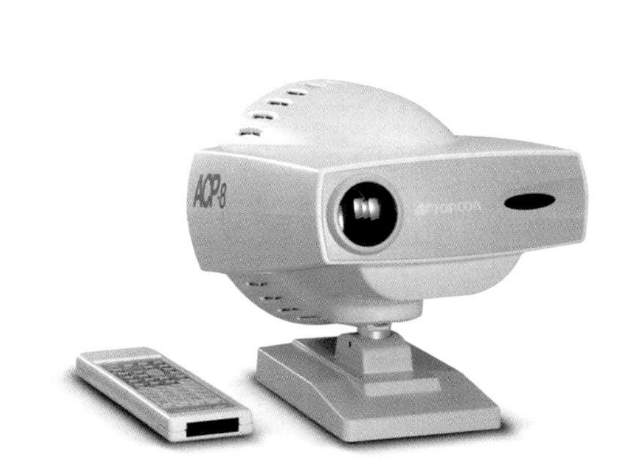

图 6-1-5　投影视力表

投影视力表不受环境照度的影响，对距离的要求不高，适合小空间的验光室

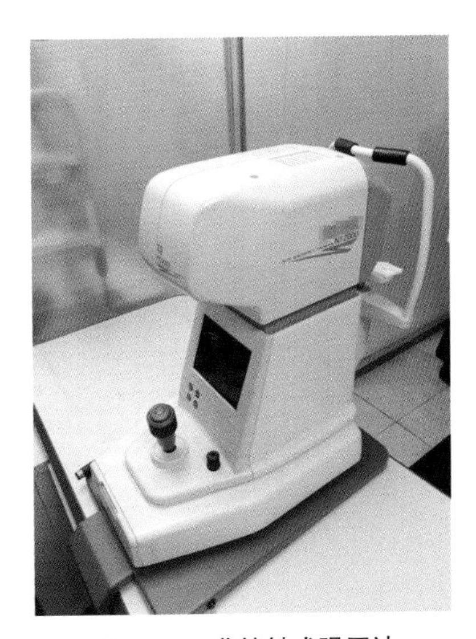

图 6-1-6　非接触式眼压计

操作简便快捷，可自动测量左、右眼数据，轻柔的喷气给病人更少的压迫感，更加舒适，让病人在测量过程中更加配合；具备自动报警功能，当喷气头离角膜太近时屏幕提示

6. 焦度计　测量框架或角膜接触镜度数(图 6-1-7)。

7. 检影镜　通过视网膜检影客观检查屈光度(图 6-1-8)。

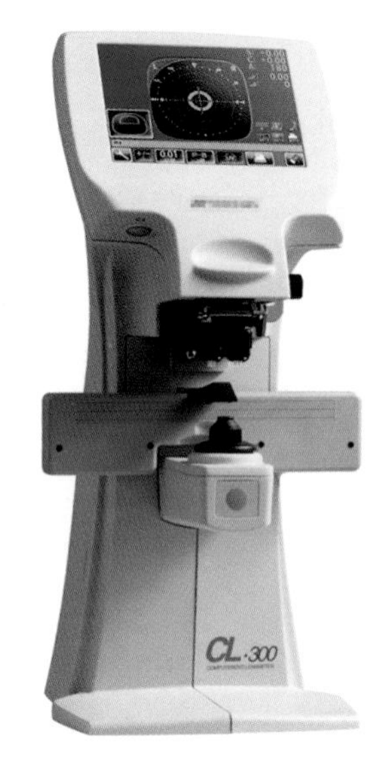

图 6-1-7　焦度计

焦度计（又称电子查片仪）测量度数精准可靠；操作更舒适；可测量不同设计的镜片，为验光师提供综合数据

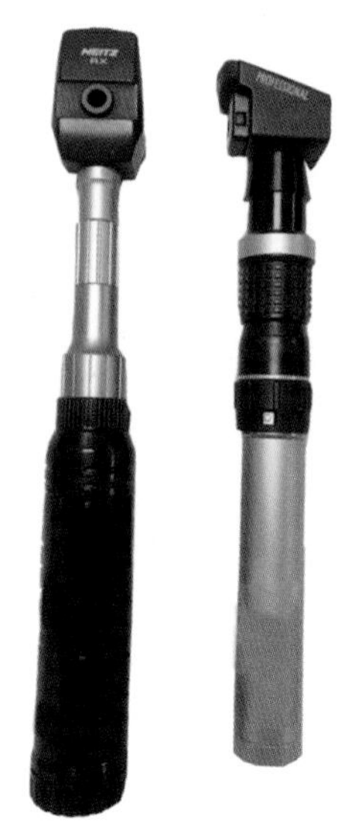

图 6-1-8　检影镜

手柄设计符合人体工学，操作舒适，检影亮度好，观察影动更方便

8. 验光镜片箱　用于验光和试戴眼镜（图 6-1-9）。

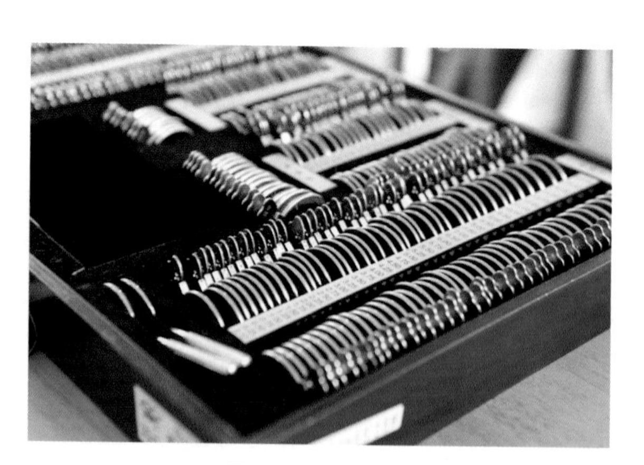

图 6-1-9　镜片箱

一般镜片箱具备正负球镜片、散光片、各种辅助镜片以及三棱镜片、交叉柱镜等。镜度范围：球镜度 ±0.12～±20.0D，散光度 ±0.25～±6.00D

注意事项

仪器设备需定期进行检测，以保证其测量的精准度。其中电脑验光仪、焦度计、镜片箱属于强制检测的仪器设备，需由当地计量检测所出具检定证书。

第二节　视光中心的日常运营管理

一个视光中心的正常运转，离不开“标准”。“标准”对于视光中心来说就像一个国家的“根本大法”一样，用来指导日常工作，要做到有标准可依、有标准必依、执行标准必严、违反标准必究。这样才能够让一个视光中心正常运转，并为今后扩大规模奠定下良好的基础。所以，建议视光中心在成立之初，就建立《标准化运营管理手册》，并在实践中不断完善。

一、店容店貌的标准化管理

（一）门头的管理

视光中心的门头是将视光中心的文化与经营理念相结合的重要标志，是对内部员工与公众传达非常明确的识别系统，干净简洁的门头给人以清晰的认同感和良好的印象，最终目的是对视光中心进行形象宣传并得到广泛的认知。就像一个人的一张脸面一样，远远看见就可以分辨出是张三还是李四，所以，对于视光中心“脸面”的管理和维护尤为重要。

1. 管理内容

（1）门头字迹要完整。如果字迹不完整，不但造成识别困难，还会给人以疏于管理的印象，从而不愿意进到店面里。特别要注意，夜间灯光照明是否完好，夜晚照明缺失会非常明显。

（2）门头要干净卫生。制定清洗门头的计划，例如：每半年定期清洗，在雨季、雪季之后随时清洗。

（3）夜间照明时间：根据当地的周围环境照明时间，设定门头夜间照明时间，可分为冬季和夏季。例如：冬季（10 月 1 日—4 月 30 日）：17：00—23：00；夏季（5 月 1 日—9 月 30 日）：19：00—23：00

2. 门头督导内容（表 6-2-1）

表 6-2-1　门头要求

受评区域	序号	督导项目	关键点
门头	1	门头卫生 字迹	无污损 字迹完整
	2	夜间灯光照明 夜间照明时间	照明完好 按规定时间
	3	定期清洁	除定期统一清洁外，如遇特殊情况随时清洗

（二）门口的管理

1. 管理内容

（1）做好“门前三包”。按照当地政府规定，做好“门前三包”工作，即对门前责任区内的环境卫生、绿化和秩序全面包干负责。

（2）门口无遮挡。进出门口的通道要防止堆放杂物、停放车辆、摆放易拉宝等宣传品，以免影响通行造成安全隐患。

（3）门口地面及台阶要干净，地砖无松动、脱落。台阶、门槛处要粘贴黑黄相间的警示条（图 6-2-1）。

（4）门口中央区放置防滑地垫，并保持地垫干净整齐，无尘土、无翘起。

（5）门玻璃干净、无破损，制订计划定期清洗；玻璃门要粘贴防撞的腰条，腰条不可翘起缺损（图 6-2-2）。

（6）店外墙体或玻璃墙无破损，如有破损及时报修，并注明报修时间和完成时间。

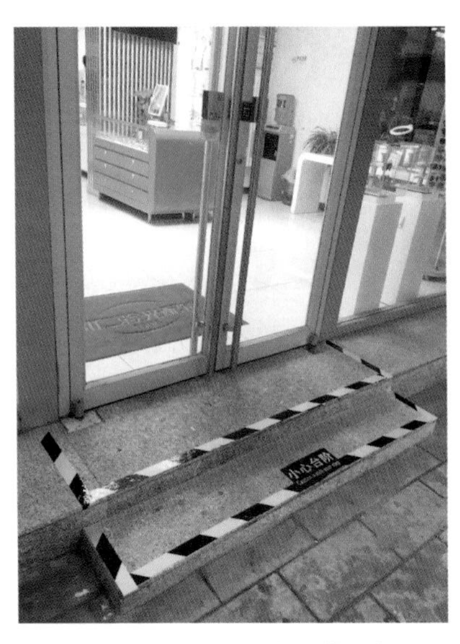

图 6-2-1 店门口台阶警示条
为防止顾客踏空出现意外，有台阶的地方均要贴警示条

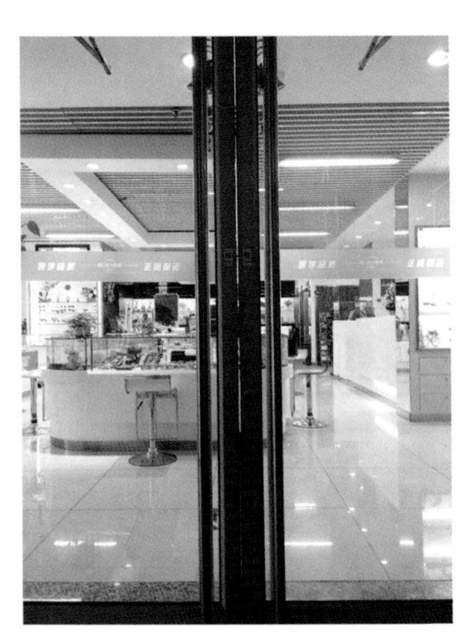

图 6-2-2 店门玻璃防撞腰条
玻璃门一般需要粘贴防撞腰条，以防止顾客撞到玻璃门上

2. 门口督导内容（表 6-2-2）

表 6-2-2 门口要求

受评区域	序号	督导项目	关键点
门口	1	通道畅通	无杂物堆放无遮挡
	2	地面、台阶、地砖、	干净、无安全隐患、松动脱落、有警示条
	3	门前三包工作	按要求做好
	4	门口地垫	放置在门中央区防滑、保持干净卫生，及时清洗更换
	5	特殊天气警示标识	雨雪天气店内要增加铺设防滑地垫，禁止用纸箱等替代放置“小心地滑”警示标识；发放雨伞套或放置伞架；防滑、安全便利
	6	玻璃门 防撞腰条	玻璃无污迹，无指纹 腰条无翘起、缺损
	7	店外墙体 / 玻璃墙	无破损、无脱落

（三）橱窗的管理

1. 管理内容

（1）橱窗玻璃要保持干净通透，制订计划定期清洗，例如每周清洗，遇雨雪天气随时清洗。

（2）橱窗内的海报、灯箱的内容与当季活动内容要相符；画面干净平整无翘起无掉色（图 6-2-3）。

（3）橱窗内部干净、无杂物堆放。

（4）橱窗内照明正常，开启时间可与门头时间一致。

2. 橱窗督导内容（表 6-2-3）

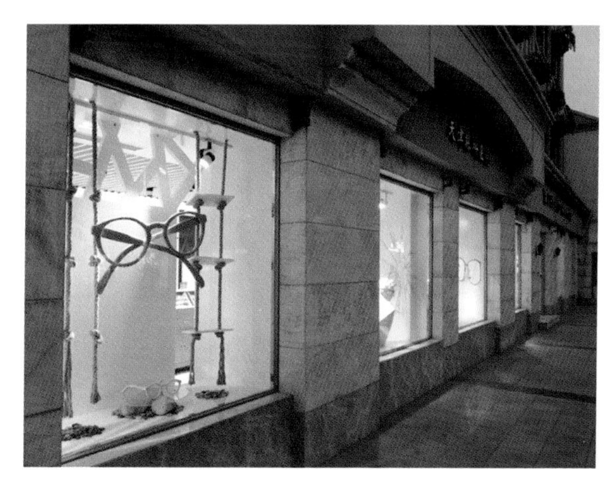

图 6-2-3　橱窗展示
橱窗内干净简洁、功能简单明确

表 6-2-3　橱窗要求

受评区域	序号	督导项目	关键点
橱窗	1	玻璃卫生	通透明亮、无指纹、水渍等印迹；无灰尘
	2	户外灯箱 / 海报画面	与当季活动符合、及时；画面干净、平整无翘起无掉色
	3	宣传品、陈列品	干净、美观、无破损无掉色
	4	橱窗内卫生	无尘土、无杂物堆放
	5	橱窗内照明灯具	正常明亮、灯光照射位置应打在海报或产品上
	6	橱窗内电线	要隐藏处理，并确保安全

（四）店堂的管理

1. 管理内容

（1）店堂功能区域划分清楚明确，例如：视光检查区（验光区）、营业区、收款台、取镜处（综合服务台）、加工区等，标识明显。注意标识要统一设计，与企业形象相符合，清晰明确（图 6-2-4）。

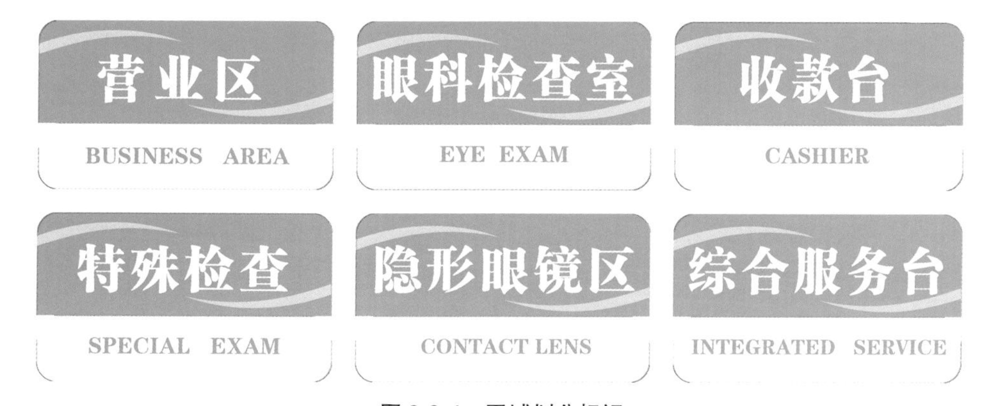

图 6-2-4　区域划分标识
区域标识清晰能够准确指导顾客到达指定区域

（2）背景文化墙是一个视光中心的形象，体现企业的文化，一般在进门口正对处，给人以强烈的视觉冲击效果，加深对视光中心的印象。文化墙的墙面要干净，无粘贴纸张等不规范标识；LOGO字迹干净无缺损，制订计划定期清洁，例如每月清洁一次（图6-2-5）。

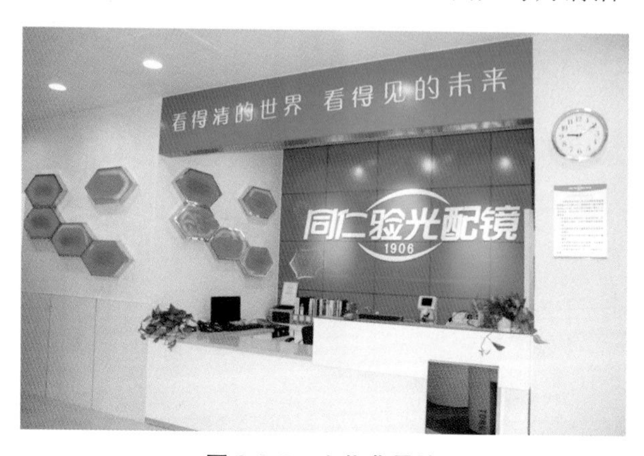

图6-2-5　文化背景墙

一般在正对门口处，给人以强烈的视觉冲击效果，加深对视光中心的印象

（3）店堂卫生。顾客可视范围内不要有私人物品，无垃圾堆放，无纸箱等货品堆放。地面干净无明显脚印或胶纸印、无水迹，擦过的地面要立“防止滑倒”的警示牌，防止顾客滑倒。制定每天清洁计划，例如上班前、午休后、下班前定时擦地（图6-2-6）。

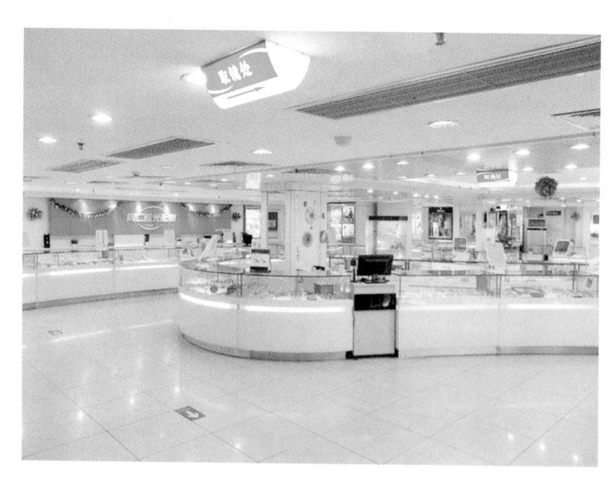

图6-2-6　店堂干净卫生

店堂干净通透、无垃圾、无堆放杂物

（4）家具、柜台的货架层板干净无尘土、无指印。制定清洁计划，例如每周清洁（图6-2-7）。

（5）柜台玻璃干净通透，无尘土无指印。制定清洁计划，如有尘土或指印要随时清洁。

（6）试戴用镜子，可以统一制作带有企业LOGO的镜子，也可以使用厂家提供的镜子，要求风格统一，摆放在固定位置，顾客使用后要随时放回原位，镜面干净无破损无指印，要随时清洁（图6-2-8）。

（7）顾客用座椅，颜色款式统一，摆放在固定位置，顾客走后要恢复原位（图6-2-8）。

（8）店内灯光明亮，灯泡无损坏缺失；柜台照明灯应照射在产品或者道具上，突出商品。

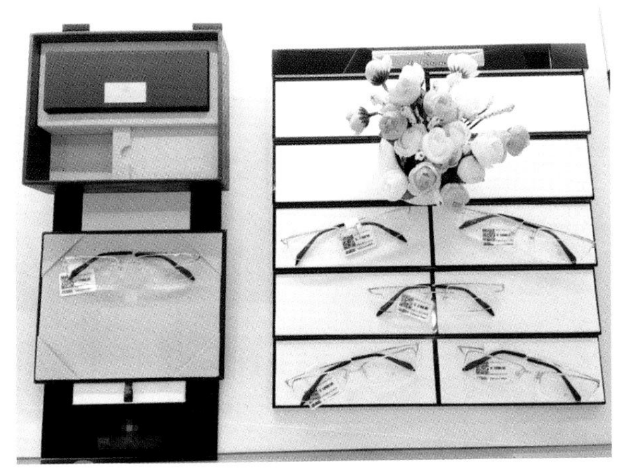

图 6-2-7　柜台内部干净卫生

柜台内部隔板、眼镜架等展品无尘土

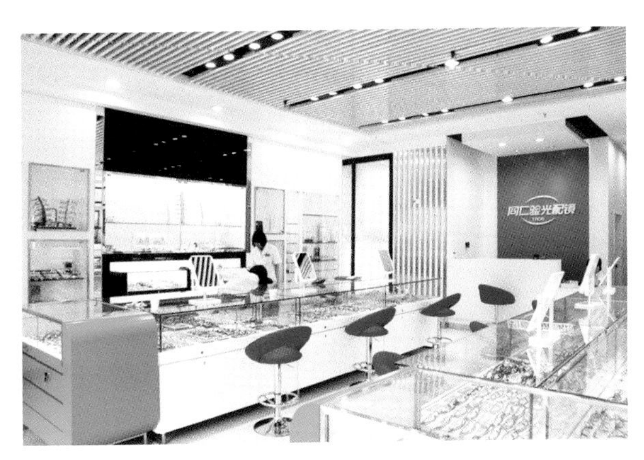

图 6-2-8　试戴镜子及顾客用椅

摆放整齐、顾客走后恢复原位

（9）柜台内放置水杯。因灯光照射等原因，柜台内空气干燥水分缺失，容易造成板材镜架、牛角镜架或其他特殊材质镜架干裂，应在柜台内摆放水杯。水杯要材料形式色彩统一，杯内水干净适量，杯壁无水垢。制定清洁计划，例如每周清洁一次（图 6-2-9）。

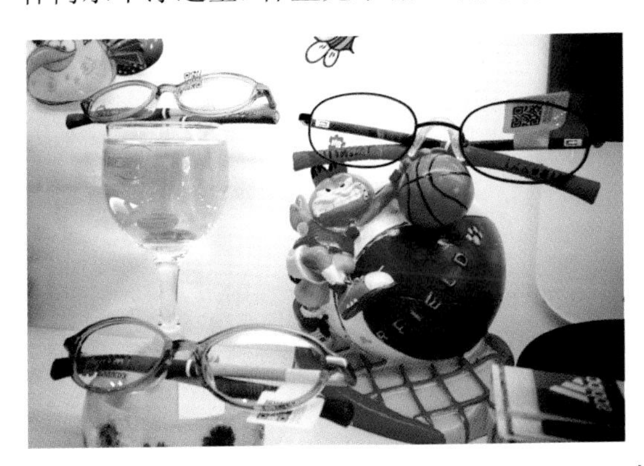

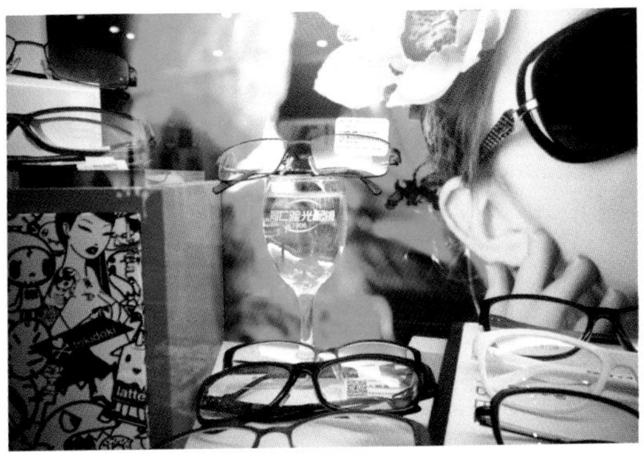

图 6-2-9　柜台内水杯

放置水杯防止柜台内过于干燥，杯壁干净无水垢

（10）统一设计张贴各类标识，标识是一个企业文化的一种体现，标识对顾客的引导作用具有权威性、严肃性，严禁随意出现各种手写、打印文字标识（图 6-2-10）。

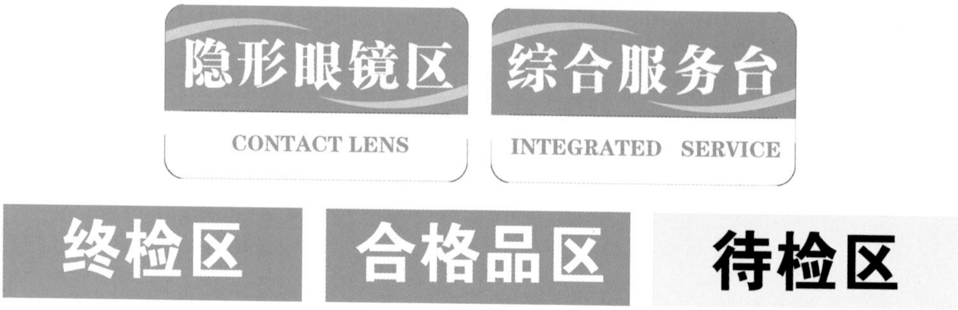

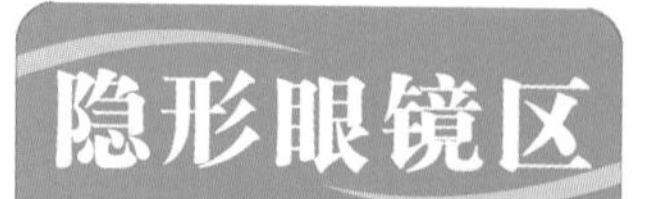

图 6-2-10 各种标识

标识要让顾客一目了然，简洁明确；起到警示作用的标识要用黄色突出

2. 店堂督导内容（表 6-2-4）

表 6-2-4 店堂要求

受评区域	序号	督导项目	关键点
店堂	1	区域划分 标识	区域划分清楚明确 标识清晰明确
	2	背景文化墙	墙面干净无粘贴纸张，LOGO 字迹无缺失
	3	店堂卫生	无垃圾，无纸箱等杂物堆放；地面干净无胶迹无水迹；“防止滑倒”标识正确使用
	4	家具柜台的货架层板	无尘土、无指印
	5	柜台玻璃	整洁无明显指纹印及尘土
	6	试戴镜子	摆放位置统一，镜子无损坏、无指纹及尘土
	7	顾客用座椅	摆放位置统一，椅面干净
	8	店内照明设施	照明完好，无缺损、照射位置恰当
	9	柜台内水杯	水质清澈、保持 2/3 满，杯壁无手印无水垢
	10	各类标识	统一规划设计张贴。

二、商品陈列的标准化管理

（一）立式展柜

1. 管理内容

（1）立式展柜陈列总原则：高于视线的隔板上不要摆放镜架等商品，可以摆放相应品牌的陈列道具。立式展柜的最高层隔板通常会高过一般人视线，展品放置后反倒不会产生应有的视觉效果，所以，即使摆放商品也通常会被顾客忽略掉（图 6-2-11）。

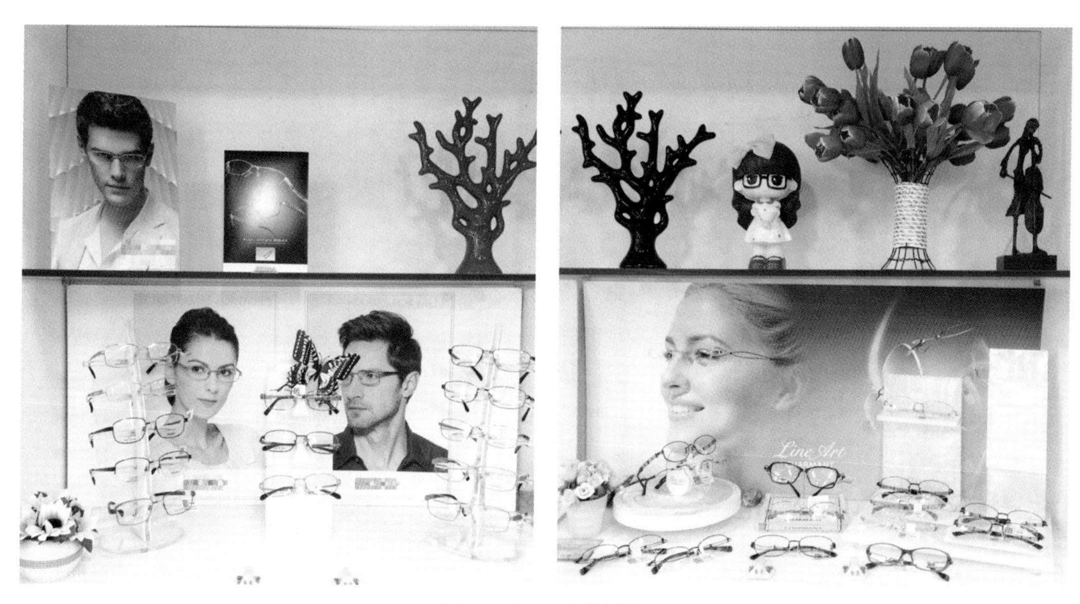

图6-2-11 立式展柜

高于视线的层面以道具为主，道具的品牌与展示商品的品牌要一致，儿童商品展区要布置的生动活泼吸引儿童的注意力

（2）立式展柜陈列镜架时尽量借助立体支架，分出层次，优于平面摆放的视觉效果（图6-2-12）。

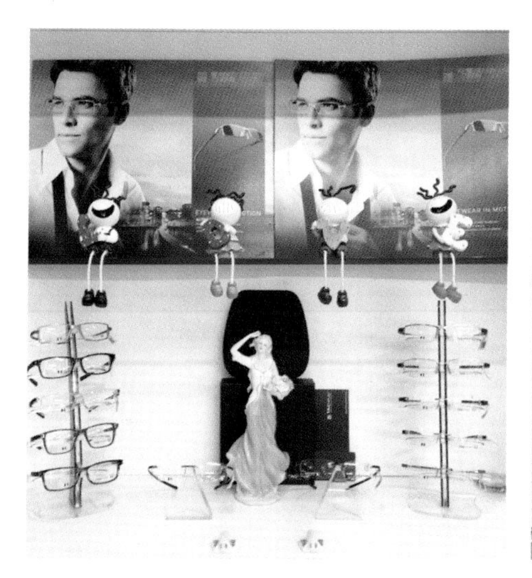

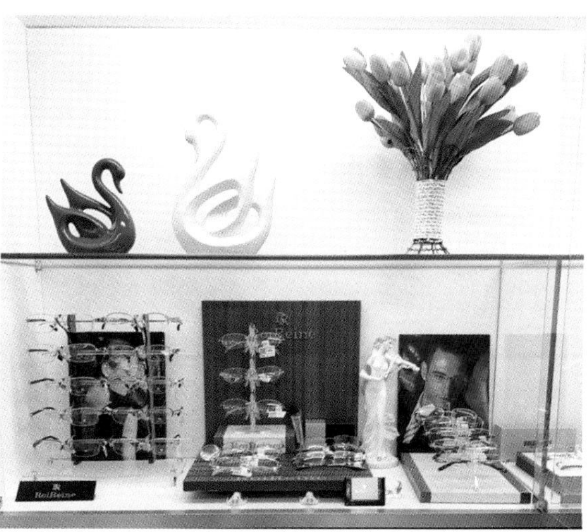

图6-2-12 立式展柜

利用立体支架和展具使得展示品层次感鲜明

（3）每一层货架产品尽量保持一致。

（4）每一个立式展柜的商品品牌不要超过两种。

（5）展示道具与陈列的商品品牌要一致。

（6）展柜玻璃通透干净，无灰尘，无指纹。制定清洁计划，如每周擦拭。

2. 立式展柜督导内容(表 6-2-5)

表 6-2-5 立式展柜要求

受评区域	序号	检查项目	关键点
立式展柜	1	货架每层产品	品牌一致
	2	货架品牌 Logo 与展示商品	Logo 与商品一致
	3	首层产品应对应货架灯片品牌画面	首层产品与灯片品牌一致
	4	每组立式展柜内商品品牌	原则上应少于 2 个
	5	已售卖货品的位置	不可空缺
	6	不相关的画面和道具	没有
	7	道具维护	道具美观无破损无退色
	8	展具及镜架	干净完好无灰尘无指纹
	9	展柜玻璃	干净无灰尘无指纹

(二)平式展柜

1. 管理内容

(1)平式展柜陈列的总原则:陈列品牌和数量要适当,商品摆放要有层次感,充分利用道具和展架(图 6-2-13)。

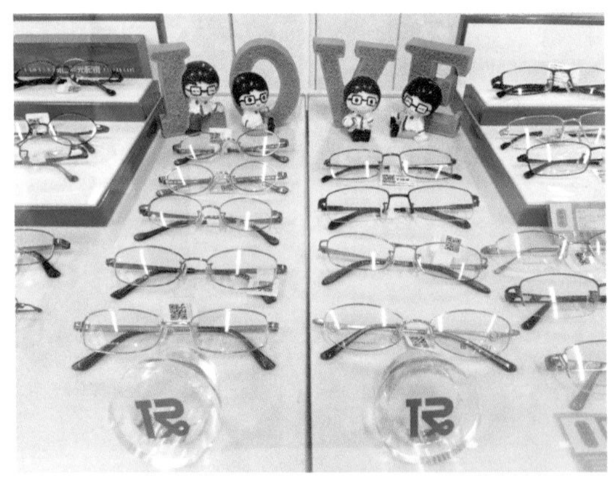

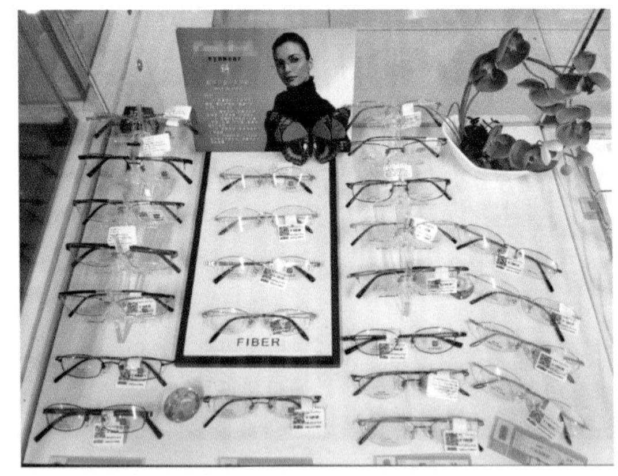

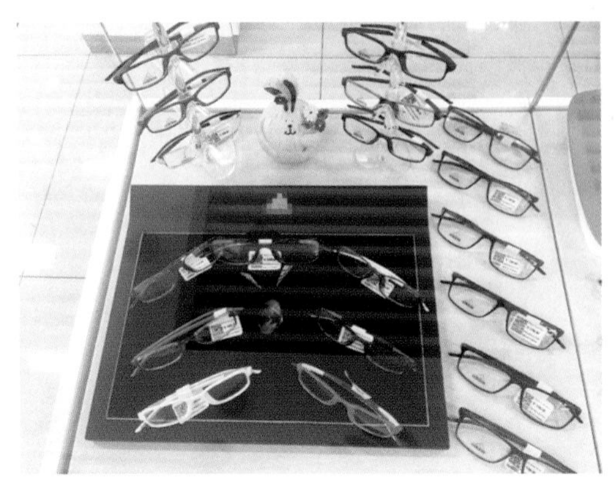
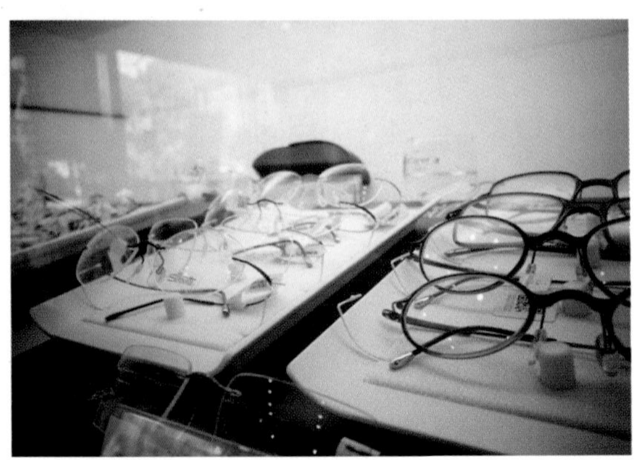

图 6-2-13 平式展柜

放置镜架数量不宜过多,利用道具镜架展示突出重点

（2）每个平式展柜内陈列的品牌数量以不超过两个为宜，多了容易造成顾客对品牌认知上的困惑。

（3）每个平式展柜内陈列镜架数量，根据柜台的尺寸不同码放数量不同，建议码放数量参考表6-2-7平式展柜镜架陈列数量参考尽量不要过于密集码放，否则既不美观，又不利于顾客选择，特别是高端商品，过于密集的码放，使得商品失去了应有的价值。

（4）展柜内适当摆放道具，且道具的品牌LOGO与镜架品牌要一致。

（5）陈列镜架要做到卫生，不要用硬布擦拭，要用装用擦镜布掸掉灰尘后，轻轻擦拭，避免造成撑片及镜架划伤。制定柜台及镜架清洁计划，例如每周两次或根据季节不同，增加清洁次数。

（6）价格标签，应执行当地发改委的相关规定，一般为一款商品对应一个价签，异型价签应到当地发改委备案（图6-2-14）。

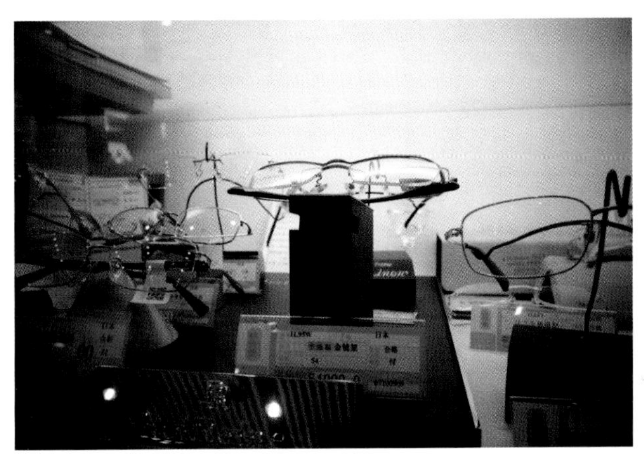

图6-2-14 价签

一款商品对应一个价签

（7）镜架吊牌上印有商品的相关信息，应该与以保留，以便商品调拨或退换时使用，平时可以收起统一存放。

（8）展柜玻璃通透干净，无灰尘，无指纹。制订清洁计划，如每周擦拭。

2．平式展柜督导内容（表6-2-6，表6-2-7）

表6-2-6 平式展柜要求

受评区域	序号	检查项目	关键点
平式展柜	1	每个平式展柜内品牌数量	不超过2个
	2	每个平式展柜内商品数量	数量符合要求
	3	道具Logo与商品品牌	道具Logo与商品一致
	4	镜架卫生	洁净干净无灰尘无明显指纹印
	5	商品价格标签	一款一签对应
	6	镜架吊牌	吊牌、原包装保留
	7	展柜玻璃	干净无灰尘无指纹

表 6-2-7 平式展柜镜架陈列数量参考

平柜尺寸举例（cm）	镜架类型	陈列最少数量（副）	陈列标准数量（副）	陈列最多数量（副）
100×60	高端	18	23	28
	普通	36	46	56
120×60	高端	24	29	34
	普通	48	58	68

（三）角膜接触镜商品区

1. 管理内容

（1）角膜接触镜商品区的管理原则：符合当地食药监局对角膜接触镜存放管理的要求。商品区应有温湿度计，符合食药监局规定的温湿度标准：①温度：室温（15℃～25℃）；②湿度：35%～75%；要求每天固定时间检查记录，出现超标及时采取措施。

（2）角膜接触镜及护理产品商按品牌、周期、度数分类放置。

（3）同一品牌品种商品按效期摆放，时效期近的商品优先销售，先入先出原则。

（4）角膜接触镜柜台陈列只摆放各品种陈列盒及价签，所有正式商品都放在指定的库房里，这样做的目的是防止正式商品在柜台陈列展示时，因为阳光照射等原因不能控制温湿度在规定的范围内，容易造成商品的理化参数发生变化（图 6-2-15）。

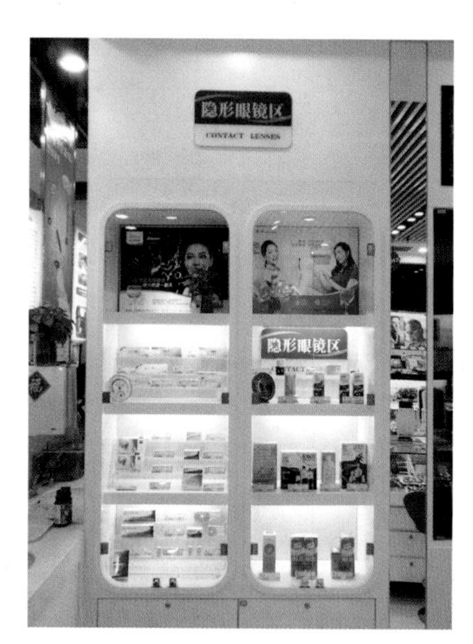

图 6-2-15 角膜接触镜陈列区
建议使用展示专用盒，防止日晒等因素影响商品品质

2. 角膜接触镜商品摆放督导内容（表 6-2-8）

表 6-2-8 角膜接触镜商品摆放要求

受评区域	序号	检查项目	关键点
角膜接触镜区	1	商品区域环境	整洁、干燥、无尘
	2	商品区温湿度	符合药监局规定，有温湿度监测、记录
	3	商品摆放	按品牌、周期、度数分类放置
	4	商品效期原则	先入先出
	5	柜台陈列	商品入库，陈列样品

（四）视光产品体验区

1. 管理内容

（1）视光产品体验区是用于除眼镜产品外的与视光相关的产品体验与互动的区域，让顾客对产品有更好的了解和体验。视光产品体验区不是视光中心必备的功能区域，但是，一旦建立，就要管理好，以免产生负面影响（图 6-2-16）。

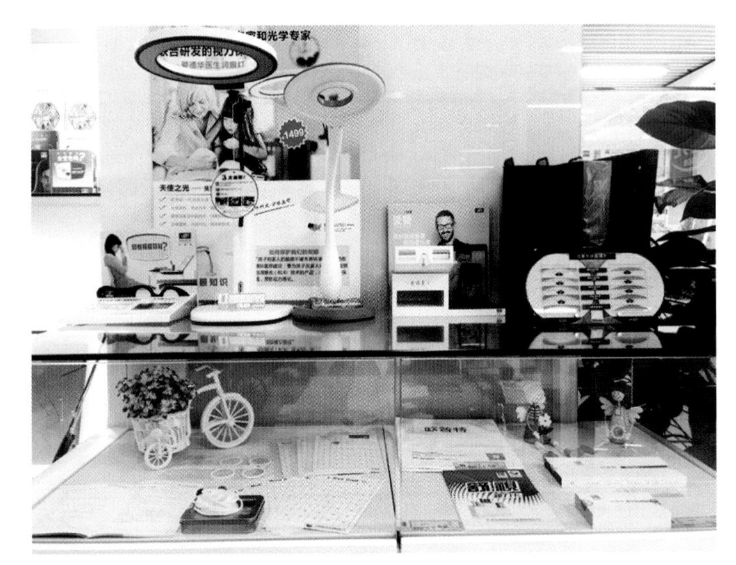

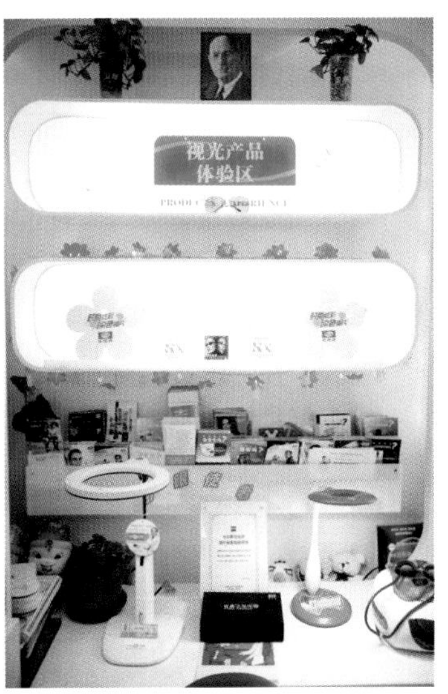

图 6-2-16　视光产品体验区

顾客可以对产品有更好的了解和体验

(2) 体验样品要保证各项功能可正常使用，不要用伤残品给顾客体验。

(3) 顾客体验前要清洁接触部位。

(4) 宣传手册的码放要整齐，方便取阅。

2. 视光产品体验区督导内容(表 6-2-9)

表 6-2-9　视光产品体验区摆放要求

受评区域	序号	检查项目	关键点
视光产品体验区	1	样品放置位置	便于顾客体验
	2	样品功能	样品可正常使用
	3	样品管理	清洁卫生，顾客试用前做好清洁接触部位的工作
	4	产品相关宣传手册	码放整齐、便于取阅

三、经营区标准化管理

1. 管理内容

(1) 价目表

① 价目表可以为纸质的，也可以为电子的，价目表内容准确，与实际商品名称、价格要一致。

② 价目表要干净整齐完好。

③ 定期更换，如每年寒暑假后对磨损的价目表统一更换，如果价格及品种变动要随时撤换。

④ 价目表摆放位置要统一，方便取阅。

(2) 维修工具

① 维修工具统一放置在综合服务台，便于为顾客提供维修服务。

② 维修台工具摆放根据桌面布局依次按照顺序摆放整齐，调整维修后及时将工具归位（图 6-2-17）。

③ 超声波清洗器的水保持清洁，每位顾客更换一次干净水。

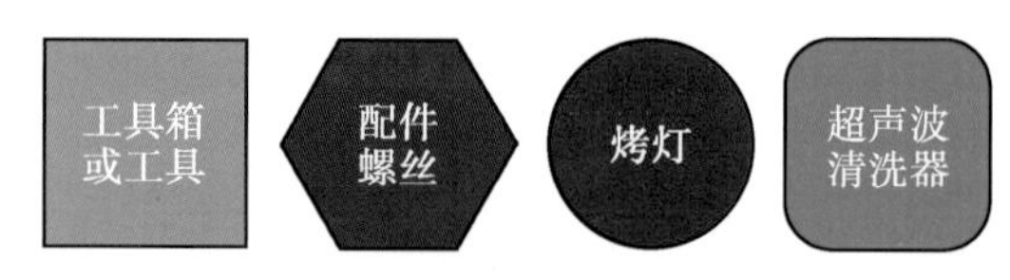

图 6-2-17 维修工具的摆放示例

④ 修理时给顾客擦拭眼镜的镜布要保持干净，及时清洗、更换。

（3）音乐

① 平日营业中，可播放轻松优雅的背景音乐，起到调节气氛作用，音量适度以不影响与顾客交流为宜。

② 各种节日或庆典活动时，可配合节日播放欢快的、有节日或庆典活动特点的音乐。

（4）视频

① 平日营业中，按要求播放统一的视频，如本企业形象宣传片，眼保健常识、专家讲座、商品宣传片、各种促销活动等。

② 假期儿童多时，可播放动画片，吸引儿童注意，让儿童愉快地等待检查。

③ 音量适度以不影响与顾客交流为宜。

（5）销售单据

日常经营单据，需按财务规定保留期限进行保存。单据按照年、月存放在整理箱中，贴封签，入库保存，到期的统一销毁。

2. 经营区督导内容（表 6-2-10）

表 6-2-10 经营区要求

受评区域	序号	检查项目	关键点
经营区	1	价目表	内容准确、干净整齐、时效性、方便取阅
	2	维修工具	码放整齐有序、使用后归位
	3	超声波清洗器	保持清洁，每位顾客更换一次干净水
	4	音乐、视频	按规定播放、音量适中
	5	销售单据	按年限留存、统一封存入库

四、仪器设备日常标准化管理

1. 管理内容

（1）仪器设备的放置的地点一定要根据其使用条件，例如：裂隙灯、眼底照相仪等需要在半暗室环境。

（2）所有的仪器设备均应有防尘罩，防尘罩宜采用布质材料，便于仪器散热。防尘罩应干净无尘土，制定清洗计划，例如：每月清洗一次。

（3）每日使用前、后做好仪器清洁并检查是否运转正常，并作好仪器点检记录。

（4）为保护仪器设备防止发生移动，升降台的滚轮应及时锁定。

（5）对于国家要求的强检设备，要规定时间周期定期检测，计量仪器要每年定期调校。

2. 仪器设备督导内容（表 6-2-11）

表 6-2-11 经营区要求

受评事项	序号	检查项目	关键点
仪器设备	1	裂隙灯、眼底照相仪、检眼镜照明条件	半暗室
	2	防尘罩	干净无尘土，揭下时折叠整齐放置，下班时盖上仪器
	3	每日点检	仪器清洁、做好点检记录
	4	仪器升降台的滚轮	锁定滚轮
	5	强检设备	按要求定期检测，做好周检计划；计量仪器每年请厂家进行调校，做好调教记录

五、员工行为规范的标准化管理

1. 管理内容

（1）员工的仪容仪表、行为举止代表了一个企业的精神风貌，所以要引起管理者高度重视。

（2）对男女员工均应制定相应的规范，从发型、首饰、指甲、着装、行为举止等方面给均应有明确的规范。

（3）对员工的行为规范从入职前应该进行培训，入职后定期培训强化员工印象，可结合定期检查与奖惩措施。

2. 员工仪容及行为规范督导内容（表 6-2-12）

表 6-2-12 员工仪容及行为规范要求

受评事项	序号	检查项目	关键点
男员工仪容仪表	1	头发	发型朴素，梳理整齐，前不遮眉，后不盖领，侧不过耳，常洗剪，不得染烫怪色或蓬乱发型
	2	面部	洁净清爽，胡须剃净，鼻毛不可过长，不留大鬓角或胡须
	3	口腔	保持清洁，口气清新
	4	首饰	只能戴戒指和手表
	5	皮肤外露部分	无纹身
女员工仪容仪表	1	头发	发型朴素，梳理整齐，头发过肩不能散发，应将头发梳起，不染怪色头发
	2	面部	洁净清爽，提倡化淡妆
	3	首饰	佩戴首饰应得当，不得佩戴耳环
	4	指甲	保持手部清洁，经常剪指甲，不留长指甲，不涂有色指甲油
	5	皮肤外露部分	无纹身
着装	1	管理人员着装	着正装，穿深色皮鞋，男士系领带
	2	员工着装	员工应穿统一的工装白衣和衬衫，下穿深色工装裤，配深色皮鞋；女士鞋跟的高度在 5cm 以下，禁止穿露脚趾的凉鞋、拖鞋、运动鞋；女员工可穿工装裙子，并着肉色长筒袜；男员工系工装领带，冬季可在白衣内穿 V 领毛衣；每年十一换冬装、五一换夏装

续表

受评事项	序号	检查项目	关键点
着装	1	胸牌、上装口袋	胸牌统一配戴在左上衣口袋上边缘外面，不遮挡、污损胸牌。白大衣上兜只放工作所需工具（数量要求：书写笔1～2只、瞳距尺1只、点瞳笔1只、笔灯1只），不得有过多其他物品，不得遮挡徽标
	2	工装卫生	工作装（正装）及白衣应保持整洁、平整，穿着规范，不得穿有皱褶、破损、掉扣的工装上岗。衬衫须经常清洗更换，保持领口、袖口整洁
	3	着装行为规范	员工在岗时，严禁卷露衣袖，裤腿等
			严禁员工穿白大衣出入公共场所，禁止穿白大衣在店堂外出现吸烟、打闹、污言等不文明行为
			专业人员在给病人做检查时要戴口罩（如裂隙灯检查、查眼底等）

第三节　视光中心的财务管理

本节主要内容是学习视光中心的财务管理知识，包括：现金及商品的管理。

一、现金管理

视光中心的现金管理包括两部分：收取现金及管理现金两部分。

（一）收取现金

1. 收款员在上岗前应做好准备工作，查看有无上一班次移交事宜，检查零钱、发票、打印纸、计算器、各种印章等是否准备好，发现问题及时向主管领导汇报。

2. 顾客持单据用现金交款时，收款员要向顾客唱收数额、验钞，发现假钞，告知顾客，核对应收款项数额。如需找钱，要向顾客唱付找钱数额。如收款员收取了假钞，由其全部赔偿。

3. 顾客用支票交费时，收取支票时要检查其表面是否完整，是否在有效期内印章是否清晰，用途及大小写，询问是否设有密码。并请顾客在支票背面填写经办人的姓名，联系电话。在配镜单上注明支票号，将支票相关内容登记后次日上午送交财务部门。

4. 顾客用信用卡交费时，须先检查信用卡背面有无持卡人签字，如无签字，请顾客换用其他方式交费；如有签字，刷卡收费。打印刷卡单，请顾客确认金额后签字，核对签字与信用卡上持卡人留鉴是否一致，如一致，未签字联交顾客，其余联留存；如有明显不一致，办理退卡，请顾客换用其他方式交费。交费成功后在配镜单或定金单上注明“刷卡或P”。

5. 顾客用借记卡交费时，刷卡，提示顾客输入密码。打印刷卡单，请顾客确认金额后签字，将未签字联交与顾客，其余联留存。交费成功后在配镜单或定金单上注明“刷卡或P”。

6. 顾客要求开具发票时，顾客交付全款后才能为其开具发票。开具发票时，所有项目要填写清楚，金额必须与配镜单一致。发票内容只限于“眼镜类”商品。开具发票后在顾客取镜单上加盖“发票已开”章。单本发票使用完毕，需填写发票封底“纳税单证汇总簿封面”所列项目，及时到财务部更换新发票。

7. 顾客要求退款。检查退款红票上是否有主管领导、柜台配镜师双人签字。收回顾客手中配镜单及发票或定金单。请顾客在退款红票上签字，退还顾客货款。在退款红票上加盖收款章。如顾客用现金交费，按照配镜单或定金单金额退还现金。如顾客用支票交费，需与财务部查实支票是否已入账。未入账退还顾客原支票，已入账告知顾客需等支票到账后，由财务部开具新支票才能办理退款。如顾客用银行卡交费，仍按缴费金额退回至原银行卡内。

（二）送款

每日下午固定时间将当日所收款项及填写好的银行送款单，使用专用包，双人送存银行。送款中途不得办理其他事项。送款途中如遇抢劫、盗窃等突发事件，优先保护个人安全，并在第一时间报警。

（三）结账

收款员要做到日清月结。收款的空隙应随时整理款、单，并进行核对。每日结账时，汇总票、款，做到票、款相符。如发生不符，立即查找原因。出现短款，由收款员赔偿；发生长款，向门店经理说明情况，将长款单独存放等待处理。2 个月后仍无顾客索要，上报公司财务部处理。

（四）禁止坐支现金，白条抵库，不私留长款，不挪用货款

凡因公借款需由经理签字批准后从备用金中支出，数额超出备用金额度到财务部借取。

遇有大宗现金应立即锁入保险柜，每天营业结束下班前要整理收款台，将账后款、备用金、收款章及单据锁入保险柜，并打乱保险柜密码。

要时刻提高警惕，注意安全，管好现金、支票、收款章及保险柜钥匙。

二、商品管理

商品的管理包括商品的进、存、销三个方面，即商品的采购、仓储、销售三方面的管理。

（一）商品的采购

采购人员负责商品的采购工作，包括与供应商的询价、议价及定价，负责自合格供应商处采购商品、定期对供应商进行评价等内容，包括：

1. 采购前期准备工作——供应商的甄选与审核

（1）新供方及新品的选择：专业人员负责新添供方资料的搜集与整理，包括相关资质、证明文件、产品介绍等内容的规整以及资料的建档，规定于收到文件后 15 日之内整理完成。

采购部门负责对新供方新品及现有合格供方新品的初评，并填写相应的新品评议表格。其中包含商品选择目的与样品特征等内容。除隐形商品外，评议表填写完成后，采购部门经理、销售部门经理及主管领导填写试销意见。隐形类商品，要在专业技术主管领导出具意见后，方可进行采购部门经理、销售部门经理及主管领导的审批工作。以上审批全部通过后，与供应商签订合同并正式进行商品的试销工作。试销结束后，按照供应商管理制度中评定标准进行试销评价，内容包括：对不合格品退货率、售后服务水平、销售利润占比。

通过综合评审的供应商，被列为合格供方并将其列入《合格供方清单》中。试销通过的现有合格供方的新商品可被添加为新品牌进行销售。列入《合格供方清单》中的供应商，一般每次签订合同前进行再评，并以此作为是否决定继续合作的重要依据。

（2）新品及合格供方的评价时间与评定标准：列入《合格供方清单》中的供应商，一般每次签订合同前进行再评，并以此作为是否决定继续合作的重要依据。若某合格供方在定期评价前，连续 3 月出现销售量锐减，投诉量锐增等直接影响顾客满意度不良现象，要根据实际情况提前评价周期，对供方进行再评。

2. 采购的执行　采购人员负责商品的采购。要求在工作中积极了解各门店商品到货、收货等实际情况。全面掌握各门店的销售情况，在进行科学周转分析的同时，有侧重、有选择地进行商品的后续补选。同时对合作供应商进行品质、交货期、服务、信用等能力的评估。

采购人员审批的商品采购订单，应清楚列明采购商品、型号、颜色、规格、度数等能够反映商品特征的明细，并在规定时间及时传递给相关供应商。

订单下达时，采购人员负责将门店要求的到货时间及特殊需求准确地反馈与供应商，并提醒供应商按期交货。供应商反映货期不能满足时，需明晰预计到货时间，并及时通知到相关门店。

及时将处理完成的商品的采购收货单、商品退货单及厂家货单转与财务部，以方便财务的对账工作。

同时，要求采购人员热爱本职工作，廉洁奉公，不徇私舞弊，不违法乱纪，讲究职业道德。

3. 供应商的评价　供方定期调查主要包含以下内容：商品质量、销售情况、售后服务状况、符合率及规章制度遵守情况的考核、审评。供方评价与评定标准如下：

（1）商品质量评定标准：根据能反映调查周期内供应商提供商品质量好坏的不合格品退货率的记载，对供应商服务期间内供应商品质量进行考量。

不合格品退货率 = 不合格品退货数量 / 期间累计进货数量 ×100%

根据不合格品退货率将商品的质量进行分档归类，进行对该商品的评定。

（2）商品销售评定标准：要根据销售的总体数量进行统计。商品可根据不同的价位分为不同档的商品。各等级商品评定标准统一，按照销售利润占比 = 销售利润 / 平均销售利润 ×100% 进行评定。

（3）采购符合率：根据商品进货检验记录中符合率的记载，采购符合率 = 总符合率 / 订单数量核算出供应商时间段内采购符合率平均值进行该模块的评定。

（4）售后服务评定标准：供方售后服务记录评定包括：供货的及时性、协助销售能力、商品的调换货速度、提供相关培训能力四部分。

（5）规章制度遵守情况：供方不得向采购部门提供任何形式的利益，包括金钱、礼品或提供其他方便，以免造成不正当竞争的存在。

供方提供的商品不得侵犯他人的专利设计、注册商标、著作权及其他专有权利，保证所有商品的原料、品质、名称、包装、标签及用途等遵守有关法律法规的规定。

供方的发货箱单应注明名称、规格、型号、颜色、数量等内容。

供方提供的促销活动必须经过采购部门传达至各门店，不得越级操作。

（二）商品的仓储

商品采购完成后，要保障商品进、销、存数量的正确及质量的完好。

1. 入库作业

（1）商品到货后库管员根据货单进行商品的核对与清点，若存在单、物不符情况，要及时联络供应商。对正常入库的商品进行清点并做好相应的记录。

（2）根据商品质量评价标准，对到货商品进行抽检工作，若出现不合格品，除按标准扩大抽检范围外，还应将不合格率在相应的商品检验进货记录中加以记载。定制商品入库后，要根据相应配镜单进行相关商品的外观检验工作。

（3）商品存放要依据自然属性，根据实际存量与进量考虑存储的场所，同类物资同区域堆放，要考虑先进先出，便于发货。商品存放时，要严格按照现有的库位进行码放，以便取货时方便。商品要合理地放置在相应的货位上，并进行相应的区分，切忌混淆。采购员采购的商品到货后，仓储员要根据货单核实、确认数量与外观无误后，签字接收。若实物存在不合格品，应及时与供应商联系，并在能够反馈供应商的供货情况的进货检验记录的不合格率中进行相应记载，以作为后续供应商评价的参考性数据。对于定制商品，要根据配镜单号接收商品，进行品种、外观、度数的检验，并及时交与相关门店进行后续的检验及加工。

2. 调拨出库　各销售部门在填写商品调拨申请单表以申请所需货物。其所申请货物如采购部门留有库存时，直接调拨出货即可。若无相应库存商品，则转由采购人员执行商品采购入库流程，商品到货后，库房人员操作完成，将货品放入相应的货架上。需将货物与商品调拨配送单上所列商品数量及型号进行相互的审核，确定单、物相符后确认收货。由此，货物在库存中进行相应扣减。

库房人员要熟悉库存货物的名称、规格、型号、颜色和货位，做到发货准确，迅速无误。出库必须坚持原则，防止差错出门。

（三）商品的退货

1. 已销售过的商品退货时，需填写相应单据，将单据连同货物传递至采购部门。商品到货后，仓储员根据单据明细进行商品的清点，确认无误后，入库并做好相应记录。

2. 未销售过的商品退货，需做好相应记录，采购部门接收单据及货品后，进行核对，若无误进行收货。

商品退货过程中，要将退货商品单独存放，切莫与现有正常存货商品混淆。

商品退与供应商时，要严格按照退货流程规定进行。保障物流、信息流的一致性。

（四）商品的销售

商品在销售过程中要本着“先进先出”的原则。定期检查商品的保质期。杜绝出现销售过期商品的情况。

（五）不合格品的管理

1. 不合格品的分析　销售部门对不合格品进行分析，降低不合格品产生和潜在的原因，制订并实施纠正或预防措施，减少不合格品的情况再发生。

2. 不合格品的控制（图 6-3-1）

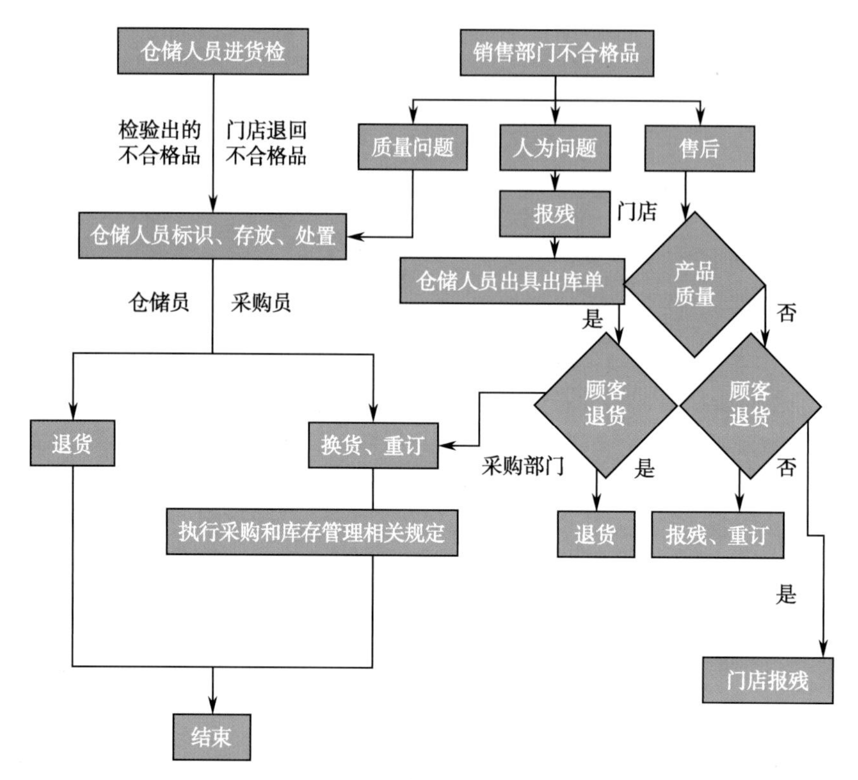

图 6-3-1　不合格品控制流程图

三、账务管理

销售部门当日确认销售收入必须与当日收款台收到的现金 / 票核对一致，全额汇总送交银行。并将送交银行的“送款单”连同销售报表送至会计部门记账。

可以建立电脑信息管理系统，对于商品进行电子化管理。商品的进、销、存按照发生的时间在系统中体现，要求每日打印商品的日销单明细表，月终根据每日的销售情况，对于商品进行盘点。

每月月末最后一天，库房与销售部门同时进行盘点。如销售部门出现盘盈 / 亏，需在《盈亏分析表》上进行原因说明，由销售部门主管领导签字后返回库房。

如果目前不具备电子信息系统，也必须要建立手工账目，进行每日的销售记录。最终，月末汇总进行盘点。

第四节　视光中心的质量管理

视光中心的质量管理重要性在于：眼镜等同于光学药物，是眼睛健康的重要保障。所以眼镜产品的质量管理贯穿在它的各个环节，包括专业的视光学检查、科学的处方，严格按照国标或企标来加工，最后根据配戴者的脸型和习惯来精心调整，以达到佩戴清晰、舒适、持久的目的。角膜接触镜属于Ⅲ类医疗器械，应该遵循医疗器械管理的条例进行规范的验配和管理。

视光中心的质量管理包括：

1. 建立质量标准，包括质量管理手册、程序文件、作业指导书及质量记录。
2. 应设立各岗位的质量负责人，并明确其职责。
3. 制定质量管理的方法和相关质量管理活动的关键控制点。
4. 完善客户服务制度，有效处理客户投诉。

一、确定质量标准

质量管理首先在于质量标准的确立，在标准的指导下建立程序文件以及作业指导书，这样才能保证质量的价值在整个工作过程中全程无衰减，在各岗位无障碍传输。

（一）视光检查环节制定质量标准

视光检查流程（图 6-4-1）

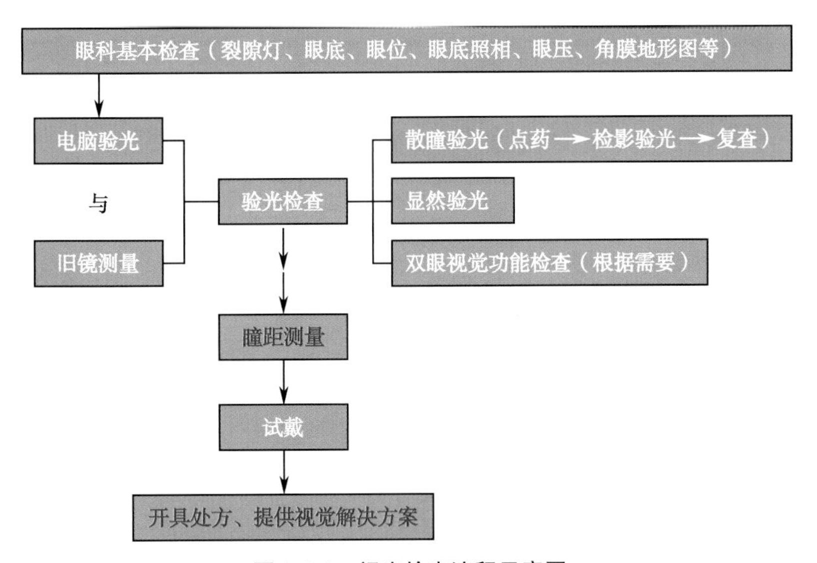

图 6-4-1　视光检查流程示意图
瞳距测量、开具处方、提供视觉解决方案为质量控制点

1. 确定质控点　视光检查的质控点是对视光检查质量产生重大影响的关键操作步骤，在视光检查中的质控点有以下两项：

（1）瞳距测量：瞳距测量不合适会直接影响到顾客配镜后的主观感受。

（2）开具处方、提供视觉解决方案：处方不正确会引发纠纷。

以上两项质量控制点一旦失控，会造成处方不准确，不能够提供正确的视觉解决方案，必须要引起高度重视。

2. 制定质量目标　质量目标要真正地符合视光中心的实际情况，既不要好高骛远，又要对员工起到真正的激励作用。在视光检查环节，建议制定以下环节的质量目标：

（1）点药合格率（图 6-4-2）：不同的被检者使用的散瞳方式不同、散瞳剂不同、需要散瞳的眼别不同(有时医生处方单眼散瞳)。工作人员在点药前不仔细核对会造成失误。

(2)验光合格率:原则上验光师不应出现差错,但由于各种原因有可能会造成处方的错误。设置验光合格率是提醒验光师工作认真、仔细,平时要努力提高专业技术水平。

这两项质量目标的管理,需要具体落实到该岗位的负责人,并与绩效奖励结合。

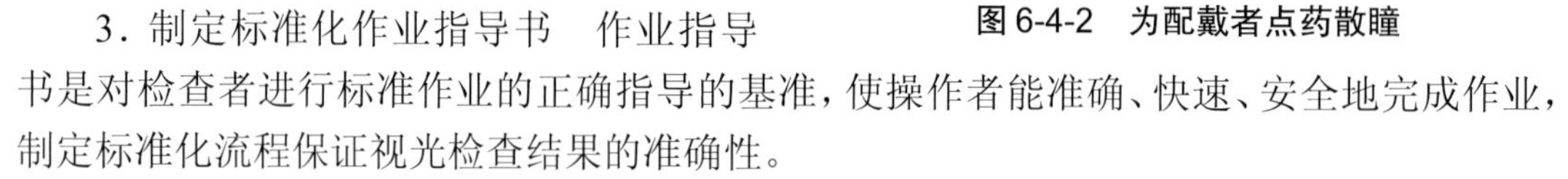

图 6-4-2 为配戴者点药散瞳

3. 制定标准化作业指导书 作业指导书是对检查者进行标准作业的正确指导的基准,使操作者能准确、快速、安全地完成作业,制定标准化流程保证视光检查结果的准确性。

(1)视光检查流程:根据不同顾客的个体情况,规范验光检查路径,为其提供相应的检查方式并提供适合的视觉解决方案。

(2)眼部检查:为保证顾客的眼部健康,尤其是角膜接触镜配戴者,在配镜前和配镜过程中应按照作业指导书要求进行眼部检查,及时发现顾客眼部组织异常和测量指标异常,以便发现某些眼部疾患并指导其就诊的规范的作业指导书。裂隙灯(图 6-4-3)、眼底照相、角膜地形图(图 6-4-4)、眼压计等视光检查中常用到的眼科检查设备的使用作业指导也应包含其中。

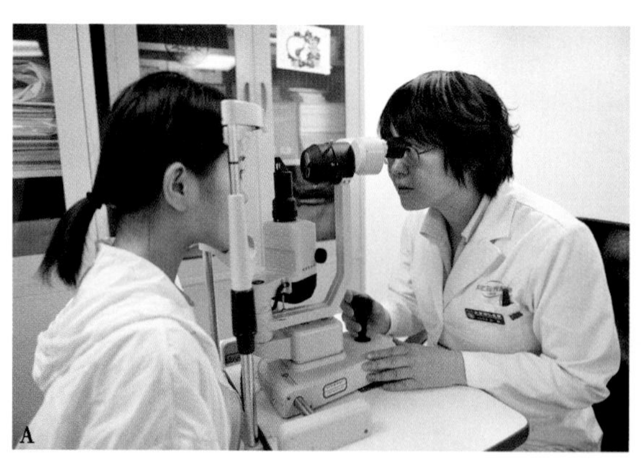

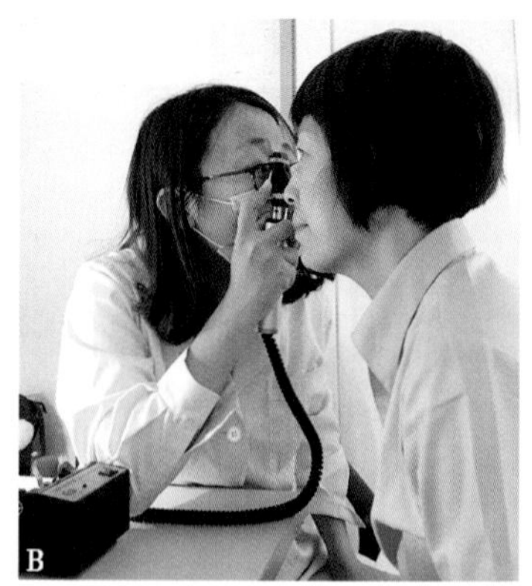

图 6-4-3 眼部检查

A. 裂隙灯检查 B. 检眼镜检查

在进行视光检查时,眼部检查是不可或缺的环节。裂隙灯检查可以排除配戴者的眼前节疾病,检眼镜检查可以排除后节疾病,找到视力下降的原因

(3)电脑验光与旧镜测量:规范电脑验光仪操作,确定测量次数;旧镜测量涉及焦度计的使用,应建立不同镜片的焦度计使用指导规范。

(4)验光检查

① 散瞳验光:散瞳验光包含散瞳前的眼部规范检查;散瞳药物的适用人群、副作用、适应证与禁忌证均应明确,不同药物的点药手法与注意事项;检影验光规范操作;直接配镜与

复查配镜作业指导书。

② 显然验光规范作业指导书：包括雾视、双色实验、交叉柱镜精确散光、主视眼测量、双眼平衡检查。

③ 双眼视觉功能检查规范作业指导书：包括视觉功能检查的适用人群的确定。

（5）瞳距测量：瞳距是双眼注视目标时的瞳孔中心间距离，为眼镜制作提供合适的光学中心距。瞳距测量为质控点，瞳距尺与瞳距仪测量需规范作业指导书（图 6-4-5）。

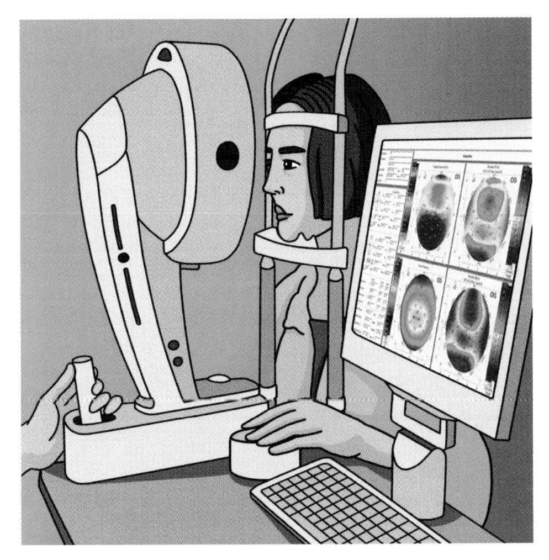

图 6-4-4　角膜地形图检查

为配戴者进行角膜地形图检查，排除角膜屈光异常，对 RGP、角膜塑形镜等验配有指导意义

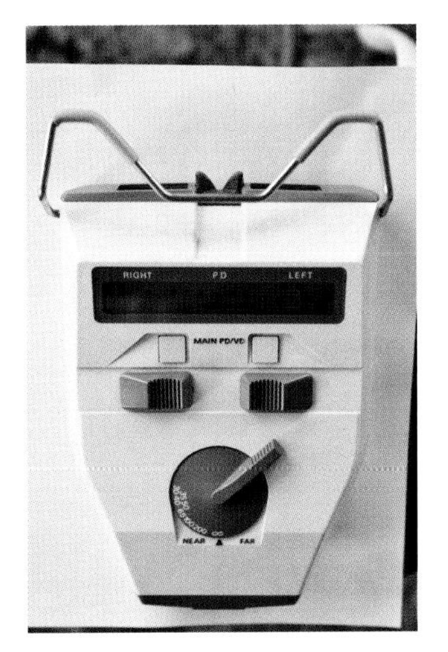

图 6-4-5　瞳距仪

瞳距仪使用简单方便，用来测量顾客的远、近瞳距，尤其是测量斜视病人的单眼瞳距

（6）开具处方、提供视觉解决方案

① 开具处方：在主客观验光的基础上根据顾客需求，考虑顾客的年龄、眼位等，经过试镜、反复平衡给予处方。应规范处方书写，球镜、柱镜、轴位、下加光、单眼远近瞳距、瞳高。

② 视光解决方案：眼镜的应用与矫正是视觉解决方案的一种，但并不是唯一。视光师应该具备的技能还包括：角膜接触镜的验配；儿童视力保健；老年视力矫正；低视力康复；与职业相关视力问题的矫正；双眼视的诊断和视觉训练；运动性视力的评估等等。例如，对于同样是近视 -3.50D 的顾客，是采取戴框架眼镜，还是配戴角膜接触镜？框架眼镜是选择大镜框还是小镜框的？镜片是选择球面的、非球面的还是渐进多焦点镜片？角膜接触镜是用角膜塑形镜还是透气性硬性角膜接触镜（RGP）？是否需要视觉训练？视光师需要根据每一个顾客的年龄、职业习惯、用眼习惯以及视功能检查情况为其制定适合的视觉解决方案。

（7）角膜接触镜相关作业指导书：角膜接触镜适用人群，使用禁忌证，配戴前的眼科检查，角膜接触镜配适状态评估操作规范，角膜接触镜摘戴与护理规范操作。

（二）眼镜选配环节制定质量标准

1. 设定质量目标　配镜师作为验光师的助手，在眼镜选配环节对顾客起着重要的指导作用，所以配镜师必须要具备基础的视光知识，并充分理解视光师处方的意义，制定正确的配镜单，为下一步正确的配装眼镜奠定基础。建议眼镜选配环节对配镜师制定的质量目标是：制镜单合格率。

2．制定标准化作业指导书　配镜师作业指导书：配镜师应根据顾客屈光度、瞳距、需求、经济能力、时尚要求等情况推荐相关的眼镜商品，最大限度地满足其配镜需求。从接待顾客开始到定单形成的规范流程，包括配镜师的礼仪、语言、行为举止等（图6-4-6）。

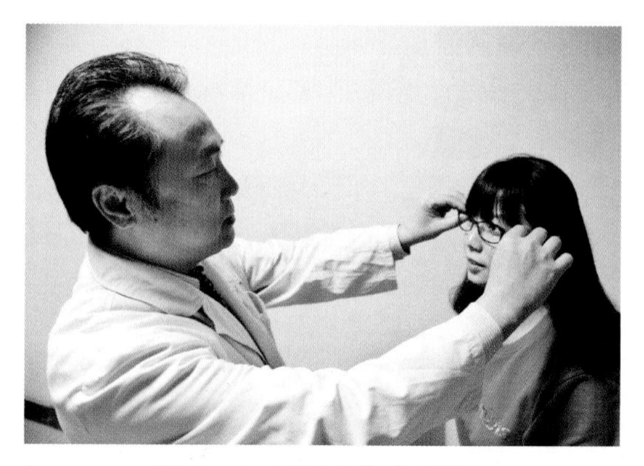

图6-4-6　配镜师推荐眼镜架

配镜师根据配戴者的脸型、屈光度、瞳距等向配戴者推荐适合的镜架镜片

（三）眼镜配装、加工、检验环节制定质量标准

眼镜配装、加工、检验流程（图6-4-7）

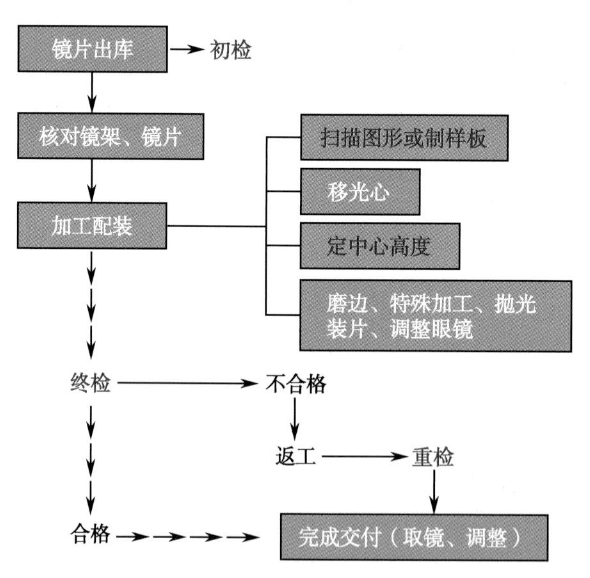

图6-4-7　眼镜配装、加工、检验流程示意图

其中扫描图形或制样板、定中心高度为质量控制点；初检、终检、重检为关键工序

1．确定质控点　一副合格的眼镜到达顾客手里，除了获得准确的验光处方外，配装、检验、调整也是不可或缺的重要内容。

（1）扫描图形或制样板：扫描图形或样板制作直接关系到镜片加工好坏，是否与镜框尺寸相符，是否会造成镜片应力过大。

（2）定中心高度：中心高度关系到眼镜的垂直允差，影响戴镜的舒适度。

2．确定关键工序

（1）初检：在镜片配装前，应该对镜片进行检查，此道工序称为初检。初检的目的一是核对镜片的屈光度是否在国标或企标的允许范围内，其次要在加工前检查镜片是否在国标允许的范围内存在瑕疵。

（2）终检：对加工好的眼镜进行检验。主要是按照国标或企标进行。重点关注镜片与镜框是否相符；镜片是否存在崩边、表面是否有划痕、是否有脱膜、光学中心水平偏差和垂直允差是否在允许的范围内；板材镜架尤其要关注是否存在应力过大；左右眼镜片是否做反。

（3）重检：因各种原因导致终检没有通过，需要重新加工的眼镜再次检验称为重检。

3．设定质量目标

（1）发料合格率：库房工作人员应按照配镜单的要求备好镜架、镜片（图6-4-8）。

（2）车房及外定镜片进货检验率：不是批量生产，需要特殊定制的镜片称为车房和外定镜片，到货后应进行检验，合格后再进行加工。

（3）加工报损率：加工师因为技术或设备等原因，造成镜片在加工过程中出现损坏或左右眼磨错等，需要重新制作。原则上允许加工师有一定的报损率，可以采取以季度为单位的形式制定。制定报损率时要注意不能太高，否则容易造成视光中心成本增加，也不能太低否则会影响加工师的积极性，不愿意加工难度大或价格高的镜片。每季度需要对每位加工师的报损率进行质量分析，如果是加工师技术问题，需要提高其技术水平，如果是仪器设备问题，则要及时对仪器设备进行维修保养（图6-4-9）。

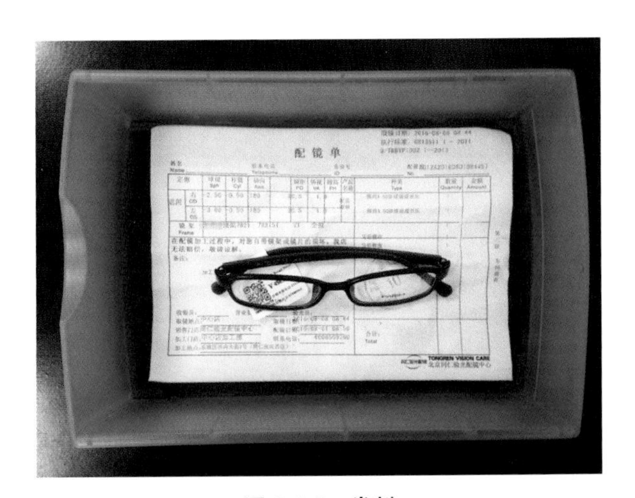

图6-4-8　发料

发料是指按照制镜单备好相关品牌、度数的镜架和镜片的工序

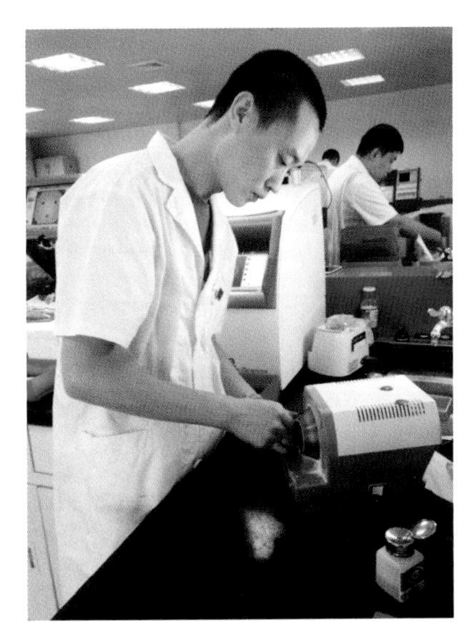

图6-4-9　眼镜加工

虽然有全自动磨边机，但加工师仍然需要手工进行镜片的倒安全边等工作

4．制定标准化作业指导书

（1）磨边配装：对磨边的每一步骤操作进行指导说明，以保证配装眼镜质量符合“国标”要求进行的操作规范。

（2）检验：初检和终检的操作步骤，保证配装眼镜的质量符合眼镜行业的标准，如国家标准及轻工业部标准要求（表6-4-1）。

（3）焦度计使用：规范使用焦度计在初检、终检时查验镜片顶焦度值及旧镜度数测量。

表 6-4-1　眼镜行业主要标准

标准 / 法规号	标准名称	实施日期
GB10810.1-2005	眼镜镜片第 1 部分：单光和多焦点镜片	2006-05-01
GB10810.2-2006	眼镜镜片第 2 部分：渐变焦镜片	2007-02-01
GB10810.3-2006	眼镜镜片及相关眼镜产品第 3 部分：透射比规范及测量方法	2006-11-01
GB/T14214-2003	眼镜架通用要求和试验方法	2004-06-01
GB13511.1-2011	配装眼镜第 1 部分：单光和多焦点	2012-02-01
GB13511.2-2011	配装眼镜第 2 部分：渐变焦	2012-02-01
QB2457-1999	太阳镜	2000-09-01
QB2506-2001	光学树脂眼镜片	2001-11-01
QB2682-2005	镀膜眼镜镜片减反射膜层性能质量要求	2005-09-01
QB2659-2004	机动车驾驶员专用眼镜	2005-06-01
GB/T11417.1-2012	眼科光学接触镜第 1 部分：词汇、分类和推荐的标识规范	2013-06-01
GB11417.2-2012	眼科光学接触镜第 2 部分：硬性接触镜	2013-12-01
GB11417.3-2012	眼科光学接触镜第 3 部分：软性接触镜	2013-12-01
GB/T11417.4-2012	眼科光学接触镜第 4 部分：试验用标准盐溶液	2013-06-01
GB/T11417.5-2012	眼科光学接触镜第 5 部分：光学性能试验方法	2013-06-01
GB/T11417.6-2012	眼科光学接触镜第 6 部分：机械性能试验方法	2013-06-01
GB/T11417.7-2012	眼科光学接触镜第 7 部分：理化性能试验方法	2013-06-01
GB/T11417.8-2012	眼科光学接触镜第 8 部分：有效期的确定	2013-06-01
GB/T11417.9-2012	眼科光学接触镜第 9 部分：紫外和可见光辐射老化试验（体外法）	2013-06-01

（4）调整镜架：规范调整镜腿外张角、前倾角、鼻托等操作步骤，使配装眼镜符合国家标准和顾客配戴要求，保证眼镜与顾客脸型相适并具有良好的舒适度（图 6-4-10）。

（5）取镜：规范步骤及语言，确保取镜准确性，并使顾客充分了解配镜后的注意事项。

（6）修理：确认眼镜损坏部位，能否修理，修理规范步骤和达到的标准。

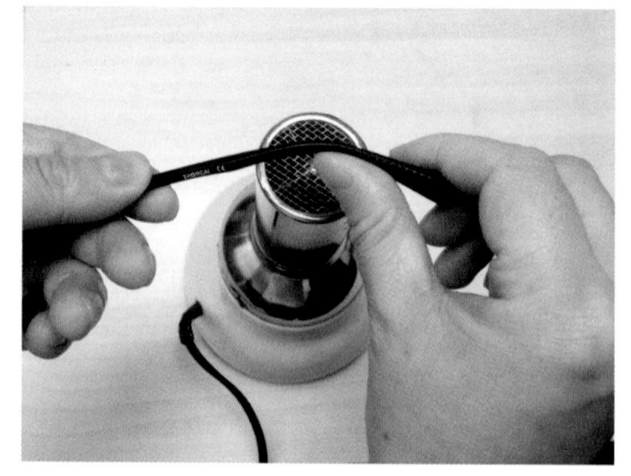

图 6-4-10　镜腿调整

板材镜架的镜腿弯部需加热后进行调整，边加热边用大拇指轻轻调整

（四）进货环节制定质量标准

1. 设定质量目标

（1）镜架、现片商品进货抽检率：定期对采购的每批次镜架、镜片进行抽检，以确保商品的质量。

（2）对新引进的产品进行质量确认率：首次引进的新产品最好进行质量确认，针对生产厂家提供的产品性能进行确认检查或临床试验。

2. 制定标准化作业指导书：

（1）采购：规范采购作业流程，提升采购效率。

（2）供方的选择与评价：为保证进货商品质量，制定严格的供应商准入制度，规范操作程序，从供货商资质、信誉、产品返修率、不合格产品占比等综合进行评定。

（3）供应商管理：为实现供方商品高品质化的目标，应规范对供应商的管理流程。

（五）售后环节制定质量标准

1. 设定质量目标

（1）顾客投诉率：首先接到顾客投诉，应确认投诉是否有效；其次要明确顾客投诉的是产品质量还是服务态度；投诉的是岗位还是个人。每月或每季度对投诉进行分析，找到顾客投诉的原因，采取纠正措施，避免同样事情再次发生。

（2）顾客满意率：采取有效的方式搜集顾客的满意率，例如电话回访、问卷调查等（图 6-4-11）。

（3）顾客投诉回复率：接到顾客投诉后，最好由专人负责（不要中途另换他人），帮助解决顾客投诉，在规定的时间内对顾客的投诉给予答复，顾客投诉回复率应达到 100%。

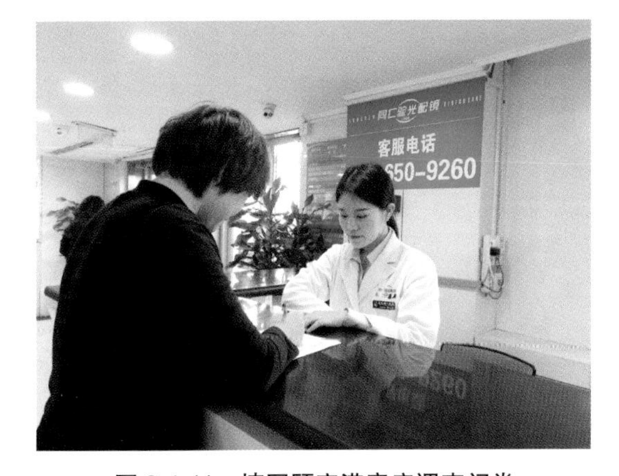

图 6-4-11　填写顾客满意度调查问卷

定期进行顾客满意度调查，可面对面了解顾客的期望和心理感受，有利于工作的改进

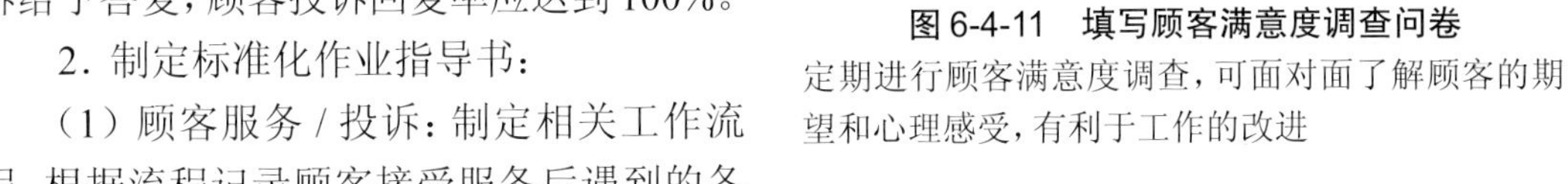

2. 制定标准化作业指导书：

（1）顾客服务 / 投诉：制定相关工作流程，根据流程记录顾客接受服务后遇到的各类问题，应及时给予解决，增加顾客满意度提高服务质量水平。

（2）门店角膜接触镜商品销售及质量跟踪：严格按照医疗器械销售许可的规定销售角膜接触镜产品，并进行质量追踪记录。

（3）不合格品分析：通过对各门店不合格品进行分析，可降低不合格品产生和潜在的原因，制定并实施纠正或预防措施，减少不合格品的情况再发生；汇总问题商品为未来选择提供参考，对供应商的评价提供直接数据支持。

（4）不合格品控制：根据操作规范确保不符合要求的产品得到识别和控制，防止非预期的使用或交付（图 6-4-12）。

（六）制定专业技术人员的质量标准

验光配镜各个工序由视光师、配镜师、加工师、调整师等技术人员掌控，因此技术人员的专业水平质量直接关系到验光配镜的质量。

1. 设定质量目标

（1）验光师、定配工持证上岗率：验光师、定配工应经过培训，取得相应资格后才能上岗，持证上岗率应达到 100%。

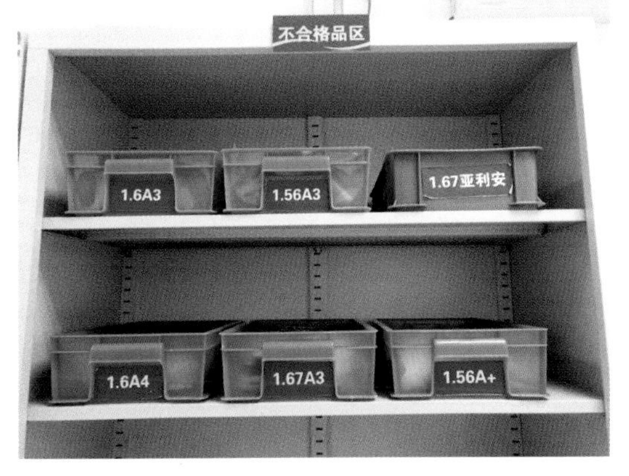

图 6-4-12　不合格品区

视光中心应设立不合格品区，对不合格产品进行有效控制和识别

（2）专业技术培训考核合格率：对专业技术人员应定期进行培训，培训后需要采取考核的方式来验证培训的效果（图6-4-13）。

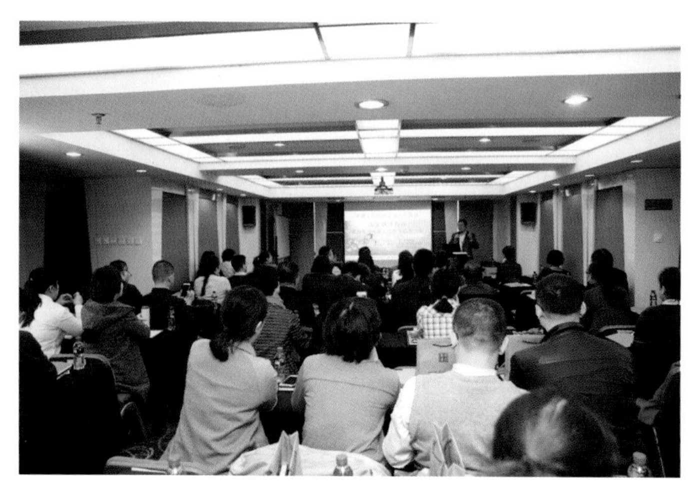

图6-4-13 外出培训

定期安排专业技术人员外出学习，提高专业技术水平

（3）新员工培训率：新员工上岗前都应该接受岗位培训，才能更好地适应岗位需求，完成工作任务。

2. 制定标准化作业指导书

（1）验光作业指导书：包括检影验光、综合验光仪验光、瞳距测量、双眼视觉功能检查等。

（2）检验作业指导书：焦度计使用、渐进多焦点镜片检测、太阳镜检测等。

（3）加工作业指导书：全自动磨边机使用、打孔镜片及攉丝镜片加工等。

（4）眼镜调整作业指导书：调整步骤及使用的工具。

二、质量管理方法

（一）监督标准的执行情况

1. 门店经理日常监管，部门自查。

2. 相关部门负责不定期检查专业人员是否按照检查程序或作业指导书为顾客提供检查与服务（图6-4-14）。

3. 网络 利用现代化的信息系统，可以随时发现专业技术人员的操作是否存在问题。

4. 定期组织内审与外审（图6-4-15）《内部质量审核程序》证实产品的符合性；确保质量管理体系的符合性；持续改进质量管理体系的有效性。

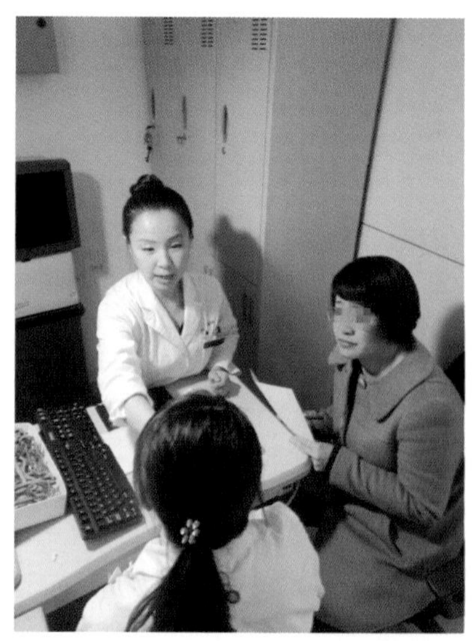

图6-4-14 巡店抽查考核

巡店抽查考核是不定期监督标准执行情况的方法之一，通过抽查可以检查专业技术人员的技术水平，以及其是否按照作业指导书以相关流程为顾客服务

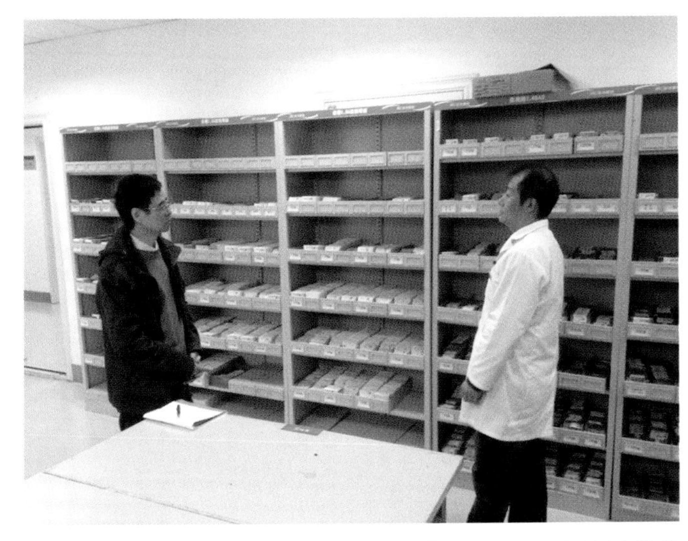
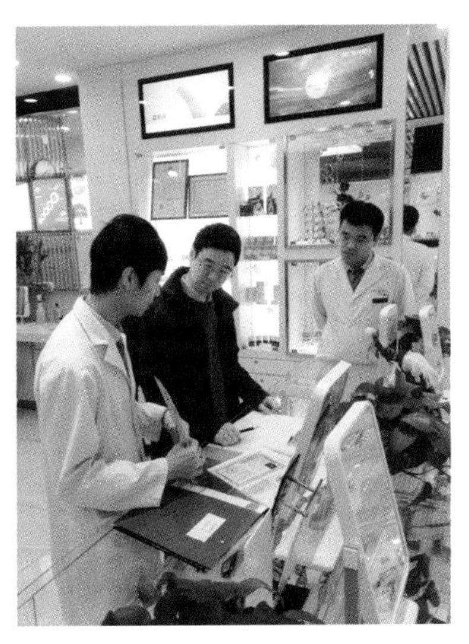

图 6-4-15　ISO9001 外审
每年定期进行外审，请外部人员对视光中心的质量管理进行评估

（二）偏离标准时采取的纠正措施

1. 不合格品分析程序　通过对各门店不合格品进行分析，降低不合格品产生和潜在的原因，制订并实施纠正或预防措施，减少不合格品的情况再发生。

2. 不合格品的控制程序　对所有不合格品的处置进行记录，包括紧急放行记录，在不合格品得到纠正之后对其进行再次验证，以证实符合要求。

3. 员工工作差错与责任差错处罚规定　为督促员工细心、认真工作，最大限度地减少工作差错与责任差错，避免给组织造成不同程度的经济损失，甚至损害视光中心的形象。

4. 纠正和预防措施程序　分析并消除不合格产生和潜在的原因，制定并实施纠正或预防措施，防止不合格的情况再发生或发生。

（三）安排改善标准的计划

1. 数据分析　收集和分析有关数据，以证实质量管理体系的适宜性和有效性，并评价在何处可以持续改进质量管理体系的有效性，应包括但不限于以下几点：

(1) 顾客满意

(2) 与产品要求的符合性

(3) 过程和产品的特性及趋势，包括采取预防措施的机会

(4) 供方情况

2. 持续改进　利用质量方针、质量目标、审核结果、数据分析、纠正和预防措施以及管理评审，持续改进质量管理体系的有效性，并定期对质量目标进行修正。

3. 纠正措施　消除不合格的原因，防止不合格的再发生。纠正措施应与所遇到的不合格的影响程度相适应。

4. 预防措施　消除不合格的潜在原因，防止不合格的发生。预防措施应与潜在问题的影响程度相适应。

三、影响产品质量的因素

（一）客观因素：仪器设备和材料

1. 仪器设备　由于不同的机器设备的性能不同，需要操作人员在使用之前与厂家的工程师详细了解沟通，必要时进行培训。另外，仪器设备需要定期进行调校、保养。

2. 材料　不同镜片材料的加工方法会有不同，需要根据厂家的特殊要求选择仪器设备加工。例如：PC镜片、TRAVEX镜片，需要仪器支持该品种材料的加工。

（二）主观因素：人

在视光中心的管理上人是关键因素，人涉及专业技术、质量管理、客户服务等全部工作，所以对人的培训、培养、考核是保证质量非常关键的因素。

1. 继续教育培训　年初应制定验光师、配镜师、加工师、调整师等全部岗位的培训计划，培训计划包括：课程内容设置、讲课人员、举办日期，受训人员；培训实施前教师要落实讲课内容的教案；实施的过程中要记录考勤、考核成绩；实施后要记录备案，对考核成绩不合格的员工要进行再培训考核。

2. 年度考核　年中及年末要对验光师、配镜师、加工师、调整师等岗位员工进行考核，内容涉及理论、实操考核。考核内容可参考本章第一节的内容。

3. 提升素养　鼓励员工自身不断进步提升，包括专业素质的提升、管理能力的提升，跟随企业发展的脚步，理解企业发展的内涵，使员工主观上愿意与企业一起进步。

四、提供优质眼镜验配产品

提供优质眼镜验配产品的三个要素：优良的视光技术、精湛的眼镜加工、科学的眼镜调整维修。

优质眼镜验配产品的质量控制重点在以下三个方面：

1. 眼镜的验配与加工属于单件小批量生产，质量管理的重点在控制工序。制定详尽的标准化作业指导书，并遵照执行。

2. 质量管理贯穿在所有阶段，包括准时交付、现场维修服务。

3. 有效地控制影响眼镜验配质量的因素，就必须对视光服务、镜架镜片质量、眼镜加工等主要阶段加以控制。

五、建立质量管理体系

质量管理的方法有多种形式，开展质量管理工作的最有效的方法与手段就是建立质量管理体系。目前国际公认的质量管理体系有国际标准化组织发布的ISO9000标准，另一类是各国的质量奖标准所代表的卓越质量管理绩效模式，比如日本的戴明质量奖。

无论采取哪种模式，首先要明确的是顾客的需求和期望是什么，在这个目标下，按照以下步骤建立自己的质量管理体系。

1. 确立顾客的需求和期望，在此基础上建立质量方针和质量目标。

2. 建立实现这些质量目标的过程和职责。

3. 确定实现上面质量目标所需的资源。

4. 建立评价体系即建立评估过程的有效性的方法。

5. 应用上面的方法来测量和评估每个过程的有效性和效率。

6. 建立预防和纠正的措施，以防止不合格产生。

7. 建立持续改进质量管理体系的过程。

（马　娜　吕燕云　王艳霞　吴　敏）

思考题

1. 视光中心的人员基本配备？

2. 验光室的基本仪器配备有哪些？

3. 经营角膜接触镜的要求是什么？

4. 简述验光配镜中的质量要求。

5. 某顾客佩戴新眼镜不适，应如何处理？

6. 结合本单位工作，简述视光中心各项标准制定后如何监管。

7. 移光心是眼镜加工的质控点吗？

8. 平式展柜陈列越多越好，这样可以为顾客提供更多的选择，你认为呢？

9. 角膜接触镜都是密封在包装盒中的，因此只要摆放整齐好看就可以了，是不是呢？

10. 顾客买东西交的是定金，一周后拿到商品补齐货款，但要求当时开发票，因为急着报账，可以吗？

11. 公司某品牌镜架大量进货，需要逐一检查全部合格才能上架；上一次检查全部合格的眼镜架未来就可以不检查了，这样做是否合理？

参考文献

1. 中华人民共和国劳动和社会保障部. 国家职业标准 眼镜验光员(2007年修订). 北京：海洋出版社，2007

2. 李捷. 眼镜店管理. 北京：人民卫生出版社，2013

3. 刘立户. 全面质量管理. 北京：北京大学出版社，2004

4. 中国就业培训技术指导中心. 眼镜定配工(高级)——国家职业资格培训教程. 北京：中国劳动社会保障出版社，2011

思考题及答案

第一章　视光学基础

1. 透过三棱镜发现物体移位，物体向哪个方向移位，是虚像还是实像？为什么？

答：通过三棱镜观察物体，发觉视物向尖端移位；入射光线通过棱镜时发生屈折偏斜，屈折后的光线折向其底部。棱镜虽改变光束行进方向，但不改变其聚散度，即无集合或分散光线的作用。如入射光线为平行光线，其出棱镜时亦呈平行；入射光线为分散光线，出棱镜是亦为分散；三棱镜无聚焦能力，无焦点，所以不能成实像，其对影像的作用与平面镜相似，只能成虚像。

2. 衡量棱镜屈光力的厘弧度与棱镜度实际应用中哪种更方便，为什么？

答：棱镜度是棱镜使通过的光线在1m处产生偏离入射光方向1cm切线的偏移，该棱镜屈光力即定为$1^{\triangle}$。厘弧度1^{∇}屈光力是指通过棱镜的折射光线在1m为半径的圆周处，产生1cm圆弧的偏移，该棱镜屈光力即为1^{∇}。在角度较小时，棱镜度与厘弧度两者即为接近；随着角度的增大，两者的差距逐渐增大。

厘弧度在理论上更为精确，但实际测量计算不方便。棱镜度虽不精确但使用方便，且眼科中使用的棱镜均为小顶角，棱镜度和厘弧度相差甚微，故镜片箱中棱镜仍习惯采用棱镜度。

3. 三岁幼儿不会查视力，可以使用三棱镜诊断是否存在单眼弱视吗？

答：用$10^{\triangle}$～$15^{\triangle}$三棱镜诱发眼斜检查确定看近和看远的注视类型，来诊断弱视并确定弱视的程度。注视目标为视力表中“E”字、儿童玩具等。检查时让患儿双眼注视视标，一眼前放置基底向下的$15^{\triangle}$三棱镜，使双眼产生垂直分离。例如：放置在右眼前，如果右眼出现向上运动，持续注视5秒以上或者眨眼后仍能注视目标，右眼为持续注视。如果双眼均无向上的运动，则左眼为注视眼，遮盖左眼，强迫右眼注视，然后去掉遮盖，观察右眼的改变，右眼持续注视5秒以上或者眨眼后仍能注视目标，则右眼为持续注视。然后放置在左眼前重复同一步骤，如果双眼对这一试验的反应相同，双眼的视力相等。

4. 透过凸面镜观察物体都是放大的正立实像，对吗？

答：不对。透过凸面镜观察，实像必为倒立。且物体的位置与成像虚或实、倒或正、大或小有密切关系：物在两倍焦距外，成缩小的实像；物在焦点外、两倍焦距内，成放大的实像；物在焦点内，成放大的虚像。

5. 凹透镜的焦距为0.1m，透镜屈光力是多少？

答：−10.00D（F=1/f，凹透镜的焦距为负，屈光力也为负）。

6. −1.00DS/+2.00DC×180 另外两种球柱面透镜表示方式？

答：两种表示方式：+1.00DS/−2.00DC×90，+1.00DC×180/−1.00DC×90

7. 巩膜是眼屈光介质的一部分对吗？眼屈光介质还包括哪些？

答：巩膜不是屈光介质的一部分。眼屈光介质还包括角膜、房水、晶状体、玻璃体。

8. 简述屈光介质对眼睛屈光力的影响。

答：角膜的屈光指数是 1.376，角膜的总屈光力 +43.00D（约占全眼屈光力的 70%），前表面 +48.80D，后表面 −5.80D；房水屈光指数 1.336；晶状体屈光指数 1.44，总屈光力 +19.00D（约占全眼屈光力的 1/3）；玻璃体屈光指数 1.336。

9. 某病人突然出现色觉异常可能是视锥细胞还是视杆细胞的问题，会是视网膜周边区还是黄斑区受损？

答：视锥细胞，黄斑区

10. 笔灯照射右眼时，右眼瞳孔缩小而左眼瞳孔放大，请根据解剖学进行分析。

答：左眼视神经受损、左眼瞳孔括约肌受损、视交叉后视路受损。

11. 晶状体调节状态下有哪些参数发生改变？

答：当在调节状态下时，晶状体前表面曲率半径由 +10.00mm 变成 +5.33mm，后表面曲率半径由 −6.00mm 变成 −5.33mm，厚度由 3.20mm 变成 3.60mm。

12. 角膜的横直径大于纵直径多少？

答：角膜的横直径大于后直径 1mm。

13. 调节作用的机理是什么？

答：是指当眼注视近物时，睫状肌收缩，睫状环缩小，晶状体悬韧带松弛，晶状体靠自身弹性凸度加大使晶状体屈光力加大。

14. 调节的分类有哪些？

答：调节分为张力性调节、近感知性调节、聚散性调节、反应性调节。

15. 正视眼阅读 33cm 处目标时需要的调节力是多大？未戴镜矫正的近视 100 度的病人，阅读 33cm 处目标时需要的调节力是多大？

答：当正视眼阅读 33cm 处目标时需要的调节力为 3.00D（计算公式：1/0.33m=3.00D）。

当未戴镜矫正的近视 −1.00D 病人，阅读 33cm 处目标时需要的调节力是 2D（近视 −1.00D，比正视眼看近少用 1.00D）。

16. 病人瞳距 60mm，注视离双眼 1m 远的物体，则每只眼向内转 2^{Δ}，问该病人双眼的聚合力为多少？

答：1m 偏离 2cm 的垂直偏离，则双眼集合即为 4^{Δ}。

17. 为什么高度远视儿童容易出现内斜视，其应如何处理？

答：高度远视者为了看清物体必须大量使用调节，这样便会过多的刺激集合而产生内斜视，由此引起的内斜视需要配戴足够的正镜片，很快得以矫正。

18. 临床上常见的聚散功能异常的种类有哪些？

答：聚散功能异常种类有散开过度、散开不足、集合不足、集合过度。

19. 针孔镜片机制是什么？

答：针孔镜片原理：是通过针孔来辨认视标，这样会增加焦深和减少视网膜模糊斑大小，从而提高视力。

第二章　屈光学基础

1. 什么是屈光不正？屈光不正可以分为几种类型？

答：眼睛在不使用调节时，平行光线通过眼的屈光作用后，如果不能在视网膜上成清晰的像，或者在视网膜前或者在视网膜后成像则称为屈光不正。

它包括：近视、远视、散光三种类型。

2. 屈光不正的矫正方法有哪些？他们的适应证和矫正特点是什么？

答：屈光不正的矫正方法包括：框架眼镜、角膜接触镜、角膜塑形镜、人工晶状体手术、屈光手术。

矫正方法	优点	缺点	适应人群
框架眼镜	安全、有效、经济，可随屈光度改变而更换眼镜。	对于高度近视、屈光参差、大散光和混合散光的患者矫正效果不理想；存在视野缩小、易受外伤、眼睛变形等问题，并会因镜片更换不及时引起近视度数加深	发育中的青少年近视患者，并应该半年复查一次，定期更换镜片
角膜接触镜	美观，对于高度近视、屈光参差的患者矫正效果好于框架眼镜。	长期配戴会因角膜缺氧及卫生护理问题，会使角膜形成新生血管，结膜充血、结膜炎、角膜上皮损伤及角膜感染、溃疡，严重者可导致失明	不适合青少年近视患者和工作环境不佳的近视患者
人工晶状体手术	分前置和后置两种，超高度数矫正效果优于角膜手术	晶体植入后，睫状肌调节能力丧失，有青光眼等并发症风险	适用于超高度数或无法做角膜手术的患者、白内障患者
屈光手术	摘掉眼镜方便快捷，矫正效果好，适应证广	一次性手术费用贵，有一定手术风险	适合18岁以上想摘掉眼镜并有能力负担手术费用的近视患者

3. 近视的配镜原则？

答：(1) 经散瞳验光确定真性近视后，方可配戴近视眼镜。

(2) 配镜时应取最好视力的最低度数矫正。

(3) 对于高度近视初次配镜患者，若不能全部矫正，应选低度矫正，适应后再全部矫正。

(4) 若双眼屈光度数相差2.50D以上，试戴后无不适可以戴用框架眼镜。若感觉头晕不适，可建议戴用角膜塑形镜。

4. 近视形成的环境学说中包括哪几个因素。

答：近距离工作多、户外活动时间少、视觉环境差、营养因素研究发现高糖类食物可能会引起近视的发生。

5. 简述青少年近视矫治的内容。

答：有以下四个方面：

(1) 治疗时机

各种屈光不正的治疗时机非常重要，尤其是近视，绝大多数在学龄儿童和青少年时期发生。一旦发现，应及时治疗，给予散瞳验光。

（2）健康教育

各种屈光不正的矫正都不困难，但在实际生活中各种屈光不正的矫正比例仍然不高。这和人群对屈光不正引起视觉损害的认识和重视程度不够有关，需要对各种人群进行不同方式的健康教育。

（3）转诊和随访

屈光不正中的病理性近视或高度近视容易引起眼底并发症，一旦发现应及时转诊到具备治疗资质的上级医院。对于屈光不正中的普通近视（也称学校性近视），常发生于青少年，应加强给予矫正措施后的随访，保证至少半年一次。当发现进展较快或合并其他问题时，应及时治疗或转诊。

（4）散瞳验光

6. 简述光照对近视的作用

答：光照强度、周期、波长、频率均与近视的发生发展相关，一定强度的明亮光具有对近视眼发展的保护作用，且在一定范围内随着光照强度的升高，这种近视保护作用逐渐增强。而过强光导致一定程度的形觉剥夺或调节过度，可能是近视眼发展的机制之一。偏离人眼接受的最佳光照参数范围能够引起眼球发育异常、近视的发生发展。但光照各属性参数并不是与近视眼的发生发展存在简单的线性相关，而是存在某种程度或范围的最佳适应。

第三章 验光技术

1. 电脑验光仪为什么能测出被检者度数？

答：因为电脑验光仪是通过放松调节和固视系统、定位系统、移动光斑系统以及测量系统组成，通过这些系统的协同作用，才能使仪器中设置的图片在被检者眼底形成清晰的像，从而检测出被检眼的屈光不正状态。

2. 检影验光的原理是什么？

答：检影镜是利用物像共轭原理，即通过观察被检眼视网膜反射光情况。反射光通过眼屈光介质时受折射率影响，其聚散度会发生变化，通过反射光变化可判断出被检眼的屈光状态和屈光力。

3. 检影距离 0.5m，检影追加 −1.25DS，请问最后被检者的屈光状态以及屈光度？

答：被检者的屈光状态为近视状态，屈光度为 −3.25DS（$-1.25\text{DS}+\frac{1}{-0.5}\text{DS}=-3.25\text{DS}$）。

4. 检影验光影动如果是顺动，则被检者的屈光状态可能是什么？

答：检影验光影动为顺动时，提示被检者的屈光状态可能为远视、正视或低度近视。

5. 检影验光影动的四要素有哪些？

答：检验验光影动的四要素包括：方向、速度、亮度和宽度。

6. 在主观验光进行红绿实验时，被检者总是感觉绿色里视标清晰，有哪些原因？

答：红绿实验时被检者总是感觉绿色里视标清晰，可能是近视过矫、远视欠矫、绿色偏好者。

7. 散光盘测量时，被检者报告 4 点钟和 10 点钟所在的线条清晰，那么被检者的轴向为对多少？

答：被检者报告4点钟和10点钟所在的线条清晰，那么被检者的轴向为30°×4=120°。

8. 老视发生的实质是调节力的降低，哪些解剖生理因素的改变导致调节下降呢？

答：随着年龄的增加，晶状体密度逐渐增加，晶状体囊弹性逐渐减退，晶状体逐渐坚实硬化，失去可塑性；睫状肌功能也逐渐变弱，而导致其调节功能逐渐减弱。

9. 一位12岁男生，调节幅度10.00D，其调节功能正常吗？

答：12岁其最小调节幅度为15.00−0.25×12=12.00D，所以调节幅度不正常。

10. 老视的临床表现有哪些？

答：老视的临床表现为视近困难、视近不能持久，易疲劳、喜欢在强照明下阅读或工作。

11. 一老视被检者配花镜后，感觉双眼视近不一致，一眼需要拿远些才能看清，是什么原因导致的？

答：其导致原因：①未测量远用屈光度；②双眼的调节力有差异，应进行单眼测量。

12. 为低视力患者验光时，如何确定最小可察觉差异？

答：为低视力患者验光时，选择最小可察觉差异的镜片应该：①首先转换成Snellen视力，即检查距离（20英尺）/设计距离（英尺）；② JND=±设计距离×0.01/2；③患者视力在0.05时，使用±2.00D镜片进行比较，当患者视力上升到0.1时，可使用±1.00D进行比较，以此类推。

13. 低视力患者验光的注意事项？

答：低视力验配的注意事项为①低视力患者验光也需遵循MPMVA原则（即最大正镜的最好视力）；②先从右眼或好眼开始检查，双眼都要分别进行测量；③鼓励患者积极进行视标辨认；④允许患者转动眼位、头位、甚至体位获得最好视力；⑤要记录裸眼和矫正视力以及单眼和双眼视力；⑥如果病人带望远镜，也需检查戴镜视力，并记录望远镜的型号和放大率。

14. 一被检者双眼屈光度−5.00DS，实测瞳距60mm，眼镜水平光学中心距66mm，请问会造成什么样的棱镜效果？

答：该被检者单眼产生1.5△BI的棱镜效应。（66−60）/2=3mm，5×0.3=1.5△/D。

15. 用瞳距尺测量时，为什么注视检查者的眼睛就可以测量远用瞳距？

答：被检者与检查者视线齐平，当被检者注视检查者的眼睛时，由于是平行视线，相当于注视无穷远处。

第四章 角膜接触镜的验配

1. 角膜接触镜的禁忌证有哪些？

答：(1) 前眼部疾患：中重度结膜炎，角膜炎，眼睑部炎症，虹膜炎，巩膜炎，泪囊炎，干眼症，青光眼等。

(2) 其他局部疾患：鼻炎，鼻窦炎及过敏性鼻炎发病期，脂溢性皮炎，手部皮癣等。

(3) 全身疾患：糖尿病，肾炎，肝炎，甲亢，风湿性疾病，肺结核等抵抗力低下病人。

(4) 其他：精神病，神经质的人，不遵医嘱者，工作生活环境不好者等。

2. 怎样评估软性角膜接触镜的配适状态？

答：软性角膜接触镜的配适状态主要通过镜片中心定位情况和活动度两方面判断镜片配适状态。

（1）中心定位：是在静态下观察镜片的定位情况。良好的中心定位应该是：解除上下眼睑的压力后，让镜片整个暴露，镜片应当和角膜呈同心圆即镜片的几何中心应与角膜的几何中心重合。镜片均匀覆盖整个角膜，镜片外沿大于角膜外沿 1～1.5mm。

（2）活动度：动态下观察镜片的配适状态，有两种方法：①让病人自然瞬目，瞬目后镜片自然、匀速地下滑 0.5～1mm；②让病人向上看，检查者用手轻推下眼睑，用下眼睑将镜片向上推，镜片上推后自然、匀速地下滑 1～1.5mm。

不同的加工工艺、厚度的镜片其活动度是不一样的，离心浇注的镜片活动度较车削镜片的活动度要小，厚的镜片较薄的镜片活动度要大。临床上我们采用的原则是在保证良好的中心定位、矫正视力及病人能够接受的舒适度的情况下尽量选择活动度较大的镜片，保证泪液能够进行良好的交换。

3. 软性角膜接触镜配适过松该如何处理？软性角膜接触镜配适过紧该如何处理？

答：软性角膜接触镜配适过松处理方法：缩小镜片基弧，加大镜片直径，更换不同加工工艺的镜片，或以上方法同时利用。软性角膜接触镜配适过紧处理方法：扩大镜片基弧，缩小镜片直径，更换不同加工工艺的镜片，或以上方法同时利用。

4. 初戴角膜接触镜产生视物模糊的原因有哪些？

答：初戴镜视物模糊。初戴镜，由于镜片的刺激引起泪液增多，会产生短时间的视物模糊。但当泪液稳定后，仍模糊，可能与下列因素有关。

（1）确认病人所戴镜片与处方镜片是否一致。主要是镜片屈光度、基弧、直径等。有时会发生厂家包装错误，标注屈度数、基弧、直径与镜片实际参数值不符。

（2）散光镜片，要看镜片散光轴定位情况。若散光轴偏差较大，要调整镜片基弧或品牌，仍不好的话，改用 RGP 镜片。

（3）镜片处方是否错误。有无过矫或度数不足；镜片基弧、直径、品牌选择是否正确，散光是否矫正。视近模糊，在排除镜片过矫、老视后，可能与戴接触镜需要更多的调节及集合作用引起镜片轻度皱褶有关。嘱配戴者视近时，多眨眼。戴镜一段时间后，此不适症状可消失。

（4）在视物模糊的同时，有畏光、流泪、刺痛的感觉，检查角膜上有大面积的细小点染。可能与镜片保存液、护理液成分敏感有关。应更换比较柔和的护理液。镜片用新护理液冲洗保存。

（5）有屈光参差、单眼无晶状体的配戴者配镜后，由于长期单眼视，可能会出现复视、视物模糊的现象，单眼看，比双眼看清晰。这与立体视重新建立有关。戴镜一段时间后，可逐渐适应。

5、戴用角膜接触镜产生眼红的原因有哪些？

答：戴用角膜接触镜产生眼红的原因有：

（1）镜片上积聚的沉淀物，护理液中成分，进入眼内的异物，破损的镜片等，对角膜、结膜，产生刺激，导致结膜充血，引起眼红。

（2）戴用透气性较低的镜片，戴镜时间过长、镜片定位过紧，导致角膜缺氧、睫状充血，引起眼红。

(3) 镜片活动度较大，尤其是硬镜，下边缘翘起，对角巩膜缘血管、结膜机械刺激，引起眼红。应缩小镜片基弧、扩大直径，使其中心定位良好。

(4) 结膜下出血，引起眼红。在戴镜洗澡、蒸桑拿时，血管充盈，镜片定位紧，有时会引起结膜血管破裂。

(5) 泪液分泌少的配戴者，戴镜会引起眼红。

(6) 与戴镜无关的眼红。青光眼、虹膜炎、眼外伤等。

6. 如何判断硬性透气性角膜接触镜(RGPCL)的配适处于良好状态？

答：主要是通过静态和动态观察，评估透气性角膜接触镜(RGPCL)处于良好的配适状态。

(1) 静态观察：首先要进行荧光素染色，在裂隙灯显微镜的蓝色钴光片下观察。解除眼睑对镜片的压力，在镜片静止的状态下观察荧光素染色的情况。评估时要观察镜片的中央区、周边及边缘区。①中央区：角膜散光小于1.00D时，角膜的前表面与镜片的后表面基本上处于平行的状态，中间有少量的荧光素均匀分布。角膜散光较大时，角膜的前表面与镜片的后表面不是平行的状态，而是强主径线方向产生适当的荧光素分布，到中央区逐渐减少，而弱主径线方向与角膜轻微接触，呈现暗区，形态因顺归散光或逆归散光呈上下或左右对称；②周边及边缘区：观察周边部的斜边弧(bevel)的宽度和边缘翘起的高度(edge lift)。bevel区荧光素带的宽度大约为0.4～0.5mm，edge lift区翘起的高度为0.1～0.15mm。

(2) 动态观察：主要观察镜片的中心定位情况、活动度、对瞳孔的覆盖情况等。良好的配适状态是：解除眼睑压力后，镜片定位于角膜中央区，可略偏下，但镜片的光学区要覆盖整个瞳孔；瞬目后，镜片要直线匀速下滑，停留在中央或稍偏下，同样镜片的光学区要覆盖整个瞳孔。

7. 角膜塑形镜的禁忌证有哪些？

答：(1) 具有普通角膜接触镜验配的眼部、局部、全身性疾病禁忌证病人。

①前眼部疾患：中重度结膜炎、角膜炎、眼睑部炎症、虹膜炎、巩膜炎、泪囊炎、干眼症、青光眼等；②其他局部疾患：鼻炎、鼻窦炎及过敏性鼻炎发病期、脂溢性皮炎、手部皮癣等；③全身疾患：糖尿病，肾炎，肝炎，甲亢，风湿性疾病，肺结核等抵抗力低下病人；④其他：精神病、神经质的人、不遵医嘱者、工作生活环境不好者等。

(2) 对角膜塑形镜期望值过高者。角膜塑形镜是不能治疗近视的，对近视的防控是相对有作用的。

(3) 经济条件不好者。

(4) 依从性，卫生习惯不好者。

(5) 没有时间护理镜片，没有时间定期复查者。

第五章　眼镜相关知识

1. 镜片材料的分类。

答：镜片根据材料的不同可分为以下三种：天然材料镜片、玻璃材料镜片以及树脂材料镜片。

2. 渐进多焦点镜片软硬设计的特点及适合人群。

答：软性设计和硬性设计的特性比较

硬性设计	软性设计
视远区和视近区的面积大、光学性能稳定	视远、视近和渐变区域的界限不太清楚
从视远至视近的距离短	从视远至视近的距离长
渐变通道比较窄	渐变通道比较宽
适应时间较长	适应时间短
感觉直线变曲明显	感觉直线变曲较不明显
周边变形散光密度大	周边变形散光密度较稀疏

硬性设计的渐进片渐进通道短（看远到看近的度数过度的快），周边像差相对较少，为保证各距离视觉，所需求的垂直尺寸较少，如青少年渐进片属于此种设计，但因其渐变通道短，故渐变过程快，此种设计对于初戴的老年人来说，比较难以适应；软性设计的渐进片渐变通道相对较长，周边像差相对大，但因其渐变通道长，渐变过程比较平缓，容易让戴镜者适应，适合适应能力差的人配戴。

3. 渐进多焦点镜片的优缺点。

答：(1) 渐进多焦点镜片的缺点：渐进多焦点镜片最大的问题就是变形散光，是渐变多焦点镜片一直要努力克服的问题。变形散光一般位于渐变带两侧，其变形程度和变形方向取决于镜片设计的不同和附加度数的深浅。如果视近区为球性设计，视近区越宽，其周边诱发出来的变形散光就越大，而视近区域越窄，其诱发性变形散光的问题就越小。诱发性周边变形散光同样随附加度数的变化而改变，近阅读附加度数越大，周边变形问题就越明显。

(2) 渐进多焦点镜片的优点：从设计上有从上至下连续的焦点，分远光区、中间光区及近光区、可根据配戴者观看不同距离物体的需要，按照严格的数学和光学原理计算，以最适合人眼的方式形成连续而自然的过渡，弥补了单一的老视眼镜的不足，从而避免了视远和视近时不停地轮换戴镜和摘镜的麻烦。从外观上来看，渐进多焦点眼镜与普通近视眼镜没有区别，比普通老花镜更美观大方。

4. 根据材料不同镜架的分类。

答：塑料镜架、金属镜架、混合材料镜架

5. 高度近视和远视如何选择合适的镜架？

答：(1) 高度近视和高度远视的患者由于屈光度过高，一般应当选择小镜架，镜片愈小愈好。如果选择镜架太大，镜片就很大，其缺点是显得镜片的圈数太多或太沉重，周边部太厚，不仅外观不美，而且由于眼镜 很重，压迫鼻骨，戴上会很不舒适。

(2) 高度近视和远视，最好不用金属眼镜架，因为金属架槽窄，镜片不容易被镶住，即使勉强镶住，也会出现头重脚轻的现象，还会发生镜片破裂伤眼的危险，尤其金属架的鼻托压迫鼻骨就更重。

(3) 高度近视和高度远视患者镜架的选择要比一般人眼镜架选择更复杂、更受限制，一般以配戴塑料镜架较好。

6. 儿童配镜的注意事项。

答：儿童配眼镜时可以选择软边有保护鼻托的全框镜架。镜架要以轻为主，在考虑儿童脸庞宽窄的前提下，镜架尺寸越接近眼睛的实际瞳距越好。这样可以避免因镜架尺寸过大，造成过量的镜片光心内移，从而产生配戴不适的棱镜效应。

7. 何谓合格眼镜、舒适眼镜？它们的区别是什么？

答：(1) 合格眼镜——严格按照配镜加工单各项技术参数及要求加工制作(或成镜)，通过国家配装眼镜标准检测的眼镜。

(2) 舒适眼镜——配镜者配戴后，视物清晰，感觉舒服，外形美观的眼镜。

8. 镜框水平倾斜的原因有哪些？

答：左右身腿倾斜角大小不一致；左右镜腿弯点长不一致；左右耳位置有高低。

9. 鼻梁产生压痛的原因有哪些？

答：(1) 鼻托的角度与鼻梁骨角度不符。

鼻托前角与鼻梁骨前角不符：①鼻托的斜角过大，使托叶面与鼻梁局部接触；②鼻托的斜角过小，使托叶面与鼻梁局部接触。

(2) 左右鼻托的高度不同。

(3) 左右鼻托对称差。

10. 鼻托高度的调整怎样操作？

答：(1) 一手持镜，另一手用鼻托整形钳，钳住托叶。

(2) 鼻托钳朝外拉或向里推，以增大或减小鼻托高度，然后鼻托钳再转动一个角度，以使托叶角度与鼻梁骨相适应。

11. 镜腿尾部调整时，必须加热的原因是什么？

答：禁止脚套不经加热弯曲，防止脚套皲裂。

第六章 视光中心的标准化管理

1. 视光中心的人员基本配备？

答：眼科医师、验光师、验光师助理、眼镜加工师、收银员、配镜师等。

2. 验光室的基本仪器配备有哪些？

答：电脑验光仪(需包括角膜曲率检查功能)、焦度计、综合验光仪、视力表投影仪、验光镜片箱、试戴镜架、瞳距仪、检影镜、近视力表等，还应备有散瞳剂、验光处方等。

3. 经营角膜接触镜的要求是什么？

答：角膜接触镜属于第三类医疗器械，经营角膜接触镜的单位必须具有医疗器械经营许可证。有检查室、配戴室、验光室等场所和专业设备，配备专业的验光师；具有与经营规模和经营范围相适应的质量管理机构或者专职质量管理人员，质量管理人员应当具有国家认可的相关专业学历或者职称。同时，必须严格登记进货渠道、销售记录，建立完善的回访、追踪、复查等售后服务体系。

4. 简述验光配镜中的质量要求。

答：建立质量标准，包括质量管理手册、程序文件、作业指导书及质量记录；应设立各岗位的质量负责人，并明确其职责；制定质量管理的方法和相关质量管理活动的关键控制点；完善客户服务制度，有效处理客户投诉。

5. 某顾客配戴新眼镜不适，如何处理？

答：专人记录顾客不适的描述，眼镜加工情况检测并与配镜单核对，眼镜根据顾客脸型、配戴习惯、旧镜情况调整，重新验光核对度数；对发现的问题进行修正。最终确认顾客不适是否得到纠正；如果涉及加工、验光、镜架镜片质量问题要和相关负责人反馈。

6. 结合本单位工作，简述视光中心各项标准制定后如何监管。

答：门店经理日常监管，部门员工自查；抽查专业人员是否按照检查程序或作业指导书为顾客提供检查与服务；利用现代化的信息系统，可以随时发现专业技术人员的操作是否存在问题；定期组织内部审查与外请审查。

7. 移光心是眼镜加工的质控点吗？

答：移光心不是眼镜加工的质控点，描图形或制样板和定中心高度为质量控制点。

8. 平式展柜陈列越多越好，这样可以为顾客提供更多的选择，你认为呢？

答：不好。每个平式展柜内陈列镜架数量，根据柜台的尺寸不同码放数量不同，尽量不要过于密集码放，否则既不美观，又不利于顾客选择，特别是高端商品，过于密集的码放，使得商品失去了应有的价值；每个平式展柜内陈列的品牌数量以不超过两个为宜，多了容易造成顾客对品牌认知上的困惑。

9. 角膜接触镜都是密封在包装盒中的，因此只要摆放整齐好看就可以了，是不是呢？

答：角膜接触镜不可以随意摆放。角膜接触镜商品区应符合当地食药监局对角膜接触镜存放管理的要求。商品区应有温湿度计，符合食药监局规定的温湿度标准：温度：室温（15℃～25℃）；湿度：35%～75%；要求每天固定时间检查记录，出现超标及时采取措施；角膜接触镜及护理产品商按品牌、周期、度数分类放置；同一品牌品种商品按效期摆放，时效期近的商品优先销售，先入先出原则；角膜接触镜柜台陈列只摆放各品种陈列盒及价签，所有正式商品都放在指定的库房里，这样做的目的是防止正式商品在柜台陈列展示时，因为阳光照射等原因不能控制温湿度在规定的范围内，容易造成商品的理化参数发生变化。

10. 顾客买东西交的是定金，一周后拿到商品补齐货款，但要求当时开发票，因为急着报账，可以吗？

答：不可以。顾客要求开具发票时，应交付全款后才能为其开具发票。开具发票时，所有项目要填写清楚，金额必须与配镜单一致。

11. 公司某品牌镜架大量进货，需要逐一检查全部合格才能上架；上一次检查全部合格的眼镜架未来就可以不检查了，这样做是否合理？

答：建议根据商品质量评价标准，对到货商品进行抽检工作，若出现不合格品，除按标准扩大抽检范围外，还应将不合格率在相应的商品检验进货记录中加以记载。对于定制商品，还要根据相应配镜单进行相关商品的外观检验工作。